総1	輸液管理	各1	食道疾患
総2	輸血	各2	胃・十二指腸疾患
総3	栄養管理	各3	小腸疾患
総4	感染症対策	各4	大腸疾患
総5	創傷管理	各5	肛門疾患
総6	血液凝固と線溶現象	各6	肝疾患
総7	術前評価	各7	胆道疾患
総8	呼吸管理	各8	膵疾患
総9	循環管理	各9	門脈・脾疾患
総10	ドレーン管理	各10	腹膜疾患
総11	臨床免疫	索引	
総12	腫瘍学一般		
総13	外科病理学		
総14	放射線療法		
総15	化学療法		
総16	緩和ケア		
総17	インフォームド・コンセント		
総18	リスクマネジメント		

レジデントのための消化器外科診療マニュアル

発　　行	2012年10月1日　第1版第1刷Ⓒ
	2015年10月1日　第1版第2刷

編　者　森　　正樹・土岐祐一郎
　　　　もり　まさき　　ど　き ゆういちろう

発行者　株式会社　医学書院
　　　　代表取締役　金原　　優
　　　　〒113-8719　東京都文京区本郷1-28-23
　　　　電話　03-3817-5600(社内案内)

印刷・製本　横山印刷

本書の複製権・翻訳権・上映権・譲渡権・公衆送信権(送信可能化権を含む)は(株)医学書院が保有します.

ISBN978-4-260-01658-2

本書を無断で複製する行為(複写,スキャン,デジタルデータ化など)は,「私的使用のための複製」など著作権法上の限られた例外を除き禁じられています.大学,病院,診療所,企業などにおいて,業務上使用する目的(診療,研究活動を含む)で上記の行為を行うことは,その使用範囲が内部的であっても,私的使用には該当せず,違法です.また私的使用に該当する場合であっても,代行業者等の第三者に依頼して上記の行為を行うことは違法となります.

JCOPY 〈出版者著作権管理機構　委託出版物〉
本書の無断複製は著作権法上での例外を除き禁じられています.複製される場合は,そのつど事前に,出版者著作権管理機構(電話 03-3513-6969,FAX 03-3513-6979,info@jcopy.or.jp)の許諾を得てください.

執筆者一覧 (執筆順, 所属・肩書は 2012 年 9 月現在)

井上善文	医療法人川崎病院 外科 総括部長
伊藤壽記	大阪大学大学院 生体機能補完医学 教授
清水潤三	大阪労災病院 外科 副部長
池田正孝	国立病院機構大阪医療センター 外科 医長
水島恒和	大阪大学大学院 消化器外科学 講師
本告正明	大阪府立成人病センター 消化器外科 医長
矢野雅彦	大阪府立成人病センター 消化器外科 主任部長
種村匡弘	国立病院機構呉医療センター・中国がんセンター 外科 医長
和田　尚	大阪大学大学院 消化器外科学
石井秀始	大阪大学大学院 消化器癌先進化学療法開発学 教授
原口直紹	大阪大学大学院 消化器外科学
山崎秀哉	京都府立医科大学 放射線科 准教授
佐藤太郎	大阪大学大学院 消化器癌先進化学療法開発学 准教授
坂井大介	大阪大学大学院 消化器癌先進化学療法開発学
宮本敦史	国立病院機構大阪医療センター 外科
太田博文	大阪府済生会千里病院 消化器外科 部長
宮田博志	大阪大学大学院 消化器外科学
山﨑　誠	大阪大学大学院 消化器外科学
中島清一	大阪大学大学院 消化器外科学 講師
黒川幸典	大阪大学大学院 消化器外科学
瀧口修司	大阪大学大学院 消化器外科学 講師
平尾素宏	国立病院機構大阪医療センター 外科 医長
高橋　剛	大阪大学大学院 消化器外科学
加藤健志	関西労災病院 下部消化器外科 部長
森田俊治	市立豊中病院 外科 部長
西村潤一	大阪大学大学院 消化器外科学
玉川浩司	大阪府立急性期・総合医療センター 外科 副部長
山本浩文	大阪大学大学院 消化器外科学 准教授
関本貢嗣	国立病院機構大阪医療センター がんセンター 診療部長
根津理一郎	大阪労災病院 外科 部長
池永雅一	国立病院機構大阪医療センター 外科
竹政伊知朗	大阪大学大学院 消化器外科学
宮崎道彦	医療法人道仁会道仁病院 院長
丸橋　繁	大阪府立成人病センター 消化器外科 副部長

和田浩志	大阪大学大学院 消化器外科学
川本弘一	大阪大学大学院 消化器外科学
永野浩昭	大阪大学大学院 消化器外科学 准教授
野田剛広	市立豊中病院 外科
浅岡忠史	国立病院機構大阪医療センター 外科
後藤邦仁	大阪府立成人病センター 消化器外科 医長
高橋秀典	大阪府立成人病センター 消化器外科 副部長
小林省吾	大阪大学大学院 消化器外科学
江口英利	大阪大学大学院 消化器外科学
武田　裕	関西労災病院 肝・胆・膵外科 部長
鳥　正幸	大阪警察病院 外科・内分泌外科 部長
辻江正徳	近畿大学医学部奈良病院 外科 診療講師
上村佳央	公立学校共済組合近畿中央病院 外科 部長

序

　外科領域で扱う消化器疾患は多種多様です．各臓器の悪性腫瘍，良性腫瘍はもとより各臓器に特有の良性疾患，炎症性疾患などがあります．最近は専門化が進み，専門領域における高度な知識と技量が要求される時代になりました．他方で，栄養管理・輸液管理や感染症対策，術前術後管理，抗癌剤投与法と副作用対策，外科病理学的知識，緩和医療への理解など，総論的な事項に関しても深い知識と実践が要求されています．それだけに消化器外科医を志す若い医師にとっては，勉強し，理解する量が膨大になってきています．勉強の手段は外来，病棟，手術場などでの実践的な修練・経験に加え，従来の紙媒体の教科書や新興の電子媒体の教科書など，幅広くなっています．また，iPadなどで必要な情報はほぼ瞬時に取り出せるようになったため，そのような手段での勉強も広く行われています．しかしこのような時代にあってもベッドサイドで"パッと開いてサッと勉強できる"マニュアル本の存在は重要性を失っていないように思います．

　今回，大阪大学消化器外科学講座とその関連施設で活躍している消化器外科医の知恵を結集して，医学部学生，初期研修医，後期専攻医などが消化器外科学を勉強するのに役立つ『レジデントのための消化器外科診療マニュアル』を作成しました．ワシントンマニュアルと同じサイズのコンパクトな紙面に図表を含む多くの情報を盛り込むため，内容の取捨選択とレイアウトに苦慮しましたが，実践の場で役立つものができたのではないかと喜んでいます．

　全体を2色刷りにして見やすくし，多くの図と表を使用して，内容を理解しやすいように心がけました．必要に応じてカラー図を用いてさらに見やすくし，直近の話題に関してはサイドメモの形にまとめて随所に挿入し，各項目の最後には必要最小限の文献を入れました．"自分が必要な箇所を短い時間で的確に理解できる"ということがこの本の目標ですが，それは十分に達成できると確信しています．病棟，外来，手術場，研究室，出張先病院などで，この本が必携のものになることを期待しています．また，レジデントクラスだけではなく，中堅以上の指導者にとっても知識の整理に一役買うものと期待しています．

最後にこのような本の作成を企画し，全面的に支援いただいた医学書院の関係者，特に林　裕さん，金子哲平さんに感謝申し上げます。

2012 年 9 月

大阪大学大学院消化器外科学
森　正樹　土岐祐一郎

目次

総 論

1 輸液管理 （井上善文） 2
輸液投与経路の作成／体液分布／輸液製剤の種類／電解質輸液の使い分け／電解質輸液選択の基本

2 輸血 （伊藤壽記） 10
輸血血液製剤の種類／輸血に際して必要な検査／輸血法の種類／輸血の副作用と合併症

3 栄養管理 （井上善文） 16
栄養アセスメント／経腸栄養法(EN)／中心静脈栄養法(TPN)／末梢静脈栄養法(PPN)／合併症とその予防対策

4 感染症対策 （清水潤三） 30
院内感染予防の原則／手術部位感染(SSI)の予防／中心静脈カテーテル関連血流感染の予防／カテーテル関連尿路感染の予防／人工呼吸器関連肺炎(VAP)の予防／術後感染症を疑ったときに抗菌薬を投与するまでに行うべきこと

5 創傷管理 （清水潤三） 35
急性創傷治癒の生理学／増殖因子とサイトカイン／創傷治癒の型／創傷治癒遅延の病態生理／創傷治癒のポイント／創傷とドレッシング材

6 血液凝固と線溶現象 （池田正孝） 40
止血機構／凝固カスケード／術前の止血機能評価とその対応

7 術前評価 (水島恒和) 47

術前確認事項／術後リスク評価スコア

8 呼吸管理 (本告正明・矢野雅彦) 53

術前の呼吸機能の評価／術前のチェックポイント／術後観察項目／術後管理のポイント／術後合併症／気管内挿管の適応

9 循環管理 (本告正明・矢野雅彦) 58

術前の評価／術後観察項目／術後管理のポイント／術後合併症

10 ドレーン管理 (種村匡弘) 61

ドレーン留置（ドレナージ）の目的／ドレナージの目的による分類／ドレーンの種類

11 臨床免疫 (和田 尚) 66

一般抗原に対する免疫応答／抗腫瘍免疫応答とエフェクター／腫瘍抗原／腫瘍に対する免疫療法／最後に

12 腫瘍学一般 (石井秀始) 71

2つのタイプの変化：変異と多型／変異と抗腫瘍効果／多型と副作用予測

13 外科病理学 (原口直紹) 76

悪性腫瘍とは／検体の取り扱い方法／腫瘍の分類

14 放射線療法 (山崎秀哉) 81

目的に応じた分類／外科手術との併用療法／化学療法との併用療法／小線源治療（brachytherapy）／非密封放射性同位元素による治療（内用療法）

⑮ 化学療法　　　　　　　　　　　　　　　　　（佐藤太郎）　85

発熱性好中球減少／悪心・嘔吐／下痢

⑯ 緩和ケア　　　　　　　　　　　　　　　　　（坂井大介）　91

緩和ケアの定義(WHO 2002年)／理想的ながん医療のモデル／
がん疼痛のマネージメント

⑰ インフォームド・コンセント　　　　　　　　（宮本敦史）　96

インフォームド・コンセントとは／医師が説明すべき内容／どこ
まで説明する必要があるのか／よりよいインフォームド・コンセ
ントに向けて

⑱ リスクマネジメント　　　　　　　　　　　　（宮本敦史）　100

リスクマネジメントとは／リスクマネジメントの基本的な考え方
／医療機関における医療事故防止に向けた取り組み／事故が発生
した際の対応

トピック　術後回復強化(enhanced recovery after surgery：
ERAS)プロトコール　　　　　　　　　　　（太田博文）　105

各　論

① 食道疾患　　　　　　　　　　　　　　　　　　　　　　　108

Ⓐ 食道癌　　　　　　　　　　　　　　　　　（宮田博志）　108
疫学／病理／臨床症状／病期分類／診断／治療／予後／
外科的事項：手術適応／術前の患者管理／手術術式／手術のポ
イント／術後管理／術後合併症／手術後の経過観察

■**食道切除再建**　　　　　　　　　　　　　　　（山﨑　誠）　121
食道癌に対する食道切除再建／術式の流れ／胸部操作／腹部操作
／再建

Ⓑ 逆流性食道炎・食道裂孔ヘルニア　　　　　（中島清一）　132
疫学／診断・分類／臨床症状／治療／予後／外科的事項：外科

的治療の目的／手術適応／手術術式／術前診断／術前の患者管理／手術のポイント／術後合併症の対応／手術後の治療・経過観察

Ⓒ **食道アカラシア** ──────────────（中島清一） 141

疫学／診断・分類／臨床症状／治療／予後／その他の食道運動機能障害／**外科的事項**：外科的治療の目的／手術適応／手術術式／術前診断／術前の患者管理／手術のポイント／術中・術後合併症の対応／手術後の治療・経過観察

❷ 胃・十二指腸疾患　　149

Ⓐ 胃癌 ──────────────（黒川幸典） 149
疫学／分類／臨床症状／診断／病理組織学的所見／治療／予後

■ 幽門側胃切除術 ──────────────（瀧口修司） 160
術前管理／手術手技／術後管理

■ 胃全摘術 ──────────────（瀧口修司） 165
術前管理／手術術式／術後管理

Ⓑ 胃・十二指腸潰瘍 ──────────────（平尾素宏） 169
疫学／病態生理と病理／病因／臨床症状／診断／分類／治療／外科的治療／*H. pylori* 除菌療法

Ⓒ 胃 GIST・悪性リンパ腫・MALT リンパ腫（高橋　剛）179
胃粘膜下腫瘍／臨床症状・治療方針／外科治療／リスク分類／術後補助化学療法／切除不能再発 GIST に対する治療方針／イマチニブ耐性 GIST／悪性リンパ腫／MALT リンパ腫

❸ 小腸疾患　　186

Ⓐ イレウス ──────────────（加藤健志） 186
疫学／分類／病態生理／診断／治療／**外科的事項**：手術適応／手術術式／術後管理／予後

Ⓑ 小腸腫瘍 ──────────────（森田俊治） 195
疫学／分類および組織型／臨床症状／治療／予後／**外科的事項**：手術適応／手術術式／術前診断／手術時の注意事項

Ⓒ 小腸出血 ──────────────（森田俊治） 198
疫学／診断／分類／臨床症状／治療／**外科的事項**：手術適応／手術術式

Ⓓ 急性腸管虚血 ──────────────（西村潤一） 202
急性上腸間膜動脈閉塞／**外科的事項**／虚血性腸炎／**外科的事項**／非閉塞性腸管虚血（NOMI）／腸間膜静脈閉塞

Ⓔ メッケル憩室 ……………………………（玉川浩司）206
疫学／診断基準／臨床症状／病理組織学的所見／治療／予後／外科的事項

Ⓕ クローン病 ……………………………（水島恒和）210
疫学／診断基準／分類／臨床症状／消化管病変／消化管外病変／病理組織学的所見／治療／予後／外科的事項：外科的治療の目的／手術適応／手術術式／術前診断／術前の患者管理／手術のポイント／術後合併症の対応／手術後の治療・経過観察

❹ 大腸疾患 220

Ⓐ 大腸癌 ……………………………（山本浩文）220
疫学と危険因子／大腸癌の発生経路／大腸癌の理解に必要な解剖／臨床症状／診断／病期分類／治療／外科的事項

■大腸癌手術 ……………………………（関本貢嗣）239
術前／手術手技

Ⓑ 潰瘍性大腸炎（UC）……………………（根津理一郎）255
疫学／診断基準／分類／臨床症状／消化管病変（腸管合併症）／消化管外病変（腸管外合併症）／病理組織学的所見／治療／予後／外科的事項：手術適応／手術術式／術前後管理／手術のタイミング／手術のポイント／術後合併症，QOL

Ⓒ 虫垂炎（急性虫垂炎）……………………（加藤健志）266
疫学／病因／分類／診断／鑑別診断／治療／外科的事項：外科的治療の目的／術後管理／予後

Ⓓ 大腸憩室症 ……………………………（池永雅一）272
疫学／病態メカニズム／診断／臨床症状／外科的事項：外科治療の目的／術前診断／手術適応／手術術式／術前の患者管理／手術のポイント／術後合併症の対応／手術後の治療・経過観察

Ⓔ 虚血性腸炎 ……………………………（池永雅一）276
疫学／診断／分類／臨床症状／大腸粘膜生検像／治療／予後／外科的事項：外科治療の目的／手術適応／手術術式／術前診断／術前の患者管理／手術のポイント／術後合併症への対応／手術後の治療・経過観察

Ⓕ 大腸穿孔 ……………………………（池永雅一）280
分類／診断／臨床症状／治療／予後／外科的事項：外科治療の目的／手術適応／手術術式／術前の患者管理／手術のポイント／術後合併症の対応／手術後の治療・経過観察

■腸管吻合術 ……………………………………………（竹政伊知朗） *282*
吻合の目的／吻合の基本／手縫い吻合／断端接合型吻合(Gambee, Olsen, Hepp & Jourdan, 層層縫合など)／Gambee縫合の実際／漿膜接合型吻合(Albert-Lembert, Connell, Czerny縫合など)／Albert-Lembert縫合の実際／器械吻合／機能的端々吻合(FEEA)／FEEAの実際(2本法)／三角吻合／三角吻合の実際(後壁内翻, 他2辺外翻法)

■人工肛門造設術 ……………………………………（西村潤一） *290*
人工肛門の種類／手術適応／手術術式／手術のポイント／術後合併症(防止策)

❺ 肛門疾患 （宮崎道彦） *293*

Ⓐ 痔核 *293*
病因／治療／救急処置

Ⓑ 痔瘻 *295*
診断／治療／救急処置

■痔核手術 *296*
結紮切除術／PPH®による粘膜環状切除術

Ⓒ 直腸脱 *298*
分類／治療／救急処置

❻ 肝疾患 *300*

Ⓐ 肝細胞癌 （丸橋　繁） *300*
疫学／診断／分類／臨床症状／病理組織学的所見／治療／予後／外科的事項

Ⓑ 肝内胆管癌(胆管細胞癌) （和田浩志） *312*
疫学／病因／分類／診断と鑑別診断／治療／予後／外科的事項

Ⓒ 肝内結石 （川本弘一） *318*
疫学／分類／臨床症状／検査／治療／予後

■肝切除術(外側区域切除, 左葉切除) …………………（永野浩昭） *320*
開腹／腹腔内操作／閉腹

❼ 胆道疾患 *328*

Ⓐ 胆石症(胆嚢結石, 総胆管結石) （野田剛広） *328*
疫学／診断／臨床症状／病理組織学的所見／治療／予後／

外科的事項
- Ⓑ **急性胆管炎** ……………………………………（浅岡忠史） *334*
概念／成因／診断／治療／予後
- Ⓒ **急性胆囊炎** ……………………………………（浅岡忠史） *337*
概念／分類／診断／治療／予後
- ■**腹腔鏡下胆囊摘出術** ……………………………（後藤邦仁） *339*
手術室の配置と体位／皮切とトロッカーの位置(4ポート)／気腹／胆囊周囲の解剖／手術手順
- ■**総胆管結石手術** ………………………………（高橋秀典） *344*
手術手技／術後管理
- Ⓓ **胆管癌，胆嚢癌，十二指腸乳頭部癌** ………（小林省吾） *350*
疫学／診断／分類／臨床症状／病理組織学的所見／治療／
外科的事項：外科治療の目的／手術適応／手術術式／術前診断／術前の患者管理／手術のポイント／術後合併症の対応／手術後の治療・経過観察

❽ 膵疾患　　　　　　　　　　　　　　　　　　　　　　*364*

- Ⓐ **膵癌** ……………………………………………（江口英利） *364*
疫学／臨床症状／分類／診断手順／治療／予後／外科的事項：外科治療の目的／手術適応／手術術式／術前診断／術前の患者管理／手術のポイント／術後合併症の対応／手術後の治療・経過観察
- ■**膵頭十二指腸切除術** …………………………………………… *376*
開腹／十二指腸の授動と大動脈周囲郭清／上腸間膜静脈の同定と剥離／胃の切離と肝十二指腸間膜部の郭清／膵切離と膵頭部の摘出／再建／閉腹
- ■**膵体尾部切除術** ………………………………………………… *384*
開腹／上腸間膜静脈の同定とトンネリング，総肝動脈周囲の郭清／膵切離と脈管周囲，後腹膜の郭清／閉腹
- Ⓑ **膵囊胞性腫瘍** …………………………………（種村匡弘） *389*
膵囊胞性腫瘍の定義と分類
- Ⓒ **膵内分泌腫瘍** ……………………………………（武田　裕） *394*
疫学／診断／進行度分類(TNM分類)／治療／各疾患の特徴
- Ⓓ **急性膵炎** …………………………………………（鳥　正幸） *402*
疫学／成因／臨床症状／検査／画像検査／診断基準／重症度／治療／合併症／予後／壊死性膵炎の治療について／外科的事項

Ⓔ 慢性膵炎 ·· (辻江正徳) *410*
概念／定義と分類／疫学／成因／臨床診断基準／病態／内科的治療／外科的治療／予後

❾ 門脈・脾疾患　　　　　　　　　　　　　　　　(池田正孝) *419*

門脈圧亢進症，脾機能亢進症(脾臓摘出術) ·································· *419*
門脈圧亢進症／脾機能亢進症

❿ 腹膜疾患　　　　　　　　　　　　　　　　　　(上村佳央) *427*

Ⓐ 鼠径ヘルニア ·· *427*
疫学／診断／分類／臨床症状／治療／合併症とその予防／予後
Ⓑ 大腿ヘルニア ·· *434*
疫学／診断／臨床症状／治療／嵌頓鼠径・大腿ヘルニア
Ⓒ 腹壁瘢痕ヘルニア ·· *441*
疫学／症状／診断／治療／予後

索引 ·· *445*

【サイドメモ】

- 癌の免疫回避(エスケープ)機構　*69*
- 遺伝子変異と遺伝子多型　*71*
- 一塩基多型(single nucleotide polymorphisms：SNPs)　*72*
- 粒子線治療　*84*
- 医師法21条問題　*102*
- 単孔式腹腔鏡下噴門形成術　*139*
- JCOG9501試験　*156*
- JCOG9502試験　*157*
- JCOG9912試験　*159*
- SPIRITS試験　*159*
- ToGA試験　*159*
- ACTS-GC試験　*160*
- 洗浄細胞陽性CY(＋)の取り扱いについて　*161*
- 大網切除　*162*

- 静脈損傷予防　*162*
- 総肝動脈前リンパ節郭清のコツ　*163*
- 小彎側リンパ節郭清のコツ　*163*
- 左胃静脈バリエーションの把握　*164*
- 再建法の選択　*164*
- 迷走神経の分枝　*166*
- 膵脾授動のコツ　*166*
- 尾膵動脈の取り扱い　*167*
- 食事の開始時期　*167*
- 卵黄腸管遺残　*207*
- *APC* 遺伝子　*221*
- HNPCC　*221*
- 癌の発生母地　*225*
- 組織生検の表記　*225*
- desmoplastic reaction　*226*
- budding, 簇出　*230*
- LST(laterally spreading tumor), 側方発育型腫瘍　*230*
- head invasion　*230*
- リンパ節郭清度について　*232*
- 肛門温存術式の進歩　*232*
- MITAS　*233*
- TEM　*233*
- 開腹手術から腹腔鏡手術へ　*234*
- CPT-11 と UGT1A1 遺伝子多型　*235*
- Gd-EOB-DTPA-MRI〔EOB-MRI, Gadoxetic acid-enhanced magnetic resonance(MR) imaging〕　*309*
- 肝切除術時のルート確保のポイント　*321*
- 肝脱転・授動のアドバイス　*323*
- 左肝静脈・肝外処理のポイント　*325*
- 左肝静脈処理　*326*
- 重症壊死性膵炎の救命的治療―手術のタイミングと術式　*407*
- 嵌頓ヘルニアの定義　*438*

総論

1 輸液管理

輸液投与経路の作成

確実な輸液ルートを作成することが輸液管理の基本である．末梢静脈輸液路は上肢，特に前腕に作成する．中心静脈輸液路（central venous catheter：CVC）は，挿入時の安全性，その後の維持期の管理，特に感染予防対策について考慮して決定する（表1-1）．鎖骨下穿刺が感染予防の面から第一選択とされているが，生命に関わる重篤な合併症が発生するリスクもあることに注意すべきである．

重篤な合併症を発生するリスクがなく，感染性合併症発生率も低く，患者の恐怖心が軽減される方法としてPICC（peripherally inserted central venous catheter）が現在注目されている（図1-1）．穿刺時の安全性の面からエコーガイド下での実施が推奨されている．

表1-1　CVC挿入部位による感染，機械的合併症，血栓形成のリスク

	内頸静脈	鎖骨下静脈	大腿静脈	PICC
気胸・血胸	±	+	−	−
動脈穿刺時止血	容易	困難	容易	容易
深部静脈血栓症	低	低	高	低
感染率	中	低	高	低
	穿刺は容易．比較的動脈穿刺が多い．短期用．感染率が高い．	感染対策として第一選択．穿刺時の機械的合併症発生率が高い．感染率は低い．挿入部の安定した管理ができる．	穿刺時の安全性は高いが，感染率が高く，深部静脈血栓症発生率が高いので，できるだけ避けるべき．	穿刺時に重大な合併症は発生しない．エコーガイド下での上腕での穿刺が推奨される．感染率も低い．患者の恐怖心が軽減される．

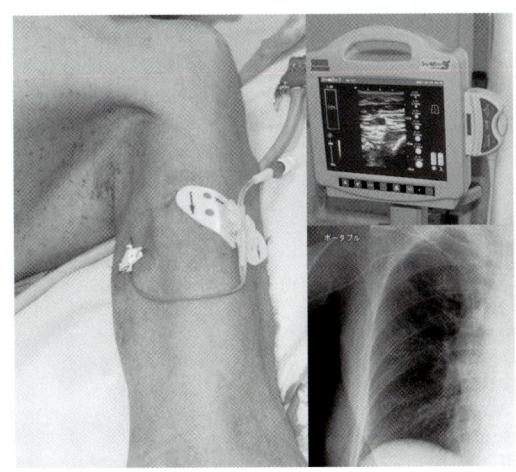

図 1-1　上腕からエコーガイド下に挿入する PICC

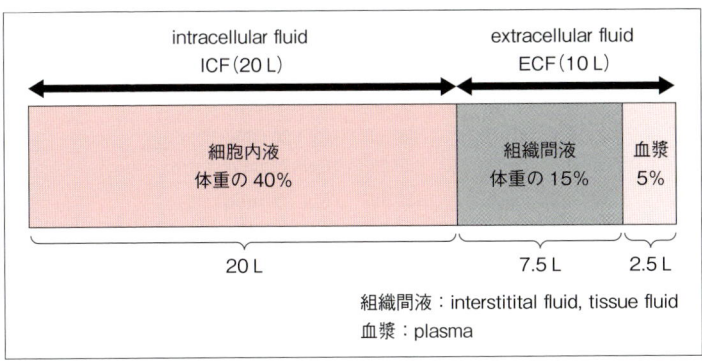

図 1-2　生体の水分分布（体重 50 kg）

体液分布

- ヒトの体液は成人男性で体重の 60％を占めるが，年齢，体型，性別によって異なる。細胞内液（intracellular fluid：ICF）が 40％，細胞外液（extracellular fluid：ECF）が 20％である。ECF は組織間液（interstitial fluid：ISF）と血漿（plasma）に分かれる（**図 1-2**）。
- 体液の電解質組成：各体液の電解質組成は細胞内外で濃度差がある。ECF でも組織間液と血漿では蛋白質濃度に差がある。ECF では Na が最も高濃度であるが，ICF では K が最も高濃度である（**表 1-2**）。
- 主な電解質の血清濃度：血清濃度の異常は，単にその電解質の過不足

表 1-2 体液区分別電解質組成

mEq/L		細胞外液（ECF）		細胞内液（ICF）
		血漿	組織間液	
陽イオン	Na	142	144	15
	K	4	4	150
	Ca	5	2.5	2
	Mg	3	1.5	27
陽イオン総計		154	152	194
陰イオン	Cl	103	114	1
	HCO$_3$	27	30	10
	PO$_4$	2	2	100
	SO$_4$	1	1	20
	有機酸	5	5	−
	蛋白質	16	0	63
陰イオン総計		154	152	194

表 1-3 補正用電解質液，水分・Na 欠乏量推定式

Na	10% NaCl	20 ml	Na：20 mEq，Cl：20 mEq
	1 mol/L	20 ml	Na：34 mEq，Cl：34 mEq
K	1 mol/L	20 ml	K：20 mEq
Ca	0.5 mol/L	20 ml	Ca：20 mEq
	2%	20 ml	Ca：7.2 mEq
Mg	0.5 mol/L	20 ml	Mg：20 mEq
P	0.5 mol/L	20 ml	P：20 mEq

水分欠乏量＝健常時体重×0.6×(血清 Na 濃度−140)/140
推定 Na 欠乏量＝現在の体重×0.6×(140−現在の Na 濃度)

によるものではなく，体水分量に影響されていることが多い．主な電解質の補正推定式，補正用電解質液組成を**表 1-3** に示す．

輸液製剤の種類

電解質輸液剤（等張，低張，高張），水分輸液剤，栄養輸液剤，血漿増量剤の 4 つに大きく分けられる（**図 1-3**）．血清浸透圧は，健常人では 285 ± 5 mOsm/L である．

1 等張電解質輸液剤

電解質による浸透圧が血清とほぼ同じであることが特徴である．

1）生理食塩水

組成は 0.9% NaCl で，154 mEq/L の Na と Cl のみで構成されている．

```
電解質輸液剤
├─ 等張：細胞外液補充液 ── 生理食塩水，リンゲル液，ビカーボン®など
├─ 低張：複合低張電解質輸液 ┬─ 開始液（1号液）
│                            ├─ 細胞内修復液（2号液）
│                            ├─ 維持輸液（3号液）
│                            └─ 術後回復液（4号液）
└─ 高張：補正用電解質製剤

水分輸液剤：5〜10％糖液

栄養輸液剤：高カロリー輸液製剤，アミノ酸製剤，脂肪乳剤，
            末梢静脈輸液剤，総合ビタミン剤，微量元素製剤

血漿増量剤
```

図1-3 輸液製剤の種類

表1-4 細胞外液補充液

	Na	K	Mg	Ca	Cl	乳酸	酢酸	HCO$_3$
血漿	142	4	3	5	103	−	−	25
生食	154	−	−	−	154	−	−	−
リンゲル液	147	4	−	4.5	155.5	−	−	−
フィジオ®140	140	4	2	3	115	−	25	−
ヴィーン®F	130	4	−	3	109	−	28	−
ラクテック®	130	4	−	3	109	28	−	−
ビカーボン®	135	4	1	3	113	−	−	25

（mEq/L）

細胞外液のNa濃度に近いが，Clは血清よりも高濃度であるため，大量に輸液すると高クロール性アシドーシスを引き起こす危険性がある。1Lの生理食塩水には9gの食塩が含まれていることになる。

2）細胞外液補充液（表1-4）

生理食塩水に，生理的に必要なKとCaを加えて電解質組成を血清に近づけた組成となっている。手術，外傷，出血など，細胞外液が不足したときに用いる。アシドーシスを予防するため，アルキル化剤として乳酸や酢酸が含まれている（乳酸ナトリウム，酢酸ナトリウム）。乳酸は肝臓のみで代謝され，酢酸は全身の筋肉でも代謝されるので，肝機能障害がある場合は酢酸のほうが有利だと考えられるが，臨床的に酢酸のほう

表 1-5 複合低張電解質輸液

	糖(%)	Na	K	Ca	Mg	Cl	P	乳酸	酢酸
ソリタ®-T1	2.60	90	–		–	70	–	20	–
KN1	2.50	77	–	–	–	77	–	–	–
フィジオ®70	2.50	70	4	3	–	52	–	–	25
ソリタ®-T2	3.20	84	20	–	–	66	10	20	–
KN2	2.35	60	25	–	2	49	6.5	25	–
ソリタ®-T3	4.30	35	20	–	–	35	–	20	–
KN3	2.70	50	20	–	–	50	–	20	–
フィジオ®35	10.00	35	20	–	3	28	10	–	20
ソリタ®-T4	4.30	30	–	–	–	20	–	10	–

(mEq/L, Pのみ mmol/L)

が優れているというデータは出ていない。最近はこれらの代わりに重炭酸を用いた輸液剤が開発され，出血性ショックなどの重症例や大量に細胞外液補充液が必要な場合にはよく用いられるようになっている。

2 複合低張電解質輸液(表 1-5)

等張液ではいわゆる水分(自由水)を補給することはできない。実際の輸液は自由水を必要とすることが多く，この自由水と電解質補給を兼ね備えた液が低張電解質輸液である。実際には，総電解質濃度が低いほど自由水の補給度が大きいことを意味している。したがって，電解質が全く含まれていないブドウ糖液が自由水を補給するには一番適していることになる。しかし，生体の電解質バランスを維持するためには電解質の補給が絶対に必要なので，この両者の機能を考えて低張電解質輸液が作られている。1号液から4号液に分けられているが，日本でだけ通用する輸液である。糖質が含まれているのは，電解質による浸透圧だけでは血清浸透圧よりも低いので等張とすることと，配合された糖質が代謝されて水を生成するのでエネルギー補給と同時に水分補給効果もあるためである。

1) 1号液，開始液(ソリタ®-T1号)

細胞外液補充液を 2/3 に薄めた液に相当する。ラクテック®の Na 濃度が130なので，ソリタ®-T1号の Na 濃度は〔130×2/3〕で計算される86.7に近い 90 mEq/L になっている。電解質も多く含んでいるが，自由水もある程度含んだ液となっている。脱水の性質がわかっていない段階でも大きな問題が起こらないという意味で「開始液」と呼ばれている。1号液にはKは含まれていないので，安全に輸液を開始することができることになる。

2）2号液，細胞内修復液（ソリタ®-T2号）

1号液投与によって体液が補給され，尿が出始めたら電解質濃度の是正へと方針が移る。2号液は 1/2〜1/3 生食の電解質濃度に調製されていて，細胞内電解質である K と P が含まれているのが特徴である。

3）3号液，維持輸液（ソリタ®-T3号）

電解質濃度が生食の 1/3〜1/4 と低く，その分だけ水分が多く，自由水も補給することができるという特徴がある。通常 2,000 ml 程度の補給で成人が1日に必要とする電解質と水分をまかなうことができるので維持輸液と呼ばれる。ただし K が 20 mEq/L 含まれているので，高 K 血症の場合には注意が必要である。

4）4号液，術後回復液（ソリタ®-T4号）

3号液に比して K を含んでいない，総電解質濃度が低いという特徴があるため，3号液を用いたいが K を入れたくない場合や，手術後尿量が不十分な場合に適応がある。細胞内への水分補給効果が大きいことも特徴である。

電解質輸液の使い分け

複合低張電解質輸液の特徴を理解して使い分ける。生理食塩水と 5% ブドウ糖液の組み合わせなので，体内の水分分画にどのように分布するかを知っていれば理解しやすい（図 1-4）。

- 血液検査の結果が出ていない状況で輸液が必要と判断されたら1号液を用いる。脱水状態に陥っていれば K が高くなっている場合があり，またどのような脱水状態であるかがわからないからである。細胞外液補充液や維持輸液を使用している場合もあるが，理論的にはこれは正しくない。検査データが判明してから3号液に変更すれば安全な管理ができる。現場では2号液は使用されないことが多い。薬剤部での在庫の関係で2号液を採用していない施設が多いためでもある。3号液で2号液の代用ができると考えてもよいが，細胞内液の電解質組成として重要な P が含まれていないので，脱水や高度の低栄養状態に陥っている場合には注意が必要である。最近はヴィーン 3G など，Mg や P を含んだ3号液もある。
- 日常臨床でいわゆる「点滴をする」というときには，食事摂取が不十分であったり，脱水状態に陥っている状況が多い。この場合3号液がよく使用されているが，電解質組成に注意する。K に対する注意も重要である。
- 術前に輸液を行うのは，絶飲・絶食の期間の水分・電解質不足を補うことも目的である。不感蒸泄，尿という生理的な水分・電解質を補うために維持輸液を用いる。

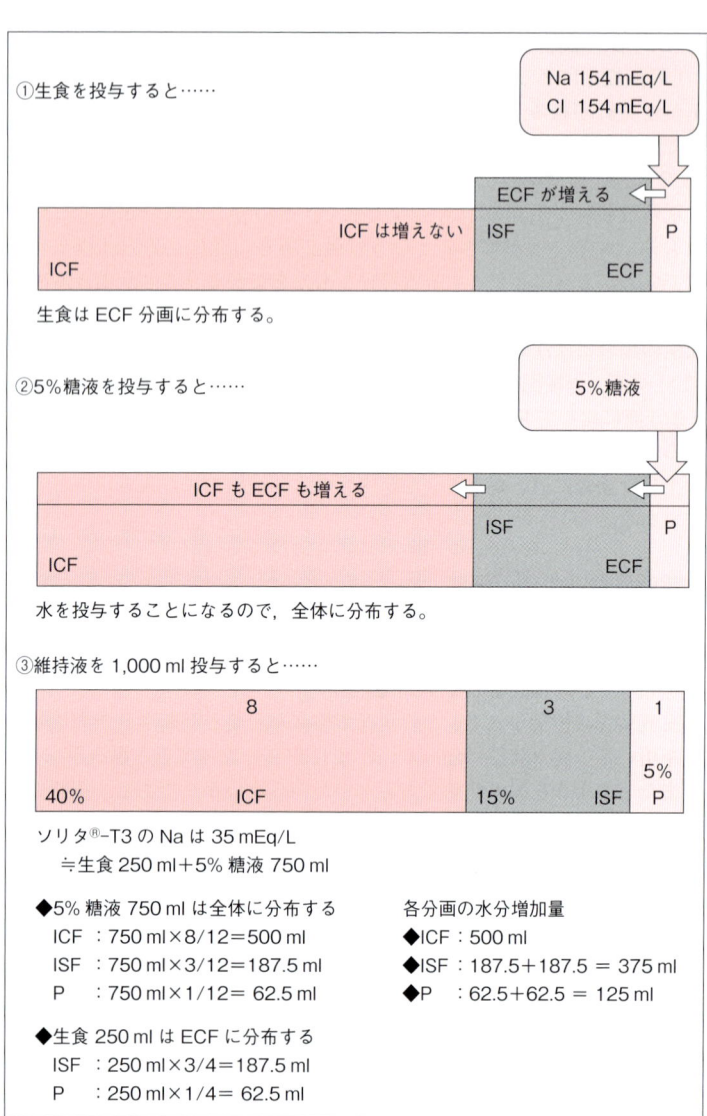

図1-4 電解質輸液の使い分け

- 術中輸液の基本は出血や術野からの喪失に対する補充であり，細胞外液補充液を用いる。長時間になる場合は，維持輸液を追加する必要がある。
- 術後輸液は，維持輸液で補うという考えで行う。3号液を選択すればよい。術中の輸液が不足している場合には理論的には4号輸液で補うべきであるが，細胞外液が不足している場合も多く，含まれているKの量も少ない細胞外液補充液を用いる。

電解質輸液選択の基本

輸液剤の選択においては，「何でも3号輸液」という考え方は基本的には正しくない。割り切った表現をすれば，「輸液の開始には1号輸液，電解質に大きな異常が生じていなければ3号輸液に変更，出血などに対しては細胞外液補充液」となる。この原則を理解しておけば，無難な輸液管理が実施できる。

（井上善文）

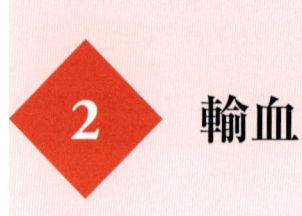

2 輸血

輸血(blood transfusion)は一般的に，外傷や手術などで出血した場合や，ほかの理由で貧血状態にある場合に，循環血液量を維持するために行われる。最近では，全血ではなく，生体に不足している血液成分だけを補う成分輸血(component transfusion)が主流である。

通常の輸血はボランティアの献血による同種血輸血であるが，その種々の弊害を避けるべく，自己血輸血も安全に行われている。

輸血血液製剤の種類

- 全血液CPD(WB)：現在では，一般的ではないが，血液を血液保存液CPD(citrate-phosphate-dextrose)液と混合した全血製剤。
- 赤血球MAP(RC-MAP)：濃厚赤血球(CRC)に準ずる。血液を遠心分離して大部分の血漿とバフィーコートを除去した後，赤血球保存用添加液(MAP液)に浮遊した血液製剤。
- 洗浄赤血球(WRC)：CRCまたはRC-MAPを洗浄した後，生理食塩水に浮遊した赤血球製剤。
- 白血球除去赤血球(LPRC)：CRCまたはRC-MAPを白血球除去フィルターで濾過し，大部分の白血球を除去した赤血球製剤。
- 新鮮凍結血漿(FFP)：血漿中の蛋白質，電解質および血液凝固因子を安定な状態で凍結保存した血漿製剤。
- 濃厚血小板(PC)：濃縮した血小板を少量の血漿に浮遊した血小板製剤。

以上のほかに，ヒト血漿アルブミン，免疫グロブリン，凝固因子(第Ⅷ，Ⅸ因子)などの各種製剤がある。

輸血に際して必要な検査

1 血液型検査(blood type)

1) ABO式血液型

赤血球の膜表面には，O抗原というcore glycanにfucosyltrans-

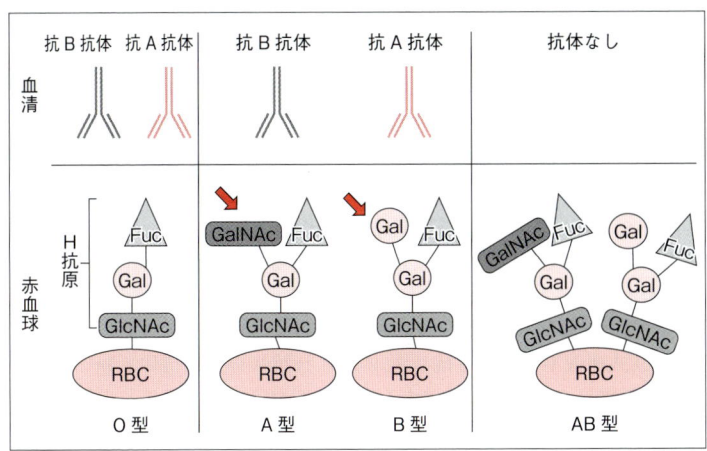

図2-1 血液型と糖鎖の違い

Fuc：fucose，Gal：galactose，GalNAc：N-acetylgalactosamine，GlcNAc：N-acetylglucosamine．〔畠山真吾氏(弘前大学泌尿器科)のHP：http://www.med.hirosaki-u.ac.jp/~uro/html/Research-Publications/Glyco_info_Hatakeyama.pdfより改変〕

feraseによりfucoseが付加したH抗原がすべてのヒトに共通する基本骨格として存在する。これに，糖鎖 N-acetylgalactosamine(A抗原)がつくか，galactose(B抗原)がつくか，ともにつかないか，またはともにつくかによって，血液型が各々，A型，B型，O型，AB型となる。H抗原にN-acetylgalactosamineを付加する酵素N-acetylgalactosaminyltransferaseは遺伝子Aがコードし，またgalactoseを付加する酵素galactosyltransferaseは遺伝子Bがコードするが，遺伝子Oは酵素活性を有しない。さらに，A抗原，B抗原にはそれらに特異的な抗A抗体，抗B抗体が存在し，A型では抗B抗体が，B型では抗A抗体が，O型では抗A抗体と抗B抗体とが存在するが，AB型では抗A抗体も抗B抗体もともに存在しない(図2-1)。

血液型の判定には，抗A血清および抗B血清を用いて，赤血球表面のA抗原とB抗原の存在の有無を赤血球の凝集反応で判定する"おもて試験(major test)"と血清中に存在する抗A抗体と抗B抗体を標準のA型血球，B型血球およびO型血球と反応させ，赤血球の凝集反応で判定する"うら試験(minor test)"とがある。

2) Rh式血液型

アカゲザル(rhesus monkey)の赤血球で免疫したウサギやモルモットの血清にヒト赤血球を凝集する作用があることより，Rh抗体と名づけ

られた。Rh抗原系は，Dとd（D抗原は陰性），Cとc，Eとeの3つの対立遺伝子により決定される。ABO式とは異なり自然抗体は存在しない。臨床上，D抗原に対する免疫反応が問題となり，通常，D抗原を有するRh（＋）と有しないRh（－）に分けられる。日本人ではRh（－）はわずか0.5％である。以前に妊娠などでD抗原に感作されたRh（－）型の人がRh（＋）型の輸血を受けたときに重篤な溶血性反応が起こる。抗D抗体（IgG）は，抗A，抗B抗体（IgM）と異なり，胎盤を通過するので，母親がRh（－）で胎児がRh（＋）の不適合の場合，流産や新生児重症黄疸の原因となることがある。

2 不規則抗体（unexpected antibody）

ABO式血液型における抗A抗体，抗B抗体を規則抗体というのに対し，それ以外の血球抗原に対する抗体を不規則抗体と呼ぶ。自然抗体として存在するものと輸血や妊娠で産生される抗体がある。不規則抗体が存在する場合，その特異性を決定して，適合する血液の選択により溶血性反応を防止する。

3 交差適合試験（cross-match test）

これは輸血する血液の適合性を最終的に確認する重要な検査である。実際に輸血する血液（赤血球）の溶血につながる患者血漿中の抗体を検出する主試験と患者赤血球に反応する供血者血清中の抗体を検出する副試験とがある。

主試験の重要性は当然のことであるが，副試験については供血者の血液型と不規則抗体のスクリーニングに誤りがなければ省略は可能である。

輸血法の種類

1 自己血輸血（autotransfusion）

輸血による種々の副作用を防止するために，自分の血液を採取して使用する方法。術中の出血に備えて，術前に自己血を数回に分けて採取し保存（時に凍結）しておき，手術時に使用する方法（貯血法）。また，手術室で全身麻酔導入後すぐに相当量の血液を採取し，デキストラン液などの代用血漿で輸液を行った後，術中出血に対して自己血輸血を行う方法（希釈法）。さらに，術中に出血した血液を回収し，遠心分離器で赤血球以外のものを除き，赤血球のみ戻す方法（回収法）もある。

2 交換輸血（exchange transfusion）

患者の体内に老廃物や有害物質が蓄積した場合に，瀉血と輸血を繰り返し，正常な血液と交換する方法。新生児の溶血性黄疸，重篤な肝不全，不適合輸血，薬物中毒などで行われる。

3 血漿交換(plasma exchange)

患者の血液を体外に取出し,血漿分離器で血球成分と血漿成分に分離した後,血漿を廃棄し新鮮凍結血漿や血漿製剤で置換する方法。肝不全,薬物中毒,自己免疫疾患などで用いられる。

* 類似した方法に plasmapheresis がある。これは血漿から有害成分を何らかのやり方で除去し,残りを患者に返血する方法である。また,血球成分を除去する場合は,cytapheresis という。

輸血の副作用と合併症

1 急性期の輸血副作用

1) 溶血性輸血反応(hemolyic transfusion reaction:HTR)

輸血開始後に発熱や悪寒などの自覚症状や理学的所見の変化が認められた場合は原因として輸血製剤を第一に考える。

- 直ちに輸血を中止し,輸血ルートをそのままで生理食塩水などで血管を確保。
- 患者および使用した輸血製剤の血液型をチェックする。ABO不適合輸血の場合には,ショック,DIC,急性腎不全を起こす可能性があり,早急な対応が必要。初発症状は,血尿(溶血尿)が認められるが,背部痛を伴うこともある。麻酔時には手術部位のびまん性出血,低血圧,ヘモグロビン尿が認められる。
- 治療の根本はショック状態を早急に改善し,腎不全に移行せぬよう配慮することが肝要。ドパミンを投与し,腎血流量と心拍出量の増加を図る。また,腎血流量を増加させる目的で利尿剤やマンニトールが投与され,尿量を 100 ml/hr 以上に保つ。DIC の多くはショックと血圧低下が引き金になる。術後の場合,ヘパリン使用は出血を起こす危険性があり,一定の見解はない。
- クロスマッチが陰性でも可能性がある。最も多い原因は患者の取り違えなど,人為的間違い。輸血に携わる人々の注意により間違いを最小にする。輸血開始直後は特に注意。

2) 非溶血性発熱反応(febrile nonhemolytic transfusion reactions:FNH)

輸血直後か,終了後数時間で起こる。ABO不適合輸血が否定された場合,多くは,頻回の輸血歴や経産婦などによる抗HLA(human leukocyte antigen)抗体が関与する。発熱の多くは解熱剤に反応するが,時に悪寒戦慄,チアノーゼ,低血圧,呼吸困難が出現。原因が輸血と考えられるときには,直ちに輸血を中止し,ショックに応じた治療を行う。

3) アレルギー反応(allergic reaction)

軽い蕁麻疹からアナフィラキシーショックに至るものまで様々。血漿

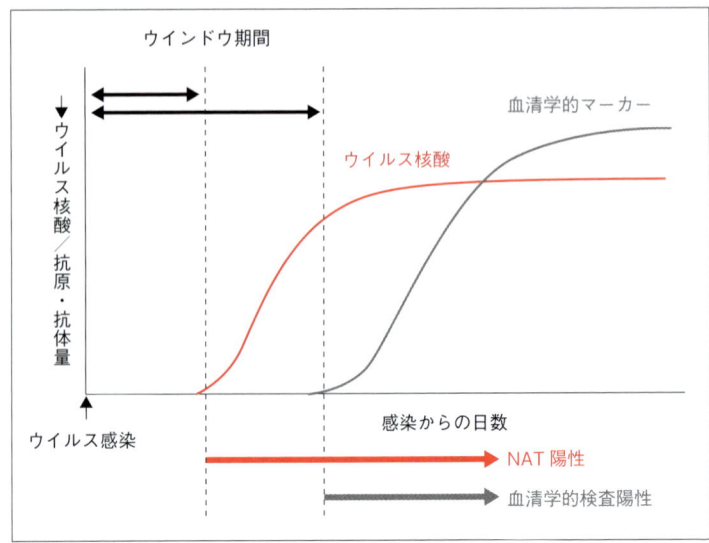

図 2-2 ウインドウ期間
日本赤十字社・北海道赤十字血液センター HP(http://www.hokkaido.bc.jrc.or.jp/medical/medical_info004.html)より引用.

蛋白に対する免疫反応が原因と考えられる。輸液ルートを確保し,ステロイド,抗ヒスタミン薬やエピネフリン皮下注などが行われる。

4) 輸血後感染症(infection after transfusion)

輸血後感染症では,B 型肝炎,C 型肝炎と HIV が問題となるが,これらを完全に防ぐことはできない。輸血後肝炎の多くは,従来の血清学的な検査法の「ウインドウ」期間に献血された血液によるものと考えられる。この「ウインドウ」期間の血液中にあるきわめて微量のウイルスを検出するための高感度なウイルス検査法の 1 つが核酸増幅検査(nucleic acid amplification test:NAT)で,従来の血清学的検査よりも感染してから早い時期にウイルスを検出できる(**図 2-2**)。日本赤十字社血液センターでは全国的に 1999 年 10 月から献血の血液の HBV・HCV・HIV のウイルス検査に NAT を導入。

また,移植患者では,サイトメガロウイルス(CMV)未感染のレシピエントに対して輸血が必要な場合,可及的に CMV 抗体陰性の血液が用いられる。

＊ウインドウ期間:ウイルスに感染してから日が浅くて体内でウイルスが十分増殖していないためか,まだウイルスに対する抗体ができていないために,ウイルスに感染している献血者の血液を検査しても陰性

と判定される期間。

2 遅発性（慢性期）の輸血副作用

1）遅発性溶血性反応

D抗原以外の赤血球抗原にレシピエントが感作されている場合，輸血3〜7日後に二次性免疫反応が起こり高力価のIgG抗体が産生される。最も一般的な症状は発熱，予期せぬヘモグロビンの低下，中程度の黄疸である。ヘモグロビン尿を認めるが，腎不全は稀である。

2）輸血後GVHD（post-transfusion graft-versus-host disease：PT-GVHD）

輸血後，数週間して発熱，皮疹，肝機能障害，下痢，骨髄抑制や感染症などを主要な臨床症状として発症し，大部分が死亡に至る重篤な輸血副作用。輸血後GVHDは免疫抑制状態で起こる場合が多いが，免疫機能が正常に保たれている場合でも起こりうる。

- 免疫抑制状態の患者：移植（骨髄，臓器）患者や化学療法を施行している癌患者が輸血を受ける場合や新生児の交換輸血時など，患者（レシピエント）が免疫抑制状態にある場合，ドナーリンパ球が拒絶されずに患者体内に生着し，患者の組織を非自己と認識して攻撃し，前述の臨床症状を呈する。
- 免疫機能が正常の患者：特に免疫抑制状態にない患者にもPT-GVHDが報告されている。特に，日本で心臓手術に際してみられた。発生メカニズムが解明されたわけではないが，その説明としてone-way HLA missmatchがあげられる。これは供血者のHLAのA, B, DR locusが各々ホモ（X/X；two-haplo-identical）で，受血者が提供者との間でone-haplo-identical（X/Y）の場合，レシピエント体内に入ったドナーリンパ球が拒絶されずに生存し，患者組織を非自己と認識して攻撃すると考えられる。
- 予防法：PT-GVHDは発症すると治癒させることはきわめて困難であるために，予防が主に行われる。血液製剤に15〜50 Gyの放射線照射を行い製剤内に含まれる免疫担当細胞の分裂能を失活させてしまう。リンパ球混合培養試験（MLR）でみたリンパ球の増殖活性は5 Gyの放射線照射でほぼ完全に消失し，50 Gyの照射でリンパ球のマイトジェンに対する反応性は96〜99％が失活する。ほかの方法として白血球除去フィルターの使用があるが，この有効性に関しては結論が出ていない。大阪大学医学部附属病院では血液製剤に20 Gy照射を行いPT-GVHDの防止を行っている。

（伊藤壽記）

3 栄養管理

栄養アセスメント

すべての症例に対して栄養状態を評価する。主観的に評価してから(subjective global assessment：SGA)，客観的な数値で評価する(objective data assessment：ODA)という手順で行う(図3-1)。ODAとしては，体重，体重減少(期間も重要)，血清蛋白値〔総蛋白，アルブミン，RTP(rapid turnover protein；トランスフェリン，トランスサイレチン，レチノール結合蛋白)〕，肝・腎機能などを測定する。1つの指標で判定するのではなく，いくつかの指標を組み合わせて総合的に判定すること，変化を観察することが重要である。

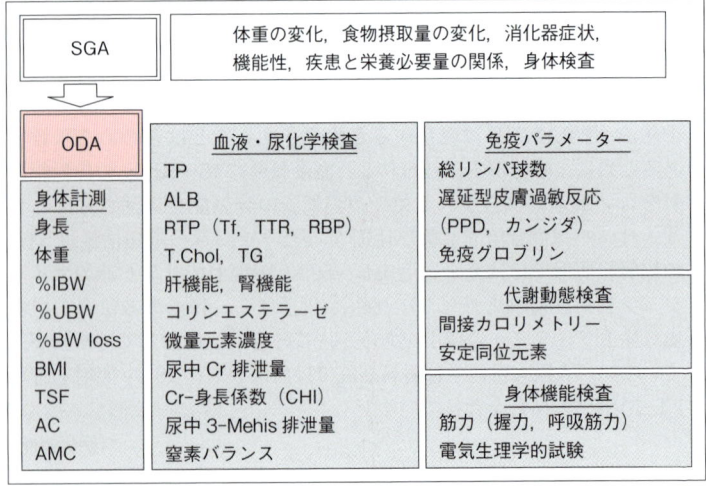

図3-1 栄養アセスメント

経腸栄養法（enteral nutrition：EN）

1 適応
腸管が使用可能な場合（表 3-1）。

2 投与経路の選択（図 3-2）
- 全身状態，消化管の構造や機能，予想される EN 実施期間，誤嚥の危険性などを考慮する。
- 短期の場合は経鼻チューブを用いる。チューブの先端位置により経鼻胃チューブ，経鼻十二指腸・空腸チューブに分類される。長期の場合には胃瘻／空腸瘻を選択する。
- 胃瘻造設は経皮内視鏡的胃瘻造設術（percutaneous endoscopic gastrostomy：PEG）が標準術式となっている。胃内視鏡が不可能な場合には開腹胃瘻造設術を選択する。
- 誤嚥の危険がある場合には空腸瘻が選択される。胃瘻チューブ内腔を介して空腸までチューブを挿入する percutaneous endoscopic jejunostomy（PEJ）や開腹手術（造設キットを用いた needle catheter jejunostomy）が行われる。食道切除，胃全摘（特に高齢者やハイリスク症例），膵頭十二指腸切除症例などに対しては，術中に空腸瘻を造設する施設が多い。

3 経腸栄養剤の種類（表 3-2）

1）自然食品流動食
重湯，牛乳，卵など液状の自然食品を混合した普通流動食，食物をミ

表 3-1　経腸栄養法の適応

(1) 経口摂取が不能または不可能な場合
  a) 上部消化管の通過障害（食道癌，胃癌，頭頸部癌など）
  b) 意識障害
  c) 嚥下障害
  d) 認知症
  e) 化学療法・放射線療法に伴う副作用対策
  f) 神経性食思不振症
(2) 消化管の安静が必要な場合
  a) 上部消化管術後
  b) 上部消化管縫合不全，術後消化管瘻
  c) 急性膵炎
  d) 炎症性腸疾患
(3) 吸収不良症候群
(4) 代謝亢進状態
(5) 肝性脳症
(6) 腎障害
(7) 呼吸不全

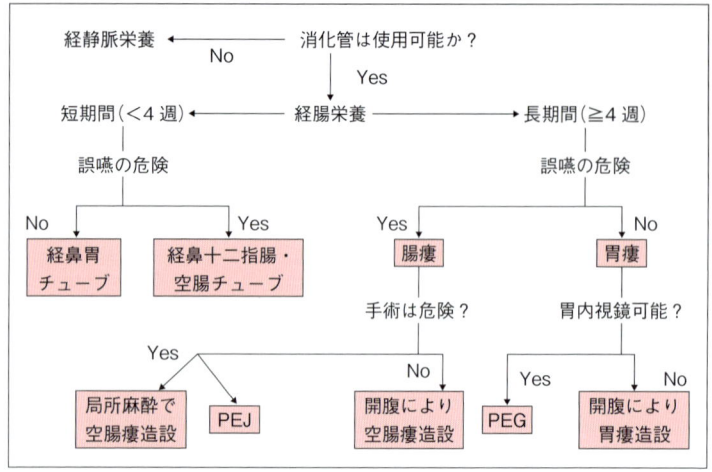

図3-2 経腸栄養投与経路の選択

表3-2 経腸栄養剤の分類

	窒素源
・天然濃厚流動食	天然食品の蛋白質(乳蛋白,卵蛋白など)
・人工濃厚流動食 　半消化態栄養剤(polymeric formula) 　消化態栄養剤(oligomeric formula)	カゼイン,抽出された蛋白質など アミノ酸,ジペプチド,トリペプチド
＊成分栄養剤(elemental diet)	アミノ酸

半消化態栄養剤:(医薬品)エンシュア®,エンシュア®H,ラコール®(アミノレバン®EN)
消化態栄養剤:(医薬品)ツインライン®,(食品)エンテミール®,ペプチーノ®,ペプタメン®AF
成分栄養剤:エレンタール®,エレンタール®P,ヘパンED®
上記以外の製品は,すべて食品の半消化態栄養剤に分類される。

キサーで流動態としたミキサー食,自然食品を原料として単位重量あたりのエネルギー量を高めて市販されている天然濃厚流動食がある。

2) 人工濃厚流動食

- 半消化態栄養剤:窒素源は蛋白質,糖質は二糖類やデキストリンが用いられている。脂肪含有量が多い。
- 消化態栄養剤:すべての成分が化学的に明らかなものから構成されている。消化を必要とせず,小腸からすべてが吸収される。窒素源がアミノ酸,ジ・トリペプチドで構成されている。窒素源がアミノ酸で構

成されている消化態栄養剤は，特に成分栄養剤(elemental diet：ED)と呼ばれる。
- 病態別経腸栄養剤：小児用，肝不全用，腎不全用，耐糖能異常用，呼吸不全用，免疫調整用などがある。

4 経腸栄養剤の選択基準(表3-3)

- 消化能が正常な場合は半消化態栄養剤を選択するが，消化能に問題がある場合には消化態栄養剤を選択する。
- 消化態栄養剤は消化が不要であるため腸管粘膜に与える刺激が弱く，萎縮する可能性がある。
- 胃瘻からは自然食品流動食が投与できる。ミキサー食は経済的にも優れ，自然食が摂取できるという大きな利点がある。

5 経腸栄養実施方法

1) 投与方法

胃瘻では間欠投与を，空腸瘻では持続投与を行う。合併症を予防するには経腸栄養用ポンプが有用である。

2) 投与ライン

経腸栄養専用の容器とラインを用いる。容器に経腸栄養剤を注ぎ，ラインを接続する。栄養剤は食事と同程度の清潔度でよい。ラインはミルトンなどで洗浄した後，自然乾燥させる。清潔管理という意味ではReady-to-Hang(RTH)製剤が優れている。

中心静脈栄養法(total parenteral nutrition：TPN)

中心静脈カテーテル(CVC)から投与する栄養輸液法である。

1 適応

EN が実施不可能な場合，EN により十分な栄養管理ができない場合(表3-4)。

2 CVC 挿入

- CVC 挿入方法には穿刺法と切開法(カットダウン)がある。凝固能に異常がある場合や穿刺時の体位が保持できない場合，穿刺に伴う合併症の危険性が高いと予想される場合には静脈切開法が安全である。感染予防の面からは鎖骨下穿刺が第一選択であるが，気胸・血胸などの合併症発生頻度が他の経路に比して高いことを考慮する。
- CVC 挿入は高度バリアプレコーション(帽子，マスク，滅菌手袋，滅菌ガウン，広い覆布)下に実施する。
- CVC 挿入時の皮膚消毒にはクロルヘキシジンアルコールまたはポビドンヨードを用いる。
- CVC 挿入後は CVC から血液がスムーズに吸引できることを確認する。バイタルサインをチェックし，咳嗽・胸痛・呼吸困難はないか，

表 3-3 病態を考慮した経腸栄養剤の選び方・使い方

病態	投与経路	経腸栄養剤の選択
上部消化管通過障害	経口飲用。狭窄部を越えて細いチューブを挿入するか、PEG または開腹胃瘻	半消化態栄養剤。ミキサー食、天然濃厚流動食、半固形状栄養食品が使用可能（経腸栄養の利点を発揮させるためには自然食品に近いほうがよい）。経口飲用の場合は味も重要。
化学療法、放射線療法施行症例	経口飲用（補食）または経鼻チューブ	消化管粘膜障害を考慮すれば消化態（成分）栄養剤が有利（食物繊維は腸管に負担がかかる場合がある）。経口飲用の場合は味も重要。
上部消化管術後	空腸瘻、経鼻空腸チューブ	半消化態栄養剤も使用可能であるが、消化能が完全ではないため、理論的には消化態（成分）栄養剤のほうが有利。
上部消化管術後縫合不全、消化管瘻	空腸瘻、縫合不全部や消化管瘻部より肛門側にチューブ先端を位置させる	半消化態栄養剤も使用可能であるが、消化能が完全ではないため、理論的には消化態（成分）栄養剤のほうが有利。
急性膵炎	経空腸チューブ	成分栄養剤（膵外分泌を刺激しないように）
炎症性腸疾患	経口飲用または経鼻チューブ	成分栄養剤（消化管の安静目的）
吸収不良症候群	経口飲用または経鼻チューブ	消化態栄養剤（消化能に問題があるため）
肝不全、肝性脳症		ヘパン ED®、アミノレバン® EN、ヘパス II
腎不全		リーナレン®、レナウェル®
耐糖能異常用		グルセルナ® Ex、タピオン®、インスロー®、ディムベスト®
免疫能強化		インパクト®、イムン® α、メイン®
免疫能調整		オキシーパ™
癌性悪疫質用		プロシュア®

表3-4 TPNの適応

---

1. 日常治療の一部として
   1) 消化管からの栄養素吸収能がない場合
      a) 小腸広範囲切除患者
      b) 小腸疾患（クローン病，多発性小腸瘻，小腸潰瘍）
      c) 放射線腸炎
      d) 重症下痢
      e) 重症で長期間続く嘔吐
   2) 化学療法（high-dose chemotherapy），放射線療法，骨髄移植
   3) 中等度～重症膵炎
   4) 消化管機能の障害を目前にひかえている高度栄養障害患者
   5) 消化管が5～7日間以上機能しないと思われる高度異化期患者
      （敗血症，拡大手術，多臓器外傷，重症炎症性腸疾患）
2. 通常，役に立つことが期待できる
   1) 大手術：大腸全摘，食道癌手術，膵頭十二指腸切除など
   2) 消化管瘻
   3) 炎症性腸疾患
   4) 集中的治療を必要とする中等度栄養障害患者
   5) 5～7日間に十分な経腸栄養を行うことが不可能な患者
   6) 集中的化学療法を受けている患者
3. 十分な価値が認められない
   1) 消化管を10日以内に使用可能な栄養状態良好な患者
   2) 7～10日以内に消化管が使用できる患者の手術，侵襲直後
   3) 治療不能な状態にある患者
4. 施行すべきでない
   1) 十分な消化吸収能をもった患者
   2) TPNが5日以内にとどまる場合
   3) 緊急手術が迫っている患者
   4) 患者，あるいは法的保護者が強力な栄養療法を希望していない場合
   5) 強力な化学療法を行っても予後が保証されない場合
   6) TPNの危険性が効果を上回る場合

呼吸音に左右差はないかを確認する。CVC先端位置，合併症の有無をX線撮影で確認する。

3 輸液投与方法（図3-3）

- CVC挿入後，先端位置を確認するまで10％糖電解質液を投与する（full doseに移行した場合の輸液速度）。CVC先端が適正位置にあることが確認できたらTPN輸液1号液に移行する。血糖値が200 mg/dl以下であることを確認してからTPN輸液2号液/full doseに移行する。高血糖が持続する場合はインスリンを用いて血糖コントロールを行う。インスリンはグルコース10 gに対して1単位の割合で開始し，血糖の4～6時間毎のチェックで増減する。グルコース投与速度が

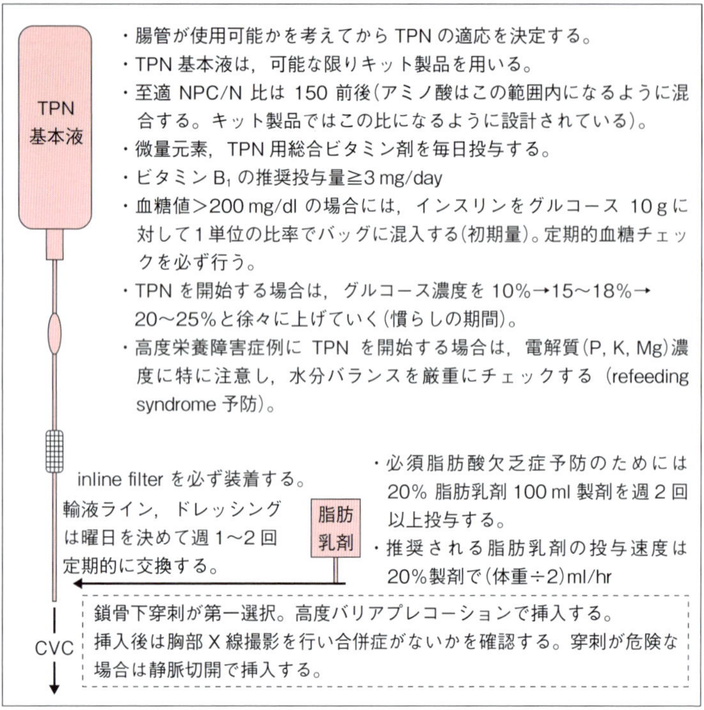

```
┌─────────────────────────────────────────────────────────────────────┐
│  ┌──────┐  ・腸管が使用可能かを考えてから TPN の適応を決定する。
│  │      │  ・TPN 基本液は，可能な限りキット製品を用いる。
│  │ TPN  │  ・至適 NPC/N 比は 150 前後(アミノ酸はこの範囲内になるように混
│  │基本液│    合する。キット製品ではこの比になるように設計されている)。
│  │      │  ・微量元素，TPN 用総合ビタミン剤を毎日投与する。
│  └──────┘  ・ビタミン B₁ の推奨投与量≧3 mg/day
│            ・血糖値＞200 mg/dl の場合には，インスリンをグルコース 10 g に
│              対して 1 単位の比率でバッグに混入する(初期量)。定期的血糖チェッ
│              クを必ず行う。
│            ・TPN を開始する場合は，グルコース濃度を 10%→15〜18%→
│              20〜25% と徐々に上げていく(慣らしの期間)。
│            ・高度栄養障害症例に TPN を開始する場合は，電解質(P, K, Mg)濃
│              度に特に注意し，水分バランスを厳重にチェックする (refeeding
│              syndrome 予防)。
│
│   inline filter を必ず装着する。       ・必須脂肪酸欠乏症予防のためには
│   輸液ライン，ドレッシング ┌────┐     20% 脂肪乳剤 100 ml 製剤を週 2 回
│   は曜日を決めて週1〜2回  │脂肪│     以上投与する。
│   定期的に交換する。       │乳剤│   ・推奨される脂肪乳剤の投与速度は
│                            └────┘    20% 製剤で(体重÷2)ml/hr
│   │      鎖骨下穿刺が第一選択。高度バリアプレコーションで挿入する。
│  CVC     挿入後は胸部 X 線撮影を行い合併症がないかを確認する。穿刺が危険な
│   ▼      場合は静脈切開で挿入する。
└─────────────────────────────────────────────────────────────────────┘
```

図 3-3　TPN 管理のポイント

5 mg/kg/min 以下であることも確認する。

- アミノ酸投与量は 1g/kg/day を基本とし，侵襲の程度に応じて増減する。non-protein calorie (NPC)/N 比で 150〜200 となるように計算する。TPN キット製品の NPC/N 比は 150〜160 に調整されている。
- 脂肪乳剤は(体重÷2) ml/hr 以下の速度で投与する。脂肪を投与しないことによる脂肪肝の問題，エネルギー源としての有効性を考慮して脂肪乳剤を連日投与することが推奨される。
- 微量元素および総合ビタミン剤は，TPN 輸液 1 号液の時点で投与を開始する。ビタミン加 TPN 製剤の場合も微量元素を投与する。

4　輸液投与システムの管理

1) CVC 挿入部の管理

週 1 回ドレッシングを交換する。クロルヘキシジンアルコールまたはポビドンヨードで消毒する。フィルム型またはパッド型ドレッシングを使用する。フィルム型は CVC 挿入部の観察ができるという点で有利で

ある。
2）輸液ラインの管理
週1回定期的に交換する。CVCと輸液ライン接続部の消毒には70％エタノールを用いる。輸液ラインは一体型を用い，三方活栓は組み込まない。病棟で輸液が調製され，様々な薬剤が混注されることが多いわが国ではインラインフィルターを用いるべきである。

3）輸液の無菌的管理
感染予防対策の基本は輸液の無菌管理である。TPN輸液は無菌調製すべきであるが，無菌調製をすべての施設が実施できるのではないため，可能な限りTPNキット製品を用いる。微量元素と総合ビタミン剤以外はTPN輸液に混合すべきではない。

■ 末梢静脈栄養法（peripheral parenteral nutrition：PPN）

2週間以内のPNではPPNが適応であるが，病態，必要エネルギー量，蛋白質量を考慮する（図3-4）。

1 投与経路
- 末梢静脈カテーテル挿入部位：上肢，前腕の静脈，関節にかからない部位を選択する。
- 合併症：血管痛と静脈炎が重要。輸液の組成，浸透圧，pH，滴定酸度などが関係する。
- 脂肪乳剤（浸透圧比が1）の併用は浸透圧を下げるのに有効である。
- 合併症予防のために96時間以内にカテーテルを入れ換える。
- 輸液の無菌性に配慮する，薬剤の混注は避ける，側注は禁止する，などの感染対策を講じる。

2 輸液組成
アミノ酸加糖電解質液に脂肪乳剤を併用する組成が一般的である。PPN製剤（7.5％ブドウ糖，3％アミノ酸）2,000 mlに20％脂肪乳剤200 mlを加えると，水分2,200 ml，エネルギー1,240 kcal，アミノ酸60 gという組成になる。

■ 合併症とその予防対策

1 代謝上の合併症

1）refeeding syndrome
高度の栄養障害患者に栄養療法を開始した場合に起こる。電解質異常（P，K，Mg）とこれに伴う細胞外液量増加に起因するうっ血性心不全，高血糖に起因する脱水，昏睡などの多彩な症状を呈する。迅速に対応しなければ重篤な状態に陥る。特に予防には投与エネルギー量を徐々に増量し，多量のブドウ糖を急速に投与しないように注意し，血糖値，血清

PPN 基本液	PPN 輸液*	500 ml
	20%イントラリポス	50 ml
	総輸液量	550 ml
	グルコース	37.5 g
	アミノ酸	15 g
	脂肪	10 g
	総熱量	310 kcal
	non-protein calorie	250 kcal
	NPC/N 比	106.16

×4 → 輸液量 2,200 ml／総熱量 1,240 kcal

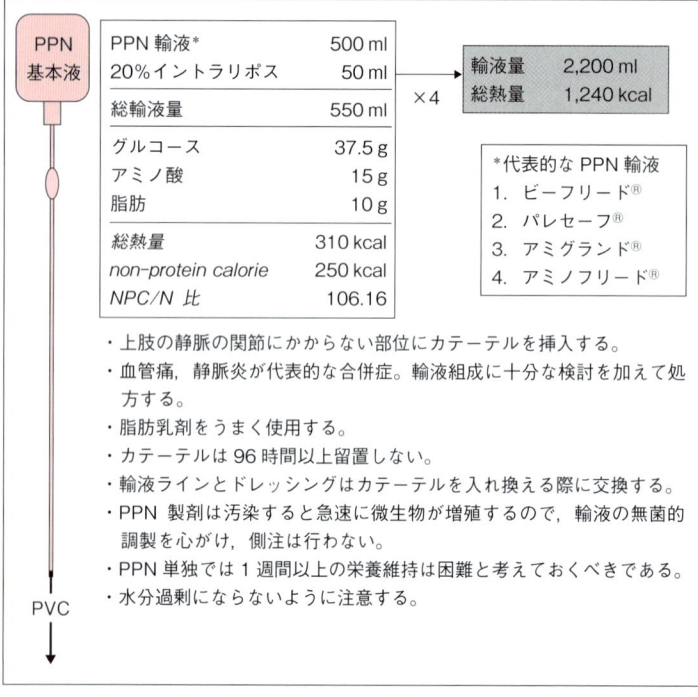

*代表的な PPN 輸液
1. ビーフリード®
2. パレセーフ®
3. アミグランド®
4. アミノフリード®

- 上肢の静脈の関節にかからない部位にカテーテルを挿入する。
- 血管痛，静脈炎が代表的な合併症。輸液組成に十分な検討を加えて処方する。
- 脂肪乳剤をうまく使用する。
- カテーテルは 96 時間以上留置しない。
- 輸液ラインとドレッシングはカテーテルを入れ換える際に交換する。
- PPN 製剤は汚染すると急速に微生物が増殖するので，輸液の無菌的調製を心がけ，側注は行わない。
- PPN 単独では 1 週間以上の栄養維持は困難と考えておくべきである。
- 水分過剰にならないように注意する。

PVC

図 3-4　PPN 管理のポイント

P，K，Mg 濃度を厳重にモニタリングして補充する。

2) 糖代謝

高血糖は最も高頻度に起こる基本的合併症である。PN でも EN でも血糖値は 200 mg/dl 以下に保つ。投与量，投与速度が適正であるかの確認が重要である。500 mg/dl 以上の高血糖が続くと，糖代謝の最も重篤な合併症である高浸透圧性非ケトン性昏睡を発生し，意識障害，痙攣，昏睡から死に至ることがある。予防が重要である。経静脈栄養 TPN 輸液が突然中断された場合の低血糖に注意する。輸液ラインのトラブル，入浴のための輸液中断，TPN の終了時などには，輸液速度を落として 30 分〜1 時間が経過してから輸液を中断・終了するなどの注意が必要である。

3) 蛋白代謝

生体が代謝可能な量より多くの窒素源が投与されると BUN が上昇することがある(腎前性高窒素血症)。投与する輸液や栄養剤の NPC/N 比を 150 前後とする，蛋白質投与量を減じる，などの対策を講じる。蛋白

強化型経腸栄養剤はNPC/N比が低いので特に注意する。

4）脂質代謝

脂肪乳剤を投与せずにPNを行うと必須脂肪酸欠乏症を呈する可能性がある。初発症状は皮膚乾燥，鱗屑性皮膚炎，脱毛などであるが，進行すると知覚異常，視力障害，筋肉痛なども合併する。成分栄養剤（エレンタール®）を用いた経腸栄養の場合にも必須脂肪酸欠乏症が発生する可能性があるので，経静脈的に脂肪乳剤を投与する。

5）電解質

主な電解質異常は低P血症，低K血症，低Mg血症，低Na血症である。栄養療法を開始するとP, K, Mgが細胞内へ急速に移動するため，補給が十分に行われないと血清レベルの著しい低下をきたす。経腸栄養法においては低Na血症がしばしばみられる。チューブのフラッシュ液などに食塩を混じて補正する。

6）ビタミン

総合ビタミン剤を適正に投与すれば欠乏症はほとんど発生しない。ビタミン配合TPN製剤が開発され，ビタミンB_1欠乏症予防対策は十分に講じられているようである。しかし，ビタミン含有TPN製剤を1バッグしか投与しない場合にはビタミンB_1投与量は推奨量の「3 mg/dl以上」の半分の1.5 mgしか投与しないことになるので，欠乏症に陥る可能性は残されている。

経腸栄養剤の成分をチェックしておくことが重要である。1,500〜2,000 kcalを投与するとすべての成分が過不足なく補充できるようになっている製剤では，投与量が少なければビタミン欠乏症が発生する可能性がある。

7）微量元素

PNでは微量元素製剤を投与しなければ欠乏症が発生する可能性がある。静注用微量元素製剤（鉄，亜鉛，銅，マンガン，ヨード含有）を毎日投与すれば欠乏症が発生することはない。この微量元素量は，毎日投与することにより正常域に保たれることを意図して決められている。長期TPN施行症例では筋肉痛，うっ血性心筋症などのセレン欠乏症が発生する可能性がある。

ENでも微量元素欠乏症は発生する。1,500〜2,000 kcalを投与した場合に充足されるように経腸栄養剤の微量元素量が設定されているので，投与量が少ない場合には欠乏症が発生することがある。特に亜鉛，銅に注意する。

8）消化器系合併症

TPN施行時に最も高頻度に発生するのは肝機能異常で，比較的早期にAST/ALTが上昇する。通常は一過性で軽度の上昇にとどまり，数

日間の経過観察で正常化する。遷延する場合はカロリー量を減ずるなどの対策が必要となる。カロリーオーバーとなった場合に発生しやすい。

　ENに伴う消化器系合併症(下痢，便秘，嘔吐，腹部膨満など)は非常に重要で，投与を制限したり中止したりせざるをえなくなる。特に下痢は高頻度に発生する合併症で，重症の下痢は命にかかわるような体液水分と電解質の異常につながる。下痢の原因としては，栄養剤の浸透圧，投与速度，温度，消化管機能低下，汚染などが重要である。浸透圧性下痢に対しては浸透圧の低い栄養剤に変更する。便秘の原因としては水分量不足の場合が多い。必要カロリー量が少ない場合は水分量が不足しがちなので水分を別途補給する。腹部膨満に対しては投与速度，投与量を減らすことが基本であるが，消化管運動が低下している場合もあるので注意する。

2 EN投与経路に関連した合併症

1) 経鼻チューブ

　挿入時の最も重大な合併症は気管内への誤挿入で，栄養剤注入により重篤な肺炎を発症する。高齢，意識障害，咽頭・喉頭反射低下症例では特に注意する。チューブの先端が胃内にあることの確認方法として気泡音聴取法は不確実である。ハイリスク症例ではX線撮影で確認する。

2) PEG

　造設時には出血，肝臓や横行結腸誤穿刺に注意する。造設直後はチューブの事故抜去による腹膜炎，チューブ入れ替え時の腹腔内誤挿入に注意する。造設後に発生しやすい瘻孔周囲炎の予防には日々の適切な管理が重要である。

3) 誤嚥性肺炎

　ENにおける最も重要な合併症で，栄養剤や胃内容物が食道を逆流して気管に入って肺炎を引き起こす。

3 PN投与経路に関連した合併症

1) 維持期のCVC管理における合併症予防

　認知症やせん妄状態などではCVCが事故(自己)抜去されることがある。患者の状態に応じてCVCや輸液ルートの固定方法を工夫する。ルート接合部のゆるみによる輸液漏れや逆血による失血などの合併症も重要である。

2) カテーテル関連血流感染(catheter related blood stream infection：CRBSI)予防対策

　ガイドライン(表3-5)に沿った具体的な予防対策をシステムとして講じる。CRBSIは医原性であることを自覚し，十分な予防対策を講じることがCVC管理の基本である。

表3-5　カテーテル関連血流感染対策ガイドライン

【中心静脈カテーテルの衛生管理】
1　中心静脈栄養法の適応
　1.1　栄養療法が必要な場合は可能な限り経腸栄養を用いる。（ⅡA）
　1.2　静脈栄養は，経腸栄養または経口摂取が不可能または不十分な場合に用いる。（ⅢA）
　1.3　中心静脈栄養法は静脈栄養の長期化が予想される場合に用いる。（ⅢA）
2　中心静脈カテーテルの選択基準
　2.1　必要最小限の内腔数のカテーテルを選択する。（ⅠA）
　2.2　使用目的および使用予定期間を考慮してカテーテルを選択する。（ⅡA）
3　カテーテル挿入部位
　3.1　感染防止のためには鎖骨下静脈穿刺を第一選択とする。（ⅡA）
　3.2　感染防止のためには大腿静脈からのカテーテル挿入は避ける。（ⅡA）
　3.3　穿刺時の安全性の面からはPICC（peripherally inserted central catheter：末梢挿入式中心静脈カテーテル）の使用が推奨される。（ⅢB）
4　中心静脈カテーテルの抜去，入れ換え
　4.1　必要がなくなれば，カテーテルは抜去する。（ⅠA）
　4.2　定期的にカテーテルを入れ換える必要はない。（ⅡA）
　4.3　無菌的方法が実施できない状況で挿入されたCVCは，できるだけ早く無菌的方法で入れ換える。（ⅢB）
5　皮下トンネルの作成
　5.1　短期間の留置では，皮下トンネルを作成する必要はない。（ⅡA）
　5.2　長期留置用カテーテルでは，管理が容易な部位まで皮下トンネルを作成する。（ⅡA）
6　カテーテル挿入部位の剃毛
　6.1　穿刺に先立って局所の剃毛はしない。除毛が必要であれば，医療用電気クリッパーなどを用いる。（ⅠA）
7　抗菌薬の予防投与
　7.1　短期用中心静脈カテーテル挿入に伴う抗菌薬の予防投与は行わない。（ⅡA）
8　中心静脈カテーテル挿入時の皮膚の消毒薬
　8.1　カテーテル挿入時の皮膚消毒には，クロルヘキシジンアルコールまたはポビドンヨードを用いる。（ⅠA）
9　高度バリアプレコーション
　9.1　中心静脈カテーテル挿入時は高度バリアプレコーション（滅菌手袋，長い袖の滅菌ガウン，マスク，帽子と広い滅菌覆布）を行う。（ⅠA）
10　カテーテル留置期間中の皮膚の消毒薬
　10.1　カテーテル挿入部皮膚の処置で用いる消毒薬としては，クロルヘキシジンアルコールまたはポビドンヨードを用いる。（ⅡA）
11　カテーテル挿入部の抗菌薬含有軟膏やポビドンヨードゲルの塗布
　11.1　抗菌薬含有軟膏は使用しない。（ⅡA）
　11.2　ポビドンヨードゲルは使用しない。（ⅢB）
12　ドレッシング
　12.1　滅菌されたパッド型ドレッシングまたはフィルム型ドレッシングを使用する。（ⅠA）
　12.2　ドレッシング交換は週1〜2回，曜日を決めて定期的に行う。（ⅢA）
　12.3　カテーテル挿入部の発赤，圧痛，汚染，ドレッシングの剥れなどを毎日観察する。（ⅢB）

（続く）

表 3-5 続き

13 輸液ライン
13.1 一体型輸液ラインを用いる。（ⅢB）
13.2 三方活栓は手術室やICU以外では，輸液ラインに組み込まない。（ⅡA）
13.3 三方活栓から側注する場合の活栓口の消毒には消毒用アルコールを使用する。（ⅡA）
13.4 ニードルレスシステムの血流感染防止効果は明らかでないことを理解して使用する。（ⅡA）
13.5 ニードルレスシステムを使用する場合は，器具表面を厳重に消毒する。（ⅡA）
13.6 インラインフィルターを使用する。（ⅢA）
14 輸液ラインの管理
14.1 輸液ラインとカテーテルの接続部の消毒には消毒用アルコールを用いる。（ⅡA）
14.2 輸液バッグに輸液ラインを接続する場合は，輸液バッグのゴム栓を消毒用アルコールで消毒する。（ⅢA）
14.3 輸液ラインは曜日を決めて週1〜2回定期的に交換する。（ⅡB）
14.4 脂肪乳剤の投与に使用する輸液ラインは，24時間以内に交換する。（ⅢA）
14.5 作り置きしたヘパリン生理食塩水によるカテーテルロックは行わない。（ⅢA）
15 輸液・薬剤の管理
15.1 高カロリー輸液製剤への薬剤の混合は，薬剤の数量を最小化し，薬剤師の管理下に無菌環境下で行う。（ⅢA）
15.2 輸液の汚染を避けるため，可能な限り高カロリー輸液用キット製剤を使用する。（ⅢB）
15.3 スリーインワンバッグ製剤では微量元素製剤と高カロリー輸液用総合ビタミン剤以外は混注しない。投与ラインは完全閉鎖ルートとし，その製剤の輸液ルートからの側注は禁止する。（ⅢA）
15.4 高カロリー輸液にアルブミン製剤を加えない。脂肪乳剤を混合しない。（ⅡA）
15.5 高カロリー輸液製剤は，混合時間を含め28時間以内に投与が完了するように計画する。保存する必要がある場合には無菌環境下で調製し，冷蔵庫保存とする。（ⅢA）
16 CRBSIが疑われる場合の対応
16.1 カテーテル関連血流感染が疑われる場合は血液培養を行う。（ⅢA）
16.2 他に感染源が考えられない場合にはカテーテルを抜去する。（ⅢA）
16.3 カテーテル抜去時には，血液培養とともにカテーテルの先端培養を行う。（ⅢA）
16.4 真菌が原因である場合には，真菌性眼内炎に留意して眼科の診察を行う。（ⅢA）
17 教育およびサーベイランスの役割
17.1 医療スタッフに対し，カテーテル関連血流感染防止に関する標準化された教育・研修を実施する。（ⅠA）
17.2 全国的なサーベイランスを参考にし，自施設のカテーテル関連血流感染防止能力を客観的に評価する。（ⅢB）
18 システムとしてのカテーテル管理
18.1 専門チームによる管理を行う。（ⅡB）
18.2 ICUでは看護師-患者比を適正に保つ。（ⅡB）

（厚生労働省：医療機関における院内感染対策マニュアル作成のための手引き，2006より引用）

3）CRBSI が疑われる場合および CRBSI 発症時の対応

　TPN 施行中に発熱などの感染兆候を認め，ほかに感染源が考えられない場合には CRBSI を疑って CVC を抜去する。抗菌薬を投与しながら経過を観察すべきではない。CVC 抜去時には CVC 先端の細菌培養を行う。通常は CVC 抜去により解熱し，臨床症状は改善する。真菌が原因の CRBSI では深在性真菌症や真菌性眼内炎を併発する場合があるので，慎重に経過を観察し，抗真菌剤を投与する，眼科的診察を行う，などの対策を講じる。

〈井上善文〉

4 感染症対策

消化器外科診療における感染症対策は，対象臓器である消化器の穿孔による続発性腹膜炎への対策と手術部位感染，カテーテル感染などの術後感染症（院内感染）への対策があるが，本項では後者について解説する。

院内感染予防の原則

診察する前，採血・末梢ルート挿入時，輸液・輸血などを行う前には必ず手指衛生を行う。

手指衛生にはアルコール性手指消毒薬を用いる方法と流水下の手洗いがある。手指が体液などで汚染されていない場合にはアルコール性手指消毒薬を用いる方法が推奨される。手指が体液で汚染されているときや，*clostridium difficile* 腸炎，ノロウイルス感染流行時には流水下の手洗いが必要となる。

患者さんの口腔内，創部，人工肛門，直腸肛門部，ドレーン刺入部などに触れるとき，血管内および尿道カテーテルの挿入時には必ず手袋を装着する。

手術部位感染（surgical site infection：SSI）の予防

SSI は①表層切開部，②深部切開部，③臓器体腔の3つに分類される。消化器外科で最も多い SSI は表層切開部 SSI である。次に多いのが縫合不全による臓器体腔 SSI であり最も重症である。

1 術前の MRSA スクリーニング

一律に行う必要はない。食道手術の術前には鼻腔 MRSA 保菌を検査し，陽性者にはムピロシン軟膏にて除菌を行うと術後 MRSA 感染を軽減させる可能性がある。

2 術前の患者準備

- 手術前に除毛を行うことで SSI を低減させる効果はない。逆に健常皮膚に小さな損傷を加えることから SSI が増加することが科学的に証明されている。手術野の体毛が多く皮膚縫合手技の妨げとなる場合に

限り，手術直前に専用バリカン(クリッパー)を用いて除毛を行ってもよい。
- 予定手術前には血糖をコントロールしておく。
- 予定手術前には約1か月禁煙させる。
- 手術前日または当日朝にシャワー浴を行い手術部位の皮膚を清潔にしておく。
- 手術部位の皮膚消毒は適切な消毒薬を用いて同心円状に十分広い範囲塗布する。
- ポビドンヨード製剤を使用する際には塗布から加刀まで最低でも2分は経過させる。

3 術者の手指消毒
- 爪を短く切り，指輪などの装飾具を外す。
- 手洗いの水は水道水でも滅菌水でもSSIに差はない。
- スクラブでもアルコール配合手指消毒薬を用いたラビングでもSSIに差はない。
- スクラブ法あるいはラビング法で手から前腕を消毒し，完全に乾いた後手袋を装着する。
- 再滅菌のブラシは手荒れからSSIが増加する可能性があり使用してはいけない。

4 スタッフの健康管理
- 感染症に罹患している職員は管理責任者に報告する。
- 排膿のある職員は治癒するまで業務から外す。
- 職員の針刺しに注意する。

5 無菌操作および手術手技
- 滅菌物の術野への展開においては不潔にならないようナースの行動も注意する。
- 手術対象臓器は丁寧に扱う。
- ドレーンは必要と考えられる手術にのみ閉鎖式のものを留置し，食道手術以外では予防効果が証明されていないのでルーチンの使用は控える。
- 手術終了時にはサーベイランスに必要な手術の創分類ASAなどを記録する。

6 予防的抗菌薬の投与
- 上部消化管，肝胆膵ではセファゾリン，下部消化管ではセフメタゾール，フロモキセフなどが推奨される。
- 執刀30分前から執刀直前までに経静脈的に投与する。
- 術後の投与期間は24時間以内の投与とする。
- 消化管穿孔は予防的抗菌薬の対象ではなく治療的に抗菌薬を投与する。

7 手術時の服装・覆布

- 手術室内ではサージカルマスク，帽子を着用する。
- 体液の飛散が予想される際にはフェイスシールドなどを装着する。
- スリッパの履き替えは SSI 予防と無関係である。
- 手術時に手袋の破損があった場合にはすぐに交換する。なお，JIS 規格では 1.5％の頻度で新品の手術用手袋にピンホールが空いていることを容認している。
- 手術時の手袋は 2 重装着が望ましい。
- 食道手術，開腹の胃切除，肝切除，膵切除，結腸切除および直腸切除において手術用のガウンと覆布は AAMI レベル 4 のものを使用する。
  ＊AAMI：米国医療機器振興協会の基準

8 術後の創管理

- 一次閉鎖した創は滅菌した被覆材で術後 48 時間は保護する。
- ドレーンはできる限り早期に抜去する。
- 術後創部の消毒は SSI 防止効果が認められないだけでなく有害である。
- ドレーンは刺入部の消毒についても SSI 予防効果は得られない。

9 手術室の環境

- 手術室の内圧は周囲および廊下に対し陽圧を維持する。
- 手術室の扉は必要な時を除き閉めておき，入室人数は必要最小限にとどめる。

中心静脈カテーテル関連血流感染の予防

- 栄養管理が必要な場合はできるだけ経腸栄養を使用する。
- 高カロリー輸液製剤の薬剤の混合はできる限り薬剤部で無菌的に行う。
- カテーテルの内腔数は必要最小限とする。
- カテーテル挿入部位は鎖骨下静脈を第一選択とする。
- 中心静脈カテーテル挿入時は手術時の服装(ガウン，手袋，帽子，マスク)で大きな覆布を用いる。
- 中心静脈カテーテル挿入時に予防的抗菌薬は不要である。
- カテーテル挿入部の消毒はクロルヘキシジンアルコールまたはポビドンヨードを使用する。
- カテーテル刺入部にはガーゼあるいはフィルム型ドレッシングを使用し，抗菌薬含有軟膏やポビドンヨード軟膏は用いない。
- 輸液ラインの接続部の消毒はアルコールを用いる。
- 三方活栓は手術室や ICU 以外ではラインに組み込まない。

カテーテル関連尿路感染の予防

- 尿道カテーテルの留置期間はできるだけ短くする。
- シルバーコーティングのカテーテルは一定の感染抑制効果がある。
- 尿道留置カテーテルの挿入は無菌手技と滅菌器具を用いて行う。
- 尿道損傷を避けるためカテーテルを無理に挿入しない。
- 挿入後はカテーテルを適切に固定する。
- 尿道カテーテル・集尿バッグは閉鎖系を用いる。
- 集尿バッグは常に膀胱より低位置に置く。
- 集尿バッグの交換は無菌操作で行う。
- 集尿バッグの尿の廃棄は排尿口と集尿器を接触させないよう行う。
- 閉塞・感染がなければ留置カテーテルは定期的に交換しなくてよい。
- ルーチンの膀胱洗浄を行わない。
- 尿道カテーテル留置患者に対して予防的な抗菌薬投与は行わない。
- 尿道カテーテル留置に伴う無症候性細菌尿に対して抗菌薬投与は行わない。
- 症候性細菌尿に対しては抗菌薬を投与する。
- 抗菌薬投与の際には開始前にカテーテルを交換あるいは抜去する。
- 手指衛生を徹底し,カテーテル関連部位に接触する際は手袋を着用する。

人工呼吸器関連肺炎(VAP)の予防

- 加温加湿器よりも人口鼻を用いたほうがVAP合併率は低い。
- 気管内吸引は清潔操作で必要最小限にする。
- カフ上部の貯留物がタレこみの原因となるため側孔付の気管内チューブを用いてカフ上部を吸引する。
- フラットな仰臥位はできるだけ避け,上体を45度に挙上した体位で管理する。
- 口腔ケアを十分に行う。
- 人工呼吸器装着患者にVAP予防を目的とした抗菌薬投与は行わない。
- 毎日,人工呼吸器からの離脱,抜管が可能かどうか評価する。

術後感染症を疑ったときに抗菌薬を投与するまでに行うべきこと

術後発熱の鑑別診断をする。

1 術後発熱の原因

- 感染性合併症:SSI,カテーテル敗血症,肺炎,尿路感染
- 非感染性合併症:深部静脈血栓症,心不全

2 術後発熱の原因検索

- 全身を診察する。ショックであればsurviving sepsis campaign ガイドライン(SSCG)に沿って治療を開始する。
- 手術創部, ドレーン刺入部, ドレーン排液, CVあるいは末梢ルートの刺入部を観察し, 異常がないか確認する。
- 血液生化学検査, 同時に血液培養のために, 5分間隔で違う場所から穿刺して採血する。尿検査など行う。
- 画像検査：胸部X線, 腹部超音波検査, CT検査など。

（清水潤三）

5 創傷管理

急性創傷治癒の生理学

治癒過程は前期,中間期,後期,最終期に分けることができる。

1 前期

止血(1日)と炎症の誘発(1〜4日)。

1)止血

- 血管の収縮→血液凝固系が活性化→フィブリンの形成→血小板の活性化→血小板から TGF-β,血小板由来増殖因子(PDGF),塩基性線維芽細胞成長因子(bFGF)などのサイトカインが産生される。

2)炎症期

- 微小循環の変化により損傷部位皮膚の発赤,発熱,腫脹,疼痛など炎症に伴う変化が認められる。
- 白血球は血管内皮細胞の間隙から損傷部位に遊走→血管外→多核白血球が細菌,異物,損傷して死滅した組織を貪食し,線維芽細胞やケラチノサイトを刺激するサイトカインを分泌する。
- 単核球が毛細血管から血管外腔へ遊走→マクロファージに分化する。

※マクロファージの働き
①細菌,損傷した組織を貪食する。
②組織や組織外基質を分解する酵素を分泌する。
③炎症細胞の遊走や線維芽細胞の増殖に必要なサイトカインを分泌する。
④損傷発生後48〜72時間では創傷部に最も多い細胞で,数日間創傷部にとどまる。

2 中間期

間質細胞の遊走,血管新生,上皮化が起こる。

1)間質細胞の遊走

- 損傷後2〜4日に線維芽細胞が創傷部へ遊走する。
- 細胞はフィブリン,フィブロネクチン,ヴィトロネクチンからなる細胞外基質の上を移動する。

- 損傷部に至った線維芽細胞は PDGF，TGF-β，インスリン様増殖因子などのサイトカインにより増殖する。

2) 血管新生
- 損傷部の乳酸値の上昇，pH の低値，低酸素に刺激され血管新生が始まる。
- TGF-α，TGF-β，血管内皮細胞増殖因子(VEGF)，FGF2 などの血管新生因子も重要な役割をする。
- 毛細血管の内皮細胞の発芽を促し，新しい血管のネットワークを形成する。

3) 上皮化
- 創縁や損傷部に残存する皮膚の上皮の一部から上皮が再生し，創傷部が上皮化される。
- 上皮細胞の遊走や増殖は，上皮増殖因子(EGF)の作用により刺激される。
- 清潔な開放創では毎日 1 mm の速度で上皮化が進む。
- 一期的閉鎖創では 24〜48 時間で上皮細胞が創傷部を覆うことになる。

3 後期
コラーゲンの沈着，創傷の収縮が起こる。

1) コラーゲン
- 線維芽細胞から分泌される主要な蛋白である。
- 2〜4 週間はコラーゲンの産生が増加し続ける。
- コラーゲンの役割は，創傷部に加わる張力に対する強度を増加させることである。
- 酸素，ビタミン C，α-ketoglutarate，鉄はコラーゲン線維の交差結合に重要な因子であり，これらが不足すると創傷治癒が不良となる。

2) 創傷の収縮
- 創傷部の中心に向かって創縁が引き寄せられる。
- 筋線維芽細胞の作用が重要。
- 創傷発生後 4〜5 日頃から始まり，12〜15 日もしくはさらに長い期間続く。
- 創傷部のガーゼは収縮を阻害する。

4 創傷治癒の最終期
瘢痕組織の再構築の時期。
- 創傷発生から 21 日頃から始まる。
- コラーゲンの産生が低下し，創傷部の細胞数が減少し始める。
- 3 型コラーゲンが 1 型コラーゲンに置き換わる。
- コラーゲンがより密に分子間結合して重合する。
- 創傷発生から 6 か月で正常組織の 80％の強度を取り戻す。

- よく治癒した創傷であっても正常組織の強度は得られない。
- 最終期は12～18か月でプラトーに達するが，その後もしばらく続くとされる。

増殖因子とサイトカイン

1) 血小板由来増殖因子（PDGF）
　線維芽細胞，平滑筋細胞，炎症細胞に対する強力な走化作用や分裂促進作用をもつ。この物質は血小板やマクロファージ，内皮細胞などから分泌され，創傷治癒の様々な時期に作用する。

2) 血管内皮細胞増殖因子（VGEF）
　内皮細胞に対する強力な分裂促進作用を有し，血管新生を促進する。

3) TGF-α
　EGFと似た構造をもっており，ケラチノサイト，マクロファージから分泌される。

4) TGF-β
　5つのアイソフォームが確認されている。線維芽細胞の成長を促進する。炎症細胞の走化性因子であり，それらの細胞に細胞外基質の産生を誘発する。

5) 上皮増殖因子（EGF）
　創傷治癒の初期の段階で血小板より産生される。上皮の新生を促し，上皮化を促進させる。線維芽細胞の走化因子としての機能もある。

6) 線維芽細胞増殖因子（FGF）
　ポリペプチドファミリーの1つ。FGFファミリーは細胞外基質に存在し，基質の分解とともに分泌される。中胚葉由来の細胞や神経外胚葉系の細胞に対する分裂促進作用を有し，血管内皮細胞を刺激することにより，血管新生因子としても作用する。

7) ケラチノサイト増殖因子
　FGFファミリーと関連があり，線維芽細胞から分泌されケラチノサイトを刺激する。

8) インスリン様増殖因子
　2つのアイソフォームがある。血小板から分泌され線維芽細胞によるコラーゲンの産生を促す。

創傷治癒の型

1　一次治癒
　創縁が接しているか移植片やフラップが欠損部を覆っている状態で創傷部が閉鎖された場合に起こる創傷治癒である。創傷部が清潔に保たれ，創傷の離開を引き起こすような力が加わらないように適切に治療すれ

ば，創傷の閉鎖は容易に起こる。典型的には手術室で皮膚を縫合した状態である。

創傷発生から6時間がゴールデンタイムを呼ばれており，この時期に適切に治療した場合には慢性の創傷治癒に移行することは少ない。

2 二次治癒

開放創傷が収縮と上皮化によって閉鎖することである。筋線維芽細胞が創傷を収縮させることにより創傷を小さくすることで始まる。ゴールデンタイムを過ぎた創傷や細菌感染をきたした創傷の治療に利用される。この創傷では何らかの方法で創傷が閉鎖されるか完全に上皮化するまで炎症が継続し，細胞の増殖が続く。

3 三次治癒（遅延縫合）

創傷部の汚染がひどく一時治癒が不可能であったが，その後4～5日目の状態が清潔で血流に富むと判断したときに，創縁を閉鎖する方法である。この時期の創傷部では酸素濃度が上昇し炎症により細菌感染が抑制されており，一次治癒が安全に得られる。

創傷治癒遅延の病態生理

1）内因性因子
- 虚血と低酸素
- 創傷部の感染
- 異物や壊死組織の存在
- 慢性の静脈不全
- 放射線照射
- 浮腫

2）外因性因子
- 栄養不良
- 糖尿病
- ステロイド・抗癌剤
- 喫煙
- 膠原病
- 消毒薬
- 反復する外傷
- 腎疾患・肝疾患
- 血液疾患

創傷治癒のポイント

創傷治癒を阻害する因子を排除し，適切なドレッシング材を用いて管理する。感染が疑わしい場合にはグラム染色および培養検査の検体を採

取し抗菌薬投与の適応を考慮する。ポビドンヨード消毒のうえガーゼを貼付する方法は，創傷治癒を阻害するだけでなく医療経済的にも問題があり，行うべきではない。

創傷とドレッシング材

1) ポリウレタンフィルム

　透明で創の観察が容易。吸収性のパッド付であれば浸出液にも対応できる。一次治癒創に適している。

2) アルギン酸塩

　浸出液を吸収し止血効果を有する。開放創，一部汚染した創にも使用できる。

3) ハイドロコロイド

　浸出液を吸収・ゲル化し湿潤環境を維持する。

4) ポリウレタンフォーム

　非固着性で高い吸収能，クッション効果もある。

5) ハイドロファイバー

　アルギン酸より高い吸収能をもつ。

6) ハイドロジェル

　のり状の基材からなり，乾燥創に適する。

7) ハイドロポリマー

　創面にフィットしやすく，陥凹創に適する。

（清水潤三）

6 血液凝固と線溶現象

正常の血管内では常に血液の凝固と線溶のバランスがとれ恒常性が保たれている。消化器外科周術期管理においては出血傾向・血栓傾向の判断が必要。

止血機構

止血機構には一次止血と二次止血がある（表6-1）。一次止血は主に血小板が出血部位の内皮下組織（von Wiilebrand因子が多く存在する）に粘着・凝集することで行われる。血小板は流れの速い動脈などずり応力（shear stress）が多くかかるところでは活性化し粘着・凝集しやすい。一次止血が得られると血流が落ち，二次止血が始まる。これは出血部位で凝固カスケードが活性化され，最終的にトロンビンが生成され，フィブリノーゲンをフィブリンにすることで血栓が形成される（凝固カスケード：図6-1）。

フィブリンになった血栓（フィブリンモノマー）はまだ十分安定した血栓ではなく，活性化第XIII因子がそれに働くことでクロスリンクが起こり，フィブリンポリマーとなり安定した血栓となる。最近，術後の異常出血の1つとしてXIII因子欠乏症の存在が考えられている〔後天性血友病XIII

表6-1 止血機構

一次止血（primary hemostasis）機構
（一次止血血栓：血小板血栓）
血小板の粘着・凝集による血栓
主に動脈血栓
血小板の数（5万）と機能が重要

二次止血（secondary hemostasis）機構
（二次止血血栓：フィブリン血栓）
凝固カスケードの活性化（トロンビン生成）
主に静脈血栓
各凝固因子の必要量（正常の10～40％）

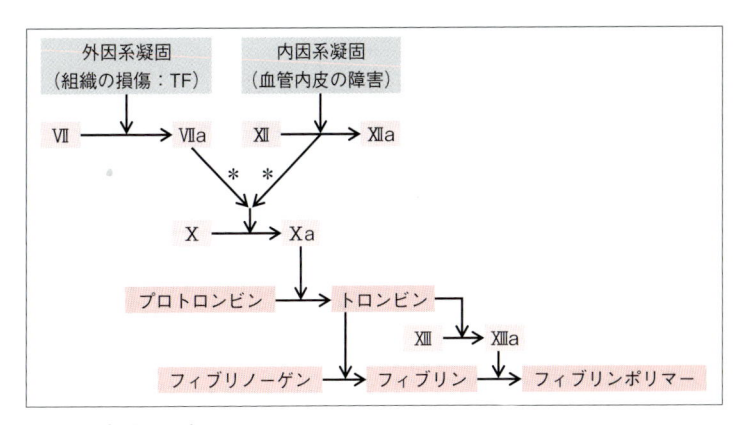

図6-1 凝固カスケード
＊簡略化のため途中の経路は省略。

(13)〕。これはスクリーニング検査が正常であっても，フィブリンを十分に安定化させることができないため，一時的に止血が得られても再出血する可能性がある。第XIII因子自体の活性が低下している症例や，阻害因子のある症例などが報告されている。

凝固カスケード(図6-1)

凝固は内因系凝固と外因系凝固系に分けられる。内因系は血管内皮障害時など異物表面で第XII因子が活性化されXIIaとなり，順次凝固カスケードを活性化し第X因子を活性化する。外因系凝固は組織因子(tissur factor：TF)と第VII因子が結合することにより活性化し，最終的にはやはり第X因子を活性化する。第X因子は内因系と外因系の合流点にあり，活性化するとプロトロンビンを活性化する。プロトロンビンは活性化するとトロンビンとなりフィブリノーゲンをフィブリンとし血栓を形成する。ヘパリンなどの抗凝固剤はこの活性化第X因子とトロンビンの阻害を通して抗凝固作用を発揮する。

線溶系は凝固系の活性化によって生じたフィブリンを溶解することにより血栓を除去する機能をもつ。血中にはプラスミノーゲンが存在し，活性化されプラスミンとなる。プラスミンは，フィブリンを分解し，フィブリン分解産物(FDP)ができる。

プラスミノーゲンを活性化するのが血管内皮細胞などから分泌されるプラスミノゲンアクチベータ(PA)と呼ばれる酵素であり，生体内にはウロキナーゼ型PA(u-PAまたはUK)と組織性PA(t-PA)の2種類が存在する。一方，プラスミンに対してはα_2-プラスミンインヒビター(α_2-PI)が，PAに対してはPAインヒビター(PAI)が存在しており，

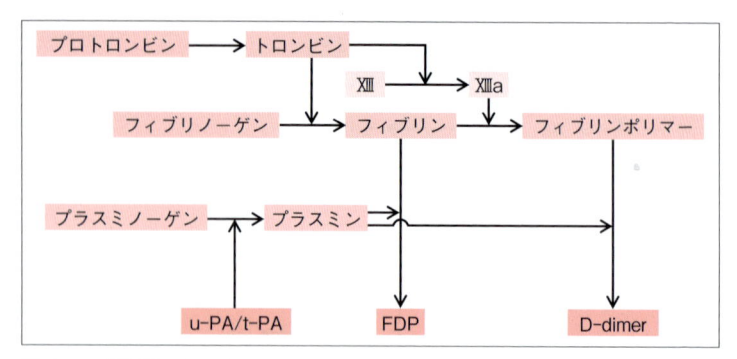

図 6-2 線溶系のカスケード
u-PA：ウロキナーゼ型プラスミノーゲンアクチベータ
t-PA：組織性プラスミノーゲンアクチベータ
FDP：フィブリン分解産物

それぞれプラスミン，PA の活性を抑えることによって線溶系の活性を制御している。第XIII因子によってポリマーとなったフィブリンが分解されると D-dimer が産生され，血中の D-dimer を測定することで血栓症の存在診断が可能となる（図 6-2）。

術前の止血機能評価とその対応

消化器外科術前には止血機能評価が必須である。術前に必ず問診を行い，出血性素因・血栓性素因・血栓症の既往を確認する。特に出血性素因を疑う場合は，視診を十分に行い，出血斑の有無を確認する。血小板の機能異常に伴う出血斑は点状で皮下や粘膜下に起こるものが多く，凝固系の異常に伴う出血斑は血友病に代表されるように関節内などの深部の内出血として起こることが多い。出血性素因を表 6-2 に示した。これらの疾患を念頭においた問診が必要である。

血栓性素因は表 6-3 にまとめた。最近は消化器外科周術期の静脈血栓塞栓症（VTE）の発症が問題となっており，血栓性素因や血栓症既往以外にリスク因子として①高齢，②悪性疾患，③長時間手術，④骨盤内手術，⑤女性，がある。血栓性素因は遺伝疾患が多く，問診でスクリーニングできる。血栓症既往とともに VTE 発症最高リスク因子であるため，周術期の積極的な VTE 予防が必要である。VTE 予防ガイドラインに記載されている一般外科領域のリスク因子と予防法を表 6-4 に記載した[1]。2008 年より消化器外科領域においても癌の手術術後など術後 VTE 発症高リスク群には新規抗凝固薬のエノキサパリン，フォンダパリヌクスの使用が可能となった。エノキサパリンは低分子量ヘパリンで，

表6-2 異常出血の原因疾患

一次止血異常
　　先天性：先天性血小板機能異常，vWD*など
　　後天性：血小板数(骨髄抑制，ITP，肝硬変，DIC)
　　　　　　血小板機能異常(抗血小板剤)

二次止血異常
　　先天性(凝固因子の機能異常)
　　　　血友病(Ⅷ/Ⅸ)，異常フィブリノーゲン症
　　　　他の凝固因子異常
　　後天性(凝固因子の生成・消費異常)
　　　　肝硬変，DIC
　　　　抗凝固・線溶療法

*vWD：von Willebrand disease

表6-3 血栓性素因

先天性疾患
　　アンチトロンビン欠損症
　　プロテインC，プロテインS欠損症
　　プラスミノーゲン異常症

後天性疾患
　　抗リン脂質抗体症候群

海外では最も広くVTE予防に対して使用されている薬剤である。抗トロンビン作用も有するが未分画ヘパリンより抗Xa作用が強く、分子量が小さいため半減期がより長く、出血の副作用が少ない。術後24時間以降で手術創などより出血のないことを確認した後、1回2,000 IUを原則として12時間毎に1日2回連日皮下注射する。フォンダパリヌクスはXa阻害剤でヘパリンのアンチトロンビン結合部位の基本シークエンスであるペンタサッカライドを合成したもので、Xaを特異的に阻害する。完全化学合成薬であるため感染の危険性がないこと、半減期が長いため1日1回の皮下注射でよいことなどが特徴としてあげられる。1回2.5 mgまたは1.5 mgを1日1回連日皮下注射する。これらの予防法はヘパリンのモニタリングは原則的に必要とせず簡便に施行できるが、minor bleedingの頻度が上昇する可能性があること、出血性消化性潰瘍、出血傾向のある患者ではさらなる出血を惹起させる危険性があるため、術前に評価を行っておく必要がある。また、エノキサパリン、フォンダパリヌクスとも腎排泄であるため、腎機能低下症例や高齢者、低体重症例においてはその用量・用法を変更する必要がある。

　問診・視診に続き、止血スクリーニングテストを行う。出血性素因や

表6-4 一般外科手術における静脈血栓塞栓症のリスク分類と予防法[1]

リスクレベル	DVT(%)	症候性PE(%)	一般外科手術	予防法
低リスク	<10	0.2	60歳未満の非大手術 40歳未満の大手術	早期離床および積極的な運動
中リスク	10〜20	1〜2	60歳以上,あるいは危険因子がある非大手術 40歳以上,あるいは危険因子がある大手術	ES or IPC
高リスク	20〜40	2〜4	40歳以上の癌の大手術	IPC or LDUH
最高リスク	40〜80	4〜10	静脈血栓塞栓症の既往あるいは血栓性素因のある大手術	(LDUHとIPCの併用) あるいは (LDUHとESの併用)

DVT:深部静脈血栓症,PE:肺塞栓症,ES:弾性ストッキング,IPC:間欠的空気圧迫法,LDUH:低用量未分画ヘパリン
〔肺血栓塞栓症/深部静脈血栓症(静脈血栓塞栓症)予防ガイドライン.メディカルフロントインターナショナルリミテッド,2004より改変〕

表6-5 スクリーニング検査所見と出血傾向[2]

出血傾向		−	+	++
出血時間	血小板機能異常	5分以内	5〜10分	10分以上
血小板数	血小板減少	10万	1〜5万	1万以下
APTT	内因系凝固異常	正常	正常の1.5〜2倍	2倍以上
PT	外因系凝固異常	正常	10〜30%	10%未満
Fbg		>100	60〜100	<60
FDP	線溶系異常	−	+	++

APTT:活性化部分トロンボプラスチン時間(内因系凝固因子の検査)
PT:プロトロンビン時間(外因系凝固因子の検査)
Fbg:フィブリノーゲン
FDP:フィブリノーゲン・フィブリン分解産物
(森 美貴,和田英夫:術前の止血検査スクリーニングと異常の補正.血液フロンティア 15:1623-1632, 2005より改変)

血栓性素因が疑われる場合は,表6-2,表6-3の疾患を念頭においた追加検査が必要である。
　スクリーニング検査として重要なものを表6-5にあげた[2]。活性化部

表 6-6 抗血栓薬の作用機序と術前の中止期間[3]

	主な作用機序	術前休薬期間
抗血小板剤		
アスピリン	シクロオキシゲナーゼの阻害(不可逆的)	7 日間
チクロピジン塩酸塩	ADP による受容体を介したアデニレートシクラーゼの活性抑制阻害(不可逆的)	8〜10 日間
イコサペント酸エチル	膜リン脂質の EPA 含有量を増加させアラキドン酸代謝の拮抗的阻害,トロンボキサン A2 産生抑制	7 日間
シロスタゾール	フォスフォジエスラーゼの選択的阻害(可逆的)	3 日間
サルポグレラート塩酸塩	5-HT2 受容体の拮抗的阻害(可逆的)	1 日間
ベラプロストナトリウム	プロスタグランジン受容体を介した血小板内アデニレートサイクラーゼ活性化による cAMP 増加作用	1 日間
硫酸クロピドグレル	活性代謝物が,不可逆的に血小板の ADP 受容体サブタイプ P2Y1230 に作用し,ADP の結合を阻害することにより,血小板の活性化に基づく血小板凝集を抑制する	14 日間
抗凝固剤		
ワルファリン	VitK の作用に拮抗し,肝臓でのビタミン K 依存性凝固因子(第Ⅱ,Ⅶ,Ⅸ,Ⅹ因子)の生成を阻害する	3〜4 日間
ダビガトランエテキシラートメタンスルホン酸塩	経口投与にて速やかに吸収され,加水分解されて活性代謝物のダビガトランとなり,トロンビンを特異的に直接阻害する	1〜2 日間

〔池田正孝,竹政伊知朗,山本浩文,ほか:出血性素因を示す血液疾患患者の周術期管理 1)血小板異常症に対する手術.血液フロンティア 15:1641-1648, 2005 より改変〕

分トロンボプラスチン時間(APTT)は内因系凝固因子の検査で,第Ⅻ,Ⅺ,Ⅸ,Ⅷ因子,プロトロンビン時間(PT)は外因系凝固因子の検査で,第Ⅶ因子の異常のスクリーニング検査として用いられる。内因系と外因系の共通している第Ⅹ,Ⅴ,Ⅱ(プロトロンビン),フィブリノーゲンに異常がある場合も両検査とも延長する。APTT が延長する病態は先天性凝固因子の量的・質的異常,凝固因子産成低下・消費亢進などがある。

PT の表記方法には凝固時間(sec)やプロトロンビン活性(%)などで表すことが多いが,国際標準比(international normalized ratio:PT-INR)が抗凝固療法の指標として用いられる。PT が延長する病態と

しては先天性の凝固因子欠乏症や肝障害・ビタミン K 欠乏症，DIC などである．

APTT, PT が正常で出血時間が延長している場合は von Willebrand 病などの血小板機能異常の病態を疑う必要がある．手術中の異常出血は大量出血による血小板・凝固因子の欠乏(特に血小板数の減少)が主な原因である．

術前のスクリーニング検査で一次止血異常の場合は基本的には術中の血小板輸血が対応策となる．特発性血小板減少性紫斑病に対する脾臓摘出術術前はγグロブリン大量療法(400 mg/kg 5 days)が行われる．二次止血異常の場合は FFP をはじめとする凝固因子の補充が主な対応策となる．

最近は手術患者の高齢化が進み，術前にバイアスピリン®などの抗血小板薬や，ワルファリンをはじめとする経口抗凝固薬などの抗血栓療法を行っている患者が増加している．術前にはこれら抗血栓薬中止に伴うリスクと継続しながら手術するリスクを評価したうえで方針を決める必要がある．一般的には中止して手術を行う場合が多いと思われるが，**表 6-6** に代表的抗血栓薬の作用機序と術前中止期間を示した．

〔文献〕

1) 肺血栓塞栓症／深部静脈血栓症(静脈血栓塞栓症)予防ガイドライン作成委員会：肺血栓塞栓症／深部静脈血栓症(静脈血栓塞栓症)予防ガイドライン．メディカルフロントインターナショナルリミテッド，2004
2) 森　美貴，和田英夫：術前の止血検査スクリーニングと異常の補正．血液フロンティア 15：1623-1632, 2005
3) 池田正孝，竹政伊知朗，山本浩文，ほか：出血性素因を示す血液疾患患者の周術期管理　1)血小板異常症に対する手術．血液フロンティア 15：1641-1648, 2005

(池田正孝)

7 術前評価

患者の耐術能（全身状態），予定手術，麻酔の侵襲度を考慮して手術に伴うリスク評価を行う（表7-1）。

術前確認事項

1）脳・神経疾患
- 脳血管障害，認知症
- 周術期の脳血管障害の発生率は患者全体では1％未満である。これらの大多数が術後に起こり，ほとんどは低血圧または心房細動中に起こった心原性塞栓に由来するものである。

2）心・血管疾患
- 高血圧，虚血性心疾患，うっ血性心不全，不整脈
- 現在の麻酔技術では手術中の血行動態変化を最小限にコントロールできるので，左室機能が保たれていれば，手術は比較的安全に実施可能である。悪性疾患などの場合，高度の冠動脈病変を有する症例以外は，消化器外科手術を優先する。
- New York Heart Association（NYHA）の心機能分類（表7-2）

表7-1 ASA-PS（ASA Physical Status Classification System）
（米国麻酔科学会における全身状態分類）

ASA-PS 1	一般状態良好。合併症なし
ASA-PS 2	軽～中等度の全身疾患を有する
ASA-PS 3	高度の全身疾患を有する
ASA-PS 4	生命を脅かすような高度の全身疾患を有する
ASA-PS 5	瀕死状態で手術をしなければ，助かる可能性はない
ASA-PS 6	脳死状態で移植のための臓器摘出を受ける

表7-2 NYHA(New York Heart Association)の心機能分類

Ⅰ度	身体活動に制限のない心疾患患者 日常生活における身体活動では，疲労，動悸，呼吸困難，狭心症状は起こらない。
Ⅱ度	身体活動にわずかな制限のある心疾患患者 日常生活における身体活動でも，疲労，動悸，呼吸困難，狭心症状が起こる。
Ⅲ度	身体活動に著しい制限のある心疾患患者 軽い日常活動における身体活動でも，疲労，動悸，呼吸困難，狭心症状が起こる。
Ⅳ度	身体活動不能。安静にしていても心不全症状や狭心症状が起こる。 少しの身体活動によっても，症状が増悪する。

表7-3 慢性呼吸器疾患における息切れの程度分類(Hugh-Jonesの分類)

Ⅰ度	同年齢の健常者とほとんど同様の労作ができ，歩行，階段昇降も健常者なみにできる
Ⅱ度	同年齢の健常者とほとんど同様の労作ができるが，坂，階段の昇降は健常者なみにはできない
Ⅲ度	平地でさえ健常者なみには歩けないが，自分のペースでなら1マイル(1.6 km)以上歩ける
Ⅳ度	休みながらでなければ50ヤード(約46 m)も歩けない
Ⅴ度	会話，衣服の着脱にも息切れを自覚する。息切れのため外出できない

3) 呼吸器疾患
- 喘息，COPD
- 慢性呼吸器疾患における息切れの程度分類(Hugh-Jonesの分類)(表7-3)

4) 肝・腎疾患
- 慢性肝炎，肝硬変，慢性腎不全，維持透析

5) 内分泌・代謝疾患
- 糖尿病，高脂血症

6) その他
- 飲酒，喫煙，服薬，手術歴など
- 術前の患者の耐術能(全身状態)に応じて，手術術式(縮小手術や姑息的手術のほか，内科的治療法も考慮する)，麻酔法(全身麻酔，硬膜外麻酔，脊椎麻酔，ブロック，局所麻酔など)を決定する。

術後リスク評価スコア

術後のリスクを評価する指標として以下のようなスコアが用いられる。
- POSSUM score（表7-4）
- 予後栄養指数（prognostic nutritional index：PNI）（表7-5）
- APACHE Ⅱ Score（表7-6）

表7-4 POSSUM scoring system（physiological score）

	1	2	4	8
年齢（歳）	≦60	61〜70	≧71	
心臓徴候	心不全なし	利尿剤，ジゴキシン，抗狭心症剤，降圧剤などの治療	四肢浮腫，ワルファリン治療，境界型心拡大（胸部X線）	頸静脈圧上昇，境界型心拡大（胸部X線）
呼吸徴候	呼吸困難なし，胸部X線正常	労作時呼吸困難，軽度COPD（胸部X線）	限局性呼吸困難，中等度COPD（胸部X線）	安静時呼吸困難，肺線維症，浸潤影（胸部X線）
収縮期血圧（mmHg）	110〜130	100〜109, 131〜170	92〜99, ≧171	≦89
脈拍（回/min）	50〜80	40〜49, 81〜100	101〜120	≧39, ≦121
Glasgow coma score	15	12〜14	9〜11	≦8
ヘモグロビン（g/dl）	13〜16	11.5〜12.9, 16.1〜17.0	10.0〜11.4, 17.1〜18.0	≦9.9, ≧18.1
白血球数（/mm³）	4,000〜10,000	3,100〜4,000, 10,100〜20,000	≦3,000, ≧20,100	
尿素窒素（mg/dl）	≦20	21〜27	28〜40	≧41
Na（mEq/L）	≧136	131〜135	126〜130	≦125
K（mEq/L）	3.5〜5.0	3.2〜3.4, 5.1〜5.3	2.9〜3.1, 5.4〜5.9	≦2.8, ≧6.0
心電図	正常		心房細動（60〜90/min）	他の不整脈または期外収縮5回/min以上，異常Q波，ST-T異常

（続く）

表7-4 続き (operative severity score)

	1	2	4	8
手術侵襲	軽度	中等度	高度	きわめて高度
手術手技数	1	2		>2
出血量(ml)	≦100	100～500	501～999	≧1,000
腹腔内汚染度	なし	漿液性少量	膿性だが限局している	便汁,膿,血液が汎発性にある
悪性新生物	なし	原発巣のみ	リンパ節転移	遠隔転移
手術の様態	予定手術		緊急手術(受診後2時間以上24時間未満の執刀)	超緊急手術(受診後2時間以内の執刀)

中等度:虫垂切除術,胆囊摘出術,乳房切除術
高度:開腹手術,腸切除術,末梢血管手術または切断術
きわめて高度:大血管手術,食道切除術,膵切除術,肝切除術,腹会陰式直腸切除術

表7-5 予後栄養指数(prognostic nutritional index:PNI)

〔Buzby〕
PNI = 158 − (16.6 × Alb) − (0.78 × TSF) − (0.22 × TFN) − (5.8 × DH)
  Alb　　アルブミン(g/dl)
  TSF　　上腕三頭筋部皮厚(mm)
  TFN　　血清トランスフェリン(mg/dl)
  DH　　 遅延型皮膚過敏反応(0,1,2)
　　0　反応なし
　　1　<0.5 mm の硬結
　　2　≧0.5 mm の硬結
  PNI>50%:高リスク,40%<PNI<50%:中等度リスク,PNI<40%:低リスク

〔小野寺〕
PNI = (10 × Alb) + (0.005 × TLC)
  TLC:末梢血総リンパ球数(mm^3)
  PNI≦40:切除・吻合禁忌,40<PNI:切除・吻合可能

表7-6 APACHE Ⅱ scoring system*

生理学的変数†	点数								
	+4	+3	+2	+1	0	+1	+2	+3	+4
1. 深部体温(℃)	≥41	39~40.9	-	38.5~38.9	36~38.4	34~35.9	32~33.9	30~31.9	≤29.9
2. 平均動脈圧(mmHg)	≥160	130~159	110~129	-	70~109	-	50~69	-	≤49
3. 心拍数	≥180	140~179	110~139	-	70~109	-	55~69	40~54	≤39
4. 呼吸数(人工呼吸器を使用、または不使用)	≥50	35~49	-	25~34	12~24	10~11	6~9	-	≤5
5. 酸素化能：									
a) $FIO_2>0.5$ の場合、A-aDO$_2$ を用いる	≥500	350~499	200~349	-	<200	-	-	-	-
b) $FIO_2<0.5$ の場合 PaO$_2$(mmHg) を用いる	-	-	-	-	>70	61~70	-	55~60	<55
6. 動脈血 pH	≥7.7	7.6~7.69	-	7.5~7.59	7.33~7.49	-	7.25~7.32	7.15~7.24	<7.15
7. 血清 Na 濃度 (mmol/L)	≥180	160~179	155~159	150~154	130~149	-	120~129	111~119	≤110
8. 血清 K 濃度 (mmol/L)	≥7	6~6.9	-	5.5~5.9	3.5~5.4	3~3.4	2.5~2.9	-	<2.5
9. 血清クレアチニン濃度 (mg/dl)： 急性不全の場合は点数を2倍にする	≥3.5	2~3.4	1.5~1.9	-	0.6~1.4	-	<0.6	-	-
10. Hct(%)	≥60	-	50~59.9	46~49.9	30~45.9	-	20~29.9	-	<20
11. WBC(値は100040分の1で表示)	≥40	-	20~39.9	15~19.9	3~14.9	-	1~2.9	-	<1
12. グラスゴー昏睡尺度(GCS)	スコアは15から実際のGCSを減じて算出する								

急性生理学的スコアは12個ある各変数の点数の和である。
年齢によって各点数を加算する：44歳以下 0点、45~54歳 2点、55~64歳 3点、65~74歳 5点、75歳以上 6点
慢性疾患状態の点数を加算する：待期的手術後の点数を加算する：免疫不全状態または重度の臓器機能不全の病歴を有する患者には2点、手術を受けていない患者または緊急手術後の患者で、免疫不全状態または重度の臓器機能不全の患者には5点†

(続く)

表7-6 続き

生理学的変数[†]	点数							
	+4	+3	+2	+1	0	+1	+2	+3	+4
(13) §血清 HCO₃(静脈血, mMol/L)	≥52	41〜51.9	−	32〜40.9	22〜31.9	−	18〜21.9	15〜17.9	<15

* APACHE II Score＝急性生理学的スコア＋年齢点数＋慢性疾患の点数。最小スコアは0, 最大スコアは71。スコアの上昇は, 入院中の死亡リスクの上昇と関連する。
[†] 過去24時間で最悪の数値を選択する。
[‡] 慢性疾患状態：臓器機能不全（例：肝臓, 心血管, 腎臓, 肺）または免疫不全状態は, 現在の入院より以前から発症しているものを対象とする。
§ 選択的変数：動脈血ガス未測定の場合のみ使用する。

(Knaus WA, Draper EA, Wagner DP, et al : a severity of disease classification system. Crit Care Med 13 : 818-829, 1985)

(水島恒和)

8 呼吸管理

 消化器外科の手術後は全身麻酔の影響により気道内分泌物が増加し，創部痛による深呼吸の欠如や咳嗽力の低下のため，呼吸器合併症が発生しやすい。

術前の呼吸機能の評価
- 消化器外科手術後には呼吸器合併症が起こりやすいことを説明し，術後喀痰排出の重要性を理解させる。
- 必要に応じて術前に腹式呼吸の練習やトリフローなどを用いた呼吸訓練を行う。

術前のチェックポイント
- 呼吸器疾患の既往の有無：喘息や結核，非結核性（非定型）抗酸菌症に注意。
- 喫煙：喫煙者では術前4週間以上の禁煙期間をおくのが望ましい。
- 呼吸音，呼吸回数
- 喀痰の有無,性状：膿性痰を排痰していたり,結核や非結核性（非定型）抗酸菌症の既往のある場合には喀痰培養検査を行う。
- Hugh-Jones分類（p48，表7-3参照）
- 胸部X線：術後数日間以上仰臥位～半座位で撮影することが予想される際には，術前に仰臥位で撮影しておくとよい。
- 呼吸機能検査（図8-1）：％肺活量，1秒率はもちろん大切な指標であるが，1秒量は喀痰排出力の重要な指標であり2.0 Lを切る症例では術後肺合併症に要注意である。
- room airでのパルスオキシメーターによる経皮的酸素飽和度（SpO_2）
- 動脈血液ガス分析（侵襲の大きな手術や肺に基礎疾患をもつ場合）

術後観察項目
- 自覚症状：咳嗽，喀痰，胸痛，呼吸困難

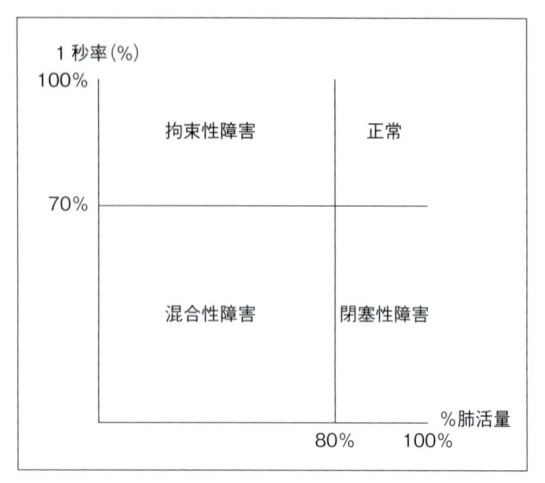

図 8-1 換気障害の分類

表 8-1 経皮的酸素飽和度(SpO₂)と動脈血酸素分圧(PaO₂)

SpO$_2$(%)	98	97	95	93	90	88	85
PaO$_2$(mmHg)	100	90	80	70	60	55	50

- 理学所見:呼吸回数,呼吸音,呼吸様式
- SpO$_2$:PaO$_2$ の評価はできるが(表 8-1),動脈血液ガス分析を行わないと pH, PaCO$_2$ は評価できないことに注意する。また,末梢循環が悪く,脈圧が弱いと測定できない。
- 胸部 X 線
- 動脈血液ガス分析(必要に応じて)

術後管理のポイント

1) 酸素療法

鼻カニューラもしくは,フェイスマスクを用いて SpO$_2$ 95%(PaO$_2$ 80 mmHg)以上を目安に酸素投与を行う。

2) 排痰

術後の仰臥位保持は特に背側に喀痰が貯留しやすく,呼吸器合併症の原因となる。術後早期よりの体位変換および早期離床を図り,気管内分泌物の排出を積極的に行うことが重要である。

3) 胸部 X 線

無気肺,肺炎のチェックを行う。

4）疼痛管理

 創部の疼痛は喀痰排出を妨げやすく，呼吸器合併症の原因となることが多い。疼痛コントロールには硬膜外麻酔が最も効果的である。その他，非ステロイド鎮痛薬やフェンタニル持続静注を適宜追加する。

5）輸液管理

 術後は水分・電解質のバランスを計算しながら輸液を行う。肺に基礎疾患を有する患者では，輸液過多は肺水腫につながる可能性があるため，尿量のチェックが重要である。

術後合併症

1 無気肺

 気道内分泌物や血液などにより気管支が閉塞し，閉塞部位から末梢側の肺胞に空気が入らずに肺の一部が虚脱した状態。酸素化と換気量が低下するとともに，虚脱した組織では，血液や分泌物の貯留により感染をきたしやすくなる。多くは術後数日以内に発症する。

- 臨床所見：呼吸音の減弱，頻呼吸，頻脈，酸素飽和度の低下などが起こり得るが，閉塞気管支の部位により臨床像は様々である。胸部X線では透過性の低下した肺（無気肺像）が認められる。心臓や横隔膜，下行大動脈とのシルエットサインに注意が必要である。胸部X線上の変化だけで，自覚症状に乏しいことも多い。
- 治療：体位変換，早期離床，肺理学療法による気道内分泌物のドレナージを促す。ネブライザーなどによる気道の加湿は喀痰排出に有効と考えられる。これらの処置によっても無気肺が改善しない場合は，気管支鏡下の気道内容物吸引を行う。また，消化器外科手術後には使用しづらいことが多いが，非侵襲的陽圧換気療法も治療法の1つである。

2 肺炎

 肺の組織に炎症をきたす疾患を総称して肺炎というが，その原因は様々である。病変の主座が肺胞や細気管支である肺胞性肺炎と肺胞隔壁である間質性肺炎に大別される。消化器外科手術後肺炎のほとんどは肺胞性肺炎である。

1）肺胞性肺炎

 術後は気道内分泌物や不顕性誤嚥が増加する。また，手術侵襲による免疫能の低下などにより易感染性となっている。気道内分泌物に感染が成立し，ドレナージされなければ肺胞性肺炎となる。起因菌の多くは細菌である。

- 臨床所見：術後数日から1週間以降に発熱，咳嗽，膿性痰の喀出などを自覚症状として出現することが多いが，自覚症状に乏しいこともあるので注意が必要である。血液検査上は，白血球の増多やCRPの上

昇などがみられる。胸部X線では浸潤影が出現することが多い。酸素交換能は低下しており，動脈血液ガス分析ではPaO_2の低下を認める。感染が重篤化すると呼吸不全に陥る。

- 治療：喀痰のドレナージと感受性のある抗菌薬投与が基本である。肺炎を生じた場合には起因菌同定のために喀痰培養検査を行う。細菌の同定およびその薬剤感受性試験には数日～1週間を要するが，グラム染色は早く判定でき，起因菌推定に有用である。体位変換，離床，超音波ネブライザーの使用などにても喀痰排出不良であれば，気管支鏡による吸痰や輪状甲状間膜穿刺などを考慮する。抗菌薬による治療効果判定は，投与から2～3日後に熱型や炎症所見を参照にして行う。

2）間質性肺炎

稀ではあるが，消化器外科術後に手術侵襲や，高濃度酸素の暴露，薬剤などにより生じることがある。

- 臨床所見：微熱，乾性咳嗽，呼吸困難が三主徴であるが，これらが揃うことは少ない。胸部X線では下肺野優位なすりガラス様所見を呈するのが典型的であるが，肺胞性肺炎の初期も同様の胸部X線像を呈することがあり，鑑別を要する。間質性肺炎の急性増悪の早期発見においては，PaO_2の低下が最も鋭敏な指標である。間質性肺炎を疑ったら，動脈血液ガス分析，胸部CTを施行するべきである。また，呼吸器内科医へのコンサルトも必要である。
- 治療：確立した治療法はない。急性増悪に対してはステロイドパルス療法が一般的である。

3 胸水貯留

胸膜腔内に液体が異常に貯留している状態である。開胸手術後ではドレナージ不良の血液やリンパ液の貯留，胸管損傷による乳びの貯留，縫合不全に伴う感染性物質の貯留（膿胸）などが起こり得る。開腹術後では，腹腔内の炎症の波及（横隔膜下膿瘍など）により胸水が貯留することがある。その他，過剰輸液や心不全により胸水が貯留することもある。

- 臨床所見：圧迫性無気肺による呼吸苦，呼吸困難が生じることがある。感染性胸水が貯留している際には発熱も起こる。胸部X線では肋骨横隔膜角の鈍化を認める。
- 治療：胸水貯留の原因の除去が第一である。胸水が呼吸状態や全身状態に悪影響を及ぼしている際には，胸腔ドレナージを行う。

気管内挿管の適応

消化器外科術後に肺炎などで呼吸状態が非常に悪化した際には，気管内挿管を考慮する必要があるが，その適応としては以下の項目があげられる。

- 酸素投与下で PaO_2 60 mmHg 以下
- 代謝性アルカローシスなしに $PaCO_2$ 60 mmHg 以上
- 意識レベルの低下により誤嚥の危険性があるとき
- 明らかな呼吸筋力の低下
- 呼吸回数が 35 回/min 以上

（本告正明・矢野雅彦）

9 循環管理

　術中は出血や不感蒸泄，サードスペースへの体液喪失を補うために十分量の輸液が行われる。消化器外科手術におけるサードスペースへの体液喪失は切開の大きさによって異なるが，5〜10 ml/kg/hrとされている。術後もしばらくはサードスペースへの体液喪失が続き，通常は術後2〜3日で血管内に戻ってくる(リフィリング)。このように，手術当日から術後数日以内は血管内の水分量の変化が大きく，循環動態も大きく変化する可能性があり，術後の循環管理には注意を要する。

術前の評価
- 虚血性心疾患や心不全の既往
- 心音，心拍数
- NYHA 分類(p48，表 7-2 参照)
- 12誘導心電図検査：虚血性心疾患，不整脈の有無
- 胸部 X 線：術後数日間以上仰臥位〜半座位で撮影することが予想される際には，術前に仰臥位で撮影しておくとよい。
- 心臓超音波検査(必要に応じて)
- 腎機能(血清クレアチニン，クレアチニン・クリアランス)

術後観察項目
- 自覚症状：胸痛，呼吸困難
- 理学所見：血圧，心拍数，体重
- 心電図モニター：不整脈の有無
- 尿量
- 胸部 X 線
- 中心静脈圧

術後管理のポイント

1）心電図モニター
手術侵襲に合わせて術後しばらくは心電図モニターにて心電図の波形や心拍数の観察を行う。モニター上で異常を認めたり、胸痛などの症状があれば、12誘導心電図をとり、術前の心電図と比較する。

2）血圧
臓器血流維持のため収縮期血圧90 mmHg以上を保つようにする。

3）胸部X線
心胸郭比（CTR）、肺うっ血の程度のチェックを行う。

4）輸液
術中水分バランスを必ず把握しておく。術後は水分・電解質のバランスを計算しながら、0.5～1.0 ml/kg/hr程度の尿量が確保できるように輸液を行う。術後に体液のシフトが起きることを念頭において、尿量や胸部X線、体重、中心静脈圧などを参考にしながら輸液量を決める。

術後合併症

1）乏尿
尿量0.5 ml/kg/hr以下が数時間以上続く状態。まず、尿道カテーテルの閉塞による膀胱の拡張がないか（下腹部の膨隆、エコーなど）を確認する。術後乏尿の原因の多くは血管内脱水である。輸液負荷で対応することが多いが、術中を含めた水分バランスが大きくプラスになっていたり、体重が術前に比べて著明に増加しているような場合には、利尿剤（フロセミド5～10 mg）を投与して利尿反応をみる。

2）高血圧
術後の高血圧は手術部位からの出血の要因にもなり得るため、収縮期圧で160 mmHg程度以下が望ましい。手術創部痛が原因であることが多く、必要に応じて鎮痛薬を投与する。また、カテコラミンが使用されている場合には減量する。それでもなお高血圧が持続する際にはニカルジピンを1 mg/hrで開始し、血圧を観察しながら調整する。

3）低血圧
収縮期血圧80 mmHg以下では重要臓器の血流に支障をきたしている可能性がある。原因は術後出血、脱水、感染、何らかの薬剤によるアナフィラキシー、心機能低下など様々である。対処法は原因により異なるが、多くの場合輸液負荷で対処する。ヘモグロビンが低下していれば（目安は8 g/dl以下程度）輸血を行う。昇圧剤が必要な場合は、ドパミン（3～5γ程度）、もしくはノルアドレナリン（0.05γ程度）を開始する。

4）不整脈
不整脈の既往がない場合でも、術後は手術侵襲や脱水、水分過多、電

表 9-1 P 波がみられない頻脈性不整脈の鑑別

	RR 整	RR 不整
QRS<0.12 sec	発作性上室性頻拍 心房粗動 洞性頻脈 異所性心房頻拍	心房細動
QRS≧0.12 sec	心室頻拍 脚ブロックを伴う上室性頻拍	脚ブロックを伴う心房細動 Torsade de pointes

解質異常，低酸素血症，疼痛などにより，不整脈が起こりやすい状態になっている。不整脈発症時は 12 誘導心電図で確認する。低血圧や意識障害を認めれば専門医へコンサルトする。術後不整脈の多くは頻脈性不整脈であるが，120/min までの頻脈はまず十分な輸液で様子をみる。持続性で 150/min 以上の頻脈性不整脈に対しては，抗不整脈薬投与を考慮する。P 波がみられて QRS と 1：1 に対応していれば洞調律の可能性が高い。P 波がみられない頻脈性不整脈の鑑別の一例を表 9-1 に示す。

5）心不全

術後数日以内は血管内の水分量の変化が大きく，リフィリング期の過剰輸液は心不全につながることがあり注意を要する。胸部 X 線で CTR の拡大や肺うっ血などの心不全を疑わせる所見を認めたら，心臓超音波検査を行い心機能や血管内水分量（下大静脈径が参考になる）の評価を行う。カテコラミンや利尿剤投与を考慮する。

6）肺梗塞

手術中および術後ベッド上で安静期に形成された下肢や骨盤内の深部静脈血栓が遊離し，肺動脈塞栓症を起こしたものが肺梗塞である。胸痛，呼吸困難などの症状で発症することが多い。診断には胸部造影 CT が有用である。治療は血栓溶解療法，抗凝固療法などとなる。

（本告正明・矢野雅彦）

10 ドレーン管理

ドレーン留置(ドレナージ)の目的
ドレナージとは,体内に貯留した消化液,膿,血液や浸出液などを体外に排出する処置を意味する。ドレナージにより排出されたものを通して,創傷部の状態を観察,確認し,治癒を促し,感染などを早期に発見する目的で行われる。

ドレナージの目的による分類
1 治療的ドレナージ
消化管穿孔,腹膜炎などですでに腹腔内に貯留している膿汁,血液,消化液などを体外に排液する治療目的で挿入する。治療的ドレーンは膿瘍形成部位などドレナージしたい部位に必要不可欠なものとして挿入される。

2 予防的ドレナージ
手術時,血液,リンパ液など体液貯留による腹腔内膿瘍などの術後合併症を予防する目的であらかじめ挿入される。術後出血,胆汁漏出,膵液漏出や縫合不全などの情報を得るために挿入されるインフォメーションドレーンは予防的ドレーンに含まれる。予防的ドレーンは,モリソン窩やダグラス窩など仰臥位で体液が貯留しやすい部位や吻合部近傍に挿入する。予防的ドレーンを挿入するか,または何本挿入するかは,術野の状況や術者の判断に委ねられる。

ドレーンの種類
ドレナージには,短いドレーンを用いる場合と,長いドレーンを排液バッグに接続し浸出液や血液などを貯める場合に大別される。また,消化器外科領域で扱うドレーンを挿入部位にて大別すると胸腔ドレーンと腹腔ドレーンがある。

1 短いドレーン(ペンローズドレーン，ネラトン型チューブドレーン)の場合

　創傷部の浸出液や血液をドレーンを通して体外に誘導しガーゼに吸収させる。したがって，ドレーン挿入部を直接圧迫したり，汚染することのないように注意を要する。短縮ドレーンは開放式で外界と通じているためドレーン挿入自体が逆行性感染を引き起こす危険もあり挿入部の清潔管理が重要である。また，ドレーンからの排液が膵液，唾液などの消化液の場合，挿入部周囲の皮膚びらんを発症することが多く，挿入部にステロイド含有軟膏など皮膚保護剤を塗布することを考慮する。また，逆行性感染はすでに術後4日目から起こるとされ，開放ドレーンを排液ドレナージ装具(サージドレーン，オープントップ)や滅菌した人工肛門用パウチを用いて半閉鎖式のパウチドレナージにすることで逆行性感染や排液によるドレーン周囲皮膚炎の発症が予防できる。

- ペンローズドレーンは，柔らかい膜状のドレーンで，多数の細かい溝を刻んであり毛細管現象にてドレナージする。粘稠度の低い漿液性浸出液の排出に有用である。
- ネラトン型チューブドレーンは，膿汁や血液など粘稠な液の排出に有用であり，チューブ内腔を用いて創内や膿瘍腔内の洗浄も可能である。しかし，ある程度の硬さがあるので吻合部，消化管，血管，神経などを直接圧迫しないように注意する必要がある。

2 長いドレーンを排液バックに接続している場合(サンプドレーン，ブレイクドレーン)

　創傷部の浸出液や血液はドレーンの中を通って排液バッグの中に貯留される。ドレーンの長さは患者の歩行，体向など活動の妨げにならないよう，ゆとりをもった長さに調整する必要がある。また，重力，毛細管現象を利用した受動的ドレナージでは逆行性感染を防ぐため排液バッグは常に挿入部より低い位置に置き，常に排液がスムースにドレナージされるよう心がける。

　治療的ドレナージには，ペンローズドレーンなど開放式ドレナージにパウチドレナージを併用し，手術に際し挿入される予防的ドレナージには，逆行性感染を生じにくい閉鎖式ドレナージを用い，さらに積極的に陰圧をかけて吸引排液する能動的ドレナージシステムを採用することを推奨する。

3 胸腔ドレーン

　気胸や食道切除術などの開胸手術で陽圧となった胸腔内を排気して陰圧に戻し，胸腔内に貯留した空気，胸水，血液を排液するために挿入されるのが胸腔ドレーンである。

　挿入するチューブの太さは，気胸には16〜24フレンチスケール(Fr)，

悪性胸水には 20〜24 Fr，気管支胸膜瘻孔を合併した肺炎随伴性胸水および膿胸には 28〜36 Fr，血胸には 32〜40 Fr が推奨される。

挿入部位および患者の体位は，排出される内容が空気か液体かにより考慮される。気胸では，通常，同側の上腕を頭部に回して腋窩中線上で第4肋間に挿入する。しかし，再発を繰り返している気胸などでは，胸壁と肺実質が癒着している症例もあり，事前に胸部X線，胸部CTなどにて胸腔内のどの部位に挿入可能なフリースペースが存在するかを考慮し，挿入部位を決定する必要がある。胸水貯留などの場合，第5または第6肋間腔より挿入する。この肋間より尾側にて挿入すると，ドーム上に胸腔内に張り出した横隔膜や肝実質を損傷してしまう可能性があり注意を要する。

胸腔ドレナージシステムには，基本的に低圧持続吸引法が用いられる。これは完全に肺を膨らませて胸膜を癒着させるためには胸腔内を持続吸引して陰圧にする必要があるからである。一般的に，吸引圧は－10〜－20 cmH$_2$O 程度に設定される。

胸腔ドレーンの管理では，上記の陰圧システムを十分理解したうえで，系統立てて管理することが重要である。

1) 排液の性状・量

開胸手術直後の2時間では約 100〜300 ml 程度の排液が認められ，術後経過にしたがって排液量は漸減する。性状も術直後数時間は薄い血性排液が認められるが，それ以後も血性排液が持続する場合には，術後出血の可能性がある。術直後出血による再開経胸の基準として，血性排液が 200 ml/hr 以上，2〜3 時間持続する場合は，再開胸止血術を行う適応となる。

また，排液が増えない場合は，胸腔ドレーンや接続チューブの屈曲，圧迫などにより，閉塞していないか確認する必要がある。

2) エアーリークの確認

呼気時には胸腔内圧が上昇し，胸腔内の空気が胸腔ドレーンから排気される。呼吸サイクルに伴った水封室のバブリングは胸腔内からの排気を示す。間欠的であったバブリングが持続的バブリングに変化したり，肺が再膨張し消失していたバブリングが再度，出現するなどバブリングパターンに変化を認めたときには，ドレーンの閉塞，ドレナージシステムのどこかにエアーリークが存在している可能性があり，異常を早期発見できる。

3) 胸腔ドレナージの合併症

- 挿入時合併症：肺損傷，腹腔内臓器(肝，腎，脾)損傷，肋間動脈からの出血
- 皮下気腫(大量のエアーリーク，ドレーン閉塞などを意味する)

- 肺再膨張後の肺水腫(pulmonary re-expansion syndrome)
- ドレーンからの逆行性感染

4) 胸腔ドレーンの抜去

エアーリークが止まり，排液量が100 ml/day以下となれば抜去可能である。抜去に際し，胸腔ドレーンを一時的または1日クランプし胸部X線にて肺，胸水貯留に変化のないことを確認して抜去することを薦める。また，自然気胸などで少量のエアーリークのみの症例では，一方弁のついたハイムリッヒ弁(Heimlich valve)を接続することで歩行など患者の行動制限を軽減できる。

4 腹腔ドレーン

腹腔内に貯留する膿汁や血液などを排液したり，体液の貯留による腹腔内膿瘍などの術後合併症を予防するために挿入される。

ドレナージによる治療は歴史が古く，ローマ時代にケルスス(Aurelius Celsus, B.C. 25～A.D. 45)が円錐形の鉛筒で腹水を治療したことに始まる。以後，腹腔内におけるドレーンは万能なものと過信され，19世紀の終わりには，疑わしきはドレーンを挿入せよといわれ，長い間習慣的に，必要以上に挿入されてきた。

しかし，手術手技の向上，術前予防抗菌薬の投与，術後管理の発達，CTやエコーガイド下でのドレナージ技術の開発・向上により腹腔ドレーンの早期抜去さらには，疑わしいだけではドレーンは挿入するなという時代に変わってきている。また，腹腔ドレーンのドレナージ能力の限界やドレーン挿入処置自身による合併症の続発が明らかになりgood surgical teqhniqueにまさるドレーンなしといわれるようになっていることを基本認識としてもっておく必要がある。

各疾患に対する手術でのドレーン挿入とその管理については，各論に委ねる。

1) 腹腔ドレーンの種類と部位

素材はシリコン製とタフシル製が主体でフィルム型ドレーン，サンプ式ドレーン，チューブ型ドレーンに分けられる。形状によっては閉鎖式にできないものもあるが，ドレナージは閉鎖式を基本とし，不能なら閉鎖式バッグを装着し逆行性感染の予防に努める。

挿入する部位は左右横隔膜下，ウィンスロー孔，各種吻合部(特に胆管空腸吻合部，膵空腸吻合部)，ダグラス窩があげられる。

2) 腹腔ドレーン挿入・管理のコツ

挿入はドレナージ効果が最大となるように，腹壁から最短距離を走行するようにし刺入部位，方向を決定する。またドレーンの先端で周囲組織の損傷を起こさないように注意し留置することが重要である。

ドレーン排液の性状や排液量に注意し，ドレーン排液の細菌培養，白

血球数・分画を参考にし，感染合併がなければ術後翌日～数日(4日前後)で早めの抜去を心がける。膵空腸吻合部は排液中のアミラーゼ値，残膵の性状にもよるが，長期留置は感染のリスクが増すため早めの抜去を心がける。しかし，術後1週間を経過しても全身状態やドレーン排液の性状からドレーン抜去できない症例では，ドレーン造影・入れ替えを行う。発熱などドレナージ不良を疑う場合は，CT(可能なら造影CT)を行い，エコー下，CTガイド下での追加ドレナージを行うことも重要である。

3) 腹腔ドレーンの合併症

- 逆行性感染による腹腔内膿瘍
- 腹壁出血，皮下血腫
- 創感染，腹壁瘢痕ヘルニア
- 挿入部皮下への癌細胞の着床
- ドレーンそのものによる合併症
  ①デュープルドレーンなど比較的硬いドレーンによる吻合部，腸管，血管の圧迫壊死
  ②ドレーンの異物反応による癒着性イレウス
  ③ドレーンの腹腔内迷入，自然抜去

(種村匡弘)

11 臨床免疫

　免疫系とは，自己を形成する生体構成成分として必要な物質以外の異物を，まず認識し，そして排除するというシステムを指す。認識される部位を抗原と呼び，免疫を賦活化するとともに，免疫による排除のための標的となる。ジェンナー，パスツールから始まる免疫学は，近交系マウスの利用や遺伝子解析の手法を取り入れ，近年特に発展している。免疫系の亢進は抗腫瘍効果を生み出し，抑制は移植臓器の生着に応用できる反面，コントロールを失えば自己免疫疾患を引き起こし，重症感染にさらされる。

　本項では，主に腫瘍に対する免疫について述べる。

一般抗原に対する免疫応答

　免疫の働きを，細菌とウイルスの感染を例にとって説明する。

1　細菌感染に対する免疫応答

　侵入した細菌には，まずマクロファージなどの貪食細胞が作用し（自然免疫），次いで特異抗体が排除を行う。貪食には，皮膚ランゲルハンス細胞，肝クッパー細胞，リンパ節樹状細胞などが関わり，免疫系を賦活化する抗原提示細胞となる。抗原提示細胞は細菌などを細胞質とは膜1枚隔てた小胞を形成して細胞内に取り込み，分解された細菌構成蛋白がペプチドという形でMHCとともに抗原情報として細胞膜上に表出させる。CD4陽性T細胞を刺激し，B細胞・形質細胞による特異抗体（獲得免疫）の産生を促すことになる。

2　ウイルス感染に対する免疫応答

　ウイルスは自己複製に必要な蛋白合成能などを欠くため，宿主細胞内への感染が必要である。生体は，感染初期には細菌感染の場合と同じくマクロファージや抗体の反応により対処するが，いったん細胞内に感染したウイルスに対しては，抗原特異的な細胞傷害性T細胞（CTL）が応じる。ウイルス構成成分蛋白の一部は細胞質内で分解されて9個前後のアミノ酸からなるペプチドとなり，正常細胞構成成分が分解されたペプ

チドに混じり MHC クラス I と 1：1 に結合し，細胞表面に提示される。この過程をプロセッシングという。CTL は T 細胞受容体(TCR)を介して抗原ペプチドを乗せた MHC クラス I 分子を認識することにより感染している細胞を標的と認識し，グランザイム，パーフォリン，Fas 経路を通じて傷害する。MHC はヒトでは HLA と呼ばれ，移植時には強い抗原そのものとなる。

抗腫瘍免疫応答とエフェクター

体の中では癌細胞は常に発生しているが，免疫系がこれを排除しているという免疫学的監視説は，2000 年になり *RAG* 遺伝子を欠失したマウスを用いた自然発癌の実験により証明された。T 細胞，B 細胞，NKT 細胞の発現が完全にみられないこのマウスでは，2 年以内にほぼ全例で悪性腫瘍の発生が認められたのに対して，対照マウスでは 25% に良性の異型組織病変がみられたのみであった。CTL を抑制すると確立した腫瘍が増殖することなど，免疫系が腫瘍の発症にも確立した腫瘍にも抑制的効果をもつことが明らかとなっている。

1 抗体

試験管内では特異抗体は抗原に結合すると，補体とともに細胞傷害性を発揮し，また NK 細胞の標的となり，さらに単球系に取り込まれやすくなるが，生体内での抗腫瘍効果には不明な点が多く残されている。

2 NK 細胞

NK 細胞は，Ly49，KIR のような抑制性レセプターと，FcεRIγ や DAP のような活性化レセプターとのバランスにより，標的細胞の非特異的傷害活性を発揮する。古典的には，抑制性レセプターのリガンドが MHC クラス I 分子であるため，MHC クラス I 分子を欠失した腫瘍細胞などに対しては抑制がかからず細胞傷害活性を示す。腫瘍細胞のクラス I 分子欠失は，癌逃避機構の 1 つとされ，NK 細胞はこの逃避機構に対処する働きがあるのをはじめ，ウイルス感染や癌発症時に，即戦力として重要な働きをしているとされている。

3 NKT 細胞

NK 細胞と T 細胞の働きを同時にもつ細胞集団。大部分は特異な TCR (Vα14/JαQ) をもっており，リガンドは MHC ではなく類似した構造をもつ CD1d である。海綿由来の α-GalCer を用いた臨床試験が開始されている。樹状細胞を介し NKT 細胞を強く刺激，CTL 作用を増強するサイトカイン産生を誘導するためである。

4 マクロファージ

マクロファージの活性化は，細菌などに対しては TLR や CD36 などのレセプターを介することがわかっている。一方，腫瘍細胞に対しては

T細胞からのIFNγなどのサイトカインを介して活性化すると考えられているものの,詳細は不明である。活性化マクロファージの腫瘍細胞への傷害作用は,TNF-αによるFasを介したアポトーシスとNO(一酸化窒素)を介した活性化酸素によると考えられている。

5 T細胞

抗腫瘍エフェクターの中心をなすのはCTLである。T細胞は表面抗原によりCD4陽性T細胞とCD8陽性T細胞などに分類される。CTLは,標的抗原ペプチドと結合したHLAクラスIを認識するTCRをもったCD8T細胞が活性化され,細胞傷害性を獲得した細胞である。感作を受けていない(ナイーブ)CD8T細胞を活性化するには,MHCを介した反応を増強する因子が必要である。CD80/CD86(T細胞リガンドはCTLA4/CD28),ICAM-1(同LFA-1),CD40(同CD40L)などに代表されるco-stimulatory signalと呼ばれる二次シグナルと,CD4T(ヘルパーT)細胞を介したサイトカインに代表される。この際,腫瘍抗原を取り込んだ抗原提示細胞が重要な役割を果たす。なおヘルパーT細胞は,IFNγやIL-2を主に分泌しCTLなど細胞性免疫を誘導するTh1細胞と,IL-4,IL-6やIL-10などを分泌し抗体など液性免疫を誘導するTh2細胞に分類される。

腫瘍抗原

古典的には,ヒト腫瘍組織をすりつぶしマウスに投与して作製した抗体の反応する蛋白を同定し,これを腫瘍抗原と呼んでいた。1991年になり,腫瘍細胞からcDNAライブラリーを作製し,腫瘍細胞を特異的に傷害するCTLが認識するヒト腫瘍抗原を単離・同定したのがMAGE-1である。MAGE-1,SSX-2,SCP-1,NY-ESO-1などは癌・精巣(cancer-testis:CT)抗原と呼ばれ,その他,gp100やMelanA/MART-1などの分化抗原,p53などの変異遺伝子産物,ErbB-2のような増幅正常遺伝子産物,CEAなどの癌胎児抗原などが腫瘍抗原として同定されている。また近年では,gene profilingを用いた方法も盛んに行われている。

腫瘍に対する免疫療法

腫瘍抗原特異的に免疫を賦活・増強しその腫瘍抗原をもつ腫瘍を特異的に攻撃する方法と,抗腫瘍免疫全般を賦活・増強する方法に大きく分けられる。

1 癌ワクチン

概念は感染症に対するものとほぼ同様で,腫瘍抗原を接種した場所で腫瘍特異免疫を誘導・増強し,腫瘍組織が存在する局所で抗腫瘍効果を

発揮するというものである。腫瘍組織自体でもある程度の抗腫瘍免疫が誘導されていることが時にみられるが、さらにその特異免疫を増強させるため、種々の工夫がなされている。MAGE抗原ペプチドが同定されて以来、安価で合成しやすいことから、癌ワクチンは抗原ペプチドを用いてまず行われた。さらなる効率を求め、投与形態としては総蛋白や遺伝子として、また樹状細胞併用を含めたアジュバントの開発やTh1などヘルパー機能の活性化などの努力が現在行われている。

2 抗体

HER2陽性乳癌に対する抗HER2抗体療法の有効性が示されて以来、上皮成長因子受容体(EGFR)に対する抗体など、癌に発現する機能分子に対する抗体が次々に開発されている。一般的な腫瘍抗原に対する抗体は患者体内で自然に産生されている場合が多く、癌ワクチンによって誘導された抗体同様、十分な腫瘍細胞傷害性を示さないとされていた。し

【サイドメモ：癌の免疫回避(エスケープ)機構】

免疫機構が癌細胞に十分働けば、すべての癌は癌腫として形成される前に消え去ってしまうはずである。しかし実際には、免疫系から認識されないように、殺されないように変異を起こすことによって、淘汰されない細胞集団が増殖を起こし、生き残っていく。

よく知られているのが、腫瘍細胞による腫瘍抗原自体やMHCクラスI分子を消し去ることである。各種癌において予後不良因子の1つにこれら分子の発現消失が報告されている。また、FasやTRAILR, co-stimulatory signal 分子の発現喪失なども報告されている。腫瘍細胞から分泌されるサイトカインにも、免疫系の抗腫瘍効果に対して負の影響を与えるものが存在し、IL-10, TGFβ, VEGFなどがこれに当てはまる。

宿主側の免疫回避機構としては、抑制性T細胞であるTreg細胞と、Th2タイプのサイトカインが知られている。CD25, FOXp3, GITR, CTLA-4発現細胞がTreg細胞とされ、腫瘍組織内のTregの存在が予後不良因子であるとの報告もあるが、免疫反応を抑制する詳しい生体内経路については未知の部分が多く残されている。一方、腫瘍組織内や担癌状態の生体内ではTh1/Th2バランスが崩れていると考えられていて、Th2サイトカインであるIL-6やIL-10が主にマクロファージ(tumor-associated macrophage：TAM)から分泌され、これらがIFNγを抑制することにより、抗腫瘍効果の抑制が進められていると考えられている。

かし上記のような新規開発抗体は直接の細胞傷害活性ではなく，腫瘍細胞表面に存在する標的機能分子を介した増殖抑制によるところが大きいと考えられている。

3 CTL養子移入

患者血液より腫瘍特異的T細胞を実験室にて大量に作成し患者体内に投与する方法を養子（受動）免疫法と呼ぶ。現在では投与前に免疫抑制剤や全身放射線照射を行うことによりTregなど抑制性細胞の減少を試み，短期間培養細胞の投与にて患者体内において長期の効果を期待できる方法がとられている。さらに，腫瘍反応性 *TCR* 遺伝子導入T細胞の養子移入も研究されていて，良好な成績をあげている。

4 樹状細胞

プロフェッショナル抗原提示細胞である樹状細胞は，腫瘍抗原をあらかじめ付加するといった癌ワクチン療法との併用で投与される場合のほかにも，同定抗原を使用しない場合にも使用される。腫瘍内に直接投与し腫瘍抗原を腫瘍組織局所で取り込ませ，腫瘍反応性免疫を誘導・賦活することを期待する方法，腫瘍細胞と細胞融合させて投与する方法などである。

その他，α-GalCer投与により活性化NKT細胞を誘導する方法，ガンマデルタ型T細胞を用いる方法，同種移植抗原を標的とした免疫療法なども期待されている。

最後に

乳癌の表面抗原であるHER2に対する抗体は，ハーセプチン®として製品化され，標準治療にも組み込まれている。また，前立腺癌患者に対するPAPを用いた樹状細胞療法の商品化を米国FDAが2010年初めて認めた。関節リウマチに対するTNF（tumor necrosis factor）受容体抗体はすでに製品化され，IL-6受容体抗体は日本で開発された。これらは分子標的治療薬として発展している。

今後は，免疫反応の亢進・抑制の制御機構分子解析が進むことが予想され，免疫を用いた臨床応用の機会がますます多くなってくると思われる。

（和田　尚）

12 腫瘍学一般

　常にEBM（evidence based medicine）を心がける。21世紀は，ゲノム医療・再生医療の均填化が求められる。
　本項では，消化器癌の抗癌剤感受性が関わる変異と多型をまとめる。

2つのタイプの変化：変異と多型

　総論的に，癌細胞自体に後天的に発生した遺伝子変異（例：大腸癌の

【サイドメモ：遺伝子変異と遺伝子多型】

1）遺伝子変異

　いつ癌が発生したかは，現在の医学でも完全には解明されてない。最新の次世代シークエンスと統計解析によれば，最初に数個の遺伝子変異が癌細胞自身に発生し，臨床的に認められるときには80個以上の遺伝子変異が蓄積した状態になっている。それら多数の遺伝子変異群は，癌の発生と進展に重要な役割を果たしたdriver変異と，2次的あるいは随伴的に加わったに過ぎないpassenger変異に分けられる。

2）遺伝子多型

　生殖細胞系列（卵子や精子の分化過程および受精後の発生初期）に発生した変異が，個体が生存して子孫を残すうえで著しい不利益がないために集団の中に固定化されたもの。マイナーアレル（頻度の低いほうの対立遺伝子）として検出され，総数で100万以上の多型の組み合わせが個体差を形成する。日常生活では「著しい不利益」がなくても，癌治療等の特殊な薬剤への暴露，放射線照射の際に有害事象発症の個体差の原因となるため重要である。また癌への易罹患性（罹りやすさ）に関する多型を有する人でも，生活習慣の改善などにより癌発症のリスクを軽減できる可能性があり，カウンセリングが重要である。

KRAS 遺伝子変異）と，癌以外の正常部分の遺伝子多型に分けて把握する。

変異と抗腫瘍効果

癌細胞自体の遺伝変異は，薬剤感受性に関わる場合がある。

1　上皮成長因子受容体（epidermal growth factor receptor：EGFR）

- 癌組織の増殖や浸潤，転移に強く関与し，大腸癌の80％でEGFRの高発現を認める[1]。
- 分子標的薬として低分子阻害剤（gefitinib）と抗体薬（cetuximab，panitumumab）がある。
- Gefitinibの既治療進行非小細胞肺癌縮小効果は，東洋人，女性，腺癌，非喫煙者，*EGFR* 遺伝子変異をもつ場合で高い傾向あり[2]。

2　KRAS（EGFRの下流に存在する）

- 抗EGFR抗体薬の効果は，EGFR発現強度（免疫染色）と関連性ない[3]。
- 日本人大腸癌のKRAS変異率は37.6％（5,887例）であり，女性，高齢，右側結腸原発，採取時期が新しい症例において変異率が高い[4]。変異率は欧米の報告と同程度。
- KRAS遺伝子に変異を有する症例に対しては抗EGFR抗体が無効[5]。
- KRAS変異のうちcodon 13変異（G13D）の大腸癌では，抗EGFR抗体薬の効果が異なる可能性がある。

3　BRAF

- BRAF変異は大腸癌の5〜15％に認められる（80％以上がV600E）。
- BRAF変異を認める大腸癌ではほとんどKRAS変異を認めず，基本的に相互排他的である。
- BRAF変異は切除不能大腸癌における予後不良因子であるが，抗EGFR抗体薬の効果予測因子であるかどうか結論は出ていない。

4　その他の変異と薬剤感受性

- EGFRリガンド，EGFRシグナル伝達因子PIK3CA，PTEN，NRASなどを含むその他のバイオマーカーは，前向き試験で検証する必要がある。
- 野生型KRASのなかで高い治療効果が得られる対象選択に役立つバ

【サイドメモ：一塩基多型（single nucleotide polymorphisms：SNPs）】
　遺伝子多型の85％を占めており，数が多いことが最大の特徴である。ヒトでは，総数で300万か所を超える（ゲノム上，数百〜1,000塩基に1個の割合で比較的均等に分布）。ほとんどは非翻訳領域であるが，翻訳領域に位置してアミノ酸置換を生じさせるものもあり，その場合には蛋白質の活性や安定性，機能を変化させることがある。

イオマーカーの探索は非常に重要である。

多型と副作用予測

遺伝子多型は，癌治療などの特殊な薬剤への曝露，放射線照射の際に有害事象発症の個体差の原因となり，副作用予測に応用できる可能性がある。

1 5-FU

- フッ化ピリミジン系抗癌剤（プロドラッグとしての5-FUなど）の主たる作用機序は，ピリミジンの *de novo* 合成系の律速段階であるチミジル酸合成酵素（thymidylate synthase：TS）の阻害である。
- 5-FUの単独投与で出現する副作用は，5-FU分解（解毒）の *DPD* 遺伝子の多型がなければそれほど重篤でないが，その多型がある場合には注意を要する。
- 米国では，末梢血単核球のDPD活性が全体平均の30％以下の患者（人口の2～3％）に5-FUを投与すると，重篤な副作用を発症する可能性があると警告されている。日本人150人の調査では1人にDPD低活性者を認めている。
- 表12-1にDPD酵素活性を低下させる遺伝子多型を示した。

2 イリノテカン（CPT-11）

- CPT-11はプロドラッグであり，肝臓で加水分解されて活性型のSN-38に代謝される。
- SN-38は，UGT（UDP-グルクロン酸転移酵素）により抱合・不活性化されSN-38Gとして胆汁中に排泄される。*UGT1A1* 遺伝子の多型

表12-1 5-FUの分解酵素DPDの活性を低下させる遺伝子多型

アレル	エクソン	多型	生物学的効果	DPD活性, 有害事象
*DPYD*2A*	14	イントロン14のスプライス供与部位GからAに置換（IVS14＋1G＞A）	エクソン14全体（55個のアミノ酸）の欠失	DPD活性低下，グレード4の好中球減少症（50％）
*DPYD*2B*	13, 14	IVS14＋1G＞A＋1627 A＞G	I 543 V，アミノ酸欠失	DPD活性低下
*DPYD*7*	4	ΔTCAT 295-298（ΔTCAT 299-302）	アミノ酸欠失	DPD活性低下
*DPYD*8*	7	703 C＞T	R 235 W	DPD活性低下
*DPYD*11*	10	1003 G＞T	V 335 L	DPD活性低下
*PYD*13*	13	1679 T＞G	I 560 S	DPD活性低下

DPD：dihydropyrimidinedehydrogenase

表 12-2　CPT-11 の分解酵素遺伝子 UGT1A1 の多型

アレル	エクソンまたは領域	多型	生物学的効果	遺伝子産物の活性
UGT1A1*60	PBREM	-3279 T>G	遺伝子転写活性制御	活性低下
UGT1A1*28	TATAbox	A(TA)7TAA	遺伝子転写活性制御	活性低下(ホモで48％に低下，ヘテロで65％に低下)
UGT1A1*6	1	211 G>A	アミノ酸置換	活性低下
UGT1A1*27	1	686 C>A	アミノ酸置換	活性低下
UGT1A1*29	4	1099 C>G	アミノ酸置換	活性低下
UGT1A1*7	5	1456 T>G	アミノ酸置換	活性低下

表 12-3　その他の遺伝子多型に関連する有害事象

抗癌剤	遺伝子	有害事象	結果
メトトレキサート(MTX)	MTHFR	臓器障害	677 C>T では，葉酸プールの減少をきたし，MTX の効果が増強する。
オキサリプラチン(L-OHP)	GSTP1	神経毒性	313 A>G で，神経毒性(グレード3)が増加または減少(相反する報告あり)
ゲムシタビン(GEM)	CDA	骨髄抑制	208 G>A で，骨髄抑制
ドセタキセル	GSTP1 MDR1 ABCB1(MDR1)	好中球減少	GSTP1*A/*B で高リスク 3435 C>T, T/T 型で高リスク 1236 C>T, TT 型でクリアランス低下
パクリタキセル	10	神経毒性 好中球減少	3435 C>T, variant allele で高リスク傾向 2677G>T/A および 3435 C>T で好中球減少顕著
イマチニブ	BNP	心不全	心不全で BNP 高値なるも SNP との関連不明
ドキソルビシン	NAD(P)H oxidase subunit CYBA RAC2 MRP1(ABCC1) MRP2(ABCC1) NAD(P)H oxidase subunit NCF4	不整脈 心不全	His72Tyr(OR：2.0) 7508 T>A(OR：2.6) Gly 671 Val(OR：3.6) Val 1188 Glu + Cys 1515 Tyr (OR：2.3) -212A>G(OR：2.5)

で酵素活性が低下すると有害事象を発生しやすくなる。**表12-2**に酵素活性を低下させる*UGT1A1*遺伝子多型を示した。

- 米国では，2005年6月に，*UGT1A1*28*をホモ接合体で有する場合は好中球減少のリスクが高いため初回投与量減量すべしとの説明が付された。同年8月にFDAは，*UGT1A1*遺伝子多型診断キット（Hologic社）を承認した。
- わが国では2008年6月に，トポテシン®注およびカンプト®注の添付文書に*UGT1A1*6*，*UGT1A1*28*のいずれかをホモ接合，またはいずれもヘテロ接合として有する患者について副作用（好中球減少）発現の可能性が高くなると記載された。また2008年11月から*UGT1A1*を遺伝子多型検査が保険適用となった（2,000点）。
- 遺伝子多型が調べられない場合，血中総ビリルビン値がある程度参考になるとされる[6]。*UGT1A1*28*のホモ接合体は血中総ビリルビン値が1.0以上であり，ヘテロはほとんどが0.5以上であることから，0.5以下の患者であれば正常である可能性が高いとされる。
- **表12-2**にCPT-11の分解酵素遺伝子*UGT1A1*の遺伝子多型を示した。

3 その他の遺伝子多型に関連する有害事象

表12-3参照。

〔文献〕

1) Yarden Y, Sliwkowski MX : Untangling the ErbB signalling network. Nat Rev Mol Cell Biol 2 : 127-137, 2001
2) Lynch TJ, Bell DW, Sordella R, et al : Activatingmutations in the epidermal growth factor receptor underlying responsiveness of non-small-cell lung cancer to gefitinib. N Engl J Med 350 : 2129-2139, 2004
3) Cunningham D, Humblet Y, Siena S, et al : Cetuximab monotherapy and cetuximab plus irinotecan in irinotecan-refractory metastatic colorectal cancer. N Engl J Med 351 : 337-345, 2004
4) Yamazaki K, Watanabe T, Yoshino T, et al : KRAS mutational status in Japanese patients with colorectal cancer : Results from a multicenter, cross-sectional, large observational study conducted by the Japan Study Group of KRAS Mutation in Colorectal Cancer. ESMO 2010 : abst #595P
5) Dahabreh IJ, Terasawa T, Castaldi PJ, et al : Systematic review : Anti-epidermal growth factor receptor treatment effect modification by KRAS mutations in advanced colorectal cancer. Ann Intern Med 154 : 37-49, 2011
6) 硲　彰一，長島　淳，近藤浩史，ほか：代謝酵素の遺伝子多型からみた大腸癌化学療法の推奨投与量．癌の臨床 51 : 5-10, 2005

（石井秀始）

13 外科病理学

悪性腫瘍とは

腫瘍はその増殖の様態により大きく2つに分類される。局部的に大きくなるだけで周囲の組織に浸潤しない腫瘍は良性（benign），他方，周辺の組織に浸潤し，転移を起こす腫瘍を悪性（malignant）と呼ぶ。腫瘍のなかでも，上皮性のものを癌（carcinoma），非上皮性のものを肉腫（sarcoma）と分類する。「がん」というひらがな表記される場合があるが，これは上皮性や非上皮性という概念を問わない悪性腫瘍を示す。

悪性腫瘍の特徴は，増殖抑制（contact inhibition）がかからずに無限増殖し，浸潤（invasion），転移（metastasis）をすることである。浸潤性増殖を伴わない新生物，つまり，基底膜を超える浸潤がなく上皮内にとどまっている癌（non-invasive neoplasia）を上皮内癌（carcinoma in situ, intraepithelial carcinoma/neoplasm）と呼ぶ。しかし，欧米においては，癌は浸潤をするという概念が前提であるため，日本とは早期癌に対するとらえかたが異なる。

癌は段階的に発生すると考えられており（多段階発癌），癌の発生過程の各段階における細胞・組織学的な変化や概念を理解する必要がある。

1）過形成（hyperplasia）
細胞数の増加を示すが，構造異型や細胞異型を伴わない状態。

2）化生（metaplasia）
正常細胞層が別の型の細胞に置き換わっていること。この侵入細胞（invaders）は，通常と異なった場所に存在するということ以外には顕鏡下では往々にして正常にみられる。化生は食道・胃接合部，子宮頸部・体部接合部などの遷移帯（transition zone）にみられることが多い。化生を起こすような状況が長く続くと異型性，癌に繋がると考えられており，バレット食道（Barrett's esophagus）は食道癌の前癌病変の初期段階を示している。

3）異型性（atypia），異形成（dysplasia）
異型性（atypia）とは形態異常，つまり，形態が正常から隔たっている

ものを示す。一方、異形成とは構造異型や細胞異型を示す細胞からなる組織であり、高度異形成を示す病変は、良性と悪性の境界病変である前癌病変であるとされる。つまり、病変の状態を示す。良性腫瘍や悪性腫瘍、炎症、生理的状態などでも形態は変化するため、悪性かそれとも良性かを判断するためには、細胞異型や構造異型、核異型や核分裂像などの病理組織学的な判断に加えて、臨床因子や時には分子生物学的な判断を加味して総合的な判断を行う。

4）分化度（differentiation）

細胞は、幹細胞から始まる形態的・機能的な分化を方向性に従って行う。一方、腫瘍細胞においては、脱分化を行う特徴があり、正常組織にどれぐらい近い病理・組織学的像を示すかにより、分化度が決定される。通常、低分化であるほど、浸潤・転移傾向が高いが、細胞増殖活性が高いため化学療法に対して感受性が高いという傾向がある。

検体の取り扱い方法

1 病理検査伝票記載

正確な診断を得るためには、臨床医と病理医の連携が必須である。病理検査伝票には以下の事柄を記載する。

- 患者情報：年齢、性別、病歴、必要に応じては職業歴や家族歴など。
- 臨床情報：臨床診断名、検体採取方法、固定方法、提出医師名など。
- 検体情報：検体採取部位、形態、大きさ、色調などを図解してわかりやすく示す。生検サンプルでは、どの部位から採取したのかを番号を振って図解する。

2 検体の固定

消化器疾患の病理組織学的診断における基本染色はパラフィン包埋切片のヘマトキシリン・エオジン染色（HE染色）であるが、必要に応じて特殊染色や免疫染色を追加する。正確な病理結果を得るためには正しい組織固定法の順守が重要である。固定速度は一般的に1時間に1mm程度。肝臓や脾臓などの充実性臓器や充実性腫瘍においては、必要に応じては割を入れたり、注射器による注入を行ったりする。固定は自己融解や腐敗が起こることを防ぐためにも可能な限り迅速に行う。半固定標本（約10分程度）では早期の粘膜病変の観察がしやすく、完全固定標本は1～2日である。過固定（2～4週間以上）では、組織の硬化やホルマリン色素沈着、染色性の低下が起こる。一般的な組織固定液としては、中性ホルマリン（10～20％）が用いられ、十分量の固定液（組織の10～20倍程度）に漬ける。特殊染色が必要であると考えられる場合には、病理医と相談して適切な固定液・固定法を選定する。

1）生検標本
細かく切って番号を振った濾紙に乗せて固定液に入れる。

2）術中迅速診断
凍結切片により診断するため，約20分程度の時間がかかる。凍結により組織や細胞形態が崩れることがあるため，パラフィン永久切片との病理診断に差異がありうる。最終的な病理診断は永久標本で下す。

3）手術標本
「癌取扱い規約」の「切除標本（材料）の取り扱い」に準じて行う。

- **肉眼観察と処理**：新鮮標本を漿膜面から肉眼的に観察する。次いで，手術標本を切り開く。原則として，管系臓器の場合は，病変を分断しないように腫瘍の対側で長軸方向に切り開く。病変部が分断されない場合，胃では大網付着部の直前に沿って，直腸では前壁に沿って，直腸以外は腸間膜対側で切り開く。腫瘍を分断すると深達度を判定できなくなる場合があるため，指で内腔を確認したり反転したりして分断を防ぐ。肝臓癌の場合は最大割面が出るように前頭断で割面を入れる。

- **貼り付け**：ゴム板，発泡スチロール板などの上に不錆針などで，粘膜面を上にして固定する。固定する方向は，右が口側（近位断端：proximal margin：PM），左が肛門側（遠位断端：distal margin：DM）となる。

- **記録**：スケールを添えて，新鮮標本（必要に応じて半固定標本）の写真撮影，スケッチを行う。近位断端（pPM），遠位断端（pDM）の計測。腫瘍径の計測（腫瘍の最大径A，直交する最大径B，高さC：A×B×C mm）。標本数の記録。肉眼型の記録。潰瘍や潰瘍瘢痕の大きさの記録。

- **基本記号**：壁深達度（T），リンパ節転移（N），転移の有無（M），浸潤増殖様式（INF），リンパ管侵襲（ly），静脈侵襲（v），腹膜転移（P），腹腔洗浄細胞診（CY），肝転移（H），癌遺残度（R），潰瘍・潰瘍瘢痕（UL），水平断端（HM），垂直断端（VM），根治度（Cur）

腫瘍の分類

1 TNM分類

国際対がん連合（UnioInternationalis Contra Cancum：UICC）による悪性腫瘍分類。TNMシステム（**表13-1**）は3つの構成要素の評価に基づいて，病変の解剖学的進展範囲を記述するものである。全領域に適応される総則は，以下の通りである。

①すべての症例において顕微鏡的な確定診断がなされるべきである。②臨床分類（TNM）と病理学的分類（pTNM）による2通りの分類方法がある。③各カテゴリーが決定されると，それに基づき病期に分けること

表 13-1　TNM 分類

T：原発腫瘍の進展範囲
TX：原発腫瘍の評価が不可能
T0：原発腫瘍を認めない
Tis：上皮内癌
T1-T4：原発腫瘍の大きさ，および / または局所進展範囲を順次表す。
N：所属リンパ節転移の有無と進展範囲
NX：所属リンパ節転移の評価が不可能
N0：所属リンパ節転移なし
N1-N3：所属リンパ節転移の程度を順次表す。
M：遠隔転移の有無
M0：遠隔転移なし
M1：遠隔転移あり

M1 カテゴリーでは，転移臓器を特定してもよい(肺：PUL，骨髄：MAR，骨：OSS，胸膜：PLE，肝：HEP，腹膜：PER，脳：BRA，副腎：ADR，リンパ節：LYM，皮膚：SKI，その他：OTH)。

表 13-2　グループ分類

Group X：生検組織診断が出来ない不適材料
Group 1：正常組織および非腫瘍性病変
Group 2：腫瘍性(腺腫または癌)か非腫瘍性か判断の困難な病変
Group 3：腺腫
Group 4：腫瘍と判定される病変のうち，癌が疑われる病変
Group 5：癌

ができる。いったん決定されたら，変更することなく病歴記録にとどめる。④判定に疑いの余地がある場合は，より低いカテゴリー／病期分類を選択すべきである。⑤1つの臓器に原発性多発癌がある症例においては，最も高いカテゴリーで分類する。多発腫瘍であること(m)または腫瘍の個数を(　)内に記載する。⑥基本定義を変更しない限り，臨床または研究のために簡略化したり，細分化したりすることができる。

2　病期分類

　日本胃癌学会や大腸癌研究会など各機関が各癌腫ごとに定めた癌の進行度と治療の指標。詳細は各癌の「癌取扱い規約」を参照のこと。基本的に，深達度(T 因子)とリンパ節転移(N 因子)，遠隔臓器への転移(M 因子)で構成されており，癌腫によっては，肝転移(H 因子)，腹膜転移(P 因子)を含む。

3　グループ分類(Group 分類，表 13-2)

　内視鏡的生検材料を対象とした組織診断分類であり，消化器癌におい

ては，胃癌，大腸癌で用いられている。詳細は，胃癌取扱い規約および大腸癌取扱い規約を参照すること。

〔原口直紹〕

14 放射線療法

　放射線療法は機能・形態の温存が可能な低侵襲性治療であり近年進歩が著しい。放射線治療には外部照射と小線源を用いた内部照射がある。

　外部照射では従来 ^{60}Co（コバルト）による γ 線照射が一般的であったが，最近では，リニアックと呼ばれる高エネルギー X 線照射が主流となった。また透視や X 線フィルムでの 2 次元治療計画から，CT 画像を用いた 3 次元治療計画が一般的になり，より正確な腫瘍位置把握と多方向からの照射が可能となった。それに伴い照射野縮小と有害事象の減少が得られ，線量投与可増加と制御率向上が図られている。部位によっては手術と遜色のない局所制御率が得られている。

　近年，定位照射や強度変調放射線（intensity modulated radiation therapy：IMRT）といった高精度放射線治療技術が臨床に導入されてきている。定位照射は位置精度を向上させ，病巣に対し多方向から放射線を集中させる方法で，通常の放射線治療に比較し，周囲の正常組織に当たる線量を大幅に減少させることが可能となる。そこで通常照射では不可能な大線量が投与可能となり局所制御率が向上した。発端は脳などの病変を対象としたスウェーデンの脳神経外科医レクセルによる γ ナイフであり，"ラジオサージャリー"ともいわれる。その後徐々に体幹部にも応用されるようになり，現在は肺や肝臓にも使用されている。強度変調放射線治療はコンピュータを駆使することにより，複雑な腫瘍の形態に合わせた照射を可能とする放射線治療方法である。従来の治療よりも正常組織の被曝低減ができるため有害事象軽減が可能である。このほか陽子線や重粒子線治療といった粒子線治療が進展し，肝臓癌の陽子線治療は手術と同等の成績を示し，再発直腸癌や骨・軟部組織系腫瘍など手術困難かつ放射線治療抵抗性の腫瘍でも重粒子線治療（わが国では炭素線が用いられている）が良好な成績を示している（【サイドメモ】参照）。

　また内部照射の多くは小さな容器（粒状や針状）に密封された放射性同位元素（小線源）から発生する放射線を用いた治療で，組織内照射と腔内照射に分けることができ，外部照射と同様に情報科学・機器の進歩に伴

い進展をみせている。さらに非密封放射性同位元素による治療も行われている。

一般に哺乳動物の放射線感受性については，Bergonie-Tribondeau の法則があり，細胞分裂の頻度の高いものほど，あるいは形態および機能が未分化のものほど感受性が高いとされる。放射線感受性の高い腫瘍としては白血病，悪性リンパ腫，骨髄腫，セミノーマ，扁平上皮癌や未分化型腫瘍であり，一方感受性が低い腫瘍としては骨肉腫，線維肉腫，黒色腫，分化型腫瘍があり，腺癌は扁平上皮癌と比して感受性は低いとされる。ただし放射線感受性の高い疾患が必ずしも放射線治療で治りやすいわけではない。

目的に応じた分類

1) 根治照射

治癒を目的とした治療であり，早期例で播種・遠隔転移のない例で行われる。また手術侵襲が大きく，機能・形態が損なわれる場合は，放射線治療を優先することもあり，早期喉頭癌の機能温存治療やピロリ菌除菌で残存する胃の悪性リンパ腫などで行われる。実際の臨床では腫瘍進展による手術困難例や周囲の正常組織耐容線量により根治性が高くない場合も（準根治照射）放射線治療が行われている。

2) 姑息照射

根治は期待できないが，患者の QOL 向上を目的として治療を行うものである。骨転移に対する疼痛緩和（病的骨折の予防），脳転移に対する神経症状改善，進行食道癌の通過障害改善，脊髄麻痺，SVC（上大静脈）症候群の改善や，気道閉塞時にも放射線治療が有効である。特に脊椎転移による脊髄麻痺時には早期照射が症状改善に有効であるとされ，可及的速やかな放射線治療医への照会が肝要である。

3) 予防照射

乳癌術後の領域リンパ節照射や白血病・小細胞肺癌の寛解後の全脳照射などがある。

外科手術との併用療法

照射と手術の時期的関係から，術前照射，術中照射，術後照射に分けられる。

1) 術前照射（preoperative radiation therapy）

原発腫瘍の縮小と転移の抑制によって手術成績の向上を図ることを目的とするもので，舌癌，咽頭癌，食道癌で行われたが現在は，癌遺残の可能性のある病巣に対する術後照射が一般的である。一方膵臓癌など手術困難な局所進行癌に照射し，縮小を待って二次的に手術を行う場合や，

機能温存・臓器温存の目的で行う場合もある。近年直腸癌の術前化学放射線療法が増えた。

2) 術中照射（intraoperative radiation therapy：IORT）

手術時に、開胸あるいは開腹によって腫瘍を露出し照射する方法で、開創照射ともいう。周辺部の正常組織の放射線耐性が低いために、従来の方法では不可能であるような大量の放射線を、直視下に正常組織を照射野外に移動させて照射することにより治療効果を上げようとするものである。あるいは根治手術直後に再発防止の目的で照射されることもある。膵癌、胆道癌、直腸癌などに対して行われている。

3) 術後照射（postoperative radiation therapy）

治癒切除後に癌遺残の可能性のある病巣に対して予防的に原発巣周囲／腫瘍床と領域リンパ節に照射する場合と、残存病巣に対する治療目的で照射する場合との2つがある。欧米では消化器癌全般に行われているが、わが国では残存が明らかな場合やリンパ節陽性時に行われることが多い。小さな手術にとどめておいて放射線照射を追加することもある（早期乳癌の乳房温存療法）。

化学療法との併用療法

新しい化学療法剤の開発と副作用に対する支持療法が進歩し、同時併用が頻用されるようになった。両治療法の相乗効果から抗腫瘍効果の改善を期待し、放射線と化学療法を同時に行う方法で、化学放射線療法（chemoradiotherapy）という。脳腫瘍、肺癌、食道癌、膵癌、子宮癌などで有用性が報告されている。消化器では食道癌で手術不可例や手術拒否例の標準的治療として行われる。また最近では直腸癌の術前化学放射線療法や、非切除膵癌に対する化学放射線療法も試みられている。わが国では一般的でないが、欧米では肛門癌において肛門機能温存を目指した化学放射線療法が第一選択であり、根治切除と同等の局所制御率が得られるとされている。肝臓癌も近年放射線感受性が比較的良好であると見直され、手術やIVR、化学療法と組み合わせ、集学的治療の一環として原発巣のみならず腫瘍塞栓などにも照射が行われる。また併用化学療法の施行時期は様々で放射線治療の前後に行われることもある。

小線源治療（brachytherapy）

^{60}Co、^{125}I、^{192}Irなどの放射性同位元素を針状あるいは粒状の容器に密封した小線源を口腔癌、肺、前立腺癌、リンパ節転移などの腫瘍あるいは周辺に直接刺入して照射する組織内照射法（interstitial brachytherapy）と子宮癌や食道癌、肺癌、胆管癌などでは臓器内腔に挿入する腔内照射法（intracavitary brachytherapy）が用いられる。遠隔操作後充

填照射装置(remote afterloading system：RALS)により，医療従事者の被曝軽減が図られている。前立腺癌の治療では^{125}Iによる永久刺入やHDR(高線量率)小線源治療器機を用いた一時的な小線源放射線治療が用いられ手術と同等の成績を示し普及してきた。

非密封放射性同位元素による治療(内用療法)

放射線医薬品(放射線アイソトープ標識化合物)を体内に投与して特異的病巣集積による組織選択放射線照射を利用する治療法で内用療法(内照射法，アイソトープ治療)という。^{131}Iによる甲状腺機能亢進症(バセドウ病)や甲状腺癌の治療や，痛みのある骨転移への^{89}Sr(メタストロン®)による治療，悪性リンパ腫のCD20抗原に特異的に結合するモノクローナル抗体と^{90}Yを結合したものを使用する放射線免疫療法(ゼヴァリン®)も行われている。^{131}MIBG(metaiodobenzylguanidine)による悪性褐色細胞腫や神経芽腫に対する治療も限られた施設ではあるが行われている。欧米ではα線を出す核種(226Raなど)も利用される。

【サイドメモ：粒子線治療】

筑波大学では2001〜2007年に266人の肝臓癌患者を陽子線治療で治療して5年局所制御率81％，生存率48％だった[1]。また放射線医学総合研究所では再発直腸癌炭素線治療の線量増加第I/II相試験を120例に行い，73.6 GyE群では5年局所制御率97％，5年生存率40％と優れた制御率を報告している[2]。

〔文献〕
1) Mizumoto M, Okumura T, Hashimoto T, et al：Proton beam therapy for hepatocellular carcinoma: a comparison of three treatment protocols. Int J Radiat Oncol Biol Phys. Nov 15；81(4)：1039-45, 2011
2) 山田　滋，篠藤　誠，安田茂雄，他：直腸癌局所再発に対する重粒子線治療．癌と化学療法 36：1263-1266, 2009

〔参考文献〕
1) 日本放射線専門医会・医会，日本放射線腫瘍学会，日本医学放射線学会：放射線治療計画ガイドライン・2008．(放射線治療ガイドラインを学会が公開しており適宜参照可能で有用である)
http://www.kkr-smc.com/rad/guideline/2008/

(山崎秀哉)

15 化学療法

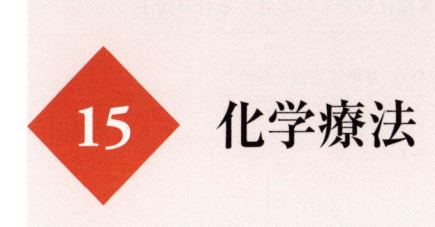

本項では，消化器外科レジデントが遭遇する頻度の高い，重篤な化学療法の副作用について記載する。

消化器癌化学療法では発熱性好中球減少，悪心・嘔吐，下痢について熟知することが必要である。

発熱性好中球減少

好中球が減少した状態での発熱（口腔温で38.3℃以上，腋窩ではおおむね38.0℃以上）は重篤な細菌感染である可能性が高く，危険な合併症である。外来化学療法が行われ，多くは外来での管理が可能であるが，夜間の問い合わせの多い副作用の1つである。

- 好中球数が500未満である場合は速やかに広域抗菌薬での治療を開始しなければ，48時間以内の死亡率が70％であるといわれている。
- 対策として，リスクをスコアリングおよび分類し，対応することが重要である。表15-1に従い患者が高リスクなのか低リスクなのかを判定する。表15-1のスコアリングテストで21点以上，かつ表15-2の

表15-1　好中球減少の発熱時に感染症の重症化を予測するリスク評価のためのスコア化

症状（次の中から1つを選ぶ）	
症状なし	5
軽度の症状	5
中等度の症状	3
低血圧なし	5
慢性閉塞性肺疾患なし	4
固形腫瘍である，または真菌感染なし	4
脱水なし	3
発熱時外来	3
60歳未満	2
判定　最大26点，21点以上を低リスク群とする。	

表 15-2　好中球球減少性発熱で重篤化しやすいと考えられる因子

Performance Status が 2 より悪い
- 神経学的異常または精神異常を伴う(意識障害例を含む)
- 重篤感が認められる
- 腹痛
- 呼吸回数 24/min 以上である
- 以下の合併症がみられる
    - □ショック
    - □低酸素血症
    - □肺炎
    - □深部臓器感染症
    - □嘔吐
    - □下痢
- 低血圧がみられる
- 糖尿病合併
- 静脈カテーテル感染が疑われる
- 細菌感染巣の存在が認められるまたは強く疑われる
- 失血を伴う
- 好中球の絶対数が 100/μl 未満が 3 日以上続くことが予想される
- 好中球減少(500/μl 未満)が 10 日以上に及ぶ
- 肝機能検査において肝転移がないにもかかわらず，血清 AST，ALT，総ビリルビン，AL-P 値が施設基準範囲の上限の 3 倍以上を示す
- 血清クレアチニン値が 1.5 mg/dl 以上
- 胸部単純 X 線写真上に異常
- ペニシリン製剤に対してアレルギーを有する
- すでに起因菌が判明し，経口抗菌薬無効例

リストで除外基準に該当しないものを低リスクと判断する。
- 図 15-1 に従って治療を進める。
- 低リスクの好中球減少性発熱の患者では，(外来で)経口広域抗菌剤を内服して経過を観察することが可能である。
- 7 日分の経口抗菌薬〔シプロフロキサシン(シプロキサン®)＋アモキシシリン／クラブラネート(オーグメンチン®)〕を処方しておき，38℃以上の発熱で内服するよう指示しておく。
- 38℃以上の発熱が継続する際，症状が出現した際には連絡するよう指示しておき，電話を受けた医師はリスクの高低を再判断し，受診させるか，そのまま抗菌薬を内服させるかを判断する。
- 高リスクの場合，入院させ抗菌薬の点滴治療を行う。

悪心・嘔吐

悪心・嘔吐は，抗悪性腫瘍薬投与の際の自覚症状として最もつらいも

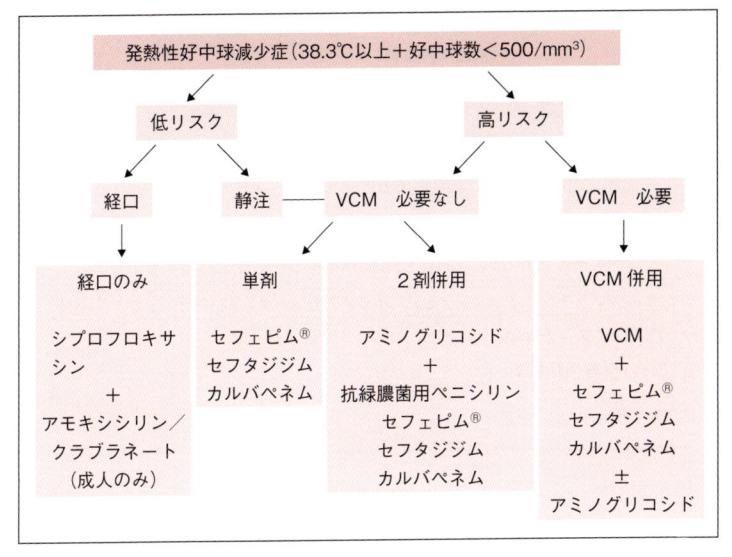

図 15-1　発熱性好中球減少症への対応

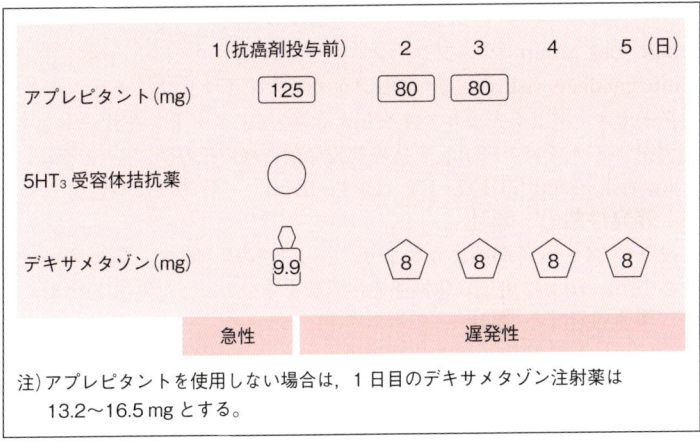

図 15-2　高度催吐性リスクの化学療法に対する制吐療法

注）アプレピタントを使用しない場合は，1 日目のデキサメタゾン注射薬は 13.2〜16.5 mg とする。

のである．発症時期により 3 つに分類される．日本癌治療学会が推奨するリスクに応じた予防投与の方法を図 15-3 に示す．

1　急性悪心・嘔吐

- 投与開始後 1〜2 時間から 24 時間以内に発症する嘔吐．

```
                    1(抗癌剤投与前)    2      3      4      5 (日)
5HT₃受容体拮抗薬         ○
デキサメタゾン(mg)      9.9 (6.6)*    8      8             8

注) デキサメタゾンを積極的に使用できない場合は，デキサメタゾン
   2～4日の代わりに，5HT₃受容体拮抗薬2～4日を追加する。
```

オプション	カルボプラチン，イホスファミド，イリノテカン，メトトレキサートなど使用時

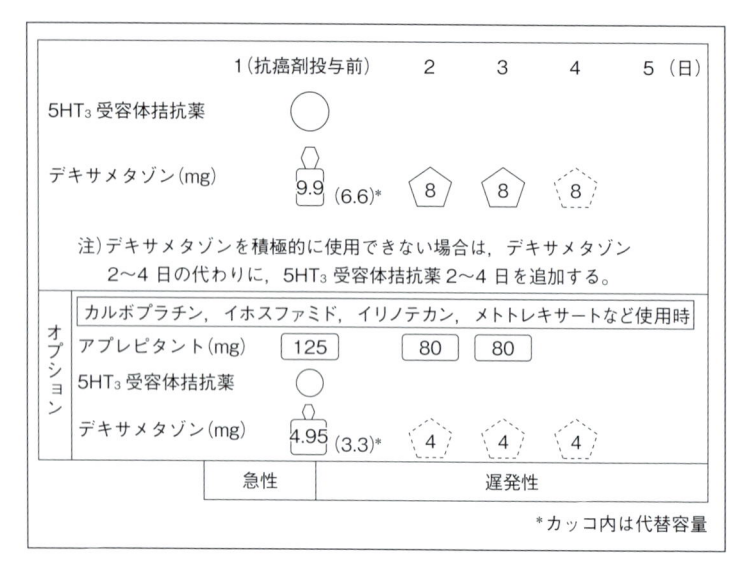

```
アプレピタント(mg)     125         80     80
5HT₃受容体拮抗薬        ○
デキサメタゾン(mg)     4.95 (3.3)*   4      4              4

                    急性                  遅発性
                                              *カッコ内は代替容量
```

図15-3 中等度催吐性リスクの化学療法に対する制吐療法

- high-risk group：シスプラチン。
- intermediate-risk group：イリノテカン，オキサリプラチン，パクリタキセル，ドセタキセル，マイトマイシンC，メトトレキサートなど。デキサメタゾン4～8 mgを抗癌剤投与前に経口投与。
- low risk group：5-FU，FT，UFT，TS-1。一般的には不要。

2 遅発性悪心・嘔吐

投与後24～48時間頃より始まり，2～5日程続く嘔吐。シスプラチン投与の70～80%に出現。急性悪心・嘔吐を十分コントロールしておく。

3 予測性悪心・嘔吐

- 前回の抗悪性腫瘍治療薬投与時にコントロールが不十分であった場合，次の投与前より出現する悪心・嘔吐。
- 主に不安などの精神的要因によると考えられ，10～44%の患者にみられる。
- 急性悪心・嘔吐と遅発性悪心・嘔吐を十分コントロールしておく。
- リスクの高い患者にはジアゼパム5～10 mg(抗癌剤投与前に経口投与)などの投与も検討。
- 治療前の食事摂取状態が少なめにする。
- 治療前の睡眠状態が良好であるようにする。
- 消化管通過障害，脳転移による脳圧亢進，心筋梗塞などの心疾患，糖

(軽度催吐性リスク)

	1（抗癌剤投与前）	2	3	4	5（日）
デキサメタゾン(mg)	9.9 (3.3)*				

状況に応じてプロクロルペラジンまたはメトクロプラミド

急性	遅発性

(最小度催吐性リスク)

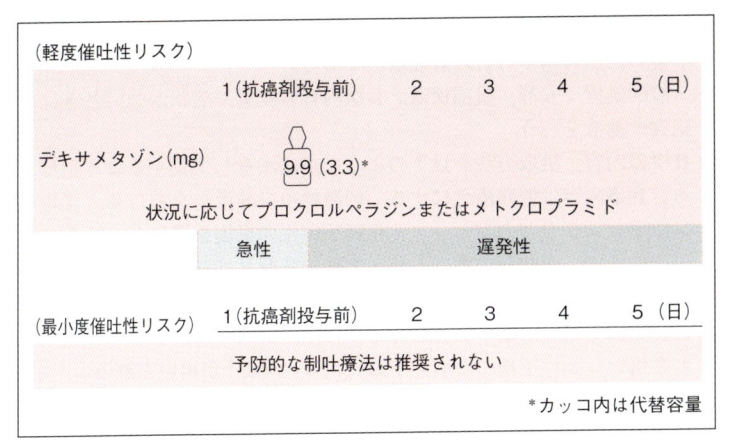

	1（抗癌剤投与前）	2	3	4	5（日）

予防的な制吐療法は推奨されない

*カッコ内は代替容量

図 15-4　軽度・最小度催吐性リスクの化学療法に対する制吐療法

尿病などの代謝異常も悪心・嘔吐をきたす。

下痢

癌化学療法中の下痢の頻度は高く，時には低栄養や電解質異常をきたし重症となるので対策が重要。

1　コリン作動性による下痢

抗悪性腫瘍薬投与後，早期に，多くは当日に出現し持続時間も比較的短い。

2　腸粘膜障害による下痢

- 投与開始後，数日より 10 日くらいで起こる。
- 抗悪性腫瘍薬による直接障害や白血球減少時の腸管感染によるものが代表的。
- 腸内細菌叢の変化，薬剤性大腸炎，悪液質，不安などの精神的要因にも作用。

3　下痢をきたしやすい抗悪性腫瘍薬

- 5-FU とその誘導体，イリノテカン，ドセタキセル，メトトレキサート，エトポシド，ドキソルビシンなど。
- 5-FU は投与量，投与回数の増大により下痢の症状が増大する。一般的に，連日投与や持続点滴よりも bolus による 1 回大量投与を毎週繰り返した場合，激しい下痢をきたす。
- イリノテカンによる下痢：コリン作動性によると考えられる早期性下痢と，遅発性下痢がある。

4 下痢の治療方針

- 下痢の治療の基本方針は対症療法である。
- 一般的処置：安静，腹部保温，食事内容の変更，症状が強いときには絶食，補液を行う。
- 食事の内容，摂取方法を以下のような点に注意し工夫するよう指導する。食事内容は低残渣食にする，刺激物や炭酸飲料を避ける，プルーンやオレンジなどのジュース・生野菜・生の果実を避ける，冷たいものを控える，脂肪分の多いもの・牛乳・乳製品は避ける，少量に分けて食べる，など。
- 薬物療法：軽い下痢が始まったときには，ビスマス，タンナルビンなどを用い，強い下痢や長引く下痢にはロペミン®が用いられる。
- ロペミン®が無効な際には腸管運動抑制作用のあるリン酸コデインを使用する。
- これらにビオフェルミン®，ラックビー®の併用を行う。
- 緩下剤の使用，腸管の蠕動を促進する薬物(メトクロプラミドなど)の使用を避ける。
- 水，電解質バランスの保持のため，適切な補液，スポーツドリンクなどの摂取が必要。
- 下痢と同時に，白血球低下が認められる際には，G-CSF製剤や，適切な抗菌薬を使用することが望ましい。まれに好中球減少性腸炎をきたし，難治となりうる。
- 半夏瀉心湯：イリノテカン投与数日前より半夏瀉心湯を(7.5g/day 分3，食前)に投与し止痢効果が報告されている。

（佐藤太郎）

16 緩和ケア

緩和ケアの定義（WHO 2002 年）

生命を脅かす疾患に起因した諸問題に直面している患者と家族に対し，疼痛や身体的，心理的，社会的，スピリチュアルな問題を早期から正確に評価し解決することにより，苦痛の予防と軽減を図り，生活の質（QOL）を向上させるためのアプローチである。

理想的ながん医療のモデル

がんの診療においては，手術や化学療法などの抗癌治療を行うとともに，症状や治療に伴う苦痛を和らげる緩和ケアを適切に施すことにより患者の療養生活の質を高めることができる。また家族を亡くされた遺族のケアも重要である（図 16-1）。

がん疼痛のマネージメント

WHO 方式の考え方に基づき疼痛治療を行う（図 16-2）。患者の状態に応じ鎮痛薬を投与する（図 16-3, 4, 表 16-1〜5）。

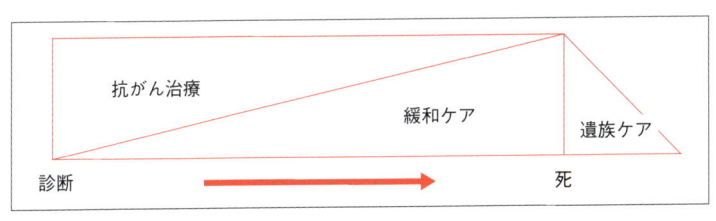

図 16-1 理想的ながん医療のモデル

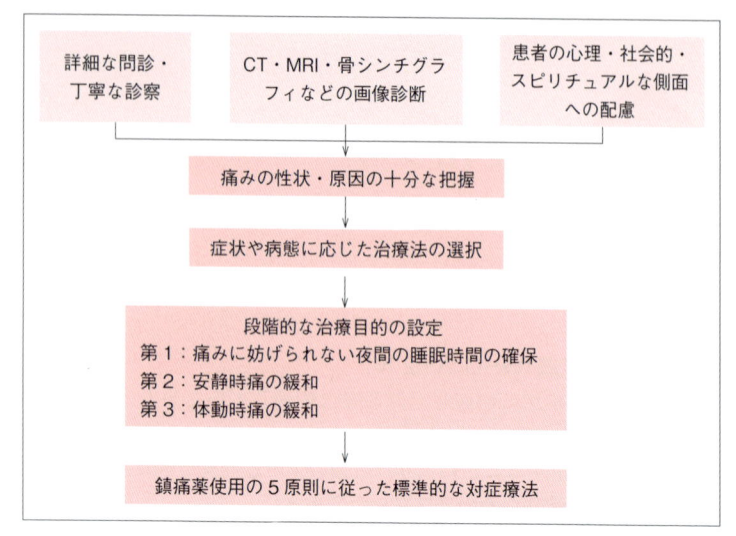

```
┌─────────────────┐  ┌─────────────────┐  ┌─────────────────┐
│ 詳細な問診・    │  │ CT・MRI・骨シンチグラ│  │ 患者の心理・社会的・│
│ 丁寧な診察      │  │ フィなどの画像診断   │  │ スピリチュアルな側面│
│                 │  │                 │  │ への配慮        │
└────────┬────────┘  └────────┬────────┘  └────────┬────────┘
         └────────────────────┼────────────────────┘
                              ▼
                ┌─────────────────────────────┐
                │ 痛みの性状・原因の十分な把握 │
                └──────────────┬──────────────┘
                               ▼
                ┌─────────────────────────────┐
                │ 症状や病態に応じた治療法の選択 │
                └──────────────┬──────────────┘
                               ▼
         ┌──────────────────────────────────────────┐
         │           段階的な治療目的の設定           │
         │ 第1：痛みに妨げられない夜間の睡眠時間の確保│
         │ 第2：安静時痛の緩和                      │
         │ 第3：体動時痛の緩和                      │
         └──────────────────┬───────────────────────┘
                            ▼
         ┌──────────────────────────────────────────┐
         │ 鎮痛薬使用の5原則に従った標準的な対症療法 │
         └──────────────────────────────────────────┘
```

図16-2 WHO方式がん疼痛治療の基本的な考え方

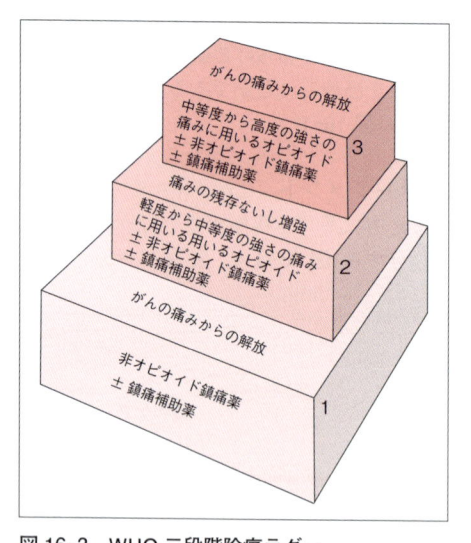

図16-3 WHO三段階除痛ラダー

〔世界保健機関(編)，武田文和(訳)：がんの痛みからの解放—WHO方式がん疼痛治療法(第2版)．金原出版，1996より引用〕

段階1: 非オピオイド鎮痛薬 ± 鎮痛補助薬（がんの痛みからの解放）
段階2: 軽度から中等度の強さの痛みに用いる用いるオピオイド ± 非オピオイド鎮痛薬 ± 鎮痛補助薬（痛みの残存ないし増強）
段階3: 中等度から高度の強さの痛みに用いるオピオイド ± 非オピオイド鎮痛薬 ± 鎮痛補助薬（がんの痛みからの解放）

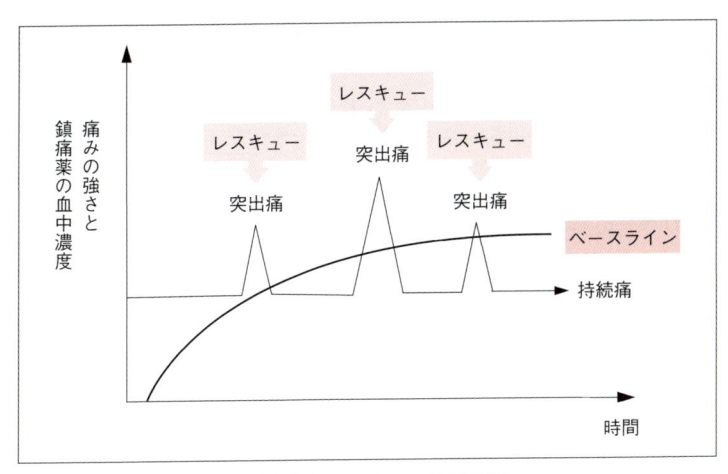

図 16-4 ベースライン用鎮痛薬とレスキュー用鎮痛薬
持続痛には徐放製剤(長時間作用型,ベースライン),突出痛には速効製剤(レスキュー)を使用する。レスキューの1回量は原則的に,経口投与でベースラインの1/6量,静注・皮下注で1/24量を用いる。

表 16-1 痛みの性状と分類

侵害受容性疼痛	内臓痛	腹部腫瘍の痛みなど局在があいまいで鈍い痛み。ずんと重い。	オピオイドが効きやすい。
	体性痛	骨転移など局在がはっきりした明確な痛み。ズキッとする。	突出痛に対するレスキューの使用が重要になる。
神経障害性疼痛		神経叢浸潤,脊髄浸潤など,びりびり電気が走るような・しびれる・じんじんする痛み。	難治性で鎮痛補助薬を必要とすることが多い。

表 16-2　WHO 方式がん疼痛治療法における疼痛治療の 5 原則

1) 経口的に
患者にとって簡単で維持・管理がしやすい投与経路として経口投与を基本として推奨。一方，経口投与が困難な病態の患者では適切な他の投与経路を選択する。

2) 時刻を決めて規則正しく
薬剤の作用時間が途切れない，つまり疼痛が出現しないように鎮痛薬の作用時間を考慮して一定の間隔で投与する。

3) 除痛ラダーに沿って効力の順に
患者にとって鎮痛が不十分な場合には除痛ラダーに従って段階的に治療薬のレベルを上げていく。

4) 患者ごとの個別的な量で
医療用麻薬による鎮痛では，患者ごとに鎮痛を得るための必要量が大きく異なる。病状の進み方によって増量のペースも異なることを理解する。

5) そのうえで細かい配慮を
副作用が新たな苦痛とならないよう注意し予防に努める。治療への不安，疑問，病状の変化による投与経路の変更の必要性などに注意を傾ける

表 16-3　国内で使用可能な強オピオイド

		モルヒネ	オキシコドン	フェンタニル
内服薬	速放製剤	○	○	×
	徐放製剤	○	○	×
貼付剤		×	×	○
注射薬		○	○	○
坐薬		○	×	×

表 16-4　各オピオイドの鎮痛力価

薬剤	投与方法	等鎮痛力価	換算比
モルヒネ	経口	60 mg	1(基準)
	経直腸	40〜60 mg	2/3〜1
	静注・皮下注	20〜30 mg	1/3〜1/2
オキシコドン	経口	40 mg	2/3
	静注・皮下注	30 mg	
フェンタニル	貼付剤(MT パッチ)	4.2 mg	
	静注・皮下注	0.6 mg(600 μg)	1/100 mg

表 16-5　強オピオイドの副作用

副作用	頻度	投与量との相関	耐性*の有無
便秘	ほぼ必発	あり	なし
悪心・嘔吐	約30%	あり	あり
眠気	約20%	あり	あり

＊耐性：反復投与により軽減あるいは消退すること

〔文献〕
1) 日本緩和医療学会緩和医療ガイドライン作成委員会：がん疼痛の薬物療法に関するガイドライン〈2010年版〉．金原出版，2010
2) 世界保健機関（編），武田文和（訳）：がんの痛みからの解放— WHO方式がん疼痛治療法（第2版）．金原出版，1996

（坂井大介）

17 インフォームド・コンセント

インフォームド・コンセントとは

- インフォームド・コンセントとは，正しい情報を得たうえでの合意を意味する概念である。
- 医療分野では，治療方針などに関して医療従事者から十分な説明がなされたうえで，患者がそれを理解し，納得して同意することを意味する。
- したがって，インフォームド・コンセントを行うのは患者側であり，医療従事者側は受ける(得る)というのが正しい表現である。
- 英国の医療監視機関である General Medical Council はインフォームド・コンセントの理念を表 17-1 のようにまとめている。
- このように，患者の自己決定権を認め，患者本人の意思が最大限尊重されることがインフォームド・コンセントの基本理念ある。

医師が説明すべき内容

- 日常診療において医師が説明すべき内容として規定されたものはないが，一般的には表 17-2 に示すような内容であることが多いであろう。
- 一方，臨床研究を実施するにあたって説明すべき内容は，「臨床研究に関する倫理指針(厚生労働省，平成 20 年 7 月改訂)」において詳細に規定されている(表 17-3)。また，そのなかでは，文書による説明と文書による同意が必要であることも規定されている。

表 17-1 英国 General Medical Council によるインフォームド・コンセントの理念

インフォームドコンセントには相互信頼に基づく医師と患者の関係が大切であり，そのためには患者の自己決定権，すなわち自律が尊重されなければならない。患者は自分の方針について自己決定できるように十分な情報を理解できるように知らされる必要がある。

表 17-2　日常診療において医師が説明すべき事項(例)

- 現在の病状,診断名
- 実施予定の医療行為の目的,必要性,方法と具体的な内容
- 医療行為の実施に伴い起こりうる合併症と起こったときの対応
- 医療行為を行った場合の効果,予後
- 代替となる医療行為の有無とその内容および予想される効果
- 医療行為を拒否した場合に予想される経過
- 予想される費用

表 17-3　臨床研究において研究者が説明すべき事項

- 当該臨床研究への参加は任意であること
- 当該臨床研究への参加に同意しないことをもって不利益な対応を受けないこと
- 被験者又は代諾者等は,自らが与えたインフォームド・コンセントについて,いつでも不利益を受けることなく撤回することができること
- 被験者として選定された理由
- 当該臨床研究の意義,目的,方法及び期間
- 研究者等の氏名及び職名
- 予測される当該臨床研究の結果,当該臨床研究に参加することにより期待される利益及び起こり得る危険並びに必然的に伴う心身に対する不快な状態,当該臨床研究終了後の対応
- 被験者及び代諾者等の希望により,他の被験者の個人情報保護や当該臨床研究の独創性の確保に支障がない範囲内で,当該臨床研究計画及び当該臨床研究の方法に関する資料を入手又は閲覧することができること
- 個人情報の取扱い,提供先の機関名,提供先における利用目的が妥当であること等について倫理審査委員会で審査したうえで,当該臨床研究の結果を他の機関へ提供する可能性があること
- 当該臨床研究の成果により特許権等が生み出される可能性があること及び特許権等が生み出された場合のその権利等の帰属先
- 被験者を特定できないように対処したうえで,当該臨床研究の成果が公表される可能性があること
- 当該臨床研究に係る資金源,起こり得る利害の衝突及び研究者等の関連組織との関わり
- 試料等の保存及び使用方法並びに保存期間
- 当該臨床研究に関する問い合わせ,苦情等の窓口の連絡先等に関する情報
- 当該臨床研究に伴い被験者に生じた健康被害の補償のための保険等必要な措置
- 観察研究にあっては,試料等の採取が侵襲性を有する場合には,補償のための保険等必要な措置の有無等十分な説明のうえ,インフォームド・コンセントを受けるよう留意すること

(厚生労働省:臨床研究に関する倫理指針,2003 より引用)

どこまで説明する必要があるのか

- 説明すべき内容については上記のとおりであるが，インフォームド・コンセントに関しては「どこまで説明する必要があるのか」ということが問題となる（たとえば，どの程度の頻度の合併症まで説明する必要があるのかなど）。
- 表17-4に「どこまで説明する必要があるか」に関する3つの基準を示す。裁判結果の流れをみると，わが国においては「合理的人間基準」が求められていると考える必要がある[1]。
- 患者の自己決定に影響を及ぼすと考えられる情報を伝えていなければ，説明が不十分と判断される。

よりよいインフォームド・コンセントに向けて

- インフォームド・コンセントを形式的なものではなく真に実のあるものとするためには，患者・医療従事者間のよりよいコミュニケーションが重要である。
- 1995年に厚生省（当時）の検討会がまとめた「インフォームド・コンセントの在り方に関する検討会報告書」では，インフォームド・コンセントを受けるにあたっては様々な工夫が必要であると述べている（表17-5）
- また，病気の進行度以外にも患者側の因子（年齢，家族構成，宗教など）

表17-4 必要とされる説明の基準

- 標準的医療基準：合理的な医師が提供する標準的な情報
- 合理的人間基準：合理的な患者が自己決定するにあたって必要とされるすべての情報
- 主観的医療基準：その個人にとって重要で必要な情報

表17-5 患者・医療従事者間のよりよいコミュニケーションを成立させるための工夫

- 初診時に十分に時間をとって説明することや，検査の目的や内容について不必要な恐怖感を取り除くような説明の実施，さらには診断確定後早期の病気・病態の説明と患者本人の病状，予後の説明など，説明の内容や時期の工夫
- 医学用語や外来語を用いない平易な言葉・表現による説明の工夫
- 特に必要な場合には日や場所を変えて行うなどの説明時間確保の工夫
- プライバシーへの配慮のため，診察場所や相談場所の工夫
- 患者が質問しやすい雰囲気作りの工夫
- 必要に応じ，平易な解りやすい説明文を示し，そのうえで説明を加えるという説明方法の工夫

（厚生省：インフォームド・コンセントの在り方に関する検討会報告書，1995より引用）

によっても患者が求める説明内容が異なる可能性があるため，画一的な説明によって同意を求めるべきものではない。

〔参考文献〕
1) 谷田憲俊：インフォームド・コンセント―その誤解・曲解・正解．NPO法人医薬ビジランスセンター，2006

(宮本敦史)

18 リスクマネジメント

リスクマネジメントとは
- リスクマネジメントとは、本来、組織活動に存在するリスクを把握し、そのリスクに応じた対策を講じること、および、リスクが発生した際の被害を最小限に抑えるという一連のプロセスを意味する。
- 医療分野においては、「医療事故防止」や「patient safety（患者安全）」という意味合いで使用されることが多い。
- 1998 年、米国医学研究機構（Institute of Medicine：IOM）が「To err is human」(邦訳：人は誰でも間違える）を発表し、医療事故が多数発生していると報告したことが、医療分野におけるリスクマネジメント活動が盛んになるきっかけとなった。
- 世界保健機関（WHO）も patient safety は公衆衛生上の重要な課題と位置づけており、様々なキャンペーンを実施している。その1つが手術室における安全性の向上であり、「surgical safety checklist」の有効性が報告されている[1]。

リスクマネジメントの基本的な考え方
- 医療機関におけるリスクマネジメントは組織として取り組むべき課題であり、組織の構成員1人ひとりが安全に対する意識をもち続けることが不可欠である。
- その一方で、医療機関のような組織では多数のシステムが稼働しており、その中に様々な欠陥が潜んでいることが指摘されている。
- 英国マンチェスター大学の心理学教授である James Reason は、「Managing the risk of organizational accidents（邦訳：組織事故）」の中で、組織に潜む欠陥が引き起こす事故を「組織事故」と定義し、多重防御の必要性を訴えている。すなわち、事故防止対策には必ず抜け穴があり、それらが重なり合ったときに事故に至るという考え方である（図 18-1：スイスチーズモデル）。
- 1つの対策が突破されたにもかかわらず他の対策が働いたため事故に

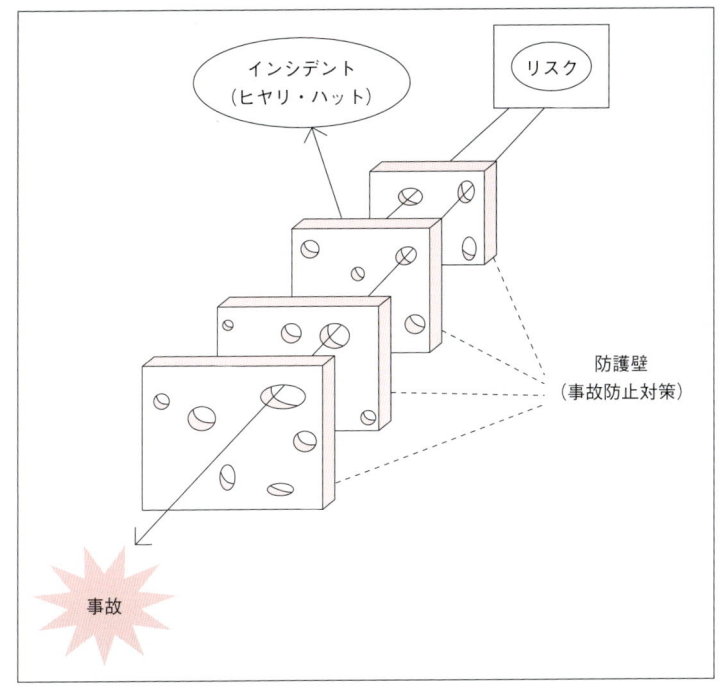

図18-1　多重防御と事故(スイスチーズモデル)

至らなかったケースがいわゆる「インシデント(ヒヤリ・ハット事例)」であり,事故防止対策を考えるうえできわめて重要な出来事であると考えなければならない。
- 1件の重大な事故の背景には30件の軽微な事故が存在し,さらにその背後には300件の事故には至らなかったインシデントが存在するといわれている(ハインリッヒの法則:図18-2)。
- 事故やインシデントに関する情報を事故防止対策に結びつける重要な仕組みがレポーティングシステムである(インシデント・アクシデント報告,ヒヤリ・ハット報告などと称される)。
- 報告された情報をもとに,事故やインシデントの直接的な原因だけではなく,それらに繋がる背後要因,根本原因を追及することが重要である。

医療機関における医療事故防止に向けた取り組み
- 2002年に医療法が改正され,すべての病院において安全確保のため

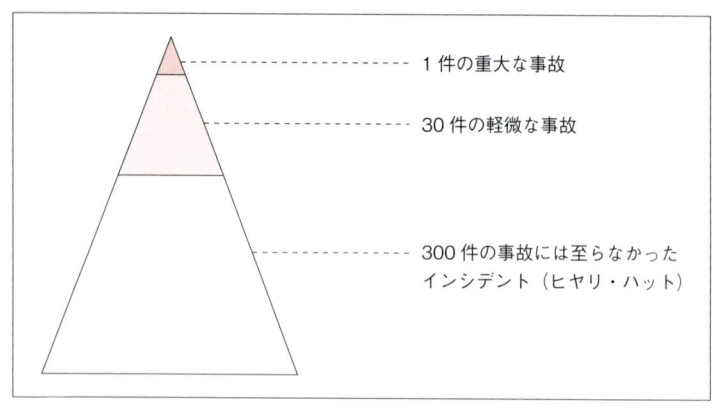

図 18-2　ハインリッヒの法則

【サイドメモ：医師法 21 条問題】
　医師法 21 条には，「医師は，死体又は妊娠 4 ヶ月以上の死産児を検案して異状があると認めたときは，24 時間以内に所轄警察署に届け出なければならない」と規定されており，違反者には罰金刑が規定されている。この法律は元来医療事故を想定したものではないが，診療に関連して患者が死亡した際に本条項による届け出が必要であるか否かに関しては，医療界や法曹界などで長い間意見の対立があった。
　このような状況の中，2004 年に臨床系 19 学会から中立的第三者機関による死因究明制度の創設を求める共同声明が出され，2005 年には「診療行為に関連した死亡の調査分析モデル事業」が開始され，具体的な取り組みが始まった。このような一連の流れの結果，平成 20 年に厚生労働省から「医療安全調査委員会設置法案（仮称）大綱案」が示され，医師法 21 条による所轄警察署への届け出は不要とし，代わりに中立的第三者機関（医療安全調査委員会，仮称）への届け出を行う制度の構築が図られようとしている。
　このように方向性は示されたわけであるが，本項執筆時点では国会での議決には至っておらず，新たな制度はいまだ稼働していない。このため，万一診療に関連して患者が死亡する事態が発生した場合には，その届け出に関しては医療機関の安全管理担当者・管理者と十分協議したうえで対応することが望ましいと考えられる。

表 18-1　医療機関における安全確保のための体制

- 安全管理のための指針の整備
- 安全管理のための委員会の設置
- 安全管理のための職員研修の実施
- 医療機関内における事故報告などの収集・分析と対策の実施

表 18-2　システムによる対策例

対策	内容	具体例
エラープルーフ	そもそもエラーが起こらないような仕組み	形状の異なるコネクター（酸素と笑気の配管）
フェイルセーフ	操作時のエラーが直ちに事故に繋がらないような仕組み	オーダリングシステムのアラーム
アフォーダンス	自然と正しい行動が取れるような仕組み	用途別に色分けされた器具
ナチュラルマッピング	2つのものの自然な対応づけ	操作される物とそのスイッチを人のイメージに合うように配置した機器

の体制整備を行うことが義務づけられている（**表 18-1**）。

- その中にはレポーティングシステムの構築が含まれているが、それを有効に機能させるためには、すべてのインシデントを報告するという姿勢が重要である。（「仏作って魂入れず」では意味がない。魂を入れるのは組織の構成員1人ひとりであることを肝に銘ずるべし！）
- 報告された情報に基づいて要因を分析し、対策を立案・実施し、さらに実施した対策の評価を行うという一連のプロセスを継続しなければならない（これは「PDCAサイクル」と呼ばれる質向上のためのプロセスである）。
- 対策の立案において重要な点は、「人ではなくシステムで対応する」ということである。個人に依存した対策（確認の徹底など）は、その個人の置かれている状況に左右され不安定であるため、エラープルーフやフェイルセーフなど、システムでの対応を検討すべきである（**表 18-2**）。
- 医療機関の枠を超えた取り組みとして、日本医療機能評価機構では2004年から「医療事故情報収集等事業」を開始し、全国の施設から医療事故等に関する情報を収集している。また、重要と考えられる情報を発信しており、これらの情報はまさに「他山の石」として活用できるものである。

事故が発生した際の対応

- 事故が発生した場合には,過誤の有無にかかわらずリスクマネジメントを担当する部署(安全管理室など)に報告する。
- そのうえで,担当部署と共同して起こった内容の把握に努める。
- 事実関係を把握したら,速やかに患者・家族にその内容を説明する。
- このとき,「事実を隠す」,「偽りの説明をする」といった行為は絶対に行ってはならない(事実の隠蔽は,当事者個人にとっても医療機関にとっても「百害あって一利無し」と心得るべし!)。
- ただし,説明は事実関係を十分把握したうえで行うべきであり,断片的な情報を勝手に説明することは避けなければならない。

〔文献〕

1) Haynes AB, Weiser TG, Berry WR, et al : A surgical safety checklist to reduce morbidity and mortality in a global population. N Engl J Med 360 : 491-499, 2009

(宮本敦史)

トピック

術後回復強化（enhanced recovery after surgery：ERAS）プロトコール

　これまで欧米では術後の回復を促進するため，術前の説明や腸管前処置の中止，硬膜外麻酔による疼痛管理，術中，術後の輸液制限，術直前の炭水化物飲料の摂取，早期離床，早期経口摂取開始など様々な手法について前向きや後ろ向きの比較試験が行われ，それらの有効性が確認されてきた。ERASプロトコールは各々の手法項目を包括的計画的に周術期患者に適用し術後回復能力を高めるという概念で，大腸周術期管理で始まった。最初にデンマークのKehletらは，これを結腸癌切除症例に適応したところ入院期間を中央値で2日にまで短縮することができたと報告した。その後，欧米の先進的な施設でERASプロトコールが導入され，これまで数々の無作為試験が行われてそのメタアナリシスも報告され，ERASプロトコールによる合併症の減少と入院期間の短縮が証明された。ERASプロトコールのどの項目が回復に最も寄与しているかの結論は出ないが，多くの項目が確実に実践されるほど回復期間が短縮するといわれている。

　本邦においても最近，少数の施設ではあるが，ERASプロトコールの導入が徐々に試みられてきている。その安全性と有効性についての報告[1]やERASの実践のコツについて述べられた雑誌特集[2]があるので参考にしていただきたい。

　ERASプロトコール導入はこれまでの周術期管理の概念を大きく変えるため，その導入には従来の周術期管理法に慣れている同僚のスタッフを説得する必要がある。そのためにはERASプロトコールをクリニカルパスにする前に，患者の同意のうえでERASプロトコールをリスクの少ない症例で導入し，その成功例を同僚外科医や病棟看護師らとともに経験することが必要である。ERASは麻酔科医師はもちろん，看護師，理学療法士，栄養士をはじめとするメディカルスタッフを含めたチームでの取り組みが大切である。そして，最終的にはERASが大腸手術のみに限らず，消化器外科全般で普及することを期待したい。

〔参考文献〕
1) 太田博文, 藤江裕二郎, 福永浩紀, ほか：大腸癌手術症例に対する術後回復強化(Enhanced Recovery After Surgery：ERAS)プロトコールの安全性と有効性の検討. 日本大腸肛門病学会誌 64：214-223, 2011)
2) 太田博文, 木下匡子, 松原昌美, ほか：術後のケアがこんなに変わる！見直したい術前, 術後の管理. エキスパートナース 28：24-53, 2012

(太田博文)

各論

1 食道疾患

A 食道癌

　食道癌は，消化器癌のなかでも悪性度の高い癌の1つであり，頸胸腹部の広範囲にわたるリンパ節転移をきたすとともに，気管や大動脈などの重要周囲臓器へも浸潤しやすい。したがって，手術では，頸胸腹部の3領域リンパ節郭清を施行して胸部食道切除をすることが一般的である。また進行癌においては手術単独ではなく，化学療法や放射線療法を加えた集学的治療が広く行われている。

疫学
- 好発年齢は60歳代がピークであり，60〜70歳代に多い。
- 男女比は4〜6：1であり，男性に多い
- わが国における食道癌の動向は，罹患率は男性でゆるやかに増加傾向にあり，女性では横ばいである（人口10万人に対する罹患率は，男性24.4人，女性4.0人）。
- 組織型は，わが国では扁平上皮癌が90％以上を占めるが，欧米では腺癌が急増しており，食道癌の半数以上を占めるに至っている。
- 占拠部位では胸部中部食道が最も多い（腺癌の多い欧米では胸部下部食道が中心）（図1-1）。頸部食道癌は食道癌全体の約5％程度である。
- わが国に多い扁平上皮癌の危険因子は，飲酒・喫煙であり，欧米に多い腺癌の危険因子としては肥満，GERD（gastro-esophageal-reflux disease）などがあげられる。
- 異時性・同時性を含めた他臓器重複癌が食道癌の約20％にみられ，胃癌，頭頸部癌が多い。

病理
- 表1-1に食道における腫瘍性病変の分類を示す。わが国では食道癌

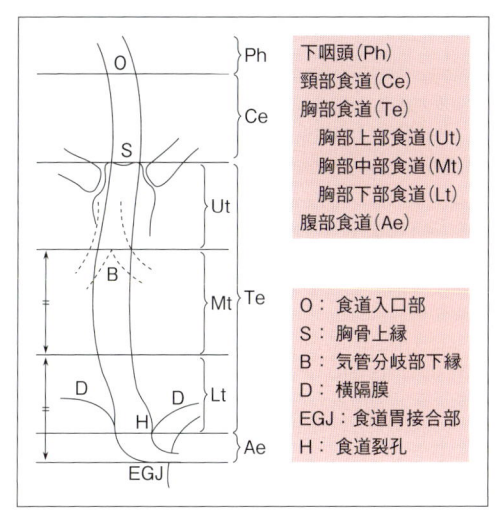

図 1-1　占拠部位〔日本食道学会：臨床・病理食道癌取扱い規約（第10補訂版）．金原出版，2008より改変〕

下咽頭（Ph）
頸部食道（Ce）
胸部食道（Te）
　胸部上部食道（Ut）
　胸部中部食道（Mt）
　胸部下部食道（Lt）
腹部食道（Ae）

O：食道入口部
S：胸骨上縁
B：気管分岐部下縁
D：横隔膜
EGJ：食道胃接合部
H：食道裂孔

の90％以上が扁平上皮癌であり，腺癌は2〜3％を占めるに過ぎない。
- 腺癌は下部食道のBarrett食道から発生するものがほとんどである。
- 上皮内腫瘍（intraepithelial neoplasia）は従来，異形成（dysplasia）と呼ばれていた病変であり，腫瘍細胞が上皮全層の1/2以下にとどまるものをlow grade，1/2以上を占めるものをhigh gradeと分類する。high grade intraepithelial neoplasiaには上皮内癌が含まれ，粘膜切除などの治療を要する。

臨床症状

- 粘膜下層（T1b）までの病変では約60％が無症状であり，検診などで発見されている。早期癌や表在癌であっても，しみる感じやつかえる感じを訴える患者もいる。
- 進行癌では80％以上が嚥下困難やつかえ感などの食物通過障害を訴え，体重減少も認めるようになる。嚥下時の胸部痛を訴える患者もいる。
- 上縦隔リンパ節転移の浸潤などにより反回神経が麻痺をきたし，嗄声で発症する場合もある。
- 病変がさらに進行すると食道穿孔をきたし，食道気管瘻による肺炎症状，食道大動脈瘻による大出血をきたすことがある。

表 1-1　食道の腫瘍性病変の分類

Ⅰ　上皮内腫瘍 intraepithelial neoplasia
1.　低異型度上皮内腫瘍 low grade intraepithelial neoplasia
2.　高異型度上皮内腫瘍(上皮内癌を含む) high grade intraepithelial neoplasia
Ⅱ　上皮性悪性腫瘍 malignant epithelial neoplasia
1.　扁平上皮癌 squamous cell carcinoma
2.　類基底細胞(扁平上皮)癌 basaloid(-squamous)carcinoma
3.　癌肉腫 carcinosarcoma
4.　腺癌 adenocarcinoma
5.　腺扁平上皮癌 adenosquamous cell carcinoma
6.　粘表皮癌 mucoepidermoid carcinoma
7.　腺様嚢胞癌 adenoid cystic carcinoma
8.　内分泌細胞腫瘍(カルチノイド腫瘍を含む) endocrine cell tumor
9.　未分化癌(小細胞癌を含む) undifferentiated carcinoma
10.　その他 others
Ⅲ　非上皮性腫瘍 non-epithelial tumor
1.　平滑筋腫瘍 smooth muscle tumor
2.　GIST gastrointestinal tumor
3.　神経原性腫瘍(神経鞘腫を含む) neurogenic tumor
Ⅳ　その他の腫瘍
1.　リンパ球系腫瘍 lymphoid tumor
2.　悪性黒色腫 malignant melanoma
3.　その他 others

〔日本食道学会：臨床・病理食道癌取扱い規約(第10補訂版), 金原出版, 2008 より改変〕

病期分類

- 病期分類は原発巣の壁深達度, リンパ節転移, 遠隔転移より総合的に診断される。わが国の食道癌の臨床においては, 食道癌取扱い規約(第10版)と International Union Against Cancer(UICC)(第7版)の2つの病期分類が主に使用されている。食道癌取扱い規約では原発巣の占拠部位によって郭清対象となる領域リンパ節を群分類している(表1-2〜6, 図1-2)。

- 食道癌取扱い規約では, T1a 病変を, 粘膜上皮にとどまる病変 T1a-EP, 粘膜固有層にとどまる病変 T1a-LPM, 粘膜筋板に達する病変 T1a-MM に亜分類している。T1b 病変を, 粘膜下層を3等分し, 上1/3にとどまる病変を SM1, 中1/3にとどまる病変を SM2, 下1/3に達する病変を SM3 に亜分類している(図1-3)。

- 原発巣の壁深達度が粘膜内にとどまる病変を早期癌と呼ぶ(リンパ節転移の有無は問わない)。

表1-2 食道癌取扱い規約での所属リンパ節名

(1)頸部リンパ節		(3)腹部リンパ節	
100	頸部の浅在性リンパ節	1	右噴門リンパ節
101	頸部食道傍リンパ節	2	左噴門リンパ節
102	深頸リンパ節	3	小彎リンパ節
102up	上深頸リンパ節	4sa	大彎リンパ節左群(短胃動脈)
102mid	中深頸リンパ節	4sb	大彎リンパ節左群(左胃大網動脈に沿う)
103	咽頭周囲リンパ節	4d	大彎リンパ節右群(右胃大網動脈に沿う)
104	鎖骨上リンパ節	5	幽門上リンパ節
(2)胸部リンパ節		6	幽門下リンパ節
105	胸部上部食道傍リンパ節	7	左胃動脈幹リンパ節
106	胸部気管リンパ節	8a	総肝動脈幹前上部リンパ節
106rec	反回神経リンパ節	8p	総肝動脈幹後部リンパ節
106recL	左側反回神経リンパ節	9	腹腔動脈周囲リンパ節
106recR	右側反回神経リンパ節	10	脾門リンパ節
106pre	気管前リンパ節	11p	脾動脈幹近位リンパ節
106tb	気管気管支リンパ節	11d	脾動脈幹遠位リンパ節
106tbL	左側気管気管支リンパ節	12	肝十二指腸間膜内リンパ節
106tbR	右側気管気管支リンパ節	13	膵頭後部リンパ節
107	気管分岐部リンパ節	14A	上腸間膜動脈に沿うリンパ節
108	胸部中部食道傍リンパ節	14V	上腸間膜静脈に沿うリンパ節
109	主気管支下リンパ節	15	中結腸動脈周囲リンパ節
109L	左側主気管支下リンパ節	16a1	腹部大動脈周囲リンパ節a1
109R	右側主気管支下リンパ節	16a2	腹部大動脈周囲リンパ節a2
110	胸部下部食道傍リンパ節	16b1	腹部大動脈周囲リンパ節b1
111	横隔上リンパ節	16b2	腹部大動脈周囲リンパ節b2
112	後縦隔リンパ節	17	膵頭前部リンパ節
112ao	胸部大動脈周囲リンパ節	18	下膵リンパ節
112pul	肺間膜リンパ節	19	横隔下リンパ節
113	動脈管索リンパ節	20	食道裂孔リンパ節
114	前縦隔リンパ節		

〔日本食道学会:臨床・病理食道癌取扱い規約(第10補訂版). 金原出版, 2008より改変〕

- 原発巣の壁深達度が粘膜下層までにとどまる病変を表在癌と呼ぶ(リンパ節転移の有無は問わない)。

診断

- 壁深達度診断は,表在癌では色素内視鏡検査を含む内視鏡検査,拡大内視鏡検査,食道造影検査,超音波内視鏡検査(EUS)などを行う。

表 1-3 占拠部位別リンパ節群分類

食道		N1	N2	N3
頸部	CePh	101, 102	103, 104, 106rec	100, 105
	Ce	101, 106rec	102, 104, 105	100
胸部上部	Ut	105, 101, 106 rec	104, 106tbL, 107, 108, 109	102mid, 106pre, 106tbL, 110, 111, 112, 1, 2, 3, 7
胸部中部	Mt	108, 106rec	101, 105, 106tbL, 107, 109, 110, 1, 2, 3, 7	104, 111, 112, 20
胸部下部	Lt	110, 1, 2	106rec, 107, 108, 109, 111, 112, 3, 7, 20	101, 105, 106tbL, 9, 19
腹部	Ae	110, 1, 2, 3, 7, 20	108, 111, 8a, 9, 11p, 19	106rec, 107, (109), 112, (4sa), (4sb), (4d), (5), (6), 11d

カッコを付したリンパ節は必ずしも郭清しなくてよい。
〔日本食道学会:臨床・病理食道癌取扱い規約(第 10 補訂版). 金原出版, 2008 より改変〕

- 他臓器浸潤の診断には CT, EUS, (MRI)が有用である。気管(支)への浸潤が疑われる場合は, 気管支鏡検査を施行する。
- 遠隔転移, リンパ節転移の診断には CT, EUS, FDG-PET, (MRI)が有用である。
- 腫瘍マーカーは SCC, CEA, CYFRA が用いられるが, いずれも早期癌では陽性率は低い。SCC が最も陽性率が高い。2008 年から保険収載された血清 p53 抗体は, これらの腫瘍マーカーに比べて早期癌や表在癌で陽性率が高いことが特徴である。

治療

食道癌診断・治療ガイドライン(2012 年 4 月版)の食道癌治療アルゴリズム(図 1-4)にあるように, 食道癌に対する治療法は多様化し, 各病期の食道癌に対する治療選択肢は多岐にわたっている。また高齢者や合併症を有する患者が多いという食道癌患者の特徴から, 治療方針は進行度のみによって決められるのではなく, 患者側因子を十分考慮して決定する必要がある。

1 内視鏡的治療

- 内視鏡的治療には, 内視鏡的切除としての内視鏡的粘膜切除術(endoscopic mucosal resection:EMR), 内視鏡的粘膜下層剥離術(endoscopic submu-

表 1-4 食道癌の病期分類

	食道癌取扱い規約（第 10 版）	UICC-TNM 分類（第 7 版）
T（原発腫瘍）		
T0	原発腫瘍を認めない	原発腫瘍を認めない
Tis		上皮内癌／高度異形成
T1		粘膜固有層，粘膜筋板または粘膜下層に浸潤する腫瘍
T1a	癌腫が粘膜内にとどまる病変	粘膜固有層または粘膜筋板に浸潤する腫瘍
T1b	癌腫が粘膜下層内にとどまる病変（SM）	粘膜下層に浸潤する腫瘍
T2	癌腫が固有筋層にとどまる病変（MP）	固有筋層に浸潤する腫瘍
T3	癌腫が食道外膜に浸潤している病変（AD）	外膜に浸潤する腫瘍
T4	癌腫が周囲臓器に浸潤している病変（AI）	周囲組織に浸潤する腫瘍
T4a		胸膜，心膜，横隔膜に浸潤する腫瘍
T4b		大動脈，椎体，気管などに浸潤する腫瘍
N（所属リンパ節転移）		
N0	リンパ節転移を認めない	所属リンパ節転移を認めない
N1	第 1 群リンパ節のみに転移	1～2 個の所属リンパ節に転移あり
N2	第 2 群リンパ節のみに転移	3～6 個の所属リンパ節に転移あり
N3	第 3 群リンパ節のみに転移	7 個以上の所属リンパ節に転移あり
N4	第 4 群リンパ節のみに転移	
M（遠隔転移）		
M0	遠隔リンパ節転移なし	遠隔リンパ節転移なし
M1	遠隔リンパ節転移あり	遠隔リンパ節転移あり 所属リンパ節は腹腔動脈リンパ節や頸部食道傍リンパ節を含むが鎖骨上リンパ節は含まない

〔日本食道学会：臨床・病理食道癌取扱い規約（第 10 補訂版）．金原出版，2008 および Leslie Sobin, Mary Gospodarowicz, Christian Wittekind : TNM Classification of Malignant Tumors Seventh Edition. Wiley-Blackwell, 2009 より改変〕

表 1-5 食道癌取扱い規約（第 10 版）による病期分類

	N0	N1	N2	N3	N4	M1
T0, T1a	0	I	II	III	IVa	IVb
T1b	I	II	II	III	IVa	IVb
T2	II	II	III	III	IVa	IVb
T3	II	III	III	III	IVa	IVb
T4	III	IVa	IVa	IVa	IVa	IVb

〔日本食道学会：臨床・病理食道癌取扱い規約（第 10 補訂版）．金原出版，2008 より改変〕

表 1-6 UICC-TNM 分類(第 7 版)による病期分類

	N0	N1	N2	N3	M1
Tis	0	—	—	—	—
T1	IA	IIB	IIIA	IIIC	IV
T2	IB	IIB	IIIA	IIIC	IV
T3	IIA	IIIA	IIIB	IIIC	IV
T4a	IIIA	IIIC	IIIC	IIIC	IV
T4b	IIIC	IIIC	IIIC	IIIC	IV

〔Leslie Sobin, Mary Gospodarowicz, Christian Wittekind : TNM Classification of Malignant Tumors Seventh Edition. Wiley-Blackwell, 2009 より改変〕

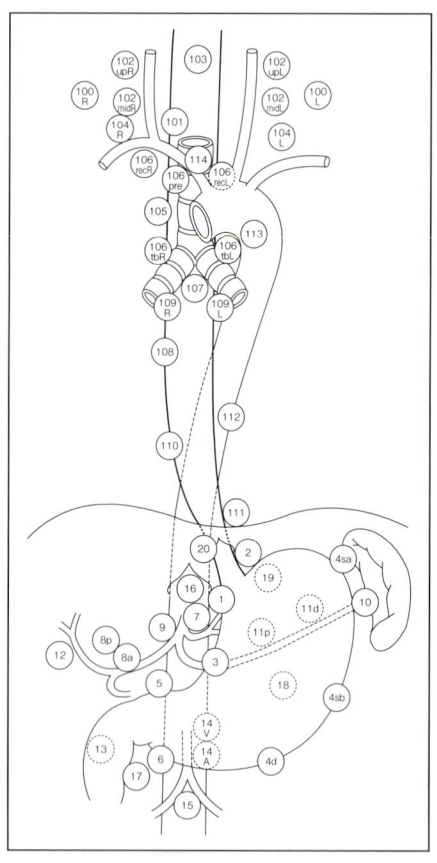

図 1-2　所属リンパ節番号〔日本食道学会:臨床・病理食道癌取扱い規約(第 10 補訂版). 金原出版, 2008 より改変〕

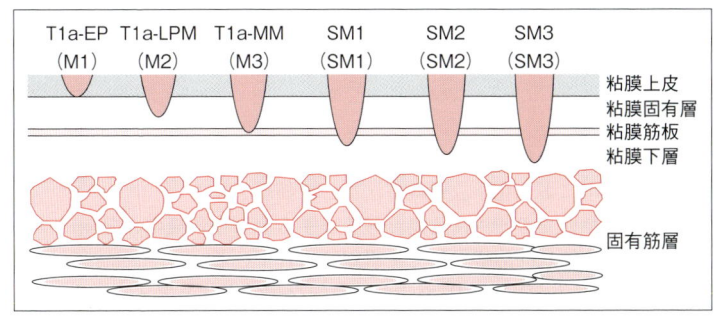

図1-3 食道表在癌の深達度亜分類〔日本食道学会：臨床・病理食道癌取扱い規約（第10補訂版）．金原出版，2008より改変〕

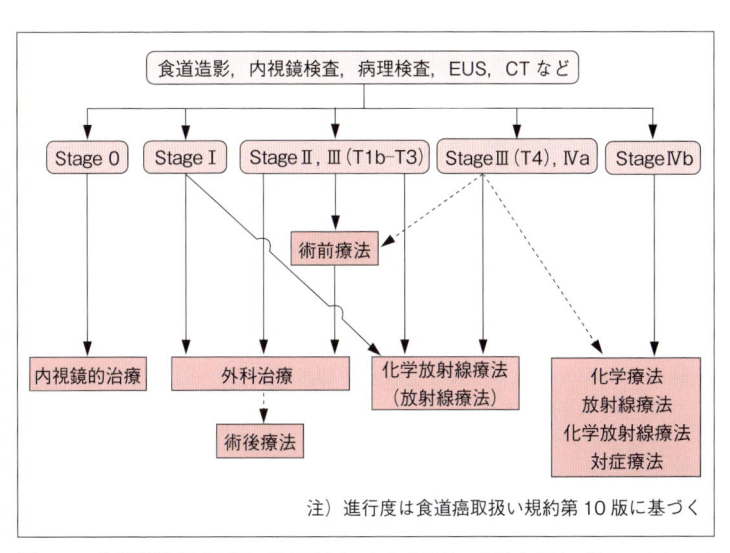

図1-4 食道癌治療のアルゴリズム（日本食道学会：食道癌診断・治療ガイドライン2012年4月版．金原出版，2012より引用）

cosal dissection：ESD)のほか姑息的治療として位置づけられる光線力学的治療(PDT)やアルゴンプラズマ凝固療法(APC)などが含まれる。
- 内視鏡的切除の絶対適応は，リンパ節転移がほとんどみられない粘膜上皮(EP)および粘膜固有層(LPM)内にとどまる病変である。
- 粘膜筋板(MM)に達したものや粘膜下層にわずかに浸潤するもの(200 μm まで：pSM1)はリンパ節転移の可能性があり，相対適応となる。
- 粘膜切除が3/4周以上に及ぶ場合は，粘膜切除後に瘢痕狭窄が発生し

やすい。
- 内視鏡的切除後の正確な組織学的診断のためには一括切除が必須である。

2 化学療法

- 食道癌における化学療法は、主に術前術後の補助化学療法や放射線療法との併用による化学放射線療法などで使用される。
- 化学療法単独での使用は遠隔転移を有する症例や術後の再発症例などに限られ、姑息的治療として位置づけられている。
- 現在、5-FU＋CDDP(FP)療法が標準的な化学療法と考えられている。わが国での標準的レジメンは、5-FU day 1〜5 800 mg/m^2 を5日間持続点滴静注、CDDP day 1 80 mg/m^2 を4週間間隔で行うものであり、奏効率は25〜35％程度と報告されている。
- 近年、FP療法にタキソテール®(ドセタキセル)を加えた3剤併用のDCF療法がその高い奏効率で注目されてきているが、血液毒性(白血球減少、好中球減少)の頻度が高いことが指摘されている。
- 現在、セカンドラインの化学療法としてはタキソテール®が使用されることが多く、その奏効率は全体で20％、ファーストラインで使用した場合で36％、セカンドラインで使用した場合で16％と報告されている。
- 2011年11月にタキソール®(パクリタキセル)が食道癌において保険収載され、セカンドラインの化学療法として期待されている。治験でのセカンドライン治療としてのweekly タキソール®(100 mg/m^2)の奏効率は44％であり、良好な成績が報告されている。

3 (化学)放射線療法

- 放射線単独療法に比べて、同時化学放射線療法は有意に予後を向上させることから、全身状態の良好な症例では放射線単独療法よりも化学放射線療法が標準的治療とされている。
- わが国では、化学放射線療法の場合、60 Gy/30回、放射線単独の場合は60〜70 Gy/30〜35回が標準的に行われている。米国では50.4 Gy/28回が標準的治療とされている。
- 放射線療法に併用する化学療法は5-FU＋CDDP(FP)療法が標準的である。低用量FP持続投与による化学放射線量は、標準量のFPを用いた化学放射線療法との比較試験において、毒性がほぼ同等で全生存率はやや下回る結果であった。
- Stage Iに対する化学放射線療法は完全奏効率87.5％、4年生存率80.5％と報告され、根治的治療の1つとして有望な治療と考えられる。
- 切除可能な臨床病期Ⅱ/Ⅲ食道癌に対する化学放射線療法は、完全奏効率62.2％、3年生存率44.7％、5年生存率36.8％と報告されている。

- 化学放射線療法の有害事象は，早期有害事象として悪心・嘔吐，骨髄抑制，食道炎，口内炎などがあげられる。晩期有害事象としては放射線性心外膜炎，胸水・心囊液貯留，放射線性肺臓炎などがあげられる。

4 その他の内科的治療

1）ステント治療

食道癌による狭窄で経口摂取困難な症例において，内視鏡を用いて狭窄部位にステントを留置して内腔を拡張して経口摂取を可能とする方法である。長期留置により，穿孔・出血・気道狭窄などの合併症をきたすことがあり，通常は良性狭窄の解除には用いられない。（化学）放射線療法を施行する前に食道ステント留置を行った場合，瘻孔形成を高頻度に認めることから放射線治療施行前・施行中のステント留置は原則として禁忌とされている。

2）胃瘻・腸瘻造設

食道狭窄による経口摂取が不可能な症例において行われることがある。

5 外科的治療

後述の〔外科的事項〕を参照。

予後

食道癌切除後の予後は，壁深達度やリンパ節転移・遠隔転移によって決められる進行度により異なる。2003年の全国登録によると臨床病期（食道癌取扱い規約 第9版）別の食道切除後の予後は，cStage 0 が76.5％，cStage Ⅰ が76.3％，cStage Ⅱ が53.4％，cStage Ⅲ が36.3％，cStage ⅣA が19.7％，cStage ⅣB が0％であった。

外科的事項

- JCOG9907の結果より，わが国では切除可能進行食道癌に対しては術前化学療法＋手術が標準的治療と考えられている。一方，欧米では進行食道癌に対しては術前化学放射線療法＋手術が広く行われている。
- 気管や大動脈など他臓器への浸潤を認める T4 食道癌に対しては，化学療法や化学放射線療法により down-staging が得られ根治切除が可能と判断されれば外科切除を行うこともある。
- 根治的化学放射線療法後（放射線照射50 Gy以上）の遺残・再発に対する手術をサルベージ手術と呼ぶ。サルベージ手術は通常の食道手術に比べて縫合不全や呼吸器合併症の頻度が高く，気管壊死や再建胃管壊死などの組織虚血による重篤な合併症の頻度が高いことが問題とされている。また在院死亡率が7〜22％と報告されており通常手術に比べてリスクの高い手術と考えられる。

手術適応

- 食道癌根治術は消化器癌のなかで最も侵襲の大きな術式の1つであり，術後合併症率や在院死亡率は他疾患と比べて高率である。また食道癌が高齢者層に多いこと，食道癌の危険因子として飲酒・喫煙があげられることから，食道癌患者では高血圧，慢性肺疾患，肝機能異常，糖尿病などの基礎疾患を有することが多い。したがって手術適応を決めるにあたっては腫瘍因子のみならず患者側因子の評価も重要である。
- 下記のような症例は原則として手術適応外と考えられている。
  - 弁膜疾患や心筋症による心不全，重症不整脈，発症後3か月以内の心筋梗塞
  - ICG15分値が40％以上の肝機能障害
- ％VC：40％以下，％FEV1.0％：50％以下，FEV：1.5 L未満，動脈酸素分圧60 Torr以下の症例では開胸術の適応を慎重に決定することが望まれる。
- 腎機能低下のみでは手術適応外となることは少ないが，血清Cr 2.0 mg/dl以上，クレアチニンクリアランス30％以下の症例では術後に透析療法を要する可能性もある。

術前の患者管理

- 喫煙患者では術後肺炎のリスクが高くなることが知られており，最低でも術前1か月間の禁煙が必要である。
- 術前から腹式呼吸・体位排痰法の練習やインセンティブスパイロメトリーを用いた呼吸訓練を行うことは術後肺炎の予防に有用と考えられる。
- 食道癌患者では食道狭窄のため術前から低栄養を認めることが少なくない。低栄養は術後合併症の危険因子であり，術前から中心静脈栄養や経腸栄養投与を行って栄養状態の改善を図る必要がある。
- 術前に口腔ケアを行って口腔内環境を改善することは誤嚥性肺炎の発症を減少させると考えられる。

手術術式

- 右開胸による食道亜全摘＋縦隔リンパ節郭清と胃管による再建および腹部リンパ節郭清と頸部リンパ節郭清が食道癌に対する標準的な手術である。ただし頸部リンパ節郭清は病変の占拠部位や進行度によっては省略されることもある。
- 近年，低侵襲性や拡大視効果を期待した胸腔鏡下食道切除術が急速に普及してきている。胸腔鏡下手術と従来の開胸手術で，侵襲や根治性，

表 1-7　各再建経路の利点と欠点

経路	胸壁前	胸骨後	後縦隔・胸腔内
利点	1. 口側食道切除がより高位まで可能である。 2. 吻合操作が容易。 3. 二期的吻合が可能。 4. 縫合不全の処置が容易かつ安全。 5. 再建臓器に癌ができた場合,治療がしやすい。	1. 口側食道切除がより高位まで可能である。 2. 再建距離が胸壁前より短い。 3. 胸腔内吻合より縫合不全の処置が容易。 4. 縫合不全の処置が容易かつ安全。 5. 再建臓器に癌ができた場合,比較的治療がしやすい。	1. 生理的ルートに最も近い。 2. 手術侵襲が少なくなる。 3. 縫合不全の頻度が少ない。
欠点	1. 再建距離が長い。 2. 縫合不全の頻度が高い。 3. 再建臓器が屈曲しやすい。 4. 美容上の問題がある。 5. 屈曲による通過障害を起こしやすい。	1. 再建臓器による心臓・肺の圧迫。 2. 器械吻合の場合,操作が行いにくい。 3. 大きな縫合不全の処置が困難。 4. 再建臓器の圧迫壊死の可能性。 5. 両側開胸になることがある。	1. 縫合不全が致命的になりやすい(胸腔内)。 2. 口側食道切除が制限されることがある(胸腔内)。 3. 潰瘍が穿孔,重篤化することがある。 4. 再建臓器にできた場合,手術が困難。

(日本食道学会:食道癌診断・治療ガイドライン 2012 年 4 月版. 金原出版, 2012 より改変)

長期予後を比べたランダム化比較試験はなく,胸腔鏡下手術がそれらにもたらす影響については結論が得られていない。
- 胃癌術後症例や,同時性胃癌症例などで再建臓器として胃が使えない場合は,空腸や回結腸,左結腸を用いた再建が行われる。
- 再建経路では,以前は胸骨後経路が多く用いられていたが,最近では後縦隔経路が最も多く施行されるようになっている。高齢者や肝硬変などの合併症を有する患者の poor risk 症例では胸壁前経路が用いられることが多い(表 1-7)。

詳細については次項「食道切除再建」(pp121-131)を参照。

手術のポイント

次項「食道切除再建」(pp121-131)を参照。

術後管理

- 術直後または術翌日に抜管を行い,早期抜管による早期離床を促す。

- 排痰困難を認める場合は，ミニトラックを挿入したり，気管支ファイバーによる吸痰を適宜行い，肺炎予防に努める。反回神経麻痺を認める場合は，特に誤嚥性肺炎への注意が必要である。
- 循環管理は，水分過剰による肺水腫や心不全などに注意して比較的 dry side で管理を行うことが多い。特に術後2〜3日目の refilling が起こる時期には，輸液量を減らしたり，利尿剤を使用するなどして水分過剰にならないように注意する。
- 予防的抗菌薬は原則として，第一世代セフェムを使用し，術中は3時間ごとの反復投与を行う。
- 血糖管理は，低血糖にならないように注意して 150 mg/dl 以下程度を目標に血糖コントロールを行う。必要があればインスリンの持続静注を行う。
- 周術期のステロイド投与は，炎症性サイトカイン（IL-6, IL-8, TNF-α など）の過剰産生の抑制，SIRS（systemic inflammatory response syndrome：全身性炎症反応症候群）期間の短縮などの効果により，周術期侵襲を軽減すると考えられる。
- 縫合不全の兆候がなければ，術後5〜7日目程度から経口摂取を開始する。経口摂取開始直後は誤嚥しないように注意する。

術後合併症

1）縫合不全

縫合不全を認めた場合は，再建消化管の内圧を低下させるために減圧チューブを留置する。また縫合不全による膿瘍が周囲に広がらないように，早期に適切なドレナージを行うことが重要である。特に後縦隔経路再建では縦隔膿瘍を形成することがあり，CT ガイド下ドレナージが必要になることもある。稀ではあるが再建消化管の壊死を認めた場合は，直ちに緊急手術が必要となる。

2）肺炎

排痰困難に対してはミニトラック挿入や気管支ファイバーによる吸痰で防止に努め，起因菌に応じた適切な抗菌薬を投与する。

3）反回神経麻痺

抜管直後に気管支ファイバーで反回神経麻痺の有無を確認する。反回神経麻痺のほとんどは左側麻痺であり，臨床的には嗄声を認める。嗄声は4か月〜半年以内には改善することが多い。反回神経麻痺を認めた場合は，誤嚥，特に水分摂取時の誤嚥に注意が必要である。稀ではあるが両側反回神経麻痺を認めた場合は，声帯固定による呼吸困難をきたすため気管切開が必要になることがある。

手術後の経過観察

- 根治術後の再発は病変の進行度にもよるが,わが国の報告では食道癌根治術全体の 28〜47％に認められる。再発時期は再発症例の 54〜79％が 1 年以内,80〜98％が 2 年以内であり,食道癌は他の消化器癌に比べて再発の時期が早い。
- 再発形式はリンパ節再発,他臓器再発(肺,肝,骨など),局所再発,播種性再発がみられるが,それらの複合再発も多い。
- 再発に対する治療は化学療法が中心となるが,再発個数が少ない場合は(化学)放射線療法や外科切除が行われる。
- 術後の再発検査は主に CT 検査にて行われる。CT 検査で確定診断がつかない場合は PET 検査による診断が有用である。CT 検査の頻度は癌の進行度にもよるが,一般的に 3〜6 か月ごとに施行される。食道癌の術後再発は 2 年以内に起きることが多いため,最初の 2 年間は 3〜4 か月ごとに検査を施行し,2 年以降は 6 か月ごとに検査を施行するという施設もある。
- 腫瘍マーカー(SCC, CEA, CYFRA など)は再発の補助診断に用いられるが,早期の再発診断に有効であるとはいえない。

〔文献〕
1) 日本食道学会:臨床・病理食道癌取扱い規約(第 10 補訂版). 金原出版,2008
2) Leslie Sobin, Mary Gospodarowicz, Christian Wittekind : TNM Classification of Malignant Tumors Seventh Edition. Wiley-Blackwell, 2009
3) 日本食道学会:食道癌診断・治療ガイドライン 2012 年 4 月版. 金原出版,2012

(宮田博志)

食道切除再建

食道癌に対する食道切除再建

食道癌の手術は,癌の局在(頸部・胸部・腹部)によって術式が異なっており,局在に応じた術式選択が必要である。わが国で一般的に施行されている食道癌根治術の術式を示す。

- 頸部:頸部食道切除,遊離空腸再建(場合により,咽喉頭合併切除,永久気管孔造設を併施)
- 胸部:右開胸食道亜全摘,2(3)領域リンパ節郭清,胃管再建,頸部吻合

- 腹部：左開胸開腹下部食道切除，胃管再建，胸腔内吻合（胸部と同様の手術が行われることも多い）

本項では，わが国の食道癌の約90％を占める胸部食道癌に対する食道切除再建（右開胸食道亜全摘，胃管再建），特に胸腔内操作を中心に，術式の流れをポイントや注意点を示しながら解説していく．紙面の都合上，頸部郭清の項目は省略するので，成書を参照されたい．

術式の流れ

1 胸部操作
①開胸
②奇静脈弓の切除，右気管支動脈の温存
③右反回神経の同定，#106recR の郭清
④中下縦隔，#112，#111 の郭清
⑤気管分岐下の郭清
⑥食道の離断
⑦左反回神経の同定，#106recL の郭清
⑧#106tbL，#106pre の郭清
⑨ドレーン挿入，閉胸

2 腹部操作
①胃大彎側の授動
②胃小彎側，腹部食道の授動
③腹腔動脈周囲リンパ節郭清
④胃管作成

3 再建
①挙上経路作成
②胃管挙上
③吻合
④ドレーン挿入，閉創

胸部操作

現在，ガイドライン上は標準的には胸部操作は開胸で行うこととしているが，一般臨床として鏡視下（VATS）を標準術式として採用している施設も増加してきている．本項では，開胸での胸部操作を概説するが，いずれの方法においても，基本的な手術手技は同じである．

1 開胸

開胸手術の場合，当科では第4肋間前側方切開による開胸を基本としている．皮膚，皮下脂肪，前鋸筋，肋間筋，胸膜の順に切開して開胸する．その際，前鋸筋は筋線維の方向に分けて線維の切断は避けるように，

肋間筋は肋骨の上縁で切離するように注意する。また，広背筋周囲を剝離しておくと，筋肉を切離しなくても肋間のスペースを広く確保できる。

2 奇静脈弓切除，右気管支動脈温存

奇静脈弓は上下の奇静脈合流部と上大静脈流入部で2重結紮のうえ切除する。右気管支動脈は奇静脈弓の裏（左側）を走行しているので，周囲を剝離し，同動脈を巻き込まないように注意する。次に，第3肋間動脈より分岐し右気管支基部に向かう右気管支動脈を同定し，温存する。途中，気管への枝を出していることもあるが可及的に温存するように心がける（図 1-5a）。

3 右反回神経の同定，#106recR の郭清

気管右側壁の縦隔胸膜越しに透見される右迷走神経を確認，神経に沿って胸膜を切開する（図 1-5a の赤実線）。鎖骨下動脈を横切ると，鎖骨下動脈前面を末梢方向に切開を延長する。なお，気管前面（#106pre）の郭清をする場合には，上大静脈に沿って胸膜を切開する（図 1-5a の赤点線）。

迷走神経から鎖骨下動脈の下を回り込むように走行する反回神経を確実に同定する。反回神経起始部付近では，迷走神経，反回神経の食道枝や交感神経なども走行しているので，鎖骨下動脈に沿って剝離を進めて神経の走行を確認しておくと誤認を防ぐことができる。

反回神経の背側で気管および食道右側にある脂肪（リンパ節）塊が #106recR の郭清範囲（図 1-5a の黒点線で囲まれた部分）である。背側で頸部より下行する動脈があるので止血切離する必要があるが，右反回神経周囲の剝離の際にはほとんど出血することはないので，鋭的に切離して電気メスなどのエネルギーデバイスは極力使用しない。

☞ ポイント

まず，反回神経を鎖骨下動脈壁から剝離し，切離した胸膜を下方背側に牽引すると反回神経は #106recR とともに鎖骨下動脈から術野に現れてくる。この段階で反回神経起始部の剝離を行うと，反回神経は同定しやすくかつ一塊に郭清しやすい。さらに頭側に郭清を行うには，助手による鎖骨下動脈の頭側への圧排を加えるとよい（図 1-5b）。上部食道背側の剝離もこのときに行っておく。椎体前の疎な結合組織を鋭的に剝離を進め，左胸膜を露出させておく（図 1-5c の赤実線）。この層は後述する左反回神経周囲リンパ節郭清の背側縁となる。この層では胸管は切除食道と一塊に切除されるので，胸管を温存する場合には胸管を切除側から離しておく（図 1-5c の赤点線）。

☞ ポイント

胸管がわかりにくい場合は，第3肋間動脈の起始部腹側で同定するのが容易である（図 1-5c 黒点線部）。また，大動脈弓直上で左側より太い

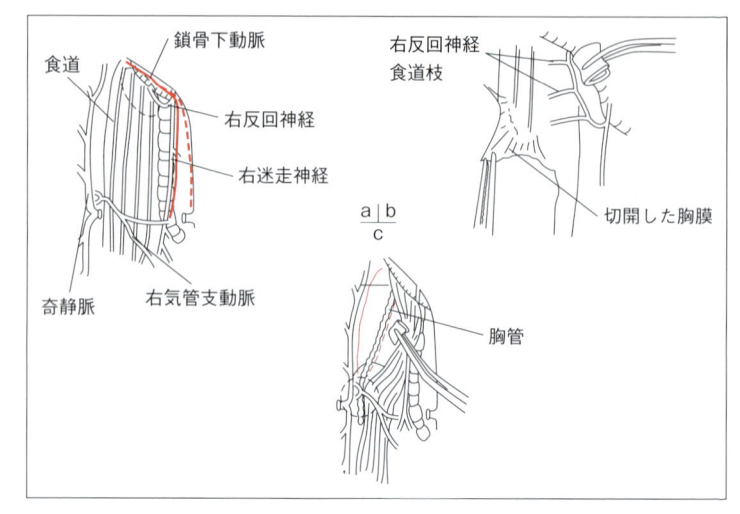

図1-5　上縦隔郭清

リンパ管と合流することもあるので，不用意に損傷しないように注意する。

4　中下縦隔，#112, #111の郭清

中下縦隔では，食道の背側と腹側から挟み込むように郭清する（**図1-6a**）。まず，背側の郭清から始める（**図1-6b**）。奇静脈に沿って胸膜を切開し，下行大動脈壁に沿って，左肺が透見されるまで（胸膜1枚を残して）剥離する。下行大動脈表面の剥離の際，前面からは食道固有動脈があるので，確実に結紮やクリップで止血する（最近では超音波凝固切開装置などでの止血を行うことも多い）。また，左右に並んで2本走行していることもあるので，手前（右側）の血管を処理するときに奥を損傷させないように注意する。

胸管合併切除の有無によって，奇静脈から大動脈に至る剥離層が異なる（**図1-6a**）。それぞれの注意点を述べる。

- 胸管を切除する場合（**図1-6a**の赤線①），剥離層が背側になりすぎて肋間動脈を損傷しないように注意する。特に第3肋間動脈起始部付近では胸管は最も背側を通り，肋間動脈と接近しているので気をつける。胸管を温存する場合（**図1-6a**の赤点線①'），食道沿いの疎な組織に入ってしまうと大動脈左側のリンパ節を残してしまう可能性があるので，胸管を超えたら先程と同様の大動脈表面の層に入る。

- 次に前面の郭清を行う（**図1-6c**）。心嚢に付着する胸膜を切離すると心嚢と食道の間は疎な結合組織なので，心嚢壁に沿って左胸膜まで剥

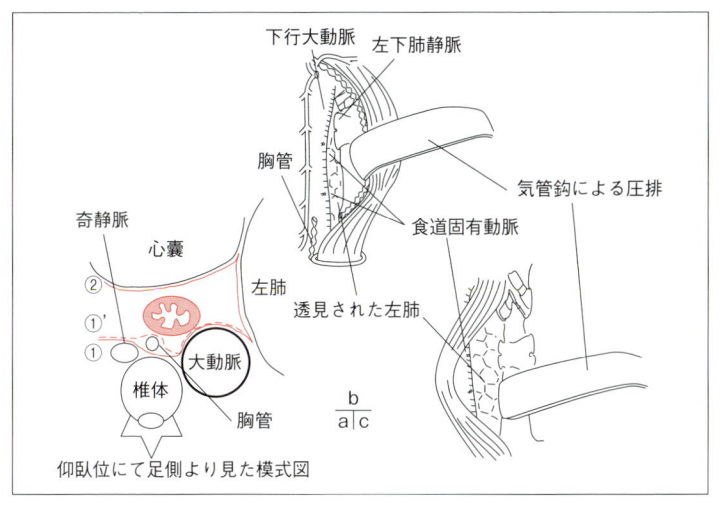

図 1-6 中下縦隔郭清

離し,背側からの剥離層と合わせる(図 1-6a の赤線②)。前後から全周性に剥離を終えたら,頭尾側に剥離層を広げていく。尾側では横隔膜脚に沿って食道裂孔を全周性に露出させるところまで,頭側では左下肺静脈の下縁の高さまで剥離して,気管分岐下の郭清に移る。左下肺静脈下縁にはリンパ節(#112pulL)があり,進行癌では転移することがあるので丁寧に郭清する。

ポイント

中下縦隔左縁は,深くかつ狭い視野での手術操作になる。助手は気管鈎や腸ベラなどによる腹側への圧排により視野展開を行うが,その際,鈎を奥(患者の左側)に少し押し当てるような感じで腹側に圧排すると術野が拡がりやすい(腹側に押しすぎると血圧が下がるので麻酔科に一声かけておくとよい)。

5 気管分岐下の郭清

気管分岐下の郭清においては,気管(支)・迷走神経・気管支動脈の走行を意識して,正しい層に入ることが重要である。右主気管支の膜様部を覆う胸膜を肺門寄りに切開し,上縦隔郭清ラインとつなげる。右迷走神経を同定し,肺枝を温存しながら食道枝を切離していく。迷走神経本幹の切離を終えたら,気管と食道の間の疎な組織を剥離して,気管から気管分岐部までの膜様部を露出させ,気管(支)の下縁を確認しておく。先程剥離した心嚢後面の剥離を気管分岐部まで連続させ,#107,#109 の腹側を決めておくと次の郭清操作が容易になる。

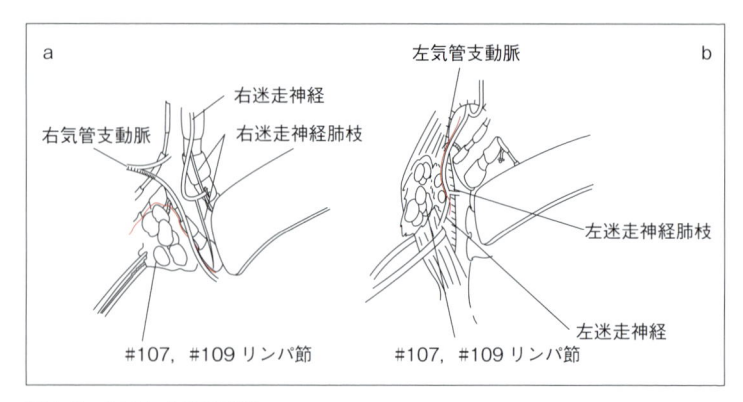

図1-7 #107, #109郭清

次に右主気管支の下縁に沿って気管分岐部まで剝離を進めていく。気管支動脈の枝がリンパ節と気管支の間隙を通っていることも多い。分岐部直下には腹側より分岐部直下のリンパ節へ流入する動脈があり，確実に止血後切離する（**図1-7a**）。

ポイント
左手でリンパ節に付着する膜（リンパ節は把持しない）を背側に牽引しながら，軟骨輪に沿わせて剝離をすると容易に剝離ができる。

左主気管支下縁から膜様部にかけては交差する血管がなく，ハサミでかき上げるように一気に剝離できる。食道を背側に牽引して左主気管支から剝離していくと左迷走神経が現れる。左下肺静脈の上縁で分岐する肺枝までを温存し尾側の迷走神経は切離する（**図1-7b**）。左迷走神経を温存しながら，頭側に郭清を続けていくが，迷走神経と交差する左気管支動脈を認めることも多く，損傷しないように注意する（**図1-7b**）。

6 食道の離断
腫瘍の局在にもよるが，基本的に上縦隔で食道を離断する。離断の際には胸管や気管を損傷させないよう食道のみを剝離して linear stapler で切断する。#106recLの郭清時の牽引に用いるため，食道周囲の剝離は切断可能な範囲のみに留めておく。

7 左反回神経の同定，#106recLの郭清
左反回神経周囲の郭清は気管左側（術野では気管の奥）にあるため，術野の展開が最も重要になる。

ポイント
①気管膜様部～右軟骨輪をツッペル鉗子などで膜様部を右側（手前）にローテーションさせる。②食道を背側に牽引する。これらの操作で，左

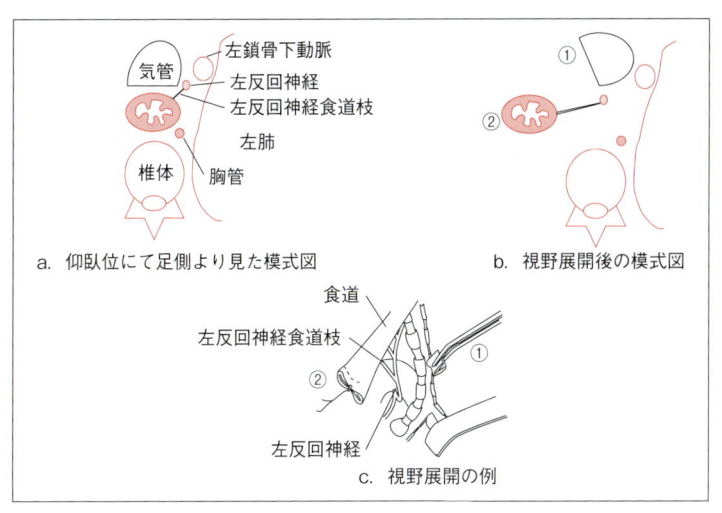

図1-8 #106recL 郭清
①気管のローテーション，②食道の牽引

反回神経とともに#106recLが視野に現れる（**図1-8**）。

術野が確保できたら，気管左側壁から鋭的に剥離していく。気管とは疎な結合組織での固定であり剥離は容易である。淡い結合組織を抜けると，しっかりとした膜（左鎖骨下動脈の血管鞘）が確認できるので，この剥離面を維持しながら，背側に剥離していく。剥離を続けていくと気管に平行に走行する神経（多くは2本）が確認できる。通常交感神経が前（腹側），反回神経が後（背側）を通る。反回神経を取り巻く線維や食道枝を切離しながら#106recLリンパ節を一塊にして郭清する。左反回神経周囲リンパ節は，頸胸境界部にて反回神経をまたいで気管左側前面から頸部食道傍リンパ節（#101L）へと続いているが，無理に胸部から郭清を進める必要はない。リンパ節を含む脂肪織が反回神経をまたぐところでフリップにてマーキングしておき，それより尾側を郭清する。フリップより頭側は，頸部からの郭清に委ねる。

8 #106tbL, #106pre の郭清

追加切除として郭清を行う部位であるが，あまり転移頻度の高い部位ではないので，本項では注意点のみを概説する。#106tbLでは，大動脈弓下から出る左気管支動脈がリンパ節の間を通るので可能な限り温存して郭清する。また，#106preでは上大静脈からの枝，迷走神経心臓枝を損傷しないように注意する。

ポイント

#106tbL, #106pre は不必要に広範囲に郭清すると気管虚血をきたす可能性があるので，癌の根治と安全性のバランスを考慮して郭清範囲を決定するように術前のプランを立てておくことが重要である。

9　ドレーン挿入，閉胸

開胸創の2肋間下の後腋窩線より右肺尖部背側に太いドレーン（10 mm シリコンドレーン，24 Fr トロッカーなど）を挿入し，閉胸する。肺の癒着や癌の浸潤などで air leak を認めた場合には，前面にもドレーンを挿入する。air leak が著明な場合は，leak 箇所をプロリン糸にて縫縮したり，フィブリンシートの貼付なども行う。左胸腔ドレーンも再建が終了した後に挿入する。

閉胸は4肋間上縁と5肋間下縁に吸収糸をかけて，4, 5肋間を縫縮固定する。筋層と皮下を層層で結節縫合閉鎖する。

腹部操作

開腹，用手補助腹腔鏡（HALS），腹腔鏡などのアプローチがある。腹部リンパ節郭清の詳細については，胃切除の項目を参照していただくことにして，食道切除再建時の胃管作成におけるポイントのみ概説する。

1　胃大彎側の授動

胃大網動脈より3 cm 程度離れた大網を切離しながら，左胃大網動脈を根部で結紮切離する。左右の大網動脈は合流しない症例も多く，大網内のアーケードからの血流を期待して大網を多く残す施設もあるが，胃内の壁内ネットワークにより左胃大網動脈領域の胃の血流は維持されるので必ずしもその必要はない。

胃脾間膜はあまり脾臓に近づきすぎて損傷させないように注意しながら結紮（凝固）切離する。脾上極の処理が終わると横隔膜左脚に沿って食道左側〜前壁の剝離を行っておく。

2　胃小彎側，腹部食道の授動

小網を切開し腹部食道の授動を行う。横隔膜右脚を露出させながら，食道裂孔を全周性に剝離する（#19, #20）。開腹では，このまま横隔膜脚を一部切開し横隔膜上リンパ節郭清を行いながら食道を腹部に翻転させることができるが，腹腔鏡では気腹圧維持のため，縦隔内へのアプローチは最後にする。小彎側は右胃動脈からの枝を2〜3本残して切離する。左右の胃動脈の合流で切離する施設もあるが，無理に右胃動脈の枝を長く温存する必要はない。

3　腹腔動脈周囲リンパ節郭清

総肝動脈（#8a）から脾動脈近位（#11p）リンパ節，左胃動脈周囲（#7），腹腔動脈周囲（#9）リンパ節を郭清すべき範囲とする。郭清手技につい

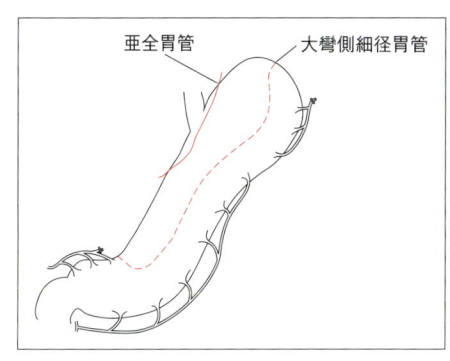

図 1-9 胃管切離ライン

ては,胃切除の項目を参照していただきたい。

4 胃管作成

現在よく用いられている胃管は,大彎側細径胃管(図 1-9 の赤点線)と亜全胃管(図 1-9 の赤実線)の 2 種類である。前者は右胃大網動脈の血流を,後者では胃壁内ネットワークを重視して作成された胃管である。各施設で慣れた方法を行うことが勧められるが,それぞれの胃管の特徴を生かして作成する。

ポイント

亜全胃管では胃管の幅が細くなって胃壁内のネットワークを途中で切らないように注意する。一方,細径胃管では胃壁内ネットワーク血流は期待できないので,大彎側をできるだけ伸展させながら作成する(胃大網動脈最終枝より肛門側での吻合が望ましい)。

幽門形成の意義は議論のあるところではあるが,当科では用手的に幽門形成を施行している。

再建

1 挙上経路作成

胃管の挙上は再建経路により若干異なる。

胸骨後再建では,再建経路の作成から始まる。頸部と腹部から胸骨背側を剝離する。また,前頸筋群は胸骨付着部で切離しておく。

ポイント

剝離層を胸骨から離れないように,胸骨背側を押し当てながら剝離する。頸部では胸骨の後面のみならず鎖骨内側の後面もしっかりと剝離しておいて,頸部での気管と胸骨・鎖骨による胃管先端の圧迫を軽減させることが重要である。

a. 残食道にアンビルヘッド挿入
b. 自動吻合器の装着
c.
d. 自動吻合器の合体

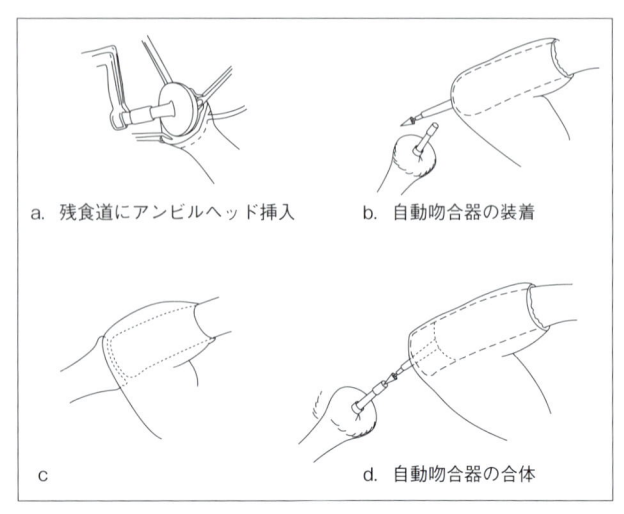

図 1-10　circular stapler による食道胃管吻合

　後縦隔経路では，再建経路の作成の必要はなく，胸腔操作で準備しておいた連結糸に胃管先端を接続して挙上する．挙上前の準備としては，胃管が締め付けられないように食道裂孔を開大し(4 横指が入る程度に横隔膜脚左縁を切離する)，胃管に傘袋をかぶせて挙上時の抵抗を減らして副損傷を防いでおく．

2 胃管挙上

　胃管を挙上する際には，胃管および血管の損傷を起こさないように愛護的に行う．

ポイント

　頸部からの引きと腹部からの押しの協調が重要であり，頸部からの過度の引っ張りは胃管の損傷につながるので注意する．また，胃管がねじれないように胃管に指を添えながら腹腔内より送り込む．

3 吻合

　手縫い吻合，circular stapler による器械吻合，linear stapler による三角吻合やデルタ吻合などがあるが，本項では circular stapler を用いた器械吻合(端側吻合)を述べる．

　頸部食道にまつり縫いをかけアンビルヘッドを挿入する(図 1-10a, b)．また，胃管先端からアンビル本体(アンビルの径は 25 mm 以上の口径が望ましい)を挿入(図 1-10c)し，できるだけ尾側の後壁大彎寄りで吻合する(図 1-10d)．

ポイント

頸部食道と挙上胃管の自由度が少ないため，アンビルと自動吻合器が直線化せず，合体が困難なことも多い．無理に合体させようとするとセンターロッド部で胃管が裂けてしまうことがあるので，アンビルとセンターロッドの角度が強い場合には，自動吻合器を少し引いて，センターロッドの先端のみが胃管から出る程度にすると合体しやすくなる

胃管先端を縫合器で切離，断端を閉鎖する．吻合部からは1横指以上開けて切離するように心がける．胃管先端の埋没が終了したら，腹腔内より胃管を緩やかに牽引し，吻合部食道，胃管のたるみを取っておく．

4 ドレーン挿入，閉創

腹部には左横隔膜下にドレーンを挿入し，腹壁は2層で閉腹する．

頸部は，3領域郭清を行った場合には，両側頸部外側にSB-tubeなどの吸引式ドレーンを挿入し，閉創する．頸部からの吻合部へのドレーンは留置していない．

（山﨑　誠）

B 逆流性食道炎・食道裂孔ヘルニア

逆流性食道炎は，胃内容物の逆流により臨床症状や合併症を生じた病態の総称である「胃食道逆流症(gastroesophageal reflux disease：GERD)」のうち，内視鏡的に食道粘膜傷害が確認された「びらん性GERD」に相当する病態である．多くは薬物療法で症状が軽快するが，時に難治例も存在し，特に食道裂孔ヘルニアに伴うものはしばしば手術適応となるため，病態の把握，術式の選択を含め，消化器外科医として習得しておくべき疾患といえる．なお，上部消化管術後にみられる食道炎については他項を参照されたい．

疫学

- わが国におけるびらん性GERDの有病率は欧米より低いと考えられてきたが，最近の内視鏡検査に基づく報告では有病率は4.0～19.9%と過去の報告に比して高い傾向にある．
- 今後，食習慣の欧米化，生活習慣・環境の変化に伴い，さらに増加するものと予想されている．
- GERD患者における食道裂孔ヘルニアの合併率は高く，重症度は互いに相関することが知られている．
- わが国における疫学的特徴として，60歳以上の女性でGERDの頻度と重症度が増加することが知られており，日本の高齢女性に脊椎後彎が多いことが一因と考えられている．

診断・分類

逆流性食道炎の診断・分類には，内視鏡的観察による粘膜傷害(mucosal break)の程度に基づくLos Angeles分類が一般的に用いられる(図1-11)．

grade A：粘膜傷害の長さが5mm以下
grade B：同，5mm以上
grade C：75%以下の癒合性を認める
grade D：75%以上の癒合性を認める

- Los Angeles分類はpHモニタリングによる胃食道逆流の程度や臨床症状とよく相関する．
- 内視鏡的に明らかな粘膜傷害を認めないにもかかわらず，GERDの定型的・非定型的症状を訴える患者に対しては，詳細な食道生理機能検査であるpHモニタリングやインピーダンス測定が行われる(図1-12)．

1. 食道疾患　B. 逆流性食道炎・食道裂孔ヘルニア

<Grade N> 内視鏡的に変化を認めないもの

<Grade M> 色調変化型（minimal change）

<Grade A> 長径が5 mmを超えない粘膜傷害のあるもの

<Grade B> 少なくとも1か所の粘膜傷害の長径が5 mm以上あり，それぞれ別の粘膜ヒダ上に存在する粘膜傷害がお互いに連続していないもの

<Grade C> 少なくとも1か所の粘膜傷害は2条以上の粘膜ヒダに連続して広がっているが，全周の3/4を越えないもの

<Grade D> 全周の3/4以上にわたる粘膜傷害

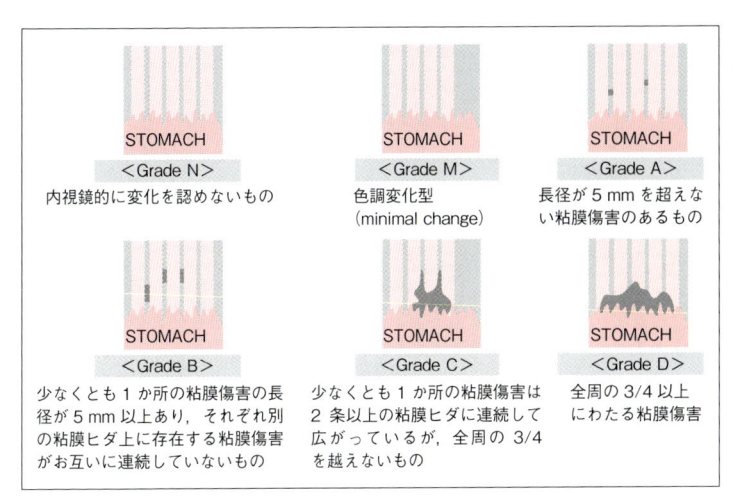

図 1-11　Los Angeles 分類

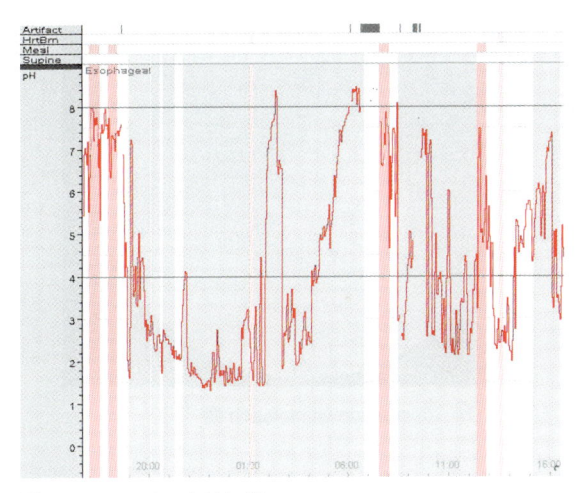

図 1-12　pH モニタリング

　食道裂孔ヘルニアは，上部消化管造影検査による解剖学的な位置異常の評価に基づいて診断・分類されることが一般的である（図 1-13）。
　滑脱型：食道胃接合部が正常より頭側に偏位しているもの。
　傍食道型：同，正常に位置するもの。
　混合型：上記2型が混在するもの。
- 傍食道型や混合型には，胃軸の捻転を伴って強い通過障害をきたす症

| 滑脱型 | 傍食道型 | 混合型 |

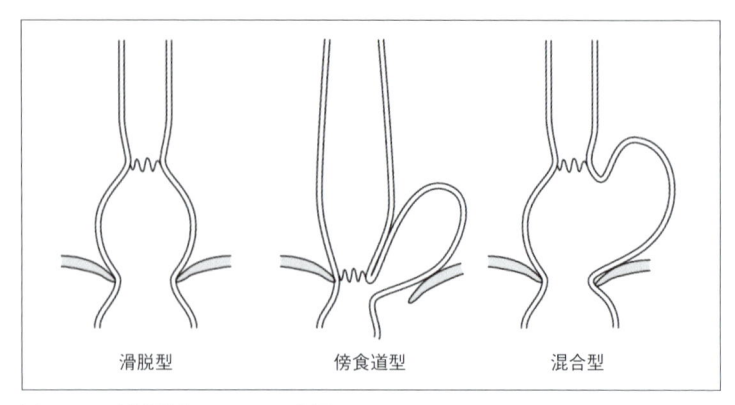

図 1-13 食道裂孔ヘルニアの分類

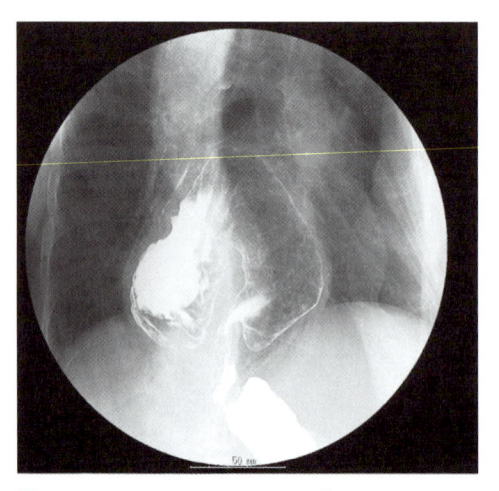

図 1-14 upside-down stomach 像

例が存在し，造影検査上 upside-down stomach 像を呈するものがある（図 1-14）。
- 上部消化管内視鏡検査は滑脱の程度（食道胃接合部の位置）の評価に加えて，食道炎や Barrett（バレット）食道，消化性潰瘍など併存病変の有無，ならびに治療効果の判定目的に行われる（図 1-15）。

臨床症状

- 胸やけ，逆流感，しみる感じ，疼痛が主な症状である。

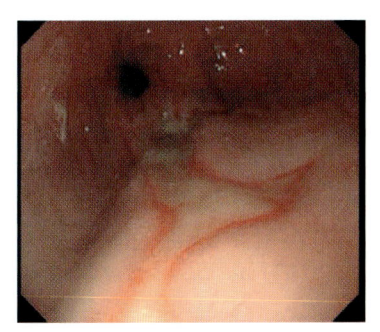

図1-15　上部消化管内視鏡検査による食道炎の評価

- 実際には上記症状が必ずしも患者(や医療従事者)に正しく理解されているとは限らず，病歴聴取の際には注意が必要である。
- 喘息，慢性咳嗽，咽頭炎，非心臓性胸痛など，いわゆる食道外症状を呈する場合がある。
- 傍食道型や混合型食道裂孔ヘルニアを認める場合，逆流症状よりもむしろ通過障害や，併存する消化性潰瘍による出血，下血，貧血といった出血症状に注意する必要がある。
- 胃軸捻転，upside-down stomach を呈する症例では嵌頓症状を呈する場合がある。

治療

1 内科的治療

逆流性食道炎に対する内科的治療(薬物治療)の主たる目的は，症状のコントロールとQOLの改善，および出血や食道狭窄など酸逆流に伴う合併症の予防である。

- 標準量のプロトンポンプ阻害薬(PPI)の効果は80〜90%と，H_2受容体拮抗薬の効果(40〜70%)に比して優れており，第一選択薬として推奨されている。
- 標準量のPPIに反応しない場合，倍量投与により食道炎の治癒および症状の消失が得られる場合がある。
- PPIの長期投与による有害事象は多くないとされている。

なお，薬物治療に先立ち，あるいは並行して，タバコやアルコール，臥位といった食道内酸逆流を引き起こす可能性のある生活習慣を変更・中止させる「生活指導」が行われるが，実際の効果については「体重減少」，「就寝時の頭側挙上」といった一部のエビデンスを除いて，十分検証され

ているとはいえない。

2 外科的治療
〔外科的事項〕参照。

3 内視鏡的治療
専用デバイスを用いた内視鏡的の食道噴門部縫縮術や，microwaveを用いた焼灼術など種々の内視鏡的治療法が提唱されてきたが，長期成績に関するまとまった報告はなく，エビデンスの豊富な薬物治療や外科治療と比べてその位置づけは未確立である。

予後
- 適切な維持治療がなされている限り予後は概ね良好である。
- 出血や食道狭窄を合併する症例，高齢者で誤嚥性肺炎を繰り返す症例には注意が必要である。
- 罹病期間が長い患者では食道腺癌の合併に注意が必要である。
- 外科的治療後の長期予後については〔外科的事項〕を参照されたい。

外科的事項

外科的治療の目的
- 外科的治療は，内科的治療の効果が十分に得られない難治性 GERD に対して，胃食道逆流そのものを確実に防止することを目的に選択される。
- 食道裂孔ヘルニアを伴う症例では，ヘルニアの外科的な修復（脱出臓器の還納と再脱出の防止）も外科的治療の目的となる。
- 内科的治療に反応する症例のなかにも，服薬コンプライアンス，長期内服に伴う医療コストなど，個人的・社会的な事由から外科的治療の適応となる症例もある。
- PPI の長期維持投与と，後述する腹腔鏡下逆流防止手術を安全性，治療成績，医療コスト面から比較した過去の検討では，外科的治療の適応が概ね支持されている。

手術適応
1 絶対的適応
- PPI 抵抗例
- 傍食道裂孔ヘルニアや，胃の多くが胸腔側へ脱出している症例
- GERD に起因する喘息や気管支炎などの呼吸器症状を有する症例
- 食道狭窄や食道炎により出血などを合併する症例

2 相対的適応

- PPI は有効だが長期間にわたる維持療法が必要な症例
- PPI は有効だが服薬中止で症状が増強する症例
- 服薬コンプライアンスが不良な症例
- Barrett 食道を合併する症例

手術術式

食道裂孔の修復と逆流防止手術が基本となる。現在では腹腔鏡下手術が標準となっている。

- 裂孔修復術は，ヘルニア門の開大程度，組織の脆弱度に応じて direct closure 法，パッチを用いた tension free hernioplasty などが選択される。
- 逆流防止手術には多くの術式が提唱されてきたが，現在は Nissen 噴門形成術，Toupet 噴門形成術のいずれかが選択される場合が多い（図 1-16）。

術前診断

前項に記したように，上部消化管造影，内視鏡検査は必須である。食道裂孔の開大の程度や脱出臓器の詳細な術前評価には胸腹部 CT が有用である。

術前の患者管理

活動性の高い食道炎，潰瘍を有する症例は薬物治療でできる限り stabilize を図る。通過障害を呈する症例は絶食とし，必要に応じて消化管の減圧処置を施しておく。

Nissen 噴門形成術　　Toupet 噴門形成術

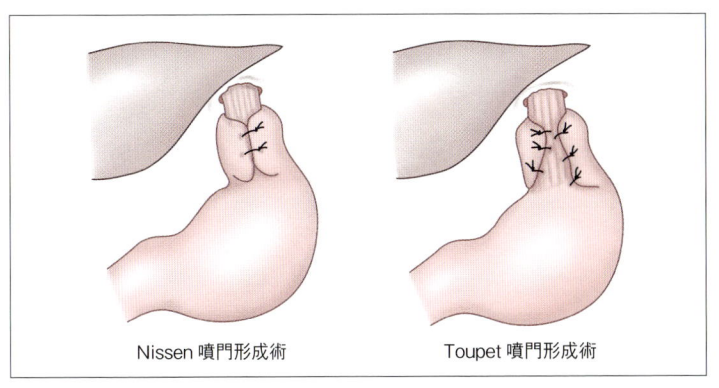

図 1-16　逆流防止手術

手術のポイント

手術は，①ヘルニアの処置，②食道裂孔の修復，③逆流防止手術の3つのコンポーネントより構成される。

1) ヘルニアの処置

食道裂孔周囲の視野を確保し，脱出臓器を腹腔内に還納する。必要に応じてヘルニア囊と脱出臓器の間の剝離を行うが，ヘルニア囊自体の切除は食道裂孔の横隔膜脚(筋束)が露出する程度まで行えば十分である。

2) 食道裂孔の修復

迷走神経を温存しながら食道周囲を剝離した後，開大した食道裂孔(後交連部)を食道の背側から非吸収糸を用いて数針結節縫合で縫縮する(図1-17)。開大が著明な場合はメッシュによる補強も考慮する。

3) 逆流防止手術

胃横隔靱帯を切離し，(必要なら)短胃動静脈を処理して胃底部を十分に授動した後，確保した腹部食道の周りに襟巻き状に被覆する(図1-18)。

- Nissen 法では胃底部を360度被覆して胃壁同士を縫着する。被覆は2〜3 cm 程度とし，食道ブジーもしくは内視鏡を挿入した状態で行う(short & floppy Nissen 法)。
- Toupet 法では胃底部の被覆を食道の背側270度にとどめ，胃壁を食道壁に縫着する。

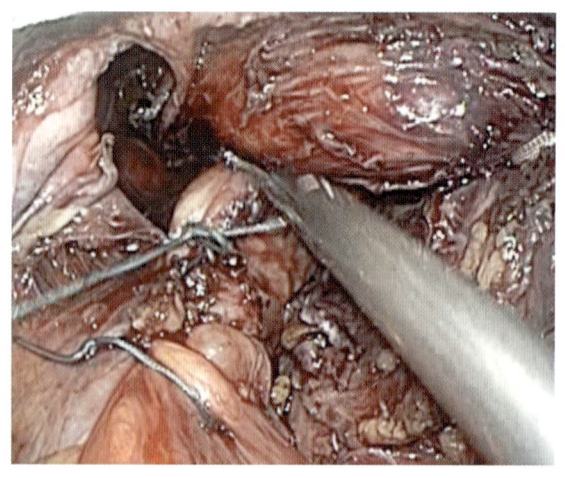

図1-17 食道裂孔の修復

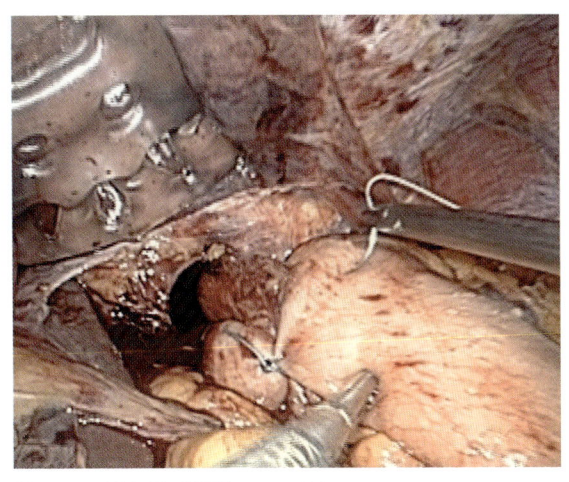

図 1-18　胃底部の被覆（Nissen 法）

術後合併症の対応

1）gas bloat syndrome
食事が通りにくい，ゲップをしにくいなど。Nissen 法において被覆がきつすぎる，長すぎる場合に起こりやすい。多くは経過観察中に自然に消退するが，症状が強い場合はブジーやバルーンによる拡張術を行う。

2）胃運動の停滞
食道周囲の剝離中に迷走神経を損傷した場合に生じる。軽症例では消化管蠕動賦活剤が奏効する場合がある。

3）ヘルニア，逆流の再発
食道裂孔縫縮部が破綻する，被覆した胃底部がはずれてしまう，被覆

【サイドメモ：単孔式腹腔鏡下噴門形成術】
　噴門形成術は 5 孔式腹腔鏡下手術で行われることが一般的であるが，最近では単孔式腹腔鏡下手術も試みられつつある。臍部に設けた切開創より腹腔鏡と複数の器具を挿入して行う術式で，操作が in line となり干渉しやすい，臓器の開排や牽引操作が困難などの制約があるため手技には習熟が必要であるが，従来の腹腔鏡下手術に比して整容効果は明らかに優れており，標本摘出を伴わない本術式にとっては魅力的な選択肢となりつつある。

した胃底部を通り抜けて食道胃接合部が縦隔側へ偏位してしまうなど，様々な形式での再発がみられる．逆流症状の部分的な再発は保存的加療の対象となるが，ヘルニアの完全再発は再手術の適応である．

手術後の治療・経過観察

1）急性期の管理
- 術後早期の嘔気，嘔吐は早期再発のリスク・ファクターとされているため，胃管は原則的に1晩留置しておく．
- ヘルニアの規模が大きく，剥離操作が縦隔内に及んだ場合は胸膜損傷による縦隔気腫や気胸の合併にも留意する．
- 飲水は術翌日より開始する．経口摂取は翌々日より可能となるが，術後早期に過食させると強いつかえ感や bloating を訴えることが多い．分割食の必要はないが，よく噛んでゆっくり食べるよう食事指導を行う必要がある．

2）晩期の管理
- 生活指導を継続するとともに，定期的に内視鏡検査を行って食道炎の消退を確認しておく．安定期にはpHモニタリングを行って術後の食道機能を評価しておく．

〔参考文献〕
1) 日本消化器病学会：胃食道逆流症(GERD)診療ガイドライン．南江堂，2009
2) Scott-Conner CEH：The SAGES manual, Springer, 2006
3) Granderath FA, Kamolz T, Pointner R (eds)：Gatroesophageal reflux disease. Principles of disease, diagnosis and treatment. Springer-Verlag, 2006

（中島清一）

◉ 食道アカラシア

食道アカラシア(esophageal achalasia)は，下部食道括約部の弛緩不全と食道体部の蠕動運動の障害を特徴とする比較的稀な食道運動機能障害である。病理学的に食道固有筋層における神経節細胞，神経線維の減少・変性を認めるが，真の病因は明らかでない。

▌疫学

発症年齢が 30〜50 歳代と比較的若年に多いのが特徴で，発症頻度は 10 万人あたり 1 人程度といわれている。

▌診断・分類

食道アカラシアの診断と分類には，食道造影検査，内視鏡検査，食道内圧検査が行われる。食道胃接合部癌などの悪性腫瘍による「偽性アカラシア」が疑われる症例では胸腹部 CT 検査も施行する。

1 食道造影検査

食道の拡張・蛇行，食道内の食物残渣貯留・造影剤の停滞，食道胃接合部の平滑な狭小像(bird beak sign)が特徴的である。時に食道の異常運動の出現をみる。

わが国では「食道アカラシア取扱い規約」*に則り，拡張型(紡錘型，フラスコ型，シグモイド型)と拡張度(最大食道横径)による分類が汎用されている(図 1-19)。

※同規約の改訂案では，拡張型は直線型(従来の紡錘型とフラスコ型を含めたもの)とシグモイド型に大別されており，さらに内視鏡所見や内圧所見による分類も付記されるようになった。

2 内視鏡検査

食道内腔の拡張，食物残渣や液体の貯留がみられる。時に食道粘膜の白色・肥厚化を呈する。食道胃接合部は通常送気では開大しないが内視鏡自体は通過する(機能的狭窄)。

3 食道内圧検査

食道アカラシアの確定診断には必須の検査である。下部食道括約部の嚥下性弛緩不全，一次蠕動波の消失，食道内静止圧の上昇，下部食道括約部圧の上昇，同期性収縮波の出現をみる(図 1-20)。いわゆる high pressure zone の長さの術前評価にも有用である。

▌臨床症状

- 嚥下困難，口腔内逆流，胸痛，体重減少など。

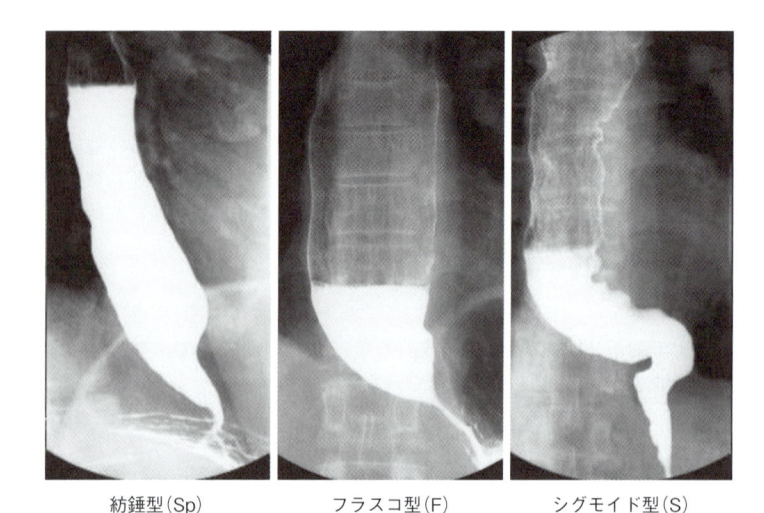

紡錘型(Sp)　　　　　フラスコ型(F)　　　　シグモイド型(S)

Ⅰ度：Grade Ⅰ　d < 3.5 cm
Ⅱ度：Grade Ⅱ　3.5 cm ≦ d < 6.0 cm
Ⅲ度：Grade Ⅲ　6.0 cm ≦ d

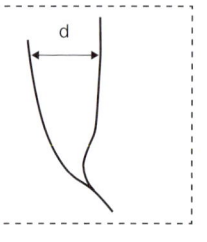

図 1-19　食道アカラシアの分類

- 上記症状は進行性ではなく，一般的に「消長」がみられるが，罹病期間が長くなると症状は持続的となる。

治療（図 1-21）

1　薬物治療

- 下部食道括約部を弛緩させる薬剤として，カルシウム拮抗薬や亜硝酸薬が使用されるが，一般に効果は一時的であり，完全な症状の消退を得ることは稀である。
- 現在では軽症例や侵襲的治療の高リスク群に対して，侵襲的治療までの一時的な症状緩和療法として，あるいは術後胸痛を認める場合の頓用療法として行われている。

2　内視鏡的治療

1）バルーン拡張療法

内視鏡下にガイドワイヤーを胃内まで挿入し，透視下にバルーン・カ

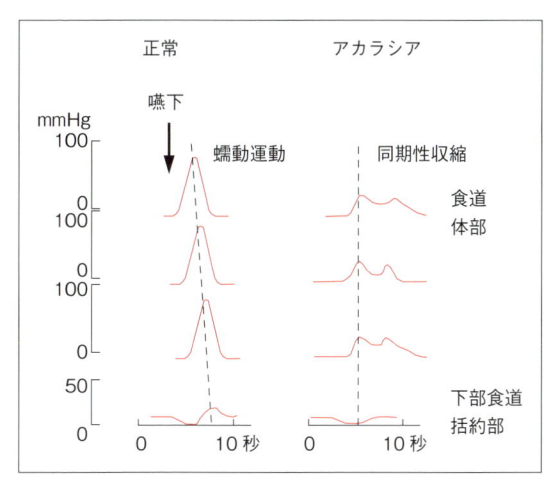

図1-20 食道内圧検査

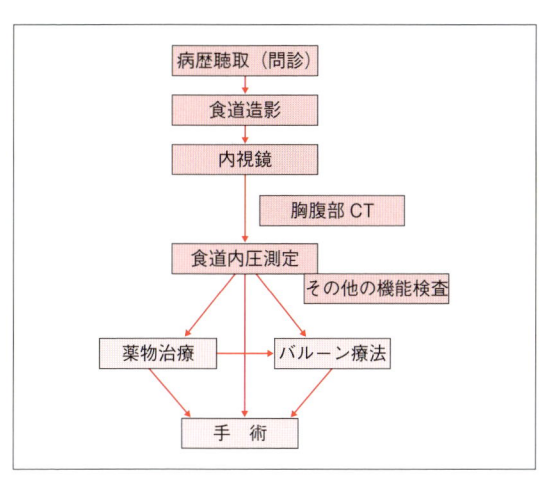

図1-21 食道アカラシアの診断と治療の流れ

テーテルを食道胃接合部に設置したうえで，低圧より疼痛をみながら徐々に拡張する。有効率は66〜93%，40歳未満の若年者での有効率は不良とされる。拡張後4〜6年で33%以上が症状再発をきたす。過剰拡張による穿孔に注意する必要がある。

2) ボツリヌス毒素局注治療

神経伝達物質の放出を抑制し，下部食道括約部圧を低下させるボツリヌス毒素の局注治療であるが，効果は一時的で再発率が高い。

3) 内視鏡下筋層切開術

経口内視鏡下に食道粘膜下層を剝離したうえで内輪筋を切開する方法で，外科的に行い得るよりも長い筋層切開を行える(long myotomy)という利点を有し，短期成績も良好であるが，長期成績に基づく評価が必要である。

③ 外科治療

〔外科的事項〕参照。

予後

- 良性疾患であり適切に加療される限り予後は良好である。
- 罹病期間が長く，シグモイド型を呈する高齢患者では，嘔吐から誤嚥性肺炎をきたす場合があり注意が必要である。
- 食道アカラシア患者は食道癌のハイリスク群であることが知られており，手術に伴いそのリスクが軽減するという確かなエビデンスが得られていない以上，術後も年に1回の内視鏡によるサーベイランスが推奨される。

その他の食道運動機能障害

嚥下困難や胸痛を呈する食道運動異常で，しばしば食道アカラシアとの鑑別が問題となるもの。

1) びまん性食道痙攣症 (diffuse esophageal spasm：DES)

通常は正常蠕動波を示すが，時に持続・反復する異常収縮運動を特徴とするもの。造影では非蠕動性収縮像(tertiary contractions)やコルクスクリュー(corkscrew)食道がみられる。

2) nutcracker esophagus

下部食道括約部の機能，蠕動運動は正常に保たれているが，平均の下部食道蠕動波高が異常高値を示すもの。

3) hypertensive lower esophageal sphincter：hypertensive LES

下部食道括約部に弛緩不全がなく，食道体部の運動も正常に保たれている症例で，下部食道括約部静止圧の平均値が45 mmHg以上のもの。

4) 他疾患に合併する食道運動機能障害

強皮症，全身紅斑性狼瘡などの膠原病，糖尿病，アミロイドーシス，好酸球性食道炎，パーキンソン病などの神経変性疾患，アルコール依存症などで食道運動機能障害を認める場合がある。

5) 偽性アカラシア

食道胃接合部癌などの悪性疾患により食道アカラシア類似の症状と所見を呈するもの。

外科的事項

外科的治療の目的

通過障害の原因となっている下部食道括約部 high pressure zone の確実な解放と，術後の胃食道逆流の防止が目的となる。

手術適応

前項でも触れたように，食道アカラシアに対する薬物療法，バルーン拡張療法の成績は決して良好とはいえない。本症に対しては，病悩期間や病型にかかわらず外科的治療が最も有効である。したがって，耐術が難しい高リスク患者を除き，事実上すべての食道アカラシアが手術適応となる。

手術術式

通過障害を解除するための Heller 筋層切開術と，逆流防止のための Dor 噴門形成術のコンビネーションが標準術式となっている（図 1-22）。近年は腹腔鏡下手術で行われる。手術の奏効率は 90％前後と良好である。

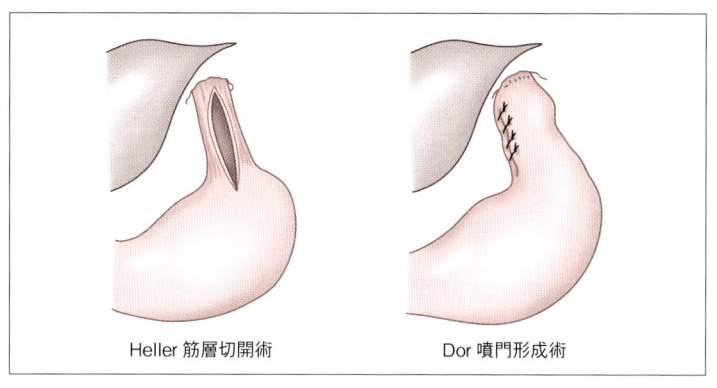

図 1-22 食道アカラシアの手術

術前診断

前項(p137)参照。

術前の患者管理

食道内に食物残渣や液体が貯留している例が多いため，術前は一定期間絶食とし，必要に応じて術前日に食道・胃洗浄を施行する。

手術のポイント

手術は① Heller 粘膜外筋層切開術と②逆流防止手術(Dor 前方噴門形成術)から構成される。

1 粘膜外筋層切開術

食道裂孔周囲の視野を確保し，迷走神経を温存しながら腹部食道を全周性に剝離，テーピングする。テープを尾側に牽引しながら約 6～7 cm の腹部食道を確保する。

腹部食道を尾側に牽引し，電気メスを用いて腹部食道正中部の筋層に縦切開を加える。縦走筋を左右に開排し，内輪筋をフック式電気メスですくい上げるようにしながら切開していく(図 1-23a)。この際，内視鏡的に拡張バルーンを挿入しておくと，切開部に緊張がかかり食道筋層と粘膜層の境界がわかりやすくなる。切開部には食道粘膜の膨隆をみる(図 1-23b)。

約 5～6 cm にわたって食道口側の筋層切開を行った後，食道胃接合部を超えて胃側にも 1～2 cm 程度の筋層切開を追加しておく。

2 逆流防止手術

腹部食道を牽引しながら，筋層切開部の左縁，右縁それぞれに胃底部を前方から被覆するように非吸収糸を用いて縫着する(図 1-24)。左右ともに 3～4 針必要である。胃底部の授動操作，短胃動静脈の切離は通常行わない。

術中・術後合併症の対応

1 食道粘膜損傷

術中，筋層切開時に食道粘膜を損傷する場合がある。複数回のバルーン拡張療法の既往を有する症例など，食道筋層に強い炎症が及んでいる症例でリスクが高い。損傷部を吸収糸で修復し，Dor 法による被覆を確実に行う。術後は症例により経鼻胃管による内減圧を一定期間行う。

2 通過障害の残存

不完全な筋層切開が主たる原因で発生する術後合併症。食道の偏位・蛇行が著明な症例や食道体部の運動障害が著明な症例では，完全な high pressure zone の解放を行っても症状が残存する場合がある。

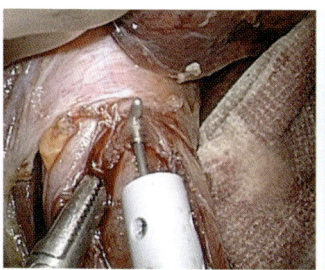

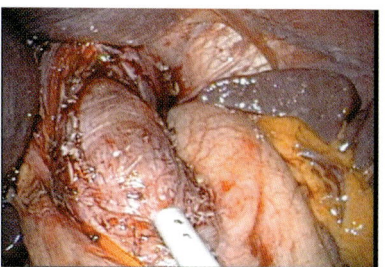

図 1-23 粘膜外筋層切開術

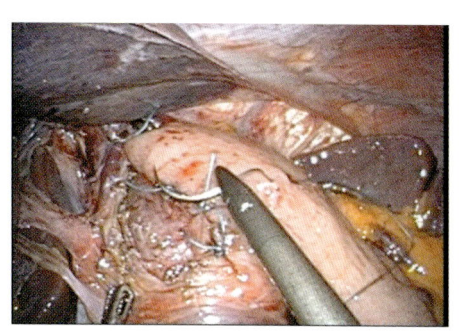

図 1-24 逆流防止手術

3 胃食道逆流症の発生

逆流防止手術が不完全な場合に発生する。食道アカラシアでは食道クリアランスが障害されているため，いったん胃食道逆流症が発生すると逆流性食道炎に至るケースが多いので注意が必要である。原則的に PPI を用いた保存的加療を行うが，重症例では再手術も考慮する。

手術後の治療・経過観察

1 急性期の管理

- 術翌日，胸部単純 X 線写真により縦隔気腫その他の異常がないことを確認した後，飲水を開始する。経口摂取は通常翌々日より可能となる。

2 晩期の管理

- 術後，症状の改善に伴って食習慣が変化し，慌てて嚥下して food impaction をきたす患者がよくみられる。患者教育を繰り返し，手術によって通過障害が解除されても，食道蠕動運動が改善するわけでは

ないことをよく理解させる。
- 術後，通過障害が改善しても胸痛発作が消退しない患者が一部に存在する。通常は経過観察とともに発作の頻度は減っていくが，痛みが強い場合はカルシウム拮抗薬や亜硝酸薬の頓用で対応する。
- 前項に記したごとく，術後も年に1回の内視鏡による食道癌サーベイランスを行う。

〔参考文献〕
1) 日本食道学会：食道アカラシア取扱い規約(第4版)．金原出版，2012
2) Scott-Conner CEH：Chassin's operative strategy in esophageal surgery. Springer, 2006

〈中島清一〉

2 胃・十二指腸疾患

A 胃癌

疫学

胃癌の死亡率は，わが国では男女とも1970年代から低下傾向が続き，男性では1993年以降肺癌がこれを上回り胃癌は第2位になった。また世界的にみても，東アジアおよび東欧の胃癌の死亡率はわが国と同程度であり，そのほかの地域では低いが，すべての国を合わせて集計すると肺癌が1位で胃癌が2位である。一方，わが国の罹患率は，肺癌が2位であるのに対して，胃癌は最も高い。特に早期胃癌の増加が顕著で，1990年以降は胃癌全体に占める早期胃癌の割合は50％を超えている。一方，内視鏡検査がわが国ほど普及していない欧米では，早期胃癌の割合はまだ15％と低い。このようにわが国では，胃癌の罹患率が第1位であるにもかかわらず死亡率が1位でなくなった背景には，胃癌に対する医療技術が進歩し，早期発見と早期治療による胃癌全体の治癒率の向上が大きく貢献したことが考えられる。

好発年齢は60歳代で，男性に多い。

分類

1 原発巣占居部位

胃の大彎および小彎を3等分し，それぞれの対応点を結んで，胃をU（上部），M（中部）およびL（下部）の3つの領域に分ける（図2-1）。

2 肉眼的分類（図2-2）

- 0型：表在型
    - 0-Ⅰ型：隆起型
    - 0-Ⅱa型：表面隆起型
    - 0-Ⅱb型：表面平坦型

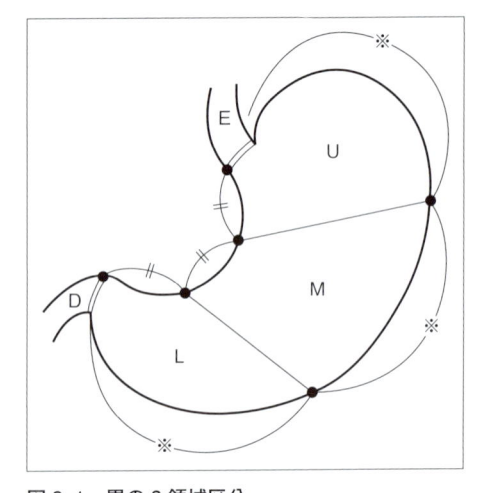

図 2-1　胃の 3 領域区分
〔日本胃癌学会：胃癌取扱い規約(第 14 版). 金原出版, 2010 より引用〕

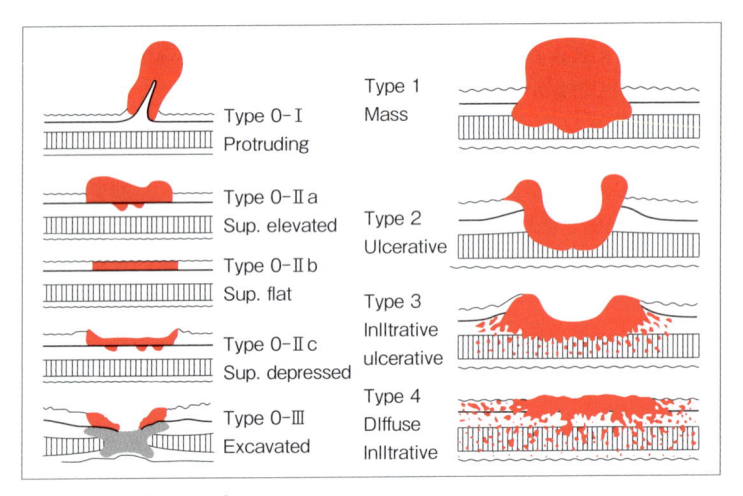

図 2-2　胃の肉眼的分類
〔日本胃癌学会：胃癌取扱い規約(第 14 版). 金原出版, 2010 より引用〕

0-Ⅱc型：表面陥凹型
0-Ⅲ型：陥凹型
- 1型：腫瘤型
- 2型：潰瘍限局型
- 3型：潰瘍浸潤型
- 4型：びまん浸潤型
- 5型：分類不能（上記0～4型のいずれにも分類し難いもの）

3 病期分類（表2-1）

1）深達度（T）
- T1a-M：癌の浸潤が粘膜（M）にとどまるもの
- T1b-SM：癌の浸潤が粘膜下層（SM）にとどまるもの
- T2-MP：癌の浸潤が粘膜下組織を超えているが，固有筋層（MP）にとどまるもの
- T3-SS：癌の浸潤が粘膜下組織を超えているが，漿膜下組織（SS）にとどまるもの
- T4a-SE：癌の浸潤が漿膜表面に近接しているか，またはこれを破って遊離腹腔に露出しているもの（SE）
- T4b-SI：癌の浸潤が直接他臓器まで及ぶもの（SI）

リンパ節転移の有無にかかわらずT1を「早期胃癌」，T2～4を「進行胃癌」と呼ぶ。

2）リンパ節転移（N）
- N0：領域リンパ節に転移を認めない
- N1：領域リンパ節に1～2個の転移を認める
- N2：領域リンパ節に3～6個の転移を認める
- N3a：領域リンパ節に7～15個の転移を認める
- N3b：領域リンパ節に16個以上の転移を認める

表2-1 病期分類

	N0	N1	N2	N3
T1a(M), T1b(SM)	IA	IB	IIA	IIB
T2(MP)	IB	IIA	IIB	IIIA
T3(SS)	IIA	IIB	IIIA	IIIB
T4a(SE)	IIB	IIIA	IIIB	IIIC
T4b(SI)	IIIB	IIIB	IIIC	IIIC
M1(Any T, Any N)	IV			

〔日本胃癌学会：胃癌取扱い規約（第14版）．金原出版，2010より引用〕

領域リンパ節：胃癌取扱い規約(第 14 版)におけるリンパ節番号 No.1〜12 および 14v を胃の領域リンパ節とし，これ以外のリンパ節転移を認めた場合は M1 とする。ただし，食道浸潤癌の場合は No.19, 20, 110, 111 も領域リンパ節とする。

3）肝転移
- H0：肝転移を認めない
- H1：肝転移を認める

4）腹膜転移
- P0：腹膜転移を認めない
- P1：腹膜転移を認める

5）腹腔洗浄細胞診
- CY0：腹腔細胞診で癌細胞を認めない
- CY1：腹腔細胞診で癌細胞を認める

6）遠隔転移
- M0：領域リンパ節以外の転移を認めない
- M1：領域リンパ節以外の転移を認める

臨床症状

- 早期胃癌は，ほとんどが無症状である。
- 進行胃癌の症状としては，胃原発巣からの慢性的な出血とそれに伴う貧血や，噴門部もしくは幽門部の狭窄による経口摂取の障害などがある。

診断

- 胃内視鏡検査が最も胃癌診断に有用である。悪性が疑われた場合には，生検にて組織学的に確定診断を行う。
- 胃透視検査は胃癌検診として一般に普及しているが，確定診断や進行度診断にあまり有用でないため，近年は施行頻度が低下している。
- 胃癌の進行度診断に最も有用なのは，腹部造影 CT 検査である。ただし，腹膜転移の検出能は非常に低い。
- 腹膜転移の診断には，全身麻酔下での審査腹腔鏡検査が有用である。審査腹腔鏡検査では，同時に腹腔洗浄細胞診（CY）も施行可能である。
- 近年，PET 検査も保険適用となったため，遠隔転移診断の補助的に用いられるようになってきた。
- CEA や CA19-9 などの腫瘍マーカーは再発診断の補助として用いられるものの，感度は低い。

表 2-2 組織型分類

一般型 Common type

- 乳頭腺癌 Papillary adenocarcinoma(pap)
- 管状腺癌 Tubular adenocarcinoma(tub)
  - 高分化型 Well differentiated type(tub1)
  - 中分化型 Moderately differentiated type(tub2)
- 低分化腺癌 Poorly differentiated adenocarcinoma(por)
  - 充実型 Solid type(por1)
  - 非充実型 Non-solid type(por2)
- 印環細胞癌 Signet-ring cell carcinoma(sig)
- 粘液癌 Mucinous adenocarcinoma(muc)

特殊型 Special type

- 腺扁平上皮癌 Adenosquamous carcinoma
- 扁平上皮癌 Squamous cell carcinoma
- カルチノイド腫瘍 Carcinoid tumor
- その他の癌 Miscellaneous carcinoma

〔日本胃癌学会:胃癌取扱い規約(第14版).金原出版,2010より引用〕

病理組織学的所見(表 2-2)

胃癌の大部分を占める腺癌を一般型とし,腺癌以外のものを特殊型に分類している。一般型の乳頭腺癌と管状腺癌を分化型癌(differentiated type),低分化腺癌と印環細胞癌と粘液癌を未分化癌(undifferentiated type)に分ける分類法もよく用いられている。一般に分化型癌は腺管形成の良好な癌で膨張性の発育を示し,肉眼形態は境界明瞭な限局型が多い。進行すると血行性の肝転移が多く,また比較的高齢者に多い。一方,未分化型癌は腺管形成に乏しくびまん性に浸潤する癌とされ,肉眼的に境界不明瞭なものが多く,リンパ行性転移や腹膜播種が多くみられる。分化型癌に比し若年者の割合が高い。

治療

日本胃癌学会によって作成された胃癌治療ガイドライン(医師用第3版)では,各進行度別に標準治療が決められている(表 2-3)。

1 定型手術と非定型手術

- 定型手術:胃の 2/3 以上切除と D2 リンパ節郭清。
- 非定型手術:切除範囲やリンパ節郭清程度が定型手術に満たない縮小手術や他臓器合併切除や D2 以上のリンパ節郭清を行う拡大手術。

2 非治癒手術

治癒が望めない患者に対して行う手術で,緩和手術(姑息手術)と減量手術に分けられる。

表 2-3 進行度別の標準治療

	N0	N1(1〜2個)	N2(3〜6個)	N3(7個以上)	Any N, M1
T1a(M)	IA ESD/EMR(一括切除) 〔分化型, 2 cm 以下, UI(−)〕 胃切除 D1(上記以外)	IB 胃切除 D1＋ (2.0 cm 以下) 定型手術 (2.1 cm 以上)	IIA 定型手術	IIB 定型手術	IV
T1b(SM)	IA 胃切除 D1 (分化型, 1.5 cm 以下) 胃切除 D1＋ (上記以外)				
T2(MP)	IB 定型手術	IIA 定型手術 補助化療 (pStage IIA)	IIB 定型手術 補助化療 (pStage IIB)	IIIA 定型手術 補助化療 (pStage IIIA)	
T3(SS)	IIA 定型手術	IIB 定型手術 補助化療 (pStage IIB)	IIIA 定型手術 補助化療 (pStage IIIA)	IIIB 定型手術 補助化療 (pStage IIIB)	
T4a(SE)	IIB 定型手術 補助化療 (pStage IIB)	IIIA 定型手術 補助化療 (pStage IIIA)	IIIB 定型手術 補助化療 (pStage IIIB)	IIIC 定型手術 補助化療 pStage IIIC)	
T4b(SI)	IIIB 定型手術＋合切 補助化療 (pStage IIIB)	IIIB 定型手術＋合切 補助化療 (pStage IIIB)	IIIC 定型手術＋合切 補助化療 (pStage IIIC)	IIIC 定型手術＋合切 補助化療 (pStage IIIC)	
Any T, M1	IV 化学療法, 緩和(姑息)手術, 放射線治療, 緩和医療				

〔日本胃癌学会:胃癌治療ガイドライン(医師用 2010 年 10 月改訂第 3 版). 金原出版, 2010 より引用〕

- 緩和手術(姑息手術):出血や狭窄などの切迫症状を改善させる目的で行う手術。安全な胃切除が困難な場合には,胃と空腸を吻合するバイパス手術が行われる。
- 減量手術:出血や狭窄などの切迫症状がない場合に,腫瘍量を減らして生存期間を延長させる目的で行う手術。現在,減量手術の意義を検証する日韓共同第Ⅲ相試験(REGATTA 試験)が進行中である。

3 胃手術の種類

- 胃全摘術:胃をすべて切除する。
- 幽門側胃切除術:幽門側の胃を 2/3 以上切除する。
- 幽門保存胃切除術:胃上部 1/3 と幽門前庭部を温存する。
- 噴門側胃切除術:幽門側の胃を 1/2 以上温存する。
- 胃分節切除術:胃を分節的に切除する。
- 胃局所切除術:胃を一部のみ切除する。
- 非切除手術:吻合術,胃瘻・腸瘻造設術など。

4 リンパ節郭清範囲

胃の領域リンパ節は**図 2-3**にあげられている No.1～12 および No.14v である．cT1 腫瘍でリンパ節転移の可能性が低いものに対しては D1 または D1＋郭清を，T2 以深の腫瘍に対しては D2 郭清を原則とする．

胃癌ガイドライン(医師用第 3 版)にて，D1 と D1＋および D2 は**表**

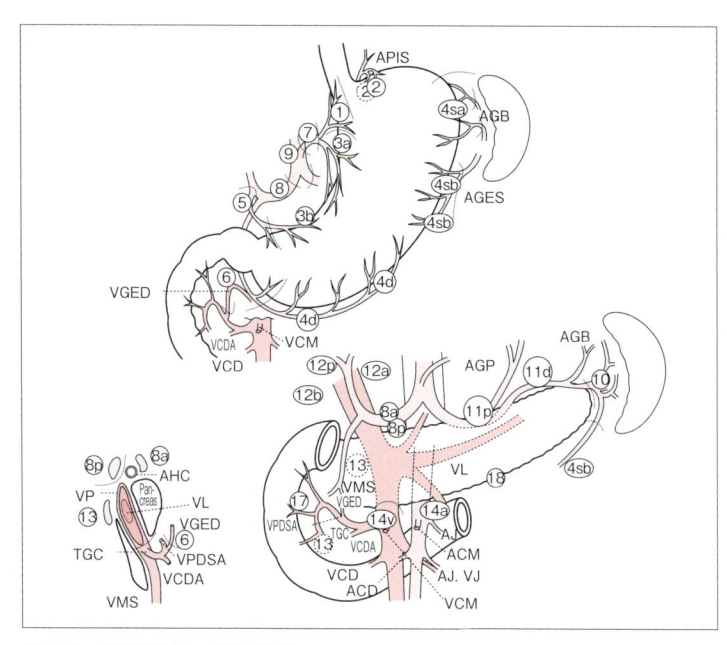

図 2-3 胃周囲リンパ節の部位

No.1 右噴門リンパ節，No.2 左噴門リンパ節，No.3a 小彎リンパ節(左胃動脈に沿う)，No.3b 小彎リンパ節(右胃動脈に沿う)，No.4sa 大彎リンパ節左群(短胃動脈)，No.4sb 大彎リンパ節左群(左胃大網動脈に沿う)，No.4d 大彎リンパ節右群(右胃大網動脈に沿う)，No.5 幽門上リンパ節，No.6 幽門下リンパ節，No.7 左胃動脈幹リンパ節，No.8a 総肝動脈幹前上部リンパ節，No.8p 総肝動脈幹後部リンパ節，No.9 腹腔動脈周囲リンパ節，No.10 脾門リンパ節，No.11p 脾動脈幹近位リンパ節，No.11d 脾動脈幹遠位リンパ節，No.12a 肝十二指腸間膜内リンパ節(肝動脈に沿う)，No.12b 肝十二指腸間膜内リンパ節(胆管に沿う)，No.12p 肝十二指腸間膜内リンパ節(門脈に沿う)，No.13 膵頭後部リンパ節，No.14v 上腸間膜静脈に沿うリンパ節，No.14a 上腸間膜動脈に沿うリンパ節，No.15 中結腸動脈周囲リンパ節，No.16a1 腹部大動脈周囲リンパ節 a1，No.16a2 腹部大動脈周囲リンパ節 a2，No.16b1 腹部大動脈周囲リンパ節 b1，No.16b2 腹部大動脈周囲リンパ節 b2，No.19 横隔下リンパ節，No.20 食道裂孔部リンパ節，No.110 胸部下部傍食道リンパ節，No.111 横隔上リンパ節

〔日本胃癌学会：胃癌取扱い規約(第 14 版)．金原出版，2010 より引用〕

2-4のように定義されており、胃切除の術式によって異なる。なお、D1に満たない郭清をD0といい、胃分節切除術、胃局所切除術、非切除手術はD0郭清となる。D2を超える拡大郭清をD2+という。

進行胃癌に対して胃全摘術を行う際に、脾摘を行って脾門リンパ節(No.10)を郭清することの意義があるかどうかを検証する第Ⅲ相試験(JCOG0110)の登録が終了しており、現在追跡中である。

なお、JCOG9501試験により、大動脈周囲リンパ節(No.16a2/b1)の予防的郭清意義はないということが明らかとなった(【サイドメモ】参照)。

表2-4 リンパ節郭清範囲の定義

- 胃全摘術
  - D1：No.1～7
  - D1+：D1+No.8a, 9, 11p
  - D2：D1+No.8a, 9, 10, 11p, 11d, 12a

ただし食道浸潤癌ではD1にNo.110を、D2にはNo.19, 20, 110, 111を追加する。

- 幽門側胃切除術
  - D1：No.1, 3, 4sb, 4d, 5, 6, 7
  - D1+：D1+No.8a, 9
  - D2：D1+No.8a, 9, 11p, 12a

- 幽門保存胃切除術
  - D1：No.1, 3, 4sb, 4d, 6, 7
  - D1+：D1+No.8a, 9

- 噴門側胃切除術
  - D1：No.1, 2, 3a, 4sa, 4sb, 7
  - D1+：D1+No.8a, 9, 11p

ただし食道浸潤癌ではD1にNo.110を追加する。

〔日本胃癌学会：胃癌治療ガイドライン(医師用2010年10月改訂第3版). 金原出版, 2010より引用〕

【サイドメモ：JCOG9501試験】

肉眼的深達度SS～SIの切除可能胃癌を対象とし、D2郭清に大動脈周囲リンパ節(No.16a2/b1)郭清を追加する効果を検証した第Ⅲ相試験である(n=523)。D2郭清群の5年生存率が69.2%であったのに対し、大動脈周囲リンパ節(No.16a2/b1)の郭清を追加した群は70.3%と優越性を示すことができなかった(p=0.85)。この結果、肉眼的深達度SS～SIの切除可能胃癌に対するわが国の標準手術はD2郭清であることが示された。

また，JCOG9502試験により，食道浸潤を有する上部胃癌に対して，左開胸を行って下縦隔のリンパ節を郭清する意義はないことが明らかとなった（【サイドメモ】参照）。

5 再建法
1）胃全摘術後
- Roux-en-Y法
- 空腸間置法
- ダブルトラクト法

2）幽門側胃切除術後
- BillrothⅠ法
- BillrothⅡ法
- Roux-en-Y法
- 空腸間置法

3）幽門保存胃切除術後
- 胃胃吻合法

4）噴門側胃切除術後
- 食道残胃吻合法
- 空腸間置法
- ダブルトラクト法

6 網嚢切除

深達度SS以深の切除可能胃癌に対しては通常大網も切除するが，網嚢内の微小な播種病変を切除する目的で網嚢も切除することがある。近年，網嚢切除を行うことで生存期間が延長する傾向を示したランダム化比較試験が報告されたため，網嚢切除による生存期間延長効果を検証する大規模な第Ⅲ相試験（JCOG1001）が現在進行中である。

【サイドメモ：JCOG9502試験】

3cm以内の食道浸潤を有する進行胃癌を対象とし，開胸を行わずに経食道裂孔的に胃全摘および下部食道切除を行い，下縦隔リンパ節の郭清は食道の切除に伴って摘出されるものにとどめる手術と，左開胸開腹連続切開を加えて徹底した下縦隔リンパ節郭清を行う手術を比較した第Ⅲ相試験である（n=167）。経食道裂孔的切除群の5年生存率が52.3％であったのに対し，左開胸群は37.9％とむしろ悪い傾向を示したため，中間解析で登録中止となった。この結果，3cm以内の食道浸潤を有する進行胃癌に対するわが国の標準手術は経食道裂孔的胃全摘＋下部食道切除であることが示された。

7 腹腔鏡下手術

胃癌に対する腹腔鏡下手術は1991年に初めて報告されて以来，機器の進歩とともに徐々に普及してきた。腹腔鏡下手術の長所としては，開腹手術と比べて術後疼痛が少ない，腸管蠕動の回復が早い，入院期間や社会復帰までの期間が短縮される，手術創の傷跡が小さい，といった点があげられる。一方，腹腔鏡下手術の短所としては，手術器具の操作角度や視野が限定される，標本の触診が困難なことによる合併症の増加や不十分なリンパ節郭清・切除断端の可能性，さらに医療コストの増大があげられる。Stage IA/IB の胃癌患者に対して，開腹手術と腹腔鏡下手術の有効性と安全性を比較する第Ⅲ相試験（JCOG9912）が現在進行中である。

8 内視鏡的切除

EMR は局所治療であるため，リンパ節転移を有する場合には治癒切除とならない。そのため，適応はリンパ節転移の可能性が非常に低い病変に限定され，「2 cm 以下の肉眼的粘膜内癌（T1a）と診断され，組織型が分化型（pap, tub1, tub2）であり，潰瘍や潰瘍瘢痕（UL）のない病変」が内視鏡的切除の絶対適応病変とされている。

近年，病変部の粘膜下層を切除する様々な内視鏡治療用のデバイスが開発されたことにより，ESD（endoscopic submucosal dissection）が発展してきた。ESD は，大きな病変や潰瘍瘢痕による線維化をきたした病変に対しても一括切除が可能であるため，その適応が拡大されつつある。具体的には，①2 cm を超える UL（−）の分化型 T1a，②3 cm 以下の UL（＋）の分化型 T1a のいずれかを満たしている場合にはリンパ節転移の可能性が非常に低いため，内視鏡的切除の適応をこれらにまで拡大してよいかどうかを検討する臨床試験（JCOG0607）の登録が終了しており，現在追跡中である。

最近では，2 cm 以下の UL（−）の未分化型 T1a に対する ESD の有効性と安全性について検討する臨床試験（JCOG1009/1010）が症例登録中である。

9 化学療法

わが国では JCOG9912 試験および SPIRITS 試験という2つの第Ⅲ相試験の結果より，S-1 とシスプラチン（CDDP）の併用療法が切除不能・再発胃癌に対する標準治療であると考えられている（【サイドメモ】参照）。欧米でも同様に，フッ化ピリミジン系薬剤（5-FU またはカペシタビン）とプラチナ系薬剤（CDDP またはオキサリプラチン）の併用療法が標準治療である。

近年，日本を含む国際共同第Ⅲ相試験である ToGA 試験の結果を受け，HER2 陽性の切除不能・再発胃癌に対する標準治療は，フッ化ピリ

ミジン系薬剤とプラチナ系薬剤に加えてトラスツズマブを併用する治療が標準治療と考えられるようになった(【サイドメモ】参照)。

10 術後補助療法

わが国では ACTS-GC 試験という第Ⅲ相試験の結果より，病理学的 StageⅡまたはⅢの胃癌の術後には，S-1 を 1 年間投与する補助化学療法が標準治療である(【サイドメモ】参照)。一方，韓国ではカペシタビン

【サイドメモ：JCOG9912 試験】

当時の標準治療である 5-FU 単独療法に対して CPT-11＋CDDP 併用療法の優越性と S-1 単独療法の非劣性を検証した 3 群比較の第Ⅲ相試験である($n=704$)。5-FU 単独療法の生存期間中央値(MST)が 10.8 か月であったのに対して，CPT-11＋CDDP 併用療法の MST が 12.3 か月($p=0.055$)，S-1 単独療法の MST が 11.4 か月(非劣性 $p<0.001$)と，CPT-11＋CDDP 併用療法の優越性は示せなかったものの，S-1 単独療法の非劣性が証明された。

【サイドメモ：SPIRITS 試験】

S-1 単独療法に対する S-1＋CDDP 併用療法の優越性を検証した第Ⅲ相試験($n=298$)である。S-1 単独療法の MST が 11.0 か月であったのに対し，S-1＋CDDP 併用療法の MST は 13.0 か月($p=0.037$)と有意な延長を示した。JCOG9912 の結果と合わせて，わが国の切除不能・再発胃癌に対する標準治療は S-1＋CDDP 併用療法と考えられるようになった。

【サイドメモ：ToGA 試験】

HER2 陽性の切除不能・再発胃癌患者を対象として，フッ化ピリミジン系抗癌剤(カペシタビンまたは 5-FU)と CDDP を併用した化学療法に対する，トラスツズマブの上乗せ効果を検証した国際共同第Ⅲ相試験である($n=594$)。化学療法群の MST が 11.1 か月だったのに対し，化学療法＋トラスツズマブ併用群は 13.8 か月であり，統計学的有意差を示した($p=0.0046$)。また，HER2 が強く発現しているサブグループ(IHC2＋/FISH 陽性または IHC3＋)では，トラスツズマブ併用群の生存期間は 16.0 か月と，特に有効なサブグループであると考えられた。

とオキサリプラチンを併用する術後補助化学療法が標準治療である。また，米国では術後に5-FUとロイコボリンを用いた化学放射線療法が，欧州では術前および術後にエピルビシンと5-FUとシスプラチンを用いた化学療法が標準治療として行われており，世界中で術後補助療法の標準治療が異なっているのが現状である。

予後

胃癌治療ガイドライン（医師用第2版）によると，胃癌に対する定型手術（D2郭清）後の5年生存割合はIA期93.4％，IB期87.0％，Ⅱ期68.3％，ⅢA期50.1％，ⅢB期30.8％，Ⅳ期16.6％と報告されている。

根治切除された胃癌の再発形式としては，腹膜転移が最も多く，次にリンパ節再発と肝再発が続き，局所再発やその他の遠隔臓器再発は稀である。再発の頻度は術後増加し続け，術後2年前後がピークとなる。術後5年以降の再発はきわめて稀である。

(黒川幸典)

幽門側胃切除術

術前管理

夕方まで食事摂取を行う施設が多いが，進行胃癌などで残渣が胃にたまりやすい症例などでは，適宜食事摂取を制限する必要がある。幽門狭窄症例では，前日までに胃洗浄を繰り返し，胃内容を排出する。必要に応じて胃管留置を行っておく。

手術手技（表2-5）

1 皮膚切開・開腹

上腹部正中切開が一般的である。その他上腹部山型横切開，肋骨弓下

【サイドメモ：ACTS-GC試験】

病理学的StageⅡまたはⅢ（T1N2〜3およびT3N0を除く）を対象に，手術単独に対するS-1の1年間投与の優越性を検証する第Ⅲ相試験である。第1回中間解析の結果，3年生存率が手術単独群70.1％であったのに対し，S-1投与群は80.1％と顕著な差を示していたため，この時点でわが国の術後補助化学療法の標準治療はS-1の1年間投与となった。

表2-5 標準幽門側胃切除(D2)の手術手順

1. 皮膚切開・開腹
2. 腹腔内検索・洗浄細胞診
3. 大網切除
4. 左胃大網動静脈の切離
5. 右胃大網 静脈・動脈の切離(6番リンパ節郭清)
6. 十二指腸切離
7. 右胃動静脈の切離(5番リンパ節郭清)
8. 総肝動脈前リンパ節郭清(8番リンパ節郭清)
9. 固有肝動脈郭清(12aリンパ節郭清)
10. 腹腔動脈周囲リンパ節郭清
11. 脾動脈近位部リンパ節郭清
12. 左胃静脈・左胃動脈切離
13. 小彎辺縁動静脈切離(3番リンパ節郭清)
14. 自動縫合器による胃切離により切除完了
15. 再建

切開，L字切開などがあり症例によって選択される。幽門側胃切除であれば，臍手前までで十分であるが，頭側の皮膚切開は可及的に切り上げ，必要に応じて剣状突起を切除する。

2 腹腔内検索・洗浄細胞診

開腹後，すぐに腹腔内の検索を行う。リンパ節転移，肝転移，腹水，腹膜播種性病変の有無をすべてチェックする。腫瘍の胃壁浸潤程度，広がり程度から予定した術式が可能か判断する。洗浄細胞診は，ダグラス窩と左横隔膜窩を100 ml程度で洗浄し回収し，迅速病理に提出する。

3 大網切除

術者の左手と助手の両手で，横行結腸と大網のエプロンにトラクションを加えつつ電気メスで横行結腸に沿って切離する。横行結腸ぎりぎりで切離すると凝固モードでも出血するため，壁の脂肪組織と大網との判別をしつつ横行結腸から少し離れて切離するのがコツである。

【サイドメモ：洗浄細胞陽性CY(+)の取り扱いについて】

胃癌取扱い規約では，洗浄細胞診陽性CY(+)は，M1であり，Stage Ⅳとなる。遺残度R1(cy+)となる。迅速細胞診を提出する意義は，結果により治療方針を変更する可能性があるからである。すなわち，予防的なリンパ節郭清の意義は乏しくなるため，合併症率を高める膵周囲の郭清は控えることになる。

4 左胃大網動静脈の切離

　左胃大網動脈は，膵尾部から立ち上がるが，胃癌取扱い規約上は，4bの大網枝を出した後，第1枝分枝前で切離となっているので根部まで追いかける必要はない。

5 右胃大網 静脈・動脈の切離（6番リンパ節郭清）

　網嚢の右界を切開すると横行結腸間膜前葉の下の層に入ることができる。そのまま頭側へ剥離を進めると右胃大網静脈が露出される。胃側へ剥離を進めると前上膵十二指腸静脈が確認できるので，同部位で静脈を結紮切離する。さらにリンパ節を含む脂肪組織を膵頭部より切離し，胃十二指腸動脈から立ち上がる右胃大網動脈の根部を露出する。同部位で結紮切離する。

6 十二指腸切離

　上十二指腸動脈を切離し，十二指腸を全周性に剥離する。リスター鉗子もしくは自動縫合器を用いて十二指腸を切離する。Billroth I 法以外では，断端は埋没縫合を追加する。

7 右胃動静脈の切離（5番リンパ節郭清）

　幽門を左上方へ牽引し，右胃動脈に沿って肝十二指腸間膜前面を縦切開する。胃十二指腸動脈前面の層を出しそのまま固有肝動脈の前面を露出する。右胃動脈の立ち上がりが確認できれば，右胃動脈を根部で切離する。

8 総肝動脈前リンパ節郭清（8番リンパ節郭清）

　助手は，左手で膵蔵を尾側へ引き下ろし，術者は胃膵ヒダを把持し，膵上縁に沿って切離する。リンパ節周囲を把持しながら，細かな出血に注意しつつ剥離を進め郭清する。

【サイドメモ：大網切除】

　大網切除は，2010年の胃癌治療ガイドラインから標準手術では推奨されているが，早期胃癌では切除しないのが一般的である。

【サイドメモ：静脈損傷予防】

　6番リンパ節郭清のトラブルの1つとして，静脈損傷がある。術者が血管処理の際に損傷してしまうケースのほかに，助手の牽引が強くて裂けてしまうケースがある。適度な緊張を加えるほかに，点や線ではなく面でトラクションを加えることが肝要である。

9 固有肝動脈郭清（12a リンパ節郭清）

固有肝動脈左側面の血管周囲神経叢の外側で剝離鉗子をゆっくり挿入，スペースを作り，結合組織を電気メスで切離する。数回行い門脈の左側縁を確認できれば，頭側のリンパ節郭清の終点を決め，結紮する。背側の膜を切開し 12a リンパ節郭清を終える。

10 腹腔動脈周囲リンパ節郭清

総肝動脈前面のリンパ節を切除側につけつつ血管を露出し，左胃動脈の根部に至るその周囲を剝離し，腹腔動脈周囲リンパ節郭清する。

11 脾動脈近位部リンパ節郭清

総肝動脈の前面の剝離層を追求しながら，脾動脈の前面を露出する。丹念に電気メスで剝離し郭清する。

12 左胃静脈・左胃動脈切離

左胃静脈の走行はバリエーションが多い。確認できれば静脈切離するが，静脈から細い分枝が出ているので，慎重に剝離鉗子を通すことが肝要である。左胃動脈は根部で二重結紮する。

13 胃小彎辺縁動静脈切離（3 番リンパ節郭清）

左胃動脈切離後は，横隔膜脚を露出し，EG junction を確認し，小網の頭側切離ラインを決定する。前後壁に分け，胃小彎に流入する血管を切離する。

14 自動縫合器による胃切離

病変を確認し，切離ラインを決定する。残胃は大きく残しすぎると胃内容の停滞につながるため，2/3 切除より小さくしないように心がける。

【サイドメモ：総肝動脈前リンパ節郭清のコツ】

総肝動脈の前面を神経叢の外側で剝離すると，頭側に必ず腹腔神経叢より肝臓へ向かう神経束が確認される。これを温存するようにしてリンパ節を郭清すると神経線維の付着が少なくなり，奥のリンパ節を引き出すような形で郭清ができる。

【サイドメモ：小彎側リンパ節郭清のコツ】

小彎側リンパ節は，いかに出血させないかが重要である。一方で，出血する場所は概ね決まっているので，その部位では丁寧に結紮もしくはエネルギーデバイスを用いて止血しながら進める。それ以外では，電気メスで大胆に操作を進める。

Billroth Ⅰ法　　　　　Billroth Ⅱ法　　　　　Roux-en-Y法

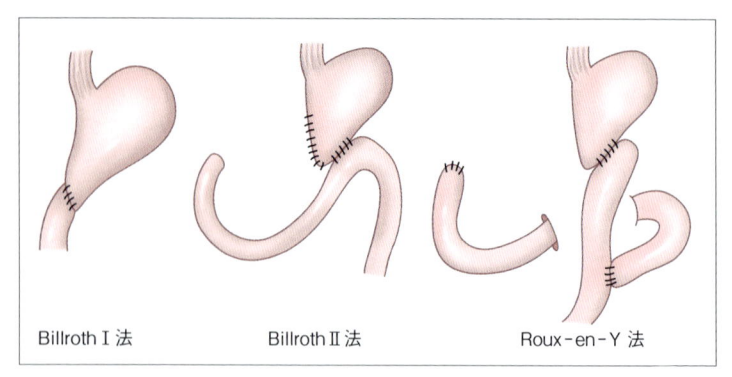

図 2-4　幽門側胃切除後再建方法

15　再建

Billroth Ⅰ法，Billroth Ⅱ法，Roux-en-Y法のいずれかで再建する（図2-4）。ここでは，機械吻合によるBillroth Ⅰ法再建を述べる。

十二指腸断端にまつり縫いをかけ，自動吻合器（25 mm）を装着固定。切離ラインの肛門側の大彎を切開し病変を確認する。本体を挿入し，大彎切離ラインから3 cm程度口側，大彎後壁で，センターロッドを貫く。センターロッドとアンビルを結合し吻合する。その際，吻合部出血の有無を必ず確認する。

> 【サイドメモ：左胃静脈バリエーションの把握】
> 　左胃静脈は，7割程度で総肝動脈背側と左胃動脈の右側を通るパターンが多く，2割程度で脾動脈腹側を通る。左胃動脈は，副肝動脈が分枝している場合もあり，必要に応じて温存する。

> 【サイドメモ：再建法の選択】
> 　Billroth Ⅰ法を行う場合，事前に逆流性食道炎や裂孔ヘルニアがないかを確認する。術中は，吻合した際の緊張も縫合不全の原因となる。緊張があると判断される場合や十二指腸潰瘍や瘢痕がある場合はRoux-en-Y法を行う。もちろん，上記に関係なく，Roux en Y法は選択可能である。Billroth Ⅱ法は，逆流を懸念して控える施設が多い。しかしながら，縫合不全も少なく，術後の停滞も少ないことからハイリスク症例には選択の余地はある。

術後管理

胃切除の場合，術後管理はクリニカルパスが設定されていることがほとんどである。これに従い管理することが重要である。クリニカルパスの対象にならない症例では，漠然とした理由で間延びした管理をするのではなく，その理由を明確にする。いたずらに食事開始を遅らせたり，ドレーンを長く置いてはいけない。異常の早期発見や対処に努めることが重要である。

胃全摘術

術前管理

術前管理は，幽門側胃切除と変わらない。進行癌では，膵や肝など他臓器浸潤の評価や腹水の有無などをチェックする。リンパ節が多数腫れている場合や大きなリンパ節転移があることなどもチェックする。術前化学療法を実施して，腫瘍の縮小を確認したうえで手術する場合もある。

手術術式

手術については，表2-6の＊印の項目は前項（幽門側胃切除）を参照いただき，脾動脈近位部郭清以降の手順につき述べる。

表2-6 標準胃全摘術（D2）の手術手順

1. 皮膚切開・開腹＊
2. 腹腔内検索・洗浄細胞診＊
3. 大網切除＊
4. 左胃大網動静脈の切離＊
5. 右胃大網　静脈・動脈の切離（6番リンパ節郭清）＊
6. 自動縫合器による十二指腸切離＊
7. 右胃動静脈の切離（5番リンパ節郭清）＊
8. 総肝動脈前リンパ節郭清（8番リンパ節郭清）＊
9. 固有肝動脈郭清（12aリンパ節郭清）＊
10. 腹腔動脈周囲リンパ節郭清
11. 脾動脈近位部リンパ節郭清＊
12. 左胃静脈・左胃動脈切離＊
13. 食道周囲の剝離，食道の切離
14. 膵脾の後腹膜からの剝離授動
15. 脾動脈遠位部リンパ節郭清
16. 脾動静脈の切離（10番リンパ節）
17. 再建

1 食道周囲の剝離，食道の切離
　横隔膜脚周囲を切開し，脚を露出し，食道背側を剝離する．ガーゼを詰め食道前面を切開する．さらに食道周囲を剝離し食道鉗子を掛け切離する．

2 膵脾の後腹膜からの剝離授動
　横行結腸と大網を切離していき横行結腸間膜前葉を切除側につける層で進めると容易に膵背面に入る．膵後筋膜（膵実質の背面を覆う膜）に電気メスを当てるように剝離を進める．脾下極から脾臓周囲の腹膜を切開すると後腹膜より膵脾が持ち上がる．半分程度進めると視野が悪くなるため，脾上極から腹膜切開を行うと大きく持ち上がり，授動できる．

3 脾動脈遠位部リンパ節郭清
　脾動脈周囲の遠位部ではリンパ節と動脈周囲の結合が粗な場合が多く，軽い緊張をかけつつ胃膵ヒダの漿膜を切開すると動脈がすぐに現れる．さらに背側に回ると脾静脈が現れる．切除リンパ節を牽引しながら，脾門部近傍まで動脈・静脈表面を露出する．

4 脾動静脈の切離（10 番リンパ節）
　大膵動脈分枝後に動脈を切離し，同じレベルで静脈を切離するのが一般的である．切離は動脈から行い静脈処理を行う．順序を誤ると脾臓がうっ血し無駄な失血を被ることになる．静脈は細い糸を用いるか，刺通結紮を行う．

5 再建
　一般的な Roux-en-Y 再建（図 2-5）について述べる．

【サイドメモ：迷走神経の分枝】
　左迷走神経は食道前面を周り前幹となり，胃枝を分枝後 latarjet 枝となる．右迷走神経は食道背側を通り後幹となり，さらに胃背面に分枝を出した後，腹腔枝となり腹腔神経節へつながっていく．

【サイドメモ：膵脾授動のコツ】
　脾臓は被膜損傷をきたしやすく，軽い緊張をかけながら，一方通行ではなく上極下極挟み撃ちすることが肝要である．左結腸曲を側腹壁および後腹膜から授動しておくと視野の確保がしやすくなる．膵下縁から横行結腸間膜前葉につながる漿膜を切開する．膵体部から尾部に向かって切開し，メルクマールに脾臓を上極，下極と挟み撃ちにして授動する．膵後筋膜の背側に入りガーゼを挿入する．

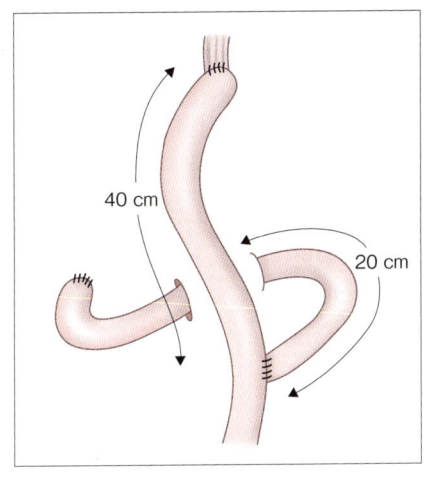

図 2-5　Roux-en-Y 再建

　食道断端に波形鉗子を掛けまつり縫いを行い，アンビルヘッド（25 mm 径）を食道内へ挿入固定する．トライツ靱帯を確認する．20 cm 程度空腸をたどりそこから 10 cm 程度肛門側まで辺縁血管を切離し，犠牲腸管を作成する．
　横行結腸の前を通すか後ろを通すかを決め，吻合部位を想定し，挙上空腸の緊張具合を確認する．口側腸管に犠牲腸管を 5 cm 程度つけ切離，断端から自動吻合器本体を挿入する．血行を考慮して吻合予定部位を決

【サイドメモ：尾膵動脈の取り扱い】
　尾膵動静脈を可及的に温存することで血流不良による難治性の膵液瘻を防止することも可能であるが，技術的には難しく出血などの対応で結果的に膵損傷をきたす場合もあるため慎重に対応する．

【サイドメモ：食事の開始時期】
　最近は，術後の早期回復を期待して，早期の食事開始を実施しているところが多い．吻合部への負荷がかからなければ問題とはならないが，食事摂取速度が速いと挙上した空腸の攣縮により詰まってしまうことが多いためしっかりと説明することが重要である．

定し，自動縫合器のセンターロッドを出し，空腸壁を貫く．自動吻合器のアンビルとセンターロッドを合体し，ねじれや巻き込みがないかを確認し，吻合を完了する．

食道空腸吻合部から 40 cm 程度肛門側にたどり空腸口側端と吻合し Roux-en-Y 再建を行う．

術後管理

術後管理は，典型的な症例はクリニカルパスに準じた管理を実施する．栄養管理は重要であるが，最初は，液状食や残渣が少ないものを選んで食するように指導することが肝要である．

（瀧口修司）

B 胃・十二指腸潰瘍

胃酸と胃酸により活性化されたペプシンによる粘膜の消化作用によって，消化管壁の欠損を生じた病態。病理組織学的には粘膜下層以深におよぶ組織欠損をいう。

疫学

わが国において，胃潰瘍(gastric ulcer)の頻度は約2～3%で，発生率は年間1.8%(多くが再発)，十二指腸潰瘍(duodenal ulcer)はおよそその1/2～2/3程度と考えられている。欧米では十二指腸潰瘍が多く，わが国では胃潰瘍が多いが，最近わが国においても十二指腸潰瘍の頻度が増加している。好発年齢は，胃潰瘍は40～50歳代，十二指腸潰瘍は20～40歳代にある。また，近年，高齢者や小児においても増加傾向にある。性比では，いずれも男性に多い。

病態生理と病理

以前より，Shayが提唱した攻撃因子と粘膜防御因子とのアンバランスが発生原因とされてきた。しかし，実際の胃潰瘍や十二指腸潰瘍の病態には差異があり，*Helicobacter pylori*(*H. pylori*)感染なども重要な因子として認識されている。胃潰瘍では正酸か低酸であることが多く，粘膜防御機構の破綻が重要視される。防御因子として，粘液，微小循環，そしてプロスタグランジンの関与が研究されてきた。また一方，十二指腸潰瘍は一般に過酸傾向にあり，攻撃因子としての酸の役割が強調されている。

発生部位として，組織学的に胃底腺と幽門腺の境界部から2cm以内の幽門腺領域内と，幽門腺・十二指腸腺境界部より2cm以内の十二指腸腺領域内にそれぞれ発生するという「大井の法則」が有名で，実際これに合致するする潰瘍が大半である。

病理組織では，組織欠損の深さをUl-ⅠからUl-Ⅳまでの4段階，つまり組織欠損が粘膜固有層のみのびらん(Ul-Ⅰ)，粘膜下層まで(Ul-Ⅱ)，固有筋層まで(Ul-Ⅲ)，漿膜下組織に及ぶUl-Ⅳに分類している(村上分類)。潰瘍底は壊死物質で覆われ，その下に炎症細胞浸潤，線維芽細胞，新生血管などから構成される肉芽組織層がある。

病因

1 *H. pylori*

1980年代に発見されたグラム陰性桿菌。ヒトの胃粘膜に感染し，胃炎，

胃・十二指腸潰瘍，胃癌，そして胃リンパ腫などの疾患に深く関わっている。*H. pylori* による粘膜障害は，*H. pylori* が産生するサイトトキシン，ウレアーゼ，chemical mediator などの障害誘導因子などが影響を及ぼす。血清 *H. pylori* 抗体の検査は侵襲の少ない診断法であるが，抗体は除菌成功後も 18 か月間同定されるので，除菌成功の目安にはならない。内視鏡検査が行われた患者では，迅速ウレアーゼテスト（CLO テスト）や生検検体を用いた検索がよく用いられている。これらの検査は，プロトンポンプ阻害薬（PPI）内服中では偽陰性となりやすい。尿素呼気試験は最も正確で非侵襲的な診断法である。

2 非ステロイド性抗炎症薬（NSAIDs）などの薬剤

NSAIDs（non-steroidal anti-inflammatory drugs）による内因性プロスタグランジン合成低下。また，ステロイドや抗生物質なども原因となり得る。

3 その他の病因

Zollinger-Ellison 症候群による胃酸分泌過多による消化活性の亢進や Crohn（クローン）病に伴うものなどが，比較的稀ではあるがあげられる。ほかに「ストレス」もあげられる。胃や十二指腸などの内臓機能は自律神経によって調節されているが，強い肉体的ストレスや精神的ストレスを受けると自律神経のバランスが乱れ，粘膜の血流が悪くなって粘膜が傷つきやすくなり潰瘍を生じやすいと考えられている。

臨床症状

一般的な自覚症状は上腹部痛である。十二指腸潰瘍では空腹時に疼痛が生じ，食事摂取により症状が軽快することが多い。一方，胃潰瘍では食後に疼痛が出現することが多い。その他の症状として，悪心・嘔吐，腹部膨満感，吐血，タール便など様々である。他覚所見で最も一般的なものは心窩部の圧痛であるが，潰瘍穿孔によって腹膜炎に至ったときは筋性防御などの所見も出現する。機序は明らかではないが，潰瘍の関連痛として，Boas 圧痛点（第 10-12 胸椎突起の左右 3 cm）と小野寺の圧痛点（両側腸骨稜下 4 cm と後棘状突起下部）が知られている。

診断

1 上部消化管 X 線造影検査

以前は X 線造影検査が主流であった。X 線像は直接所見である niche（陥凹部にバリウムが溜まる所見）と間接所見である襞集中，辺縁の硬化と彎入に分けられる。最近の内視鏡の進歩により，現在の潰瘍画像診断の主流は下記の上部消化管内視鏡検査へ移行している。

2 上部消化管内視鏡検査

内視鏡検査が診断のゴールデンスタンダードである。診断で大切なことは、良性潰瘍か悪性腫瘍に伴う潰瘍かの鑑別である。良性潰瘍の場合，白苔を伴う類円形もしくは円形で，辺縁が平滑な潰瘍として観察できる。その潰瘍の病期については，崎田・三輪の内視鏡的stage分類[1]（図2-6）が多く使われている。一方，悪性腫瘍に伴う潰瘍は，不整形で，辺縁も歪であることが多い。この潰瘍は，時に悪性サイクル（malignant cycle）によって，悪性病変が正常粘膜に覆われて診断が遅れることもありうるので，観察には十分な注意を要する。生検のポイントとして，潰瘍底は壊死組織が多いため辺縁ぎりぎりの新鮮組織をしっかりと生検することである。

Dieulafoy（デュラフォイ）潰瘍などでは，潰瘍底血管より噴出する動脈性出血を観察することもある。

吐下血などの出血症状があるなら上部消化管内視鏡検査にて，出血の状況・場所の把握や内視鏡的止血処置が必須である。胃内に大量の凝血塊があると観察や処置が困難となるので，内視鏡前に経鼻チューブなどを挿入し，冷水にて胃内を洗浄するのが望ましい。

3 CT検査

腹痛が中等度以上な場合，潰瘍穿孔による腹膜炎，また他の疾患の除外診断としてCT検査は必須である。胃・十二指腸潰瘍穿孔の際は，肝床部や網嚢内，横隔膜下などにfree air（腹腔内遊離ガス像）を観察できる。また，胃・十二指腸内容物である液体の貯留を腹腔内（モリソン窩，肝床部，横隔膜下，そして腹腔内全体に及ぶ場合はダグラス窩）に認める。前述の内視鏡的検査が診断のゴールデンスタンダードであるが，緊急開腹手術が必至である場合，CT検査のみで診断される場合もある。

分類

胃潰瘍・十二指腸潰瘍ともに内視鏡所見から以下の分類を用いて評価することが多い。

1 崎田・三輪分類[1]（図2-6）

- 活動期（Active stage）：潰瘍辺縁の浮腫像・厚い潰瘍白苔がある時期
    - A1：出血や血液の付着した潰瘍底はやや汚い白苔の状態
    - A2：潰瘍底はきれいな厚い白苔の状態　潰瘍辺縁の浮腫像は改善してくる時期
- 治癒過程期（Healing stage）：潰瘍辺縁の浮腫像の消失・襞集中像・再生上皮の出現がみられてくる時期
    - H1：再生上皮が少し出現している（潰瘍の50％以下）
    - H2：再生上皮に多く覆われてきている（潰瘍の50％以上）

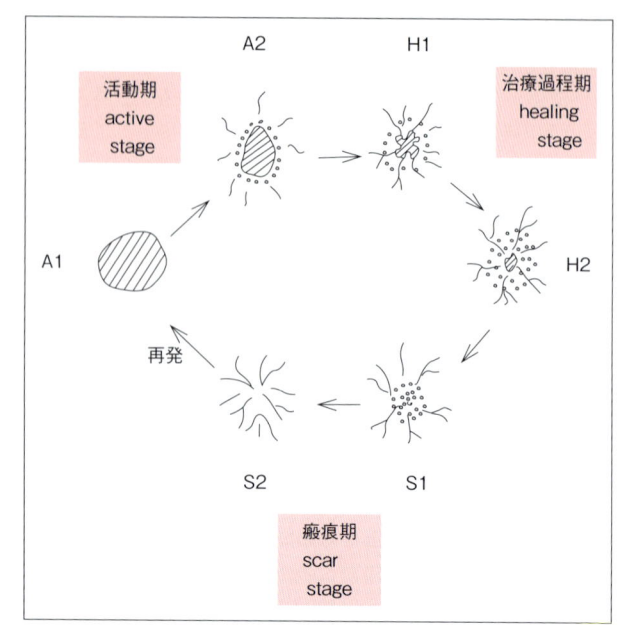

図 2-6　胃潰瘍のステージ分類
(崎田隆夫, 三輪 剛:悪性潰瘍の内視鏡診断—早期診断のために. 日消会誌 67:985, 1970 より改変)

- 瘢痕期(Scar stage):潰瘍白苔が消失した時期
  - S1:赤色瘢痕
  - S2:白色瘢痕

2　**Forrest 分類**[2)]

潰瘍の出血状態を分類したもの。1974 年に John Forrest が提唱したもの。現在では以下の改変版が広く用いられている。
- Active bleeding(活動性出血)
  - Ⅰa:Spurting bleed(噴出性出血)
  - Ⅰb:Oozing bleed(漏出性出血)
- Recent bleeding(最近の出血)
  - Ⅱa:Non-bleeding visible vessel(出血のない露出血管)
  - Ⅱb:Adherent blood clot(凝血塊の付着)
  - Ⅱc:Adherent black base(黒色潰瘍底)
- No bleeding(出血なし)
  - Ⅲ:Lesion without stigmata of recent bleeding(最近の出血所見のない病変)

治療

最近は H_2 受容体拮抗薬(H_2RA)やプロトンポンプインヒビター(PPI)などの新しい薬剤や内視鏡的治療の発展で治癒率は著しく上昇したが、生命の危険をきたすような大出血・穿孔・狭窄状態そして内視鏡の止血が無効な場合はいまだに外科的手術適応となる。また、難治性で再発を繰り返すものも待期手術の社会的適応となるが、どの施設でもほとんどが緊急手術症例のみが適応となっているのが現状である。潰瘍診療に関して、最近消化性潰瘍診療ガイドライン[3](図2-7)が作成され、一般診療に使われている。

【消化性潰瘍診療ガイドライン】[3]

日本消化器病学会では、2009年に消化性潰瘍診療ガイドラインを作成した。これは、国内外の今までの系統的文献検索を行いEBM(evidence based medicine)中心に、標準的治療を提示し個別医療を目指すことを否定しない立場にたったガイドラインである。本項では、エビデンスレベルの高い項目を各々列挙するとともに、消化性潰瘍治療の流れを述べる。図2-7のフローチャートのように、まずは緊急処置が必要かどうかの判断が大切である。

1 内視鏡的治療

- 出血性潰瘍に対する内視鏡的治療は、持続する再出血や緊急手術への回避するうえで有用である。
- 出血性消化性潰瘍のなかでも、活動性出血例と非出血性露出血管例が内視鏡的治療の良い適応である。
- 内視鏡的止血法に関して、血管収縮薬(1万倍希釈エピネフリン・10万倍希釈アドレナリン・高張Naエピネフリンなど)局注単独に比べて、局注に他の内視鏡的止血治療を追加することで再出血の予防効果が向上する。
- 内視鏡的止血法で、クリップ法は熱凝固法に比べ差は認めないが、局注法に比べて再出血、手術移行の面で優れている。
- 内視鏡的止血治療後24時間以内に内視鏡による経過観察を行うことによって再出血率を減少させる効果が認められている。
- 内視鏡的治療の分類と内訳
  1. レーザー法:Nd YAGレーザー
  2. 純エタノール局注法:純エタノール
  3. 血管収縮薬局注法:1万倍希釈エピネフリン・10万倍希釈アドレナリン・高張Naエピネフリン
  4. 硬化剤局注法:エタノールアミン・ポリドカノール
  5. 高周波凝固法:モノポーラー高周波・ホットバイオプシー・バイ

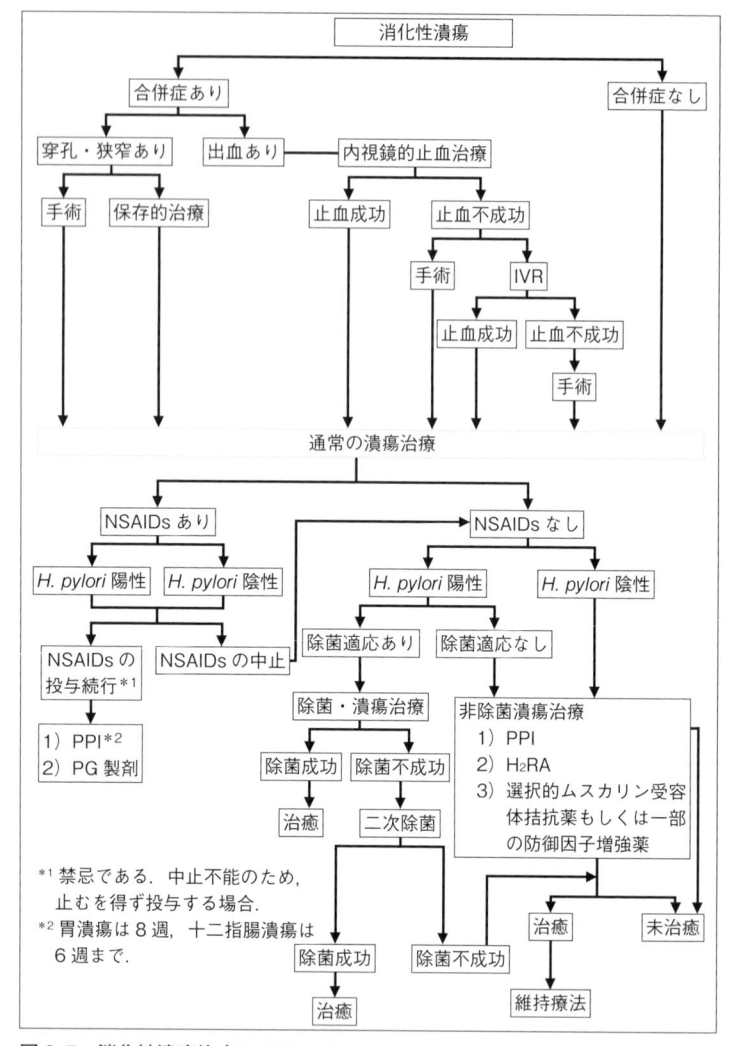

図 2-7 消化性潰瘍治療のフローチャート

〔「日本消化器病学会(編):消化性潰瘍診療ガイドライン. p xiv, 2009 年, 南江堂」より許諾を得て転載〕

ポーラー高周波
6. ヒータープローブ法:ヒータープローブ
7. フィブリン糊局注法:フィブリン糊
8. クリップ法:内視鏡クリップ

2 非内視鏡的治療

　主たる治療は内視的治療であるが，適切な非内視鏡的治療を併用または補助療法として行うべきである．急性期においては，内視鏡的治療を行うと同時に酸分泌抑制薬を投与する．出血性ショックを認める場合は輸血を行い，止血困難例に対しては interventional radiology (IVR) や外科治療（手術）を考慮する．急性期には絶食とし，入院加療を行う．止血に成功した後は，再出血防止のために H. pylori の有無を確認し，存在する場合は積極的に H. pylori 除菌療法を行う[4]．潰瘍再発防止のためにも除菌は積極的に行うべきである．H. pylori 除菌療法によらない胃十二指腸潰瘍治療は，プロトンポンプ阻害薬（PPI）を第一選択薬とする．PPI を使用できない場合はまず H_2 受容体拮抗薬（H_2RA），選択的ムスカリン受容体拮抗薬（ピレンゼピン塩酸塩）もしくは防御因子増強薬（スクラルファート，ミソプラストールなど）のいずれかを投与する．PPI と防御因子増強薬との併用に関しては，潰瘍治癒の上乗せ効果が示された併用療法はない．一方，H_2RA と防御因子増強薬との併用に関しては，潰瘍治癒の上乗せ効果が示された併用療法は勧められる．また，治癒した後も，再発を抑制するために維持療法（H_2RA，スクラルファートなど）を行うことが勧められている．なお日本では，維持療法としての PPI 処方は保険適用外であることを念頭に置くべきである．

- プロトンポンプ阻害剤（PPI）や H_2 受容体拮抗剤（H_2RA）は，内視鏡的治療後の治療成績を向上させる．また，NSAIDs 関連潰瘍の予防と治癒に関しては，PPI 療法のほうが H_2RA より優れている．cyclooxygenase-2（COX-2）阻害薬は，これまでの NSAIDs と比較して消化管に対する影響は少ない．
- 急性出血に対する輸血の適応として厚生労働省の「血液製剤の使用指針」（以下参照）に従う．
  1. 循環血液量の 15～20％の出血量なら輸液で対応
  2. 20～50％の出血量であれば輸液に加えて赤血球濃厚液を投与
  3. 50～100％の出血量であれば輸液と赤血球濃厚液に加えて等張アルブミン製剤を使用してもよい
  4. 24 時間以内に 100％以上の出血量を認める場合には上記に加え新鮮凍結血漿や血小板濃厚液を投与してもよい
- 出血例に対する二次治療として，外科手術成績と比較して IVR は，再出血率・追加手術移行率・死亡率などには有意差がない．
- 内視鏡的止血処置後の絶食期間と再出血についての科学的根拠はないが，急性期には絶食が必要と思われる．なお，「急性期」の期間について明確な定義はないが，内視鏡的止血処置後 48 時間以内とするのが妥当である．

外科的治療

消化性潰瘍穿孔に対しては，①発症後時間経過が長いとき，②腹膜炎が上腹部に限局しないとき，③腹水多量，④胃内容物が大量であるとき，⑤年齢70歳以上，⑥重篤な併存疾患があるとき，⑦血行動態が不安定なときは，早期の手術療法を考慮すべきである．たとえ保存的治療を選択した場合も，経時的にCT検査を行い，所見の悪化，または腹部筋性防御所見が24時間以内に軽快しない場合にも，手術療法を考慮する．

消化性潰瘍出血に対しては，ショック離脱後に内視鏡的止血術が試みられるべきであるが，内視鏡的止血術3回目，または内視鏡的止血術が容易に成功しないときは手術に移行すべきである．IVRは内視鏡的止血不成功時のみ試みられるべき治療法である．ただしIVRは施行できる施設が限られており，標準的治療ではない．

通過障害による症状（嘔吐，体重減少，狭窄）が認められる場合，まず内科的治療が行われるが，内科的治療抵抗性の狭窄は手術適応である．

1 手術術式

- 胃十二指腸潰瘍穿孔に対して推奨される術式は，腹腔内洗浄ドレナージ＋穿孔部閉鎖＋大網充填・被覆術（図2-8a）である．同手術において，開腹手術と腹腔鏡下手術とは同等に推奨されるが，後者は熟達した外科チームが行うべきである．
- 穿孔部が広範に及び，穿孔部閉鎖＋大網充填・被覆術が安全に行えない際，幽門側胃切除術（図2-8b）が選択される場合もある．
- 内視鏡的止血不能胃潰瘍に対しては，胃切開＋露出血管縫合止血＋潰瘍縫縮術が推奨される．十二指腸潰瘍出血に対する術式としては，幽門側胃切除術または潰瘍縫縮術である．しかし実際は，胃潰瘍出血，十二指腸潰瘍出血ともに，胃切除術を行っている施設は多く，ガイドラインの規定もない．
- 消化性潰瘍による幽門狭窄に対し，胃十二指腸側々吻合術（図2-8c）は推奨されているが，実際は胃切除術を行っている施設が多い．
- 迷走神経切離術は，消化性潰瘍に対し以前は汎用された手術であったが，PPI療法や除菌療法出現以降は現実にはほとんど施行されていないのが現状である．

2 周術期管理のポイント

1）穿孔部閉鎖＋大網充填・被覆術，または胃十二指腸側々吻合術

幽門前庭部は温存されているため，周術期のPPIやH₂RA投与は必須である．経鼻の胃減圧チューブを術後数日間挿入される場合も多い．術後穿孔部閉鎖部の瘢痕狭窄や十二指腸球部の変形のチェック，また潰瘍病変のフォローを含めて術後上部消化管内視鏡検査は必要である．その際，術前に精査できなかった潰瘍部そしてその周囲をしっかりと観察

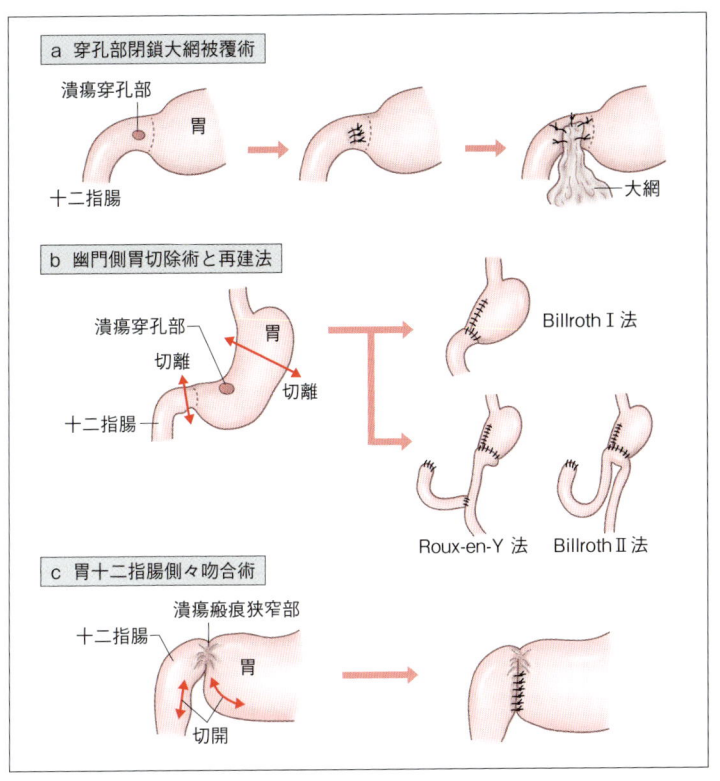

図 2-8 消化性潰瘍に対する手術術式

し,場合によっては生検にて悪性病変を鑑別しておく必要もある。悪性腫瘍による潰瘍穿孔もあり得るからである。また,術前 *H. pylori* 感染有無の精査ができていない場合は,術後早期の内視鏡検査の際に行うべきである。

2) 幽門側胃切除術

胃切除の際は,リンパ節郭清の必要はなく,必然的に胃周囲の迷走神経腹腔枝や肝枝は温存されている。しかし,潰瘍の原因として悪性腫瘍が懸念される場合は,リンパ節郭清を伴っているのが現状である。次に,再建術式として,潰瘍による幽門周囲処理の困難性から,Billroth I 法より Roux-en-Y 法や Billroth II 法が選ばれやすい。通常,各施設での胃切除クリニカルパスに従って管理されている。また,切除標本の病理検査も行い,悪性病変の鑑別もしておく。

3）腹腔内洗浄ドレナージ

術中5〜10Lの大量生理食塩水にて洗浄し，必要数のドレーンを挿入するも，術後腹腔内遺残膿瘍や創部のSSI（surgical site infection）を併発しやすい。腹腔内膿瘍の起こりやすい部は，横隔膜下，モリソン窩，肝床部，そしてダグラス窩である。腹腔内の炎症に伴い胸水も貯留することもある。また，汎発性腹膜炎術後管理と同様に，術後麻痺性イレウスの発生をも念頭におくべきである。

H. pylori 除菌療法

1 除菌初期治療

H. pylori 除菌療法は，胃潰瘍と十二指腸潰瘍の治癒促進効果，疼痛緩和効果があり，*H. pylori* 陽性胃潰瘍と十二指腸潰瘍の第一選択治療として推奨される。レジメンとして，PPI＋アモキシシリン（AMPC）＋クラリスロマイシン（CAM）の7日間投与が標準である。PPIの違いでは，ランソプラゾールとオメプラゾールおよびラベプラゾールで除菌率に差はみられない。

2 二次除菌治療

二次除菌とは，一次除菌不成功後に耐性菌に対処するように薬剤の種類を変更して行う除菌治療で，初期治療と同じレジメンの治療を再度行う「再除菌」とは異なる。

日本でのエビデンスでは，二次除菌のレジメンとして，PPI＋アモキシシリン（AMPC）＋メトロニダゾール（MNZ）を用いた3剤療法が推奨される。メタアナリシスでは，4剤併用療法やRBC（ranitidine＋bismuth-based triple therapy）3剤併用療法が最適であるという報告があるが，日本ではビスマス製剤のほとんど，RBCを用いることができないため，海外のデータ通りには実践できないのが実際である。

〔文献〕
1) 崎田隆夫，三輪剛：悪性潰瘍の内視鏡診断—早期診断のために．日消会誌 67：984-989, 1970
2) Kohler B, Riemann JF : Upper GI-bleeding : value and consequences of emergency endoscopy and endoscopic treatment. Hepatogastroenterology 38 : 198-200, 1991
3) 日本消化器病学会：消化性潰瘍診療ガイドライン．南江堂，2009
4) Treiber G, Lambert JR : The impact of Helicobacter pylori eradication on peptic ulcer healing. Am J Gasroenterol 93 : 1080-1084, 1998

〔参考文献〕
1) 林紀夫，日比紀文，坪内博仁：標準消化器病学．医学書院，2003

（平尾素宏）

C 胃 GIST・悪性リンパ腫・MALT リンパ腫

　消化管間質腫瘍（gastrointestinal stromal tumor：GIST）は，発生原因の解明に伴い疾患概念が確立した腫瘍である[1]。その腫瘍増殖機構に基づき臨床開発された分子標的治療薬は，切除不能再発 GIST に対し，高い治療効果と安全性を示し予後改善をもたらした。一方，長期投与後の耐性の問題，中止後の再発などの問題もあり，依然根治のためには手術が第一選択となっている。

胃粘膜下腫瘍

- 粘膜下腫瘍（SMT）とは粘膜下にできる腫瘍の総称。GIST もその 1 つである（表 2-7）。
- 2 cm 未満は基本的に内視鏡検査後フォロー，5 cm 以上は外科切除。2～5 cm に対しては，超音波内視鏡検査，超音波内視鏡検査下穿刺生検，CT などを行い，臨床悪性所見を有する場合また病理学的上 GIST が確認されれば外科切除が推奨される。
- 臨床悪性因子として，①辺縁不整，②腫瘍形態の不整，③潰瘍形成，④内部不均一，⑤周囲リンパ節腫大，⑥経過観察中の増大傾向があげられる。

表 2-7　胃粘膜下腫瘍の種類

GIST	胃体上部～中部に多い。KIT and/or CD34 陽性。
平滑筋腫	胃体上部に多い。desmin αSMA 陽性。
神経原性腫瘍	胃体部，小彎部に多い。S-100 陽性。
線維肉腫	胃体部幽門部に多い。
脂肪腫	高エコー。黄色調。
異所性膵	胃体下部前庭部。腺腔構造を認める。
カルチノイド	胃体部，半球状隆起。
癌	低分化，未分化癌に多い。
悪性リンパ腫	H. pylori 感染と関連。多彩な病変を呈し，比較的軟。
壁外圧排	リンパ節腫大等の所見が多い。送気状態や吸気呼気で変化。

以下，GIST について述べる。

臨床症状・治療方針

- GIST に特異的な症状はない。出血，痛み，腫瘤などで発見される。
- 胃 GIST の発見契機は，健診が最も多く，消化管出血，貧血，心窩部痛，つかえ感である。
- GIST の治療方針は，SMT の治療方針に準じ決定されるが，GIST と確定診断されれば，原則すべて治療対象となる。

外科治療

- 切除可能 GIST の治療の第一選択は外科的完全切除。
- 可及的な臓器機能を温存した切除を推奨。
- 偽被膜の損傷なく外科的に安全なマージンを確保し，肉眼的断端陰性とする。予防的あるいは系統的リンパ節郭清は不要である。
- 5 cm 以下の胃 GIST に対しては，retrospective なデータながら腹腔鏡手術が安全に行えたという報告があり[2]，臨床的な適応とされる。ただし，偽被膜の脆弱な腫瘍，血流豊富な腫瘍に対しては慎重な取り扱いが必要であり，術中損傷は禁忌と考える。

リスク分類

- 最大腫瘍径，核分裂像数，発生臓器によるリスク分類が行われ，完全切除後の再発率を反映する。
- 術中の腫瘍破裂，腹膜播種，転移，他臓器浸潤は臨床学的悪性因子と考えられ，いずれか１つでも有する場合は完全切除が得られた場合においても予後不良である。
- ① NIH のコンセンサスカンファレンスのリスク分類（Fletcher 分類）（**表 2-8**），② NCCN のリスク分類（Miettinen 分類），③ わが国の GIST 診療ガイドラインのリスク分類（修正 Fletcher 分類）が用いられる（**図 2-9**）[3]。
- リスク分類に応じたフォローアップがなされ，通常高リスク群に対しては，術後３年で４〜６か月ごと，５年まで６か月ごとの CT 検査が推奨されている。長期経過後の再発例も散見され，10 年程度まで１年ごとの CT 検査を行うことが望ましいとされる。

術後補助化学療法

- Fletcher 分類の高リスク群に術中所見で腫瘍破裂を認めた症例を加えた群を対象とした３年間の術後イマチニブの補助化学療法の全生存への寄与が報告された。その結果を踏まえ，高リスク群に対して補助

表 2-8 Fletcher 分類

	腫瘍径	腫瘍細胞分裂像数*
超低リスク	<2 cm	<5/50HPF
低リスク	2≦<5 cm	<5/50HPF
中リスク	<5 cm	5≦<10/50HPF
	5≦<10 cm	<5/50HPF
高リスク	5≦<10 cm	5≦<10/50HPF
	≧10 cm	#
	#	≧10/50HPF

*：高倍率視野 50 視野あたりの細胞分裂を示す腫瘍細胞数
\#：腫瘍径ないし腫瘍細胞数に無関係
HPF：high power field(400 倍率)

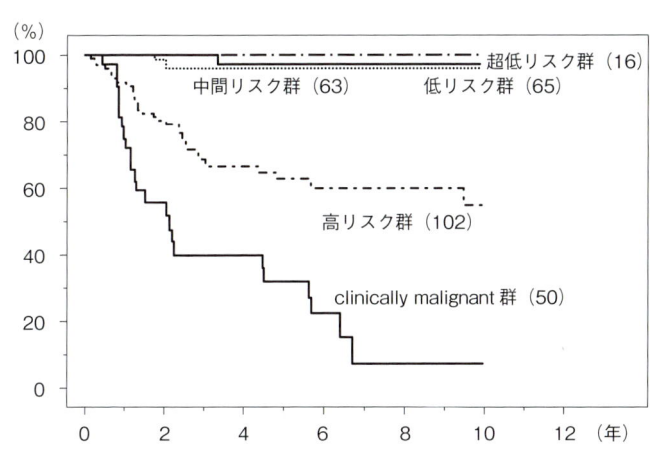

図 2-9 リスク分類に基づく GIST の再発率
大阪大学ならびにその関連施設における GIST 完全切除 296 症例のリスク分類に基づく再発率を示す。high risk group で約 50％，clinically malignant group でほぼ 100％の再発を認めた(術中の腫瘍破裂，腹膜播種，転移，他臓器浸潤を 1 つでも有する症例を，clinically malignant 群とした)。

化学療法が推奨される。
- イマチニブの副作用として，貧血，浮腫，疲労感，下痢，悪心などが報告された。grade 3 以上のものは比較的少なく，高い忍容性が報告された(表 2-9)。

切除不能再発 GIST に対する治療方針
- 局所単独再発例など特殊な症例を除くと切除不能・転移性 GIST の治

表 2-9 イマチニブの有害事象と対処法

有害事象	特徴	対処法
水分浮腫	眼球周囲浮腫・顔面浮腫・下肢浮腫・全身浮腫となって出現する。	初期には定期的な体重測定が重要で，塩分制限や利尿剤の投与を要する。
消化器症状	投与当日，特に内服後数時間以内に生じることが多い。軽度なものが多い。	比較的重症な嘔気には，セロトニン受容体拮抗剤などの制吐剤を用いる。下痢には止瀉薬が有効。
皮疹	中毒疹様皮疹，蕁麻疹様の皮疹，脱落性皮膚炎とに分けられる。	一般的な中毒疹様皮疹には抗ヒスタミン剤や抗アレルギー剤を用い，無効例にはステロイド剤を用いる。蕁麻疹様の皮疹には抗ヒスタミン剤を用いる。脱落性皮膚炎が出現した場合には中止，ステロイド剤を使用する。
頭痛・筋肉痛	筋痙直は下肢，指などに生じやすく，低リン血症や低カルシウム血症を伴っていることがある。	一般的な鎮痛剤（NSAIDs）の投与。電解質異常を伴う症例にはリン酸，カルシウム製剤の投与も必要とする。
肝障害	投与開始後 1 か月以内に生じることが多い。	初期 1 か月以内は毎週，以降は月 1 回血液検査を行い肝障害の有無を確認することが勧められる。grade 3 以上は休薬し，正常域に回復の後，減量し再開。
血液毒性	好中球減少を認め，時に grade 3 の重症例も認める。	白血球減少や好中球減少には休薬や G-CSF の投与を行う。正常域に回復後は，減量し開始する。
腫瘍出血	投与後効果発現時と耐性獲得による再燃時に多い。	安静，止血剤の投与。再出血は少ない。
腫瘍内膿瘍・消化管穿孔	イマチニブの急速で高度の抗腫瘍効果のゆえに生じる重篤な有害事象。	肝膿瘍に対しては，経皮経肝ドレナージを行う。原発巣および腹膜転移巣からの穿孔・穿通は外科的に回復し，病変の切除が必要。

療の原則はイマチニブ投与。
- 切除不能・転移性 GIST を対象とした臨床試験によると，無進行再発期間の中央値は約 2 年で，全生存期間の中央値は約 5 年である[4]。
- 画像評価方法としては，普及度，汎用性から CT が用いられる。一般に，腫瘍サイズをもととした RECIST（response evaluation criteria in solid tumors）が画像効果判定として用いられる。しかし，イマチニブ投与後の評価においては不十分である。サイズ的に変化はない，もしくは増大を認めた場合においても，腫瘍実質の低吸収域への変化

は抗腫瘍効果と考えるべきである(病理学的には,組織の大部分が硝子化変性し壊死変化を示す)。また,この特異な腫瘍変化により,治療開始前には同定できなかった小病変が可視化されるといった一見奇異な現象を生じることがあり,新病変との鑑別に注意が必要である。
- GISTのイマチニブ治療におけるSDとは,現状維持ではなく,イマチニブが奏効していると考え,新しい抗腫瘍効果ととらえるべきである。実際の臨床成績でも,SD症例の生存率がPRとほぼ同等である。

イマチニブ耐性GIST

- 投与開始初期に起こる一次耐性(180日以内)と,CR,PRあるいはSD確定後の再進行である二次耐性(180日以降)に分けられる。
- 標的分子であるKITの構造が初期の感受性に大きく影響し,傍細胞膜領域(exon11)の変異ではイマチニブへの奏効率が80%を超えるのに対し,細胞外領域(exon9)の変異では50%程度と低い。
- 二次耐性の起序についてはその8割近くの症例でKIT遺伝子のキナーゼ領域における二次遺伝子変異の出現を認める。KITの立体構造を変化させ,キナーゼ領域の活性化ならびにイマチニブの結合性を阻害する。
- 耐性病変の画像的特徴として,①a nodule in mass(図2-10a),②新規病変の出現,③前治療効果縮小病変の再増大がある(図2-10b)。

1 イマチニブ耐性GISTに対する治療

- 治療ガイドラインでは,部分耐性と全身性耐性に分類される。部分耐性で,外科治療が可能な症例に対し,外科治療+イマチニブ継続治療が行われる。
- 全身性耐性あるいは切除不能の場合,スニチニブへの切り替えが行われる。スニチニブは,複数の受容体チロシンキナーゼのATP結合部位を競合的に阻害することで活性を抑え,イマチニブとは異なる特性を有す。
- スニチニブは,日本人において比較的有害事象の出現が多く,重篤になりやすい。そのため,適応は心機能が良好でPS 0~1の患者に限られる。
- 頻度の高い有害事象として,血液毒性,骨髄抑制,手足症候群,高血圧,甲状腺機能低下,心機能低下があげられ,慎重な観察が必要である。

悪性リンパ腫

- 胃リンパ腫の多くは,MALTリンパ腫とびまん性大細胞B細胞リンパ腫(DLBCL)であり,他のリンパ腫は稀である。

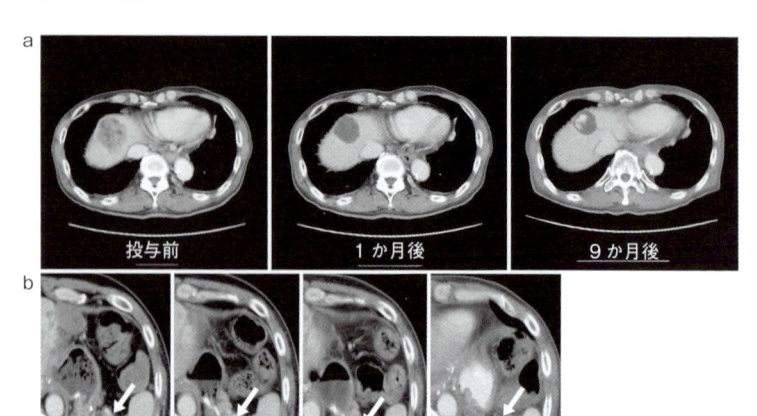

図 2-10 イマチニブ耐性病変の特徴的な CT 変化
a. a nodule in mass
イマチニブ投与後 1 か月で囊胞病変に変化している。投与後 9 か月目に腫瘍内結節病変を認め，耐性と診断した。
b. 前治療効果縮小の病変の再増大
イマチニブ投与後 1 か月に病変の消失を確認。投与後 30 か月目に同部位に腫瘍の再増大を認め，耐性と診断した。

- DLBCL は胃リンパ腫の 40〜50％を占め，発症年齢の中央値は 60 歳前後である。症状として腹痛，嘔吐，下血などを呈する。
- 診断は生検組織の免疫組織診断にて行われ，Lugano 国際分類に基づいた臨床病期により治療法が決定される。
- 進行期に対しては，全身化学療法が行われ，限局期に対しても放射線治療を併用した化学療法が行われる。外科治療は限られ，治療中に生じた出血，穿孔など合併症症例，化学療法応症例にのみに限局される。

MALT リンパ腫

- 大部分が限局期において発見され，*H. pylori* 除菌療法が第一選択である。除菌治療無効例に対する二次治療として，限局期であれば放射線治療また進行期においては化学療法が選択される。
- 手術適応例は，除菌不応例であり，かつ化学療法，放射線治療が何らかの事情で行えない場合などの例に限られる。

〔文献〕

1) Hirota S, Isozaki K, Moriyama Y, et al : Gain-of-function mutations of c-kit in human gastrointestinal stromal tumors. Science 279 : 577-580, 1998
2) Nishimura J, Nakajima K, Omori T, et al : Surgical strategy for gastric gastrointestinal stromal tumors: laparoscopic vs. open resection. Surg Endosc 21 : 875-878, 2007
3) Takahashi T, Nakajima K, Nishitani A, et al : An enhanced risk group stratification system for more practical prognostication of clinically malignant gastrointestinal stromal tumors. Int J Clin Oncol 12 : 369-374, 2007
4) Demetri G, Mehren M, Blanke C, et al : Efficacy and safety of imatinib mesylate in advanced gastrointestinal stromal tumors. N Engl J Med 347 : 472-480, 2002

(高橋　剛)

3 小腸疾患

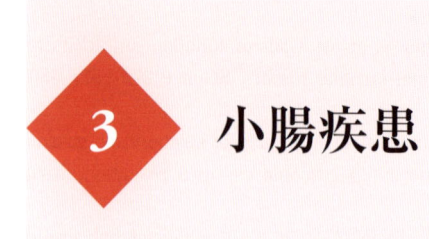

A イレウス

イレウスは腸管内容物の肛門側への輸送が何らかの原因により障害された病態であり，日常臨床で頻回に遭遇する疾患である。わが国ではileusとobstructionとはほぼ同義語として用いられているが，欧米ではileusとはparalytic ileusを意味し，obstructionとは区別して認識されている。

発症機序は多岐にわたり，発症部位も全消化管に及ぶ。病状は刻々と変化することも稀ではなく，病態生理を十分理解し，腸管虚血を的確に診断し，緊急手術の適応などの治療方針を立てる必要がある。

疫学

- 発症年齢・性別に特徴はないが手術歴のある症例に多い。
- 機械的イレウスが約95％，機能的イレウスが約5％。
- 機械的イレウスの約90％が単純イレウスで約10％が絞扼性イレウス。
- 癒着性イレウスは全体の約60％で，そのうちの75％に上下部消化管の手術歴を認め，既往手術から2年以内に半数以上が発症するとされている。

分類

1 機械的イレウス

器質的障害により閉鎖された病態。

1）単純性イレウス

単純性イレウスは腸管に生じる種々の器質的な障害により腸管が閉塞し，腸管内容液が貯留するため腸管拡張を認める病態である。器質的な障害のみで完全閉塞に至る場合と，腸管の狭窄に粘膜の浮腫が加わるため，完全閉塞に至る場合がある。腸管が閉塞すると腸管ガスが増加し（腸

内細菌の増加により発生するガスも増加)，腸管内圧の増加，水分，電解質の喪失が出現する。閉塞の原因には癒着，異物，炎症，先天性，腸管外病変などがある。癒着による閉塞は暴飲暴食により誘発されることが多く，異物による閉塞には腫瘍，結石，食物(キノコ類など)，誤嚥などによる腸管内異物などを認める。

2) 絞扼性イレウス

絞扼性イレウスは腸管に種々の器質的な障害により閉塞が生じ，それに腸間膜の血行障害を伴った病態である。腸管に血行障害が起こると，腸管内の生体防御機構が急激に破綻し，腸内細菌叢が変化し，早期に bacterial translocation が出現し，全身性炎症反応症候群 SIRS から敗血症，多臓器不全 MOF に至る。閉塞の原因には索状物(先天，術後の癒着)により捻転や圧迫，腸間膜の軸捻転，腸重積，ヘルニアの嵌頓，腸管自体の結節などを認める。

2 機能的イレウス

器質的閉塞は認めないが，腸蠕動が何らかの原因により低下した病態。

1) 麻痺性イレウス

腸管蠕動が何らかの原因により低下した状態。腹膜炎(炎症性，癌性)など腹腔内・外の炎症，開腹術後の炎症，薬剤，脳神経疾患，内分泌疾患などが原因となる。

2) 痙攣性イレウス

腸管の平滑筋が痙攣を生じた状態。鉛中毒や反射による。

病態生理(図 3-1)

- 単純イレウスでは腸管閉塞による水分の逸脱と絞扼による血流障害が主な病態である。機械的な狭窄には完全狭窄と部分的な狭窄を認めるが，部分的な狭窄に腸壁の浮腫を伴うと腸管は完全狭窄し，腸閉塞に至る。健康成人では1日5〜6Lの消化液が腸管内に排出され，経口摂取を加えると6〜10L程度の水分が消化管内に流れる。そのうち大腸で吸収されるのは約0.8Lで，便中排泄が約0.2Lであり，5〜9Lの水分は小腸で吸収される。腸管に閉塞が起こると閉塞部位の口側から分泌される消化液と経口摂取した水分のほかに，小腸粘膜の浮腫に伴い腸管内への浸出液が増加し，さらに水分の吸収量は減少する。閉塞部より口側の腸管内は腸液とガスの増加に伴い，腸管の拡張が急速に進み，様々な臨床症状が出現する。
- 絞扼性イレウスでは腸管の血流障害が主な病態である。器質的障害が原因で腸管に血流障害が起こると，腸管粘膜の浮腫が起こり腸管の透過性が亢進する。それに伴い腸管内に細菌の増殖が起こり，bacterial translocation が起こり敗血症に至る。さらに血流障害が悪化すると腸

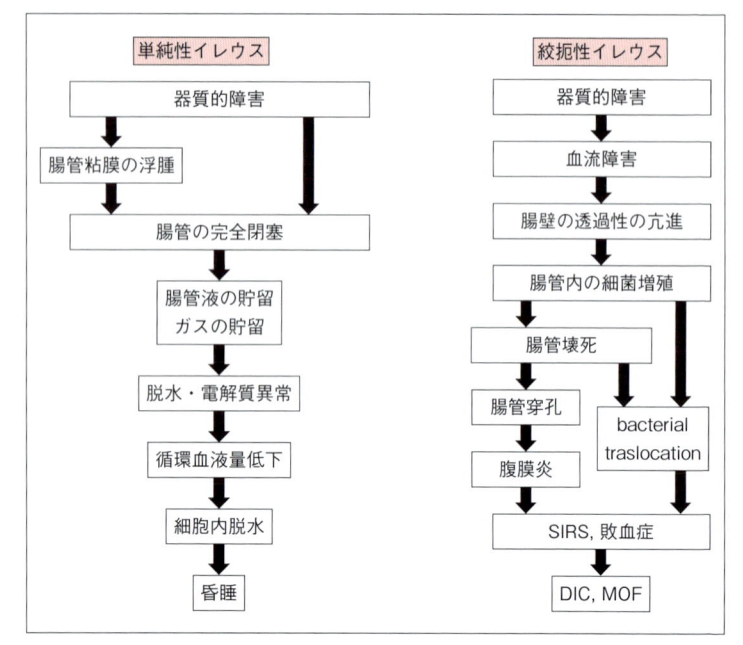

```
単純性イレウス                          絞扼性イレウス
    ↓                                      ↓
 器質的障害                              器質的障害
    ↓                                      ↓
腸管粘膜の浮腫                           血流障害
    ↓                                      ↓
 腸管の完全閉塞                      腸壁の透過性の亢進
    ↓                                      ↓
 腸管液の貯留                         腸管内の細菌増殖
 ガスの貯留                               ↓
    ↓                                   腸管壊死
 脱水・電解質異常                    ↓         ↓
    ↓                              腸管穿孔   bacterial
 循環血液量低下                        ↓      traslocation
    ↓                                腹膜炎       ↓
 細胞内脱水                              ↓
    ↓                                SIRS, 敗血症
   昏睡                                   ↓
                                       DIC, MOF
```

図 3-1 イレウスの病態・生理

管壊死を認め，腸管穿孔から腹膜炎に至り，敗血症から MOF に急速に進行する。
- 麻痺性イレウスでは腸管運動の低下が主な病態である。何らかの原因で腸管運動が低下すると腸管内に長時間便が停滞するため，便中の水分は吸収され，便の硬度は増す。便が固くなると便の肛門側への移動はさらに悪化する。このような悪循環を繰り返し，腸管は巨大化し，場合によっては穿孔することもある。

診断

1 臨床症状，理学的所見

1) 単純性イレウス

腹部の違和感や，腹満感などの前駆症状を認めることが多い。このような症状を認めるにもかかわらず，経口摂取を継続すると，徐々に腹満感は悪化し蠕動痛が出現する。次に排ガスが停止し，嘔気，嘔吐などの消化器症状を認めるが，全身症状を伴うことは稀である。視診では腹部手術創の有無を確認し，既往歴を聴取することが重要である。腹部の触診では膨満を認めるが，柔らかいことが多く，圧痛や腹膜刺激症状を伴

わないことが多い。聴診で周期的な金属音を聴取し、打診では拡張腸管部に鼓音を認める。

2）絞扼性イレウス

急激に増強する腹痛を認め，多くの場合腹痛は激痛であり，この激痛が継続する。また冷汗や顔面蒼白などプレショック症状を伴うことが多く，仰臥位がとれないことが多い。ただし高齢者や全身状態が良好でない患者では自覚症状が弱い場合もあるので注意を要する。視診では単純性と同様に腹部手術創の有無を確認し，既往歴を聴取することが重要である。触診では強い腹膜刺激症状を認め，疼痛のため触診を行うことが困難であることも多いが，これは診断には重要な所見である。聴診では発症早期は金属音を認めることもあるが，多くの症例では認めない。

3）麻痺性イレウス

慢性便秘を認め，徐々に排便間隔が延長しイレウスに至る。しかし精神障害や頭部の疾患，高齢などで症状を訴えることができないケースもある。視診では腹部は膨満し，問診では既往歴と内服歴の聴取が重要である。触診では膨満した腸管内の便を触知する。聴診では腸蠕動音が低下していることが多い。

2 血液検査所見

単純性イレウスでは脱水による血液の濃縮と電解質異常が主な所見である。絞扼性イレウスでは強い炎症所見を認め，壊死を伴う場合はCKの上昇を伴い，アシドーシスに傾くことが多い。絞扼が進み，炎症所見が全身性となり，敗血症に至るとDICを認め，止血機能検査に異常が出現する。さらに進行すると臓器障害に至り，腎機能，肝機能，呼吸機能の異常所見を認める。麻痺性イレウスには特徴的な所見は認めない。

3 腹部単純X線検査（図3-2）

立位像では拡張した腸管内に貯留したガスと腸液が鏡面像を呈する（niveau, fluid level）。臥位像では，小腸に貯留したガス像が階段状配列を呈する（stepladder appearance）。正常では小腸にガスは認めないが，イレウス状態では小腸内にガスを認め，Kerckring襞を単純X線検査でも確認することが可能である。また穿孔を伴う場合はfree airを伴う。麻痺性イレウスでは小腸ガスは認めるが，量は少量で巨大化した結腸を確認できる場合がある。

4 腹部CT検査（図3-3）

CT検査は可能な限り造影検査を施行することが望ましい。腹水貯留やfree airを確認することができるが，腹水貯留を認める場合は，その性状が血性のdensityであれば腸管壊死を疑わねばならない。またfree airを認める場合は穿孔の確定診断が可能となる。さらに造影CTでは血流障害を認めると腸管壁が造影されず，血流障害の有無を診断するこ

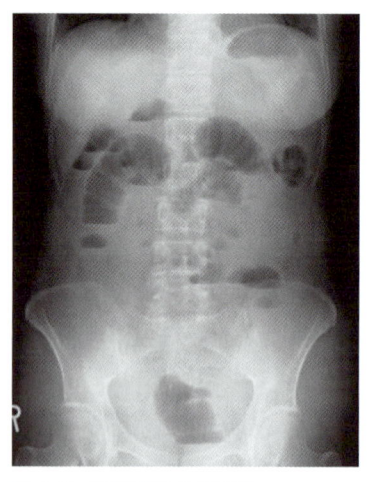

図 3-2　腹部単純 X 線検査

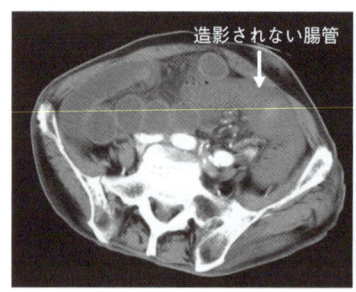

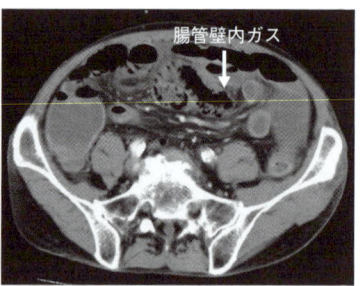

図 3-3　腹部造影 CT 検査

とが可能である。また腸管壁内にガスを認める場合は腸管壊死を疑い，それが広い範囲であれば穿孔を疑わねばならない。さらに 3D-CT であればイレウスの診断が可能となるばかりではなく，拡張腸管を追跡することで閉塞部位を推測することが可能である。

5　大腸内視鏡検査

　大腸でのイレウスを疑う場合は施行する。イレウスの原因が大腸癌である場合は，検査と同時に経肛門的イレウス管の挿入やステントを挿入し経肛門的に減圧することが可能である。

治療

1 非観血的治療

1) 脱水と電解質補正

イレウスでは高度の脱水と電解質異常を認める．脱水と電解質異常の程度を血液検査，腸液の排出量，尿量，重症例では中心静脈圧により判断し，適切に補正する．

2) 腸管内の減圧

減圧には経口的減圧と前述した経肛門的減圧がある．いずれも絶食にした後に減圧チューブを挿入する．適切な減圧にはチューブ挿入後のチューブ管理が重要である．チューブが食物残渣や便により閉塞すると，適切な減圧を行うことができなくなるため，イレウス管を定期的に洗浄する必要がある．特に経肛門的イレウス管は，挿入後毎日 1,000 ml 程度の生理食塩水で洗浄する必要がある．減圧の程度は腹部単純 X 線検査で確認し，必要に応じて造影検査を施行する．造影検査により閉塞部位を確認することも可能である．

3) 薬物療法

初期は大建中湯などを用いるが姑息的である．

4) 食事療法

暴飲，暴食，偏食，早食いを避けて，食欲低下など腹部の不快感を認めるときは絶食にすることが再発予防にも重要である．

2 手術治療

〔外科的事項〕参照．

外科的事項

手術適応（図 3-4）

イレウスに対する手術は緊急手術，準緊急手術，待機手術に分けることができる．一般的に緊急手術は全身状態が悪く，術前検査，術前準備も不十分で待機手術を比較して大きな risk を伴うことを理解せねばならない．イレウスの手術においても緊急手術の手術死亡率は高いことが報告されている．緊急手術は，緊急手術による大きな危険性を考慮しても，救命率が増加すると判断できる場合のみに施行するべきである．

イレウスにおいて緊急手術の適応は，絞扼性イレウスと腹膜炎を伴う単純イレウスである．イレウスの病態を図 3-1 に示したが，絞扼性イレウスでは単純性イレウスと異なり病勢の進行は急激で，しかも自覚症状が強く，放置すると 100％致命的となる．一方単純性イレウスは非観血的治療が奏効することが多く，進行も急激ではない．しかし単純性イレウスでも腸管うっ血，虚血が進行し腹膜炎を合併することがあり，腹

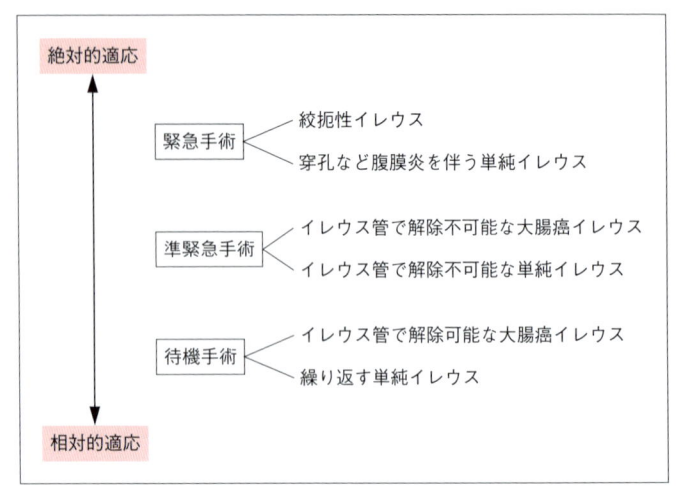

```
┌─────────────────────────────────────────────────────────┐
│ ↑ 絶対的適応                                             │
│                                                         │
│         ┌──────┐ ─── 絞扼性イレウス                      │
│         │緊急手術│                                       │
│         └──────┘ ─── 穿孔など腹膜炎を伴う単純イレウス    │
│                                                         │
│        ┌────────┐─── イレウス管で解除不可能な大腸癌イレウス│
│        │準緊急手術│                                      │
│        └────────┘─── イレウス管で解除不可能な単純イレウス │
│                                                         │
│         ┌──────┐ ─── イレウス管で解除可能な大腸癌イレウス │
│         │待機手術│                                       │
│         └──────┘ ─── 繰り返す単純イレウス                │
│                                                         │
│ ↓ 相対的適応                                             │
└─────────────────────────────────────────────────────────┘
```

図3-4　手術適応

膜炎症状を合併すれば緊急手術の適応となる。

準緊急手術の適応は減圧療法でイレウスが解除されない単純イレウスであり，手術の目安はイレウス管挿入後1週間経過しても解除しない場合だと考える。大腸癌イレウスも準緊急手術の適応だが，減圧後可能な場合は待機的に手術することも可能である。待機の手術の相対的適応は非観血的療法で一度は軽快するが，イレウスを繰り返す単純イレウス症例もある。これは十分な説明と同意のうえで手術を施行する必要がある。イレウス解除術が新たな癒着を作り，それがイレウスの原因となる可能性があることを説明せねばならない。

手術術式

1 絞扼性イレウスに対する手術

開腹し絞扼腸管の部位と範囲，血流障害の程度，穿孔の有無を肉眼的に確認する。特に血流障害の程度が強く壊死に至っているか，至っていないかを腸管の変色の程度で確認することが重要である。

腸管壁に弾力性がなく，暗褐色や深紫色に変色している場合は壊死を疑う必要があるが，血行障害の程度の判断は難しく，判断に迷う場合は壊死を疑って腸管を切除する。腸管に壊死を認めない場合は原因を排除してイレウスを解除する。腸管壊死を認める場合は壊死腸管を切除するが，絞扼を解除する前に可及的速やかに流出血管を遮断する必要がある。これは虚血再灌流障害(虚血状態にある臓器，組織に血液再灌流が起き

た際に，その臓器・組織内の微小循環において種々の毒性物質の産生が惹起され引き起こされる障害）を予防した後に絞扼を解除する必要がある．絞扼を解除した後に虚血腸管を切除するが，切除範囲は虚血の程度で判断する．再建は基本的には残存腸管を吻合するが，虚血の程度と患者の全身状態により人工肛門を造設することも考慮する必要がある．また腹腔内の洗浄と適切なドレナージが重要である．

2 単純性イレウスに対する手術

腹膜炎を合併する緊急手術は開腹で施行すべきだが，準緊急手術や待機手術は腹腔鏡下手術の適応となる．緊急手術では開腹後腸管の状態を確認し，穿孔や壊死を認める場合は腸管を切除する．再建は全身状態により吻合するか人工肛門を造設するか判断する．また腹腔内の洗浄と適切なドレナージが重要である．腹腔鏡下手術では特に術前検査で腹壁への腸管の癒着部位と狭窄部位を判断した後に施行する．第1ポートの挿入時には癒着した腸管を損傷する可能性があるため，創を拡大することになっても損傷しないように注意して挿入する．腹腔内を観察した後に，癒着などイレウスの原因を除去してイレウスを解除する．術前診断で閉塞と診断した部位のほかにも閉塞の原因となる病変がある可能性があるので，可能な限り全小腸に異常がないことを確認する必要がある．癒着が強いなど剝離が困難なときはバイパス術を考慮する．

3 大腸癌イレウスに対する手術

大腸癌イレウスに対しても根治術が基本だが，全身状態が悪い場合は人工肛門を造設し，全身状態が改善した後に根治術を考慮する．術前にイレウス管にて十分減圧できれば腹腔鏡下の手術が可能であるが，減圧が不十分であれば視野をとることが困難であり腹腔鏡手術の適応とならない．狭窄部位の口側は術中内視鏡で確認し，多発病変を認めれば同時に切除する．再建は，減圧が不十分なときや，全身状態が不良で縫合不全の危険性が高いときは無理に吻合せず人工肛門を選択する．

4 麻痺性イレウスに対する手術

麻痺腸管の切除であるが，切除範囲の決定は難しく，結腸全摘を施行しても改善しないこともある．

術後管理

敗血症を疑う症例には創部の管理以外に全身の管理が重要となり，IUC管理が必要である．循環器・呼吸器管理と同時に，持続的血液濾過透析とエンドトキシン吸着療法，感染症に対する全身管理が重要である．

予後

　単純性イレウスの予後は良好だが，繰り返すことも稀ではなく，食事療法の徹底が重要である．絞扼性イレウスでは治療開始が遅れると致命的となることも珍しくない．

（加藤健志）

B
小腸腫瘍

　小腸腫瘍の発生は稀である。以前は確定診断のための検査が容易ではなかったが，近年はカプセル内視鏡やバルーン内視鏡の進歩により診断能力が向上している。欧米では小腸腫瘍は十二指腸腫瘍を含めて扱われる。小腸悪性腫瘍を発症しやすい疾患としてCrohn(クローン)病，セリアック病，腺腫，家族性大腸腺腫症，Peutz-Jeghers(ポイツ・ジェガース)症候群，遺伝性非ポリポーシス大腸癌，大腸癌などが知られている。

疫学
- 小腸腫瘍は全消化管腫瘍の3〜6%程度である。
- 小腸悪性腫瘍は全消化管悪性腫瘍の1〜3%程度である。
- 小腸悪性腫瘍発生率は年間10万人に2.1人であった(米国)[1]。

分類および組織型
- 組織学的に分類されることが多く，**表3-1**[2]のように様々なものがある。
- わが国での報告では，良性腫瘍はgastrointestinal tumor (GIST) (48.0%)，脂肪腫(17.3%)，過誤腫(10.2%)の順で頻度が高かった。悪性腫瘍では原発性腺癌(32.6%)，GIST (30.8%)，悪性リンパ腫(30.4%)の3疾患がほぼ同様の頻度であった。
- 米国ではカルチノイド腫瘍を主とするneuroendocrine cancerが最も多く，carcinoma，lymphoma，scaromaの順の頻度であった。

表3-1　小腸腫瘍の分類

1 良性上皮性腫瘍	5 悪性リンパ腫
1.1 腺腫	5.1 B-cell lymphoma
1.2 家族性大腸腺腫症	5.2 T-cell lymphoma
2 悪性上皮性腫瘍	6 転移性腫瘍
2.1 腺癌	7 腫瘍様病変
2.2 内分泌細胞癌	7.1 過誤腫
3 カルチノイド腫瘍	7.2 Brunner腺過形成
4 非上皮性腫瘍	7.3 炎症性線維性ポリープ
4.1 GIST	7.4 Cronkhite-Canadaポリポーシス
4.2 脂肪腫	7.5 良性リンパ性ポリープ
4.3 平滑筋性腫瘍	7.6 回盲弁の脂肪過形成
4.4 神経性腫瘍	7.7 異所性子宮内膜症
4.5 脈管性腫瘍(血管腫，リンパ管腫)	7.8 その他(異所性膵，異所性胃粘膜など)

臨床症状

小腸腫瘍に特異的な症状はない。わが国の報告例での小腸悪性腫瘍の臨床症状は，腹痛(50.6％)，イレウス(24.1％)，嘔吐(19.4％)，顕出血(16.8％)，貧血(13.1％)，穿孔(11.6％)，腹部膨満感(8.6％)，腹部腫瘤(8.0％)，腸重積(7.5％)であった。

治療

組織型により治療法が決定されるが，外科的切除が基本となる。
- 原発性腺癌は外科的切除が第一選択である。進行・再発小腸癌に対する標準的化学療法は確立されていない。
- GIST 治療の第一選択は外科的切除である。ほかにイマチニブなどの化学療法がある。
- 悪性リンパ腫の治療には病変の範囲，組織型と臨床病期により多くの選択肢がある。限局例に対しては，外科的切除および術後化学療法が一般的であるが，穿孔や腸閉塞により手術を余儀なくされる場合も少なくない。
- カルチノイド腫瘍も外科的切除が第一選択である。腫瘍径が 10 mm 未満でも 15～21％のリンパ節転移が報告されており，リンパ節転移や肝転移が高率であるとされる。

予後

米国の 1992～2006 年の統計報告による 5 年相対生存率は，腺癌 28.1％，GIST 70.3％，カルチノイド腫瘍 80.7％，Large B-cell lymphoma 56.6％であった。

外科的事項

手術適応
- 悪性疾患(疑いを含む)：基本的に手術が第一選択治療である。悪性リンパ腫でも限局例や有症状例に対しては手術が適応される。
- 良性腫瘍：腹痛，出血，腸閉塞，腸重積などの臨床症状のコントロールが必要な場合や悪性疾患が否定できない場合に手術適応となる。

手術術式
- 腫瘍を含む分節的腸管切除あるいは楔状切除が基本である。
- 腺癌および小腸カルチノイドは所属リンパ節郭清を伴う広範切除が必要。GIST ではリンパ節転移が疑われない限りリンパ節郭清は推奨されない。

- 根治不能な場合にも症状コントロールのために姑息的切除やバイパス術が行われることがある。

術前診断

小腸造影，小腸内視鏡（カプセル内視鏡やバルーン内視鏡），腹部CT，PETなど。

手術時の注意事項

小腸カルチノイド腫瘍では多発性病巣を呈するものもあり十分な小腸全体の探索が必要である．また麻酔にてカルチノイドクリーゼ（強い紅潮，低血圧，高熱，頻脈を特徴とし，死亡する場合もある）を起こす場合があり注意が必要．

〔文献〕

1) Qubaiah O, Devesa SS, Platz CE, et al : Small intestinal cancer: a population-based study of incidence and survival patterns in the United States, 1992 to 2006. Cancer Epidemiol Biomarkers Prev 19 : 1908-1918, 2010
2) 八尾恒良，八尾建史，真武宏明，ほか：小腸腫瘍―最近5年間（1995～1999）の本邦報告例の集計．胃と腸 36 : 871-881, 2001

（森田俊治）

C 小腸出血

小腸の出血は上部・下部消化管内視鏡検査で原因が確定できない obscure gastrointestinal bleeding(OGIB)に含まれ，診断や治療に困ることが多い。小腸出血を含む下部消化管出血の多くは間欠的出血であり，非観血的治療でコントロール可能となり外科的治療を必要とせずに済むことが多い[1,2]。

疫学

全消化管出血のうちの 1/4〜1/3 が下部消化管出血である。小腸が出血源となるのは下部消化管出血の 3〜5% である。

診断

- 下部消化管出血時の診断と治療の流れを図 3-5[3]に示す。
- 全身状態の安定した OGIB の確定診断では，カプセル内視鏡やバルーン内視鏡が第一選択となる。
- 大量の出血がみられる場合には，血管造影，出血性シンチグラフィ，multidirector computed tomography(MDCT)などが診断に有用になる。
- MDCT は豚にて 0.4 ml/min 以下の出血を検出可能であったとされ，大腸 angiodysplasia の診断に高い感度と特異度が報告されている。大

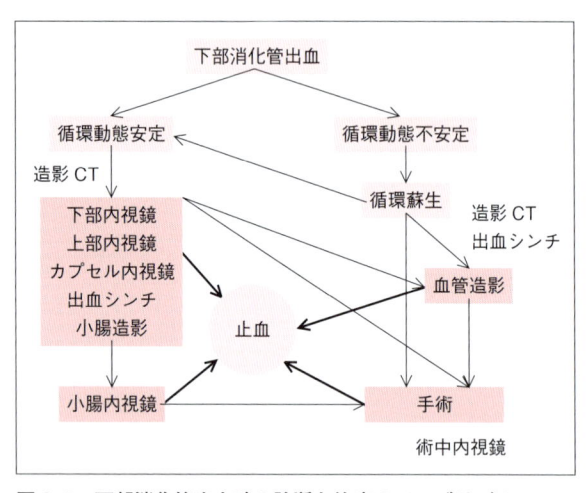

図 3-5 下部消化管出血時の診断と治療のアルゴリズム

腸出血の部位特定においては 54～79％の正確度であったと報告される。
- 出血性シンチグラフィは 0.1～0.5 ml/min の活動性出血を検出でき，血管造影より感度が高いが，特異度は低い。
- 血管造影で造影剤の腸管内漏出を正確に検出するには 0.5～1.0 ml/min 程度の活動性出血である必要がある。

分類

- 出血をきたしうる小腸疾患は，血管性病変，炎症性病変，腫瘍性病変に分類され，様々なものがある（**表 3-2**）[4]。
- OGIB の小腸原因疾患としては angiodysplasia が最も多い。

臨床症状

- 小腸からの顕性出血は下血あるいは血便としてみられることが多い。
- 慢性的症候や貧血が症状となることもあるが，多くは急性出血により顕性化し，しばしば循環不全などの重篤な状態となり，輸血などの緊

表 3-2 出血性小腸疾患の分類

1. 血管性病変
    angiodysplasia，動静脈奇形，Dieulafoy 病変，静脈瘤など
2. 炎症性病変
    クローン病
    腸結核
    薬剤性小腸炎（NSAIDs 小腸潰瘍など）
    非特異的多発性小腸潰瘍症
    腸型ベーチェット病・単純性潰瘍
    虚血性小腸炎
    放射線性小腸炎
    血管炎病変（Shönlein-Henoch 紫斑病，Churg-Strauss 症候群，結節性多発動脈炎，関節リウマチ，全身性エリテマトーデスなど）
    小腸憩室症（メッケル憩室など）
    その他
3. 腫瘍性病変
    原発性上皮性腫瘍（腺腫・癌）
    悪性リンパ腫
    カルチノイド
    GIST
    転移性腫瘍
    良性腫瘍（脂肪腫，過誤腫など）
    血管腫

治療

- 急性の顕性出血時には，まず輸血などにより患者の全身状態の安定化後を図る。下部消化管出血の80～85％は自然止血する。
- 全身状態が安定化しない場合には，腹部血管造影による止血術や外科的手術を選択する。輸血を必要とする下部消化管出血の18～25％に外科的手術が必要となる。ただし下部消化管出血の緊急手術における手術死亡率は10％程度と高い。
- 血管造影ではバソプレッシンの動注，動脈塞栓，カテーテル誘発性血管攣縮による止血方法がある。
- 全身状態が安定していれば，内視鏡による診断と止血治療が考えられる。止血方法としてクリップによる機械的止血，アルゴンプラズマ凝固などの熱凝固，高張Na-エピネフリン®液やポリドカノール(エトキシスクレロール®)などの薬剤局注，エピネフリン®，アルギン酸ナトリウム，トロンビンなどの薬剤散布などがある。

外科的事項

コントロール不能な急性出血や同定された出血源の治療として外科的手術が必要になる場合がある。

手術適応

- 循環動態の安定化が困難な場合。
- 6単位以上の輸血を必要とする持続した出血の場合。
- 重篤な出血が再燃する場合。
- 出血源が特定され，その治療が非侵襲的な方法で困難である場合。

手術術式

- 出血源が特定されている場合は，原疾患に応じて病変の切除を行う。
- 出血源が特定されていない下部消化管出血の場合，まず全腸管の触診を含めた腹腔内探索を行う。
- 探索にて出血源がわからない場合は，術中内視鏡検査を行う。経口，経肛門，経術野での挿入を考慮し，用手的に誘導する。透光により腸管血管性病変の検出に注意する。
- 術野で腸管を分節的に遮断して出血源を探る方法の有効性は証明されていない。
- 出血源が完全に特定できずに行われる盲目的腸管切除は，33％までの再出血率と30～57％の死亡率を伴うなど成績が悪い。

〔文献〕
1) Hoedema RE, Luchtefeld MA : The management of lower gastrointestinal hemorrhage. Dis Colon Rectum 48 : 2010-2024, 2005
2) Farrell JJ, Friedman LS : Review article: the management of lower gastrointestinal bleeding. Aliment Pharmacol Ther 21 : 1281-1298, 2005
3) 大宮直木, 中村正直, 本田 亘, ほか：小腸出血診断のアルゴリズム. 胃と腸 43 : 410-416, 2008
4) 岡 志郎, 田中信治, 宍戸孝好, ほか：出血性小腸疾患に対する診断・治療の進め方. 胃と腸 45 : 312-320, 2010

（森田俊治）

D 急性腸管虚血

急性の腸管虚血は進行すれば腸管壊死，腸管穿孔など重篤な汎発性腹膜炎となる。原因としては腸間膜動脈系の閉塞や上腸間膜静脈の閉塞がある。

急性上腸間膜動脈閉塞

上腸間膜動脈閉塞は塞栓が多く，閉塞により支配領域の腸管の虚血・壊死を急速に起こす疾患である。腸間膜動脈の急性閉塞は稀ではあるが緊急性のある疾患であり，素早い診断，治療が必要である。

1 原因
心房細動や虚血性心疾患からの血栓による塞栓，上腸間膜動脈自体の動脈硬化による血栓症が原因となるが，急性上腸間膜動脈閉塞は塞栓によるものが多い。

2 症状
- 急な激痛があるが腹膜刺激症状は乏しい。
- 粘膜の虚脱による下血。

3 検査
- 造影CTや腹部血管造影が有効(腹部血管造影は検査のみならず治療にも使える)。
- 進行例では血液検査上，白血球数，LDH，AST，ALT，乳酸値の上昇，代謝性アシドーシスの進行を認める。

4 治療
- 絶飲食，輸液管理，抗菌薬投与。
- ウロキナーゼによる血栓溶解療法。
- 狭窄によるものであれば経皮的バルーン拡張やステント留置。

5 予後
虚血の範囲によるが診断・治療が遅れると腸管壊死から敗血症に進展しショック状態となる。

外科的事項

1 外科的治療の目的
虚血に陥った腸管を排除し，敗血症に陥ることを防止すること。

2 手術適応
- 造影CTなどで造影効果の認められない腸管が存在すること。
- 腸管虚血のため血圧低下，アシドーシスの進行など敗血症性ショックを認める場合に手術を考慮する。

- 腸間膜動脈閉塞の疑いのある場合には試験開腹または試験腹腔鏡にて腸管を実際に確認することも有用である。

3 手術内容
　腸管虚血を伴う腸管は色調不良，浮腫などを認める。虚血に陥ってから時間経過が短いときには外科的な血栓除去により動脈の再開通を試みる。Fogartyカテーテルを用いて血栓除去を行い，腸管の色調不良が改善するかを観察する。明らかに腸管壊死に陥っている場合には腸管切除を行う。温存する腸管は動脈の拍動が認められるかを触診にて確認する。

4 手術のポイント
- 壊死腸管の取り残しがないように全腸管をしっかりと検索することが重要。
- 吻合の際には粘膜側を観察し，吻合部の血流が保たれているのか確認することが有用。
- 一期的吻合が危険であると判断した場合には人工肛門を造設することを考慮する。

5 術後管理
- 敗血症性ショックからの離脱。ICU管理。
- 腸管への血流を維持するために補液による循環血漿量の確保を行う。
- 新たな血栓による腸間膜動脈の再閉塞，他臓器の梗塞を予防するために抗凝固療法を行う。
- 短腸症候群による下痢に対しては輸液による脱水補正，電解質補正，止痢剤による下痢の改善に努める。
- 残存小腸が1m未満の場合，経口栄養では栄養吸収障害や電解質異常をきたすため生涯TPNが必要となることもある。回盲弁が温存された場合にはTPNからの離脱も可能な場合がある。

虚血性腸炎
　腸間膜動脈の末梢枝の閉塞，狭窄による腸粘膜の虚血壊死による炎症。

1 原因
- 高血圧，動脈硬化などの循環器系疾患のため腸間膜動脈が狭窄していることが原因となる。
- 便秘などによる腸管内圧の上昇によって誘発されることがある。

2 分類
　一過性型・狭窄型・壊死型に分類される。

3 好発部位
　大腸脾彎曲部，S状結腸部に好発する。

4 症状
　左側腹部痛，しぶり腹，下痢，下血。

5 検査所見
- 下部内視鏡にて粘膜の浮腫，色調不良や縦走潰瘍が存在し，病変部以外の粘膜は正常である。
- 血液検査上，白血球数上昇，CRP の亢進を認める。

6 治療
保存的治療（絶食，安静，輸液）にて軽快する場合が多いが，腸管全層の壊死を伴い穿孔する場合には緊急手術が必要。

7 予後
保存的治療にて数日で軽快するが，狭窄型では狭窄のために後日手術が必要となる場合がある。

外科的事項

多くは急性上腸間膜動脈閉塞に準じる。

1 手術適応
- 壊死型により腸穿孔をきたした症例。
- 狭窄型のため腸狭窄を認めた症例。

2 手術内容
- 壊死型の場合には腸管の色調不良の部位を切除する必要がある。また，粘膜面の色調の確認も必要である。一期的吻合が危険と判断した場合には病変切除および人工肛門造設による二期的手術を考慮する。
- 狭窄型の場合には術前に狭窄部位の同定を行い，狭窄部位を切除する。

非閉塞性腸管虚血（non-occlusive mesenteric ischemia：NOMI）

腸間膜動脈などには閉塞を伴わない血管攣縮による非閉塞性腸管虚血のために腸管壊死に陥る疾患である。

1 原因
- 敗血症，心不全，不整脈，心筋梗塞，循環血液量の低下など循環障害から二次的に発症することが多い。
- 急性膵炎の重症例では NOMI を合併することがある。

2 病態
全身の低潅流状態のために腸管の血流が減少し，腸間膜動脈の末梢が攣縮することで腸管虚血を生じる。血管攣縮は不規則に起こるため，腸管虚血は非連続的に起こる。

3 症状
- 緩徐に虚血となるため特徴的な症状はない。
- 腹痛のない症例もある。
- 腸管壊死，穿孔による汎発性腹膜炎となれば筋性防御や反跳痛などの腹膜刺激症状が認められる。

4 診断
- 血管造影が有用である。
- 造影 CT による腸管壁の濃染を診断の補助とする。
- 造影 CT で門脈内ガス像を呈することがある。腸管壁損傷部分から腸管内ガスが静脈へ流入するため，またはガス産生菌による敗血症から生じるといわれている。

5 治療
　血管造影の際に上腸間膜動脈へのパパベリン塩酸塩，プロスタグランジン E_1，ニトログリセリンなどの血管拡張薬を持続投与することにより奏効する例もあるが腸壊死をきたしている場合には早急に外科的切除に踏み切る必要がある。

6 予後
　きわめて悪く生存率は 30～70％ 程度である。手術，術後管理などは急性上腸間膜動脈閉塞に準じる。

腸間膜静脈閉塞

　動脈閉塞と比して頻度は低いが，腸管壊死となることもある疾患である。上腸間膜静脈に起こることが多い。多くは凝固異常が併存する。

1 疫学
- 多くはプロテイン C，プロテイン S 欠損症などの先天性凝固異常を併存している。
- 家族歴，既往歴の聴取が重要である。
- 膵炎，腹膜炎，炎症性腸疾患などによる炎症の亢進に続発する場合もある。

2 診断基準
- 腹部造影 CT が有用である。
- SMV 中枢側に血栓を認める。

3 症状
　腸管の灌流異常により浮腫が起こるために圧痛を認めるが，特徴的な症状を認めない。

4 検査所見
　先天性凝固異常を診断するためにヘパリンなどの抗凝固剤を投与する前に PT/APTT，AT-Ⅲ，プロテイン C などの項目を提出する。

5 治療
- 腸管壊死がなければ保存的治療（絶食，輸液，ヘパリン投与）を行う。
- 腸管壊死を疑う場合には試験開腹，腸切除を行う。
- 手術，術後管理などは急性上腸間膜動脈閉塞に準じる。

（西村潤一）

E メッケル憩室

疫学
- 発生頻度は無症候性を含めると2％[1]。遺伝性はない。
- 性差はないとする報告があるが，症候性は2～3倍男性に多い[1]。
- 症候性の場合60％以上は2歳以下での発症で，成人期以降の発症はきわめて稀である。

診断基準
1 病因
卵黄腸管(胎生期の卵黄嚢と中腸をつなぐ管)遺残の一亜型。胎生10週までには消失するはずの卵黄腸管の腸側の一部が閉塞せずに残った先天奇形。

2 場所
回腸末端から100 cmまでの回腸に存在するが，60 cm付近のことが多い。腸間膜対側に存在する。

3 サイズ
直径は近接回腸と同等～やや小さい。長径は数～6 cm程度。

臨床症状
憩室が存在するだけであれば無症状。80％以上は無症候性とされる。合併症により種々の症状を呈する。

1 出血
最も頻度の高い合併症。憩室内の異所性胃粘膜による消化性潰瘍が原因であることが多い。発症年齢は早く5歳までに初回の下血をみることが多い[2]。無痛性の下血を呈することが多いが，軽度の腹痛を伴うこともある。診断には$^{99m}TcO_4$によるシンチグラフィ(メッケルシンチ)が有用である。

2 腸閉塞
若年者で開腹歴のないイレウスの鑑別診断としてメッケル憩室は常に考えられるべき疾患である。
- メッケル憩室と臍との間の索状物(fibrous cord)やmesodiverticular band(憩室間膜帯：メッケル憩室の栄養血管を含む)が絞扼性イレウスや内ヘルニアの原因となる。
- メッケル憩室周囲の炎症性癒着が癒着性イレウスの原因となる。
- 過長なメッケル憩室の場合，憩室基部において捻転を生じ，壊死や回

腸閉塞をきたすことがある。
- 腸重積：メッケル憩室が小腸内に反転し，重積の先進部となり発症する。特発性腸重積の好発年齢(3か月～2歳)でない学童期以降での回盲部腸重積症例に考慮すべき疾患である。

3 憩室炎

憩室炎は年長児や成人で起こりやすい合併症である。膿瘍形成や穿孔を生じることもある。虫垂炎との鑑別を要する。

4 Littre hernia

メッケル憩室が内容物となったヘルニア。鼠径ヘルニア(50％)，大腿ヘルニア(20％)，臍ヘルニア(20％)の順に多い。

【サイドメモ：卵黄腸管遺残(図3-6)】

1) 開残 umbilicoileal fistula(図3-6a)
2) 不完全閉鎖
umbilical sinus(図3-6b)，umbilical cyst(図3-6c)，Meckel's diverticulum(図3-6d，fibrous cord のある場合)，Meckel's diverticulum(図3-6e，mesodiverticular band のある場合)
3) 吸収不全 fibrous cord(図3-6f)

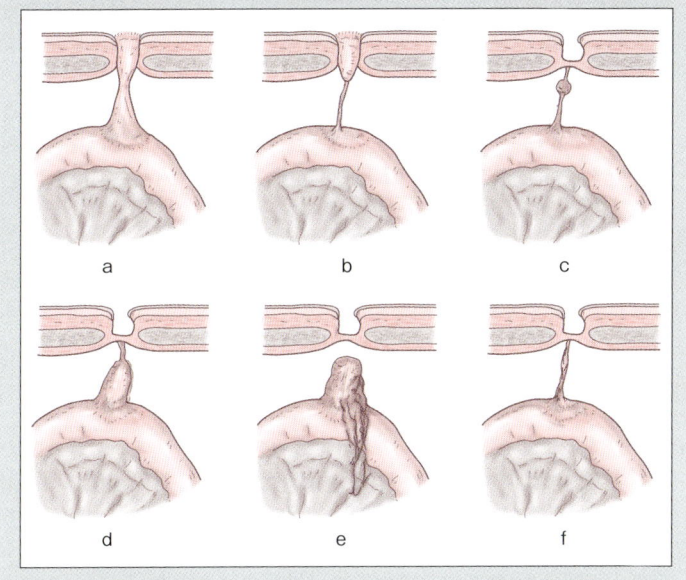

図3-6 卵黄腸管遺残

病理組織学的所見

- 真性憩室：粘膜〜漿膜まで全層構造をもつ。
- 異所性胃粘膜(40〜50%)や異所性膵組織(10%)を含むこともある。
- 新生物のなかではカルチノイドの合併が多いが，癌化(adenocarcinoma)の報告もある。

治療

症候性メッケル憩室は外科的切除が第一選択となる。

予後

一般に予後良好である。

外科的事項

1 外科治療の目的

- 合併症を生じた奇形腸管を切除することで根治を目指す。
- 症候性の大半は急性腹症として発症することが多く，治療と診断をかねて外科治療を要する場合もある。

2 手術適応

- 症候性のものは手術適応となる。
- 無症候性で他疾患に対する検査や開腹手術時に偶発的に発見されたものに関しては，小児期においては手術適応とされるが，成人期以降では手術適応とするか否か意見の分かれるところである。術後合併症の頻度から無症候性の憩室切除は不要とする意見[3]がある一方で，大きな憩室(4 cm以上では合併症を生じやすく[1]，6 cm以上では捻転を起こしやすい)や憩室内の部分的肥厚(異所性胃粘膜の存在を示唆する)がある例では切除するべきとする案もある。

3 手術術式

憩室を含めた小腸楔状切除，あるいは小腸部分切除。隣接腸管の炎症の有無が腸管切除を要するか否かの要因となる。腹腔鏡手術も可能である。

4 術前検査

- CT(MDCT)。
- メッケルシンチ($^{99m}TcO_4$)：$^{99m}TcO_4$は胃粘膜上皮から分泌されるため，憩室内に異所性胃粘膜を有する場合に陽性となる。部位不明の消化管出血の際に有用である。施行前にH_2 blockerを併用するとより有用である[4]。
- 小腸内視鏡検査(経肛門アプローチ，経口アプローチ，カプセル内視鏡)：出血源精査に有用である。

- 超音波検査：腸管の形状，虚血の診断に役立つ[4]。
- 小腸造影（二重造影）：以前よりも検査の優先頻度が低下している[4]。
- 血管造影：出血例に対しては出血部位の同定と止血処置が可能なことがあるが，有用性は高いとはいえない[4,5]。

5 術前の患者管理
- 発症形式や病態に応じた全身管理を行う。急性腹症→緊急手術となることが少なくない。
- 出血症例：輸血，輸液によって循環動態の安定をはかる。
- 非絞扼性イレウス：腸管内減圧を行う。
- 絞扼性イレウス：緊急手術を考慮。

6 手術のポイント
隣接腸管に炎症が波及している場合は小腸部分切除を要する。

7 術後合併症の対策
通常の小腸部分切除，あるいは腸閉塞に対する手術の術後管理に準ずる。

8 手術後の治療・経過観察
不要。

〔文献〕

1) Leijonmarck CE, Bonman-Sandelin K：Meckel's diverticulum in the adult. Br J Surg 73：146-149, 1986
2) Pollack ES：Pediatric abdominal surgical emergencies. Pediatr Ann 25：448, 1996
3) Zani A, Eaton S, Rees CM, Pierro A：Incidentally detected Meckel diverticulum：to resect or not to resect? Ann Surg 247：276, 2008
4) Elsayes KM, Menias CO, Harvin HJ：Imaging Manifestations of Meckel's Diverticulum. Am J Roentgenol 189：81-88, 2007
5) Levy AD, Hobbs CM：From the archives of the AFIP. Meckel diverticulum：radiologic features with pathologic correlation. Radiographics 24：565-587, 2004

（玉川浩司）

F クローン病

非連続性に分布する全層性肉芽腫性炎症や瘻孔を特徴とする消化管の慢性炎症性疾患である。口腔から肛門まで消化管のどの部位にも病変を生じうるが，小腸・大腸(特に回盲部)，肛門周囲に好発する。

若年で発症し，腹痛，下痢，血便，発熱，肛門周囲症状，体重減少など再燃・寛解を繰り返しながら慢性に持続するため，日常のQOLは低下することが多い。また関節，皮膚，眼などに腸管外合併症をきたすこともある。

疫学

- 10歳代後半から20歳代に多く好発し，男性で20〜24歳，女性で15〜19歳にピークがみられる。
- 男女比は約2：1で男性に多い。
- 人口対10万人に対し有病率5.85，罹病率は0.51，家族内発症は1.5%。
- 平成20年度医療受給者証交付件数でみると23,301人が登録されている。

診断基準

臨床症状などからクローン病が疑わしいものについては臨床所見を把握して消化管X線造影検査，内視鏡検査，生検，手術症例では切除標本の検査を行い，表3-3の診断基準を参考にして診断する。

- 主要所見は縦走潰瘍，敷石像，非乾酪性類上皮細胞肉芽腫。
- 副所見は消化管の広範囲に認める不整形〜類円形潰瘍またはアフタ，特徴的な肛門病変。特徴的な胃・十二指腸病変。
- これらの所見と潰瘍性大腸炎や虚血性大腸炎などとの鑑別により診断する。

分類

- 罹患範囲による分類：小腸型，大腸型，小腸大腸型
- 病型による分類：穿通型(perforating type)，非穿通型(non-perforating type)
- Vienna分類(表3-4)：Age at diagnosis(A1, A2), Location(L1, L2, L3, L4), Behavior(B1, B2, B3)
- Montreal分類(表3-4)：Age at diagnosis(A1, A2, A3), Location(L1, L2, L3, L4, L1+L4, L2+L4, L3+L4), Behavior(B1, B2, B3, B1p, B2p, B3p)

表 3-3 診断基準

(1) 主要所見
  A. 縦走潰瘍(注 1)　　B. 敷石像　　C. 非乾酪性類上皮細胞肉芽腫(注 2)

(2) 副所見
  a. 消化管の広範囲に認める不整形～類円形潰瘍またはアフタ
  b. 特徴的な肛門病変(注 3)(注 4)
  c. 特徴的な胃十二指腸病変(注 5)

確診例　1 主要所見の A 又は B を有するもの(注 6)。
　　　　2 主要所見の C と副所見の a または b を有するもの。
　　　　3 副所見の a,b,c すべてを有するもの

疑診例　1 主要所見の C と副所見の c を有するもの。
　　　　2 主要所見の A 又は B を有するが虚血性腸病変や,潰瘍性大腸炎と鑑別ができないもの。
　　　　3 主要所見の C のみを有するもの(注 7)。
　　　　4 副所見のいずれか 2 つまたは 1 つのみを有するもの。

(注 1) 小腸の場合は,腸間膜付着側に好発する。
(注 2) 連続切片作成により診断率が向上する。消化管に精通した病理医の判定が望ましい。
(注 3) 典型的には縦列するが,縦列しない場合もある。また,3 か月以上恒存することが必要である。また腸結核,腸型ベーチェット病,単純性潰瘍,NSAIDs 潰瘍,感染性腸炎の除外が必要である。
(注 4) 裂肛,cavitating ulcav,痔瘻,肛門周囲膿瘍,浮腫状皮垂など,Crohn 病肛門病変肉眼所見アトラスを参照し,クローン病に精通した肛門病専門医による診断が望ましい。
(注 5) 竹の節状外観,ノッチ様陥凹などクローン病に精通した専門医の診断が望ましい。
(注 6) 縦走潰瘍のみの場合,虚血性腸病変や潰瘍性大腸炎を除外することが必要である。敷石像のみの場合,虚血性腸病変を除外することが必要である。
(注 7) 腸結核などの肉芽腫を有する炎症性疾患を除外することが必要である。

(潰瘍性大腸炎・クローン病診断基準・治療指針　平成 23 年度分担研究報告書　別冊.p16, 2012 より引用)

- IOIBD スコア(**表 3-5**):寛解の判定は 10 項目中の score 0~1 点,ESR/CRP 陰性化
- CDAI(**表 3-6**):150 以下:非活動期,150 以上:活動期,450 以上:重症

臨床症状

- 腹痛(70%),下痢(80%)は診断時に高率にみられる。
- 血便は 30% にみられるがそれほど大量出血ではない。
- 一般に小腸型では腹痛が,大腸型では血便・下痢が多い。
- 経過中,半数以上の患者で肛門病変がみられ,瘻孔・膿瘍は約 15% 程度に出現する。

表 3-4　分類

[Vienna 分類]	[Montreal 分類]
Age at diagnosis　A1＜40 years 　　　　　　　　　A2≧40 years Location　L1 = Terminal ileum 　　　　　L2 = Colon 　　　　　L3 = Ileocolon 　　　　　L4 = Upper GI Behavior　B1 = Non stricturing non penetrating 　　　　　B2 = Stricturing 　　　　　B3 = Penetrating	Age at diagnosis　A1: 16 years of younger 　　　　　　　　　A2: 17〜40 years 　　　　　　　　　A3: Over 40 years Location　L1: Terminal ileum 　　　　　L2: Colon 　　　　　L3: Ileocolon 　　　　　L4: Upper GI 　　　　　　L1 + L4: Terminal ileum + Upper GI 　　　　　　L2 + L4: Colon + Upper GI 　　　　　　L3 + L4: Ileocolon + Upper GI Behavior　B1: Nonstricturing nonpenetrating 　　　　　B2: Stricturing 　　　　　B3: Penetrating 　　　　　　B1p: Nonstricturing nonpenetrating + perianal 　　　　　　B2p: Stricturing + perianal 　　　　　　B3p: Penetrating + perianal

表 3-5　IOIBD スコア

1) 腹痛	6) 腹部腫瘤
2) 1日6回以上の下痢あるいは粘血便	7) 体重減少
3) 肛門部病変	8) 38℃以上の発熱
4) 瘻孔症状	9) 腹部圧痛
5) その他合併症	10) Hb 10 g/dl 以下

- 体重減少，発熱などの全身症状は診断時に 40〜70％にみられ，体重減少は小腸型に多い。
- 全身倦怠感，食思不振などの全身症状やアフタ性口内炎や口腔内の浅い潰瘍も，経過中に高頻度にみられるが，特異性は高くない。
- 関節・皮膚・眼病変などの腸管外合併症は 2〜10％程度でみられる。

消化管病変

1　腸病変

- 縦走潰瘍，敷石像，腸管の狭小・狭窄
- 非連続性または区域性病変（いわゆる skip lesion）
- 内瘻（腸-腸瘻，腸-膀胱瘻，直腸-腟瘻など）
- 外瘻（腸-皮膚瘻）

表 3-6　CDAI

(1) 過去 1 週間の水様または泥状便の総回数×2	y1
(2) 過去 1 週間の腹痛 　　（下記スコアで腹痛の状態を毎日評価し 7 日間を合計する）×5 　　　0＝なし，1＝軽度，2＝中等度，3＝高度	y2
(3) 過去 1 週間の主観的な一般状態 　　（下記スコアで一般状態を毎日評価し 7 日間を合計）×7 　　　0＝なし，1＝軽度，2＝中等度，3＝高度	y3
(4) 患者が現在持っている下記項目の数×20 　1）関節炎 / 関節痛 　2）虹彩炎 / ブドウ膜炎 　3）結節性紅斑 / 壊疽性膿皮症 / アフタ性口内炎 　4）裂肛，痔瘻または肛門周囲膿瘍 　5）その他の瘻孔 　6）過去 1 週間の 37.8℃ 以上の発熱	y4
(5) 下痢に対してロペミンまたはオピアトの服薬　　×30 　　　0＝なし，1＝あり	y5
(6) 腹部腫瘤　　×30 　　　0＝なし，2＝疑い，5＝確実にあり	y6
(7) ヘマトクリット（Ht）×6 　　　男（47－Ht）　女（42－Ht）	y7
(8) 体重：標準体重（比体重） 　　　100×｜1－（体重 / 標準体重）｜	y8

CDAI スコアは y1－y8 の合計点数で得られる。

ECCO の基準

	CDAI	合併症	炎症（CRP 値）	治療反応
軽症	150〜220	なし	わずかな上昇	
中等症	220〜450	明らかな腸閉塞などなし	明らかな上昇	軽症治療に反応しない
重症	450＜	腸閉塞，膿瘍など	高度上昇	治療反応不良

- 不整形潰瘍，多発アフタ
2　肛門病変
難治性痔瘻，肛門周囲膿瘍，裂肛，潰瘍，肛門皮垂，skin tag
3　胃十二指腸病変
多発アフタ，潰瘍，狭窄，敷石像

消化管外病変
- 関節病変としては，関節痛あるいは急性末梢型関節炎型（1 型：5 関節

未満で主として大関節，疾患活動性と関連)と反応性関節炎型(2型：多発性小関節炎で疾患活動性とは無関係)がある。
- 関節症状は30％以上にみられる(関節痛のみ14.3％，1型6％，2型4％，axial 関節症9.9％)。
- 結節性紅斑，壊疽性膿皮症などの皮膚病変はいずれも報告が増加傾向にあり，海外の報告ではIBD全体の2.2％程度に皮膚症状がみられる。
- 結節性紅斑の頻度は膿皮症の約3倍で，ともに潰瘍性大腸炎よりクローン病に合併しやすい。
- 虹彩炎や上強膜炎はIBDの1～2％にみられる。
- PSCの合併はクローン病の1～3％程度で，潰瘍性大腸炎より少ない。
- 乾癬はクローン病およびその兄弟で合併が増加する。
- 小児に多い合併症としては成長障害，骨粗鬆症，血管炎などがあり，小児のIBDでは腸管外合併症の頻度が高く，35％という報告もある。

病理組織学的所見
- 非乾酪性類上皮細胞肉芽腫(局所リンパ節にもみられることがある)。
- 全層性炎症，裂溝，潰瘍などを特徴とする。

治療
本症を完治させる根本的な治療法は現時点ではない。治療の目的は病気の活動性をコントロールして寛解状態を維持し，患者のQOLを高めることである。そのために薬物療法，栄養療法，外科療法を組み合わせて，栄養状態を維持し，症状を抑え，炎症の再燃・再発を予防することにある。治療にあたっては患者にクローン病がどのような病気であるかをよく説明し，患者個々の社会的背景や環境を十分に考慮し，治療法を選択する(図3-7, 8)。

1 内科的治療
1) 寛解導入療法
栄養療法または薬物療法(経腸栄養療法または完全静脈栄養)を行う。薬物療法としては軽症例では5-アミノサリチル酸製剤，また，中等症以上では副腎皮質ステロイド薬が用いられる。難治例では抗TNFα受容体拮抗薬(インフリキシマブ，アダリムマブ)が使用される。血球成分除去療法が行われることもある。

2) 寛解維持療法
在宅経腸栄養療法や5-ASA製剤，また，ステロイド依存例では免疫調節薬がよく使用される。寛解導入に抗TNFα受容体拮抗薬(インフリキシマブ，アダリムマブ)が使用された例では，計画的の維持投与が行われる。

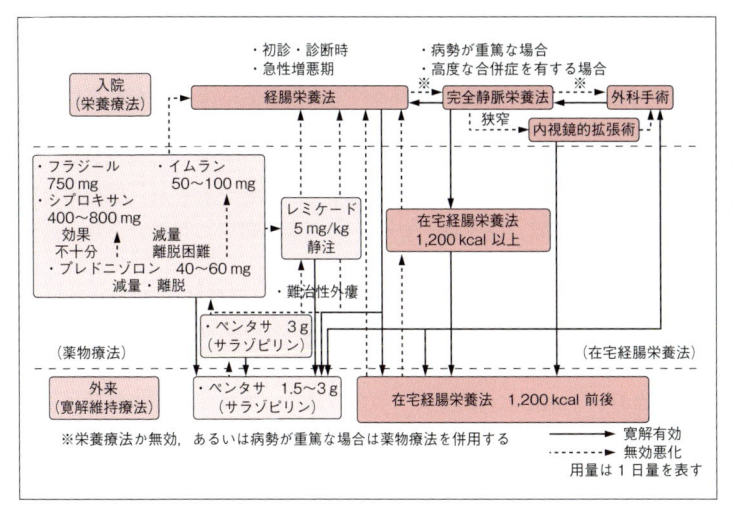

図3-7 クローン病治療指針

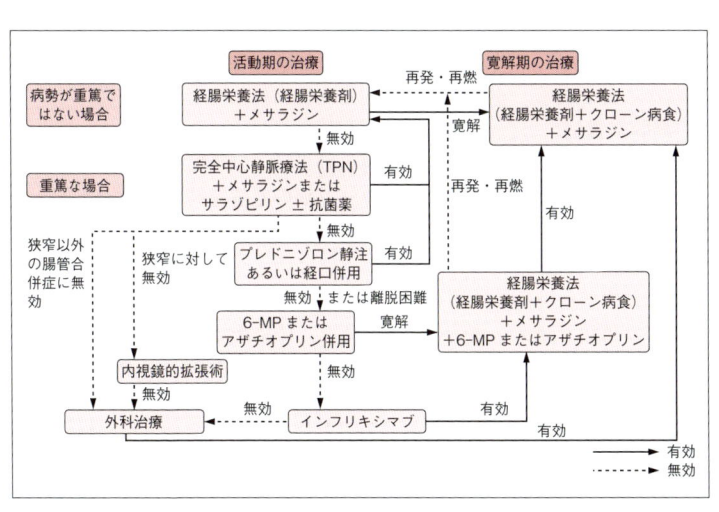

図3-8 小児クローン病治療指針

3) ステロイド

ステロイドは強力な抗炎症作用を有し，寛解導入効果に優れるが，寛解維持効果はない。特に長期投与例で副作用が問題となるため，寛解導入を目的として投与した後，漸減中止を図る。中等症以上の症例や軽症でも 5-ASA 製剤に反応しない活動期症例に適応となる。

4) 5-ASA 製剤

5-ASA は活動期クローン病に対して臨床的効果がある。寛解期クローン病に対する 5-ASA 製剤の寛解維持効果は限定的であるが有害性は低い。

5) 免疫調節薬

AZA と 6-MP はクローン病の寛解導入に有効であるが，副作用には注意が必要である。AZA はクローン病の寛解維持に有効であり，ステロイド減量効果を有する。

6) 抗 TNFα 受容体拮抗薬（インフリキシマブ，アダリムマブ）

抗 TNFα 受容体拮抗薬（インフリキシマブ）はクローン病の寛解導入に有効である。抗 TNFα 受容体拮抗薬（インフリキシマブ）で寛解導入されたクローン病患者において，寛解維持とともに瘻孔閉鎖維持効果を有する。抗 TNFα 受容体拮抗薬（インフリキシマブ）は重症感染症や日和見感染症，結核感染（再活性化を含む）の機会増加などのリスクを増加させる。インフリキシマブ投与患者にリンパ腫を含む悪性腫瘍の発症が報告されている。

7) 抗菌薬

メトロニダゾールやシプロキサン®はクローン病の臨床症状の改善に有効な場合がある。小腸病変より大腸病変に対して有効性が高い。

8) 経腸栄養法

活動期クローン病に対する寛解導入効果は，副腎皮質ステロイドと同等かやや劣る。成分栄養療法はクローン病の寛解維持に有効である。経腸栄養療法は安全面で優れているが，維持が難しい場合が多い。

9) 経静脈栄養法

活動期クローン病で，著しい栄養低下，頻回の下痢，広範な小腸病変の病勢が重篤な場合，腸管の狭窄，瘻孔，膿瘍形成，大量出血，高度の肛門部病変などを有する場合は，絶食のうえ完全静脈栄養療法を行う。活動期のクローン病の寛解導入に完全静脈栄養療法は有効であり，経腸栄養法と同等の治療効果を有する。

2 外科的治療

〔外科的事項〕参照。

3 内視鏡的治療法

腸閉塞症状を伴う良性の消化管狭窄で，深い潰瘍や瘻孔の合併がないものが内視鏡的バルーン拡張術の適応になる。腸閉塞症状の改善や外科手術の回避に有効なことがある。

予後

クローン病の手術率は発症後 5 年で 33.3％，10 年で 70.8％ と高く，

さらに手術後の再手術率も5年で28％と高率であることから，再燃・再発予防が重要である。診断後10年の累積生存率は96.9％。

外科的事項

外科的治療の目的

愁訴の原因となっている狭窄，膿瘍などの合併症に対し，腸管を温存する最小範囲の手術を行い，患者のQOLを改善させること。

手術適応

- 絶対的適応：腸閉塞，穿孔，大量出血，中毒性巨大結腸症，癌合併
- 相対的適応：症状を伴う狭窄（内視鏡的拡張術が有効な場合もある）。膿瘍，内瘻，外瘻のほか，発育障害や内科治療無効例，肛門周囲膿瘍，排膿の多い有痛性痔瘻など。

手術術式

小腸病変に対しては，腸管大量切除による短腸症候群を極力避け，病変部の小範囲切除術を原則とする。また線維性狭窄については，狭窄形成術 strictureplasty（図 3-9）を考慮する。

肛門病変に対しては，肛門周囲膿瘍にはドレナージ，痔瘻には単純性であれば開放術式（lay open）法，くりぬき（coring out）法，シートン（seton）法（図 3-10），重症例では人工肛門も考慮する。

1 狭窄形成術

- ハイネケ・ミクリッツ法：最も多く行われている短い狭窄に適した術式。腸管を長軸方向に4〜5cm切開し，単軸方向に縫合する。
- フィニイ法：比較的長い狭窄に適した術式。7〜8cm切開し縫合する。
- ジャボレイ法：狭窄が長くても実施できる術式。4cmずつ切開し側々

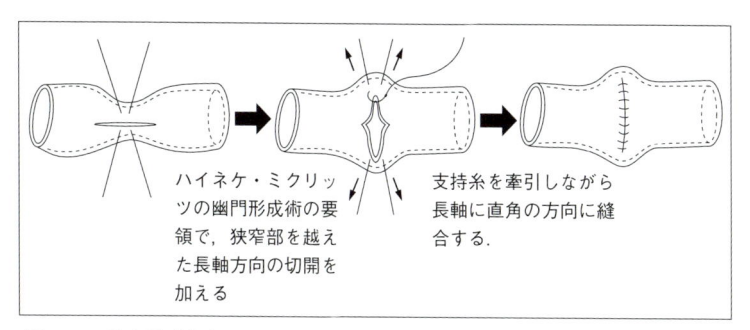

ハイネケ・ミクリッツの幽門形成術の要領で，狭窄部を越えた長軸方向の切開を加える

支持糸を牽引しながら長軸に直角の方向に縫合する．

図 3-9　狭窄形成術（ハイネケ・ミクリッツ法）

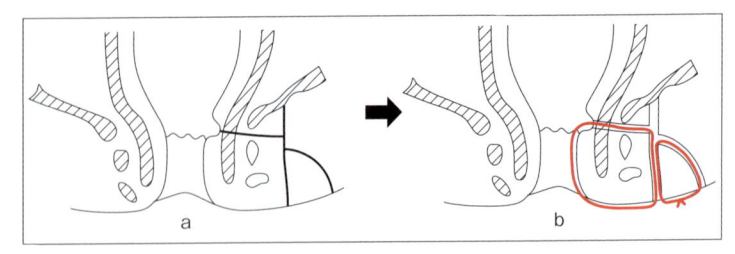

図 3-10 シートン法による痔瘻の治療
a：瘻孔を丁寧に検索した後，瘻管を十分に掻爬して感染巣を除去する。
b：次に瘻管にゴム輪，ペンローズドレーンなどを挿入し，1 周させ固定する。

吻合する。

2 痔瘻に対する術式

- レイ・オープン法：痔瘻を瘻管に沿って切開開放する術式。
- くり抜き法：肛門括約筋の損傷を少なくする手術術式。
- シートン法：瘻孔にゴム輪，ペンローズドレーンなどを通し，肛門周囲膿瘍からの排膿，再増悪の予防を目的とする術式。

3 腹腔鏡（補助）下手術

- クローン病は若年者に多く，複数回手術となることも多いため，腹腔鏡（補助）下手術のよい適応である。
- 瘻孔や膿瘍形成のため，周囲組織や他の腸管との癒着剥離が困難な場合もあり，注意を要する。
- 癒着剥離が可能であっても炎症性腫瘤のため，小開腹創からの腸管摘出が困難である場合は，躊躇なく皮膚切開を延長する必要がある。
- 腹腔鏡（補助）下手術の場合も，開腹手術と同様に全小腸の検索は必須である。

術前診断

- 手術を必要とする可能性のある腸管病変の把握のため，注腸造影，小腸造影，大腸内視鏡，小腸内視鏡検査，腹部 CT 検査などを行う。
- 狭窄部の手術適応に関しては，内視鏡通過の可否，口側腸管拡張の有無などが参考になる。
- 腹部 CT では腸管壁の肥厚，周囲の脂肪織の増生，炎症の波及，瘻孔，膿瘍形成の有無を評価する。

術前の患者管理

- 一般的な術前の患者管理に関しては，他の消化管手術に準じる。
- 活動性の炎症を有する患者は，絶食や他の内科治療により，可能な限

り炎症をコントロールした状態での手術が望ましい。
- 低栄養状態の患者は，中心静脈栄養などの併用により，術前にできるだけ栄養状態の改善を図る。
- 狭窄による症状を有する症例も多く，mechanical bowel preparationに関しては，症例に応じて判断する。

手術のポイント

- 複数回手術の結果，人工肛門が必要となる患者も少なくないため，正中切開以外の皮膚切開はできるだけ避ける。
- 手術時には全小腸の検索を行い，小腸長，術前に診断できていない病変の有無を確認する。
- 手術操作に際しては，不必要な腸管損傷を避けるため，手術器具による腸管把持はできるだけ避ける。
- 穿孔などによる緊急手術時には，一期的な縫合を避けて，人工肛門を造設することも考慮する(腸管損傷や縫合不全が術後の瘻孔形成の原因となることが少なくない)。

術後合併症の対応

- 一般的な術後合併症に関しては，他の消化管手術と同様の注意を要する。
- 術後は内科的治療の中断や手術侵襲などをきっかけにクローン病の活動性が上昇する場合があり，一般的な術後合併症と鑑別が必要となる(われわれは，術後合併症とクローン病の活動性上昇を鑑別するため，術後の経口摂取，手術侵襲による炎症反応が消退してからとし，elemental diet を使用している)。
- クローン病患者では surgical site infection の頻度が通常の手術に比して高いことも報告されており，創部の状況によっては，皮下ドレーンの使用も考慮する。

手術後の治療・経過観察

- 手術後の内科的治療が，再燃・再発予防に最も重要である。術後状態が安定すれば，内科的治療の再開を考慮する。
- 再燃・再発部位としては吻合部(口側)が高リスクであり，経過観察中，新規病変の出現，増悪が認められた場合は，内科的治療の強化を検討する。

〔水島恒和〕

4 大腸疾患

A 大腸癌

疫学と危険因子

- 日本人の大腸癌罹患数は,2005年の人口動態統計では104,734名(男性59,900名,女性44,834名)であり,胃癌に次いで2位である。
- 部位別の死亡率では肺癌,胃癌に次いで第3位となっており,男性では肺癌,胃癌に次いで第3位,女性では第1位であった[1]。
- 2008~2009年のデータでも部位別死亡率における大腸癌の順位は男女とも変わっていないが,過去50年間での胃癌の増加が2倍程度に留まるのに対して,大腸癌は約10倍に増加している。
- 大腸癌の危険要因として癌リスクを高めると考えられているのは,赤身肉・加工した肉の摂取,不飽和動物性脂肪,男性の飲酒,肥満,成人での体重増加などがある[2]。
- 遺伝的要因を背景とするものとして,家族性大腸腺腫症(familial adenomatous polyposis coli:FAP)に代表されるポリポーシスを背景に発症する発癌と遺伝性非ポリポーシス大腸癌(hereditary non-polyposis colorectal cancer:HNPCC)に代表されるような非ポリポーシス性の発癌がある。
- 炎症性腸疾患を背景とするものとして,潰瘍性大腸炎(ulcerative colitis:UC)を母地とする大腸癌の発生が知られている。2001年のEadenらによるメタアナリシスによると,累積癌化率は発症後10年で2%,20年で8%,30年で18%と報告されている。潰瘍性大腸炎に生じた大腸癌は,通常の大腸癌と異なり,若年発症や多発傾向が特徴である。

大腸癌の発生経路

- 癌は遺伝子の病気であるが，大腸癌はその分子メカニズムが最も解明されている癌の1つである[3]。
- 1970年代半ばに Morson や Muto は病理学的視点，あるいは疫学的見地から大腸癌の多くは腺腫に由来すると提唱していたが，1988年に Vogelstein らは，分子生物学的手法によってこれを裏付けた。すなわち正常大腸粘膜上皮に複数の癌遺伝子・癌抑制遺伝子の異常が蓄積した結果，低異型性腺腫→高異型性腺腫→粘膜内癌→浸潤癌と進展してゆく多段階発癌説（adenoma-carcinoma sequence 説）を提唱した。これは，APC, K-ras, p53 などの遺伝子が順次異常を起こす結果，正常粘膜から腺腫性ポリープを経て段階的に癌が発生・進展するという考え方である。

【サイドメモ：APC 遺伝子】

APC（adenomatous polyposis coli）遺伝子は1991年に家族性大腸腺腫症の原因遺伝子として単離された。APC 遺伝子は分子構造が大きいために point mutation（点突然変異）による異常蛋白が産生されやすく，またプロモーターレベルのメチル化も APC 遺伝子の不活化に貢献する。そのため大腸腺腫が発生する前段階から APC 蛋白の異常を伴うことが多く，散発性の大腸癌でも約60％に変異を認める。家族性大腸腺腫症が全大腸癌に占める割合は1％以下である。家族歴，100個以上の大腸腺腫，あるいは APC 遺伝子変異の検出により診断される。

【サイドメモ：HNPCC】

大腸癌の5〜10％を占める HNPCC では，DNA ミスマッチ修復遺伝子である hMSH2 遺伝子（40〜50％）や hMLH1 遺伝子（30％），一部で hMSH3, hMSH6, hPMS2, hPMS1 遺伝子に生殖細胞レベルでの変異を認める。HNPCC の診断には Amsterdam 診断基準 II を用いる。すなわち，3名以上の血縁者が HNPCC 関連癌（大腸癌，子宮内膜癌，小腸癌，腎盂尿管癌）に罹患しており，かつ以下のすべての条件を満たす。①組織学的に大腸癌と診断され FAP を除外できる，②継代する2世代にわたり罹患者がおり，1名は他の2名の第一度近親者，③罹患者の1名は50歳未満。日本人の場合は胃癌の発生にも注意する。

- 正常粘膜から腺腫を介さずに直接発癌する *de novo* carcinoma の存在も今日では明らかとなりつつある。この経路の分子レベルでの解析は未だ不明な点も残るが，主として *p53* 遺伝子変異(30〜70％)と，一部に *APC* 遺伝子変異(約15％)が関わり，*K-ras* 遺伝子の関与は少ないと考えられている。
- 潰瘍性大腸炎を母地として発生する大腸癌のことを colitic cancer と呼ぶ。colitic cancer は 1925 年 Crohn らの報告が初めであるが，1949 年 Warren らは潰瘍性大腸炎に関連した大腸癌は dysplasia を前癌病変としていると報告し，この概念は dysplasia-carcinoma sequence と呼ばれている。Colitic cancer にみられる遺伝子異常としては，*p16^{INK4A}* 遺伝子のメチル化や *p53* 遺伝子異常の頻度が高く，*APC* 遺伝子や *K-ras* 遺伝子の変異は少ないとされる。また *p53* 遺伝子の変異は dysplasia 段階ですでに高頻度に認められる。

大腸癌の理解に必要な解剖

1 大腸の区分(図4-1)

C：盲腸
　回盲弁の上唇より尾側の囊状部
A：上行結腸
　盲腸に続き，右結腸曲に至る部分

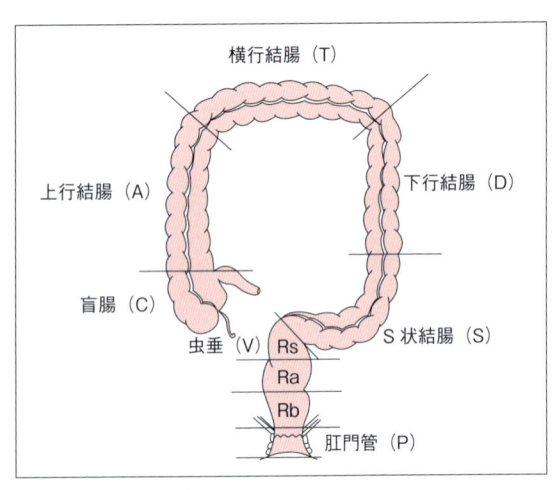

図4-1 大腸の区分
〔大腸癌研究会：大腸癌取扱い規約(2009年1月第7版補訂版)．金原出版，2009より引用〕

T：横行結腸
　右および左の結腸曲に挟まれた部分
D：下行結腸
　左結腸曲からS状結腸起始部（ほぼ腸骨稜の高さ）に至る後腹膜に固定された部分
S：S状結腸
　下行結腸に続く部分で，腸骨稜に対応する部分より岬角の高さまで
RS：直腸S状部
　岬角の高さより第2仙椎下縁の高さまで
R：直腸
　Ra：上部直腸　第2仙椎下縁の高さより腹膜反転部まで
　Rb：下部直腸　腹膜反転部より恥骨直腸筋付着部上縁まで
P：肛門管
　恥骨直腸筋付着部上縁より肛門縁までの管状部

2 血管系（図4-2）

- 盲腸，上行結腸，横行結腸は上腸間膜動脈（SMA）により栄養されている。
- 回腸の一部と盲腸は回結腸動脈，上行結腸は右結腸動脈，横行結腸は中結腸動脈により栄養されている。
- 右結腸動脈はバリエーションに富んでおり，右側結腸手術時の郭清の

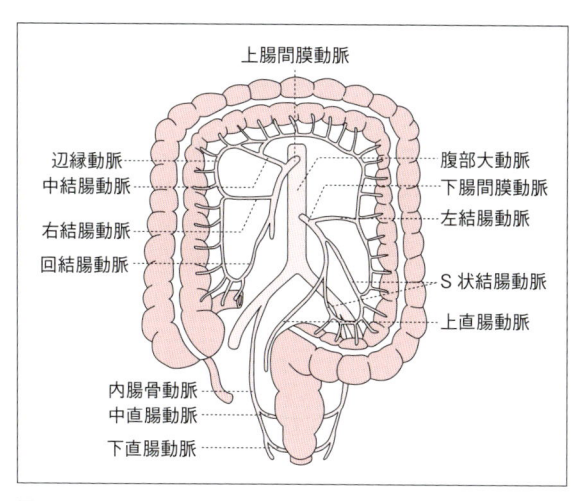

図4-2　大腸の血管支配
〔大腸癌研究会：大腸癌治療ガイドラインの解説 2009年版：大腸癌について知りたい人のために　大腸癌の治療を受ける人のために（第2版）．金原出版，2009より引用〕

重要なポイントとなっている。右結腸動脈の分岐はおよそ4型に分類され，①上腸間膜動脈より分岐するもの，②中結腸動脈より分岐するもの，③回結腸動脈より分岐するもの，④右結腸動脈が認められないものとが存在する。
- 上腸間膜静脈（SMV）はSMAの右側を上行し，脾静脈と合流し門脈となる。中結腸静脈と右胃大網静脈はHenleの胃結腸静脈幹を形成する。回結腸静脈根部から胃結腸静脈幹までは右側結腸癌のD3郭清における重要な領域でありsurgical trunkと呼ばれる。
- 下行結腸，S状結腸，直腸S状部，上部直腸は下腸間膜動脈（IMA）により栄養される。下行結腸は左結腸動脈，S状結腸はS状結腸動脈，直腸S状部・上部直腸は上直腸動脈により栄養される。
- 下部直腸は上直腸動脈と内腸骨動脈からの中・下直腸動脈より栄養されている。
- SMA系とIMA系の交通部は左結腸曲となり，この部はGriffith's pointと呼ばれ辺縁動脈の吻合が未発達である。

臨床症状

- 多くの場合無症状であり，検診により大腸内視鏡検査で発見されることが多い。
- 右側大腸癌は便の性状が水様性〜半固形のためかなり進行するまで無症状のことが多い。貧血を主訴に精密検査を受けて癌が発見されることもある。
- 左側大腸癌，特に進行直腸癌では血便，便の狭細化や閉塞症状がでやすく，腹痛などの原因となる。
- 大腸癌患者の診察では，まず問診と腹部の視診，触診により閉塞の有無と貧血の有無，程度を把握する。必要があれば手術まで緩下剤（酸化マグネシウムなど）や，造血剤（鉄剤：フェロミア®，フェロ・グラデュメット®）を投与し，Hb値を8〜10 g/dl以上を目安にコントロールする。

診断

- 検診では通常，免疫法を用いた2回法の便潜血検査（fecal occult blood testing：FOBT）が行われている（感度94％，特異度87％）[4]。便潜血陽性症例は，S状結腸ファイバー＋注腸，または全大腸内視鏡検査を行う。便潜血検査による大腸がん検診は海外，国内において死亡率減少効果が科学的に証明された有効な検診である。しかし便潜血検査は早期癌に対する感度はやや低いため毎年継続して受けることが大切である。

- 確定診断には，内視鏡下生検による病理組織診断を行う。大腸癌の多くは分化型管状腺癌である。腺管の管状構造が明瞭な高分化型(tub1)，管状構造が部分的にみられる中分化型(tub2)に分類される。低分化腺癌(por)では，癌細胞が索状，充実性に増殖し，腺管の管状構造をとらない。また粘液癌(muc)は腺癌や印環細胞癌が細胞外に多量の粘液を産生する。一般に，低分化腺癌や粘液癌は予後不良である。
- 早期癌においては，治療方法の選択に際して深達度に関する大腸内視鏡診断が重要である。消化器内科医の役割は大きいが，手術適応について境界病変も多く存在するので，消化器外科医も常日頃から診断の訓練を行う必要がある。
- SM 深部浸潤を疑う所見としては変形・硬化像,緊満感,びらん,潰瘍,ヒダ集中などがある。色素散布による Vn pit, NBI(narrow band imaging)による血管像などが参考となる。
- 超音波内視鏡検査も補助的に深達度の評価に利用され第 3 層(粘膜下層)の不整などが参考となるが診断精度には限界がある。
- 生検による平坦病変の desmoplastic reaction の存在は，sm 深部浸潤を強く示唆する所見である。
- 術前診断と術後の病理診断との答え合わせを積み上げることは診断精度を高めるうえできわめて重要である。

1 胸・腹部 CT 検査

リンパ節転移，肝・肺転移などの遠隔転移，腹腔内播種，周囲臓器浸潤などの検索については造影 CT が有用である。主病巣の存在する大腸壁の外側に毛羽立ち様所見が認められるときには深達度 SE が疑われる。

2 腹部 MRI

直腸癌の前立腺，腟・子宮浸潤，仙骨，肛門挙筋への浸潤の評価には MRI が有用である。肝転移の小病変の検出には EOB MRI が有用である。

【サイドメモ：癌の発生母地】
　大腸癌は大腸正常粘膜(colonic mucosa)から発生する。消化管の"がん"は基本的に上皮由来である。

【サイドメモ：組織生検の表記】
　大腸癌の組織生検で癌の診断記載法は Group V ではなく Group 5 である。

3 排泄性尿路造影(DIP)

高度進行のS状結腸癌や直腸癌による尿管浸潤が疑われる場合には排泄性尿路造影(DIP)を行う。

4 造影ダイナミックCT

オプションであるが造影剤を用いたダイナミックCTで腫瘍の栄養血管の同定が可能である。右側結腸癌では動脈系のみならず静脈系のバリエーションも豊富であるので，動・静脈系を含めた3D血管構築画像が手術計画を立てるうえで有用である。

5 CT(air)colonography

狭窄により大腸内視鏡検査が困難な場合は，CT(air)colonographyが有用である。PET/CTと組み合わせることができれば，狭窄部の口側の粗大腫瘍病変の評価も可能となる。

6 注腸検査

近年，下部内視鏡検査の技術が向上し，注腸検査よりも内視鏡検査が好んで用いられる。しかし，横行結腸付近の腫瘍では内視鏡検査による腫瘍位置の判断と注腸検査の結果とが異なっていることも時にみられる。特に腹腔鏡手術の術前検査としては注腸検査かCT colonographyのいずれかを行い腫瘍位置の確認を行っておくとよい。また注腸検査は早期癌のsm深部浸潤を評価する一助ともなる。弧状変形(SM癌)や台形状変形(MP癌)は内視鏡治療よりも手術療法を考慮する材料となる。

7 PET-CT

原発癌・再発癌の存在診断に有用である。特に直腸癌局所再発の診断は，CT, MRIでは瘢痕組織か再発巣かの区別が困難であることが少なくなく，PET-CTの有用性は高い。

8 腫瘍マーカー

大腸癌の腫瘍マーカーとしてCEAとCA19-9を測定する。CEA陽性率は大腸癌全体の30%程度であり，早期癌に限ると10%前後である。しかし，再発転移症例では70～80%が陽性となり有用である。CA19-9

【サイドメモ：desmoplastic reaction】

癌組織は癌細胞だけでなく，それを支持する間質とで構成される。desmoplastic reactionとは，活性化線維芽細胞によるⅣ型コラーゲン産生を主とする腫瘍間質の増生のことをいう。癌を取り巻く間質反応と外傷の治癒過程はいずれも線維芽細胞を中心とするコラーゲン分泌が主となりよく似ているので，1986年にDvorakは，「癌は決して治らない傷」と称した。

の陽性率は10〜50％である。

病期分類

1 基本分類

0型：表在型，1型：隆起腫瘤型，2型：潰瘍限局型，3型：潰瘍浸潤型，4型：びまん浸潤型，5型：分類不能

〔0型（表在型）の亜分類〕（図4-3）

0型は壁深達度がM，SMの癌とし，早期癌と推定されるものを指す。

2 病期分類

- 術前のステージ診断は，部位，肉眼型，深達度，リンパ節，腹膜播種，肝臓転移，遠隔転移を評価して行う〔例：S，2型，cSI（尿管）cN0cP0cH0cM0，cStage Ⅱ〕。
- 術前のタイミングで診断をした場合clinical判断ということで頭文字をとって各所見の前にcを付加する。
- 国際的にはTNM分類が広く利用されており，わが国では欧米と比較して治療成績が異なるため，大腸癌研究会が独自に病期分類[5]を作成し，TNM分類との整合性をもたせている（表4-1）。
- 最近の改訂でStage Ⅲは領域リンパ節転移陽性のもので，領域リンパ節を超えるリンパ節転移はM1となった。SI（AI）N0は従来StageⅢであったがStage Ⅱとなった。
- 壁深達度AとSの区別は，Sは漿膜を有する部分について，Aは漿膜の欠損する部位に対して用いられる。すなわち同じ深達度でもRaではSS，SEを用い，RbではAを用いる。

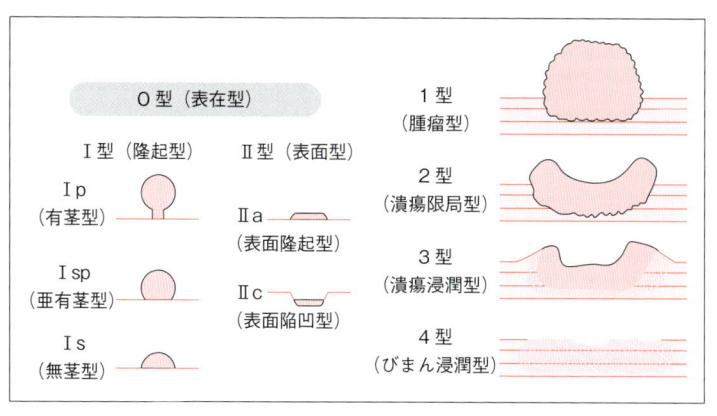

図4-3 大腸癌の肉眼型
（大腸癌研究会のHP：http://www.jsccr.jp/index.html より改変）

表 4-1 大腸癌取扱い規約による進行度

	H0, M0, P0			H1, H2, H3, M1 P1, P2, P3
	N0	N1	N2, N3	M1
M	0			
SM MP	I	IIIa	IIIb	IV
SS, A SE SI, AI	II			

N1：1, 2群リンパ節転移3個まで　N2：1, 2群リンパ節転移4個以上
N3：主リンパ節転移, 側方リンパ節転移
H0：肝転移を認めない　H1：肝内に4個以下かつ5cm以下の転移巣を認める
H2：H1, H3以外　H3：5個以上の転移巣かつ5cmを超える
P0：腹膜播種病変を認めない　P1：近接腹膜のみ播種性転移を認める
P2：遠位腹膜に少数の播種性転移を認める
P3：遠位腹膜に多数の播種性転移を認める
M1：肝転移以外の遠隔転移を認める
〔大腸癌研究会：大腸癌取扱い規約(2009年1月第7版補訂版), 金原出版, 2009より引用〕

- リンパ節転移の術前診断は造影CTによって判定されるが精度は低い。1cm以上のリンパ節は転移と診断する。PETでも小さな転移は検出できず，術後の病理診断に委ねられるところが大きい。

治療

- 初発大腸癌の治療では，内視鏡治療ならびに手術療法が中心的な役割を担っている。両者の適応を理解することが重要である。一方，化学療法・分子標的治療が飛躍的な進歩を遂げ，高度進行・再発大腸癌に対しても治療成績が向上している。外科的切除が困難であった病変であっても，化学療法が奏効し外科的切除の適応となる症例も増加しつつある。
- 大腸癌に対する治療法としては①内視鏡治療，②手術療法，③化学療法，④放射線療法の4種が存在する。近年，重要性が謳われている集学的療法はこのいずれか2つ以上を用いる場合を意味する。

1 内視鏡治療

- 大腸癌治療ガイドライン[6]による内視鏡的摘除の適応基準を**表 4-2**, **図 4-4**に示す。内視鏡的摘除の適応はm癌とSM癌のうちリンパ節転移の可能性がほとんどなく，腫瘍が一括切除できる大きさのもので2cmを目安に行う。方法は有茎性病変に対するポリペクトミー，無

表 4-2　内視鏡的摘除の適応基準

① SM 浸潤距離 1,000μm 以上
② 脈管侵襲陽性（ly＋or v＋）
③ 低分化腺癌，印環細胞癌，粘液癌（por, sig or muc）
④ 浸潤先進部の簇出 Grade2／3（budding）

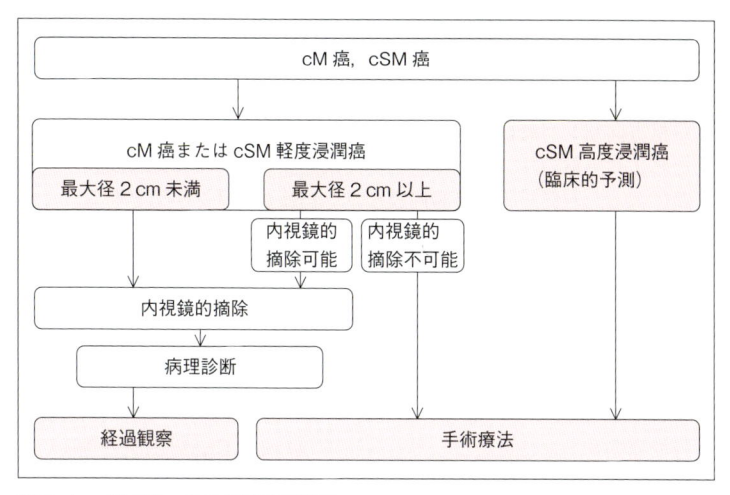

```
                    cM 癌，cSM 癌
                        │
          ┌─────────────┴─────────────┐
   cM 癌または cSM 軽度浸潤癌         cSM 高度浸潤癌
                                      （臨床的予測）
   ┌──────────┬──────────┐
 最大径2cm未満  最大径2cm以上
                ┌─────┬─────┐
            内視鏡的  内視鏡的
            摘除可能  摘除不可能
   │          │
   └────┬─────┘
    内視鏡的摘除
        │
     病理診断
        │
   ┌────┴────┐
 経過観察              手術療法
```

図 4-4　cM 癌と cSM 癌の治療方針
〔大腸癌治療ガイドライン（医師用 2010 年版），金原出版，2010 より引用〕

茎性病変や表面型病変に対する内視鏡的粘膜切除術（EMR）と EMR で一括切除できない大きな病変に対する内視鏡的粘膜下層剝離術（endoscopic submucosal dissection：ESD）とがある．大腸 ESD は難易度が高く，胃ほど壁が厚くない大腸では穿孔のリスクも高く，先進医療の対象となっているが施行施設は増加しつつある．

- 摘除標本の組織学的検索で SM 垂直断端陽性の場合は外科切除の絶対適応である．粘膜下層浸潤癌（SM 癌）で SM 浸潤距離 1,000μm 以上の場合，約 12.5％の症例にリンパ節転移の可能性がある．他のリンパ節転移リスク因子と併せていずれか 1 つでも認めた場合は，外科的追加切除を考慮する．

- EMR 後の追加切除となった場合，術前の大腸内視鏡検査で病変の切除痕が容易に見つからないことがある．治療時の内視鏡検査の所見で，部位に関しても十分な記載をしておくことと病変の周囲を含めた写真を多数撮影しておくことが重要であり，EMR 部位付近にクリッピン

グをしておき，クリップの脱落に備えて腹部 X 線を撮影しておくことも有用である。

2　手術治療

〔外科的事項〕参照。

外科的事項

- 初発大腸癌手術の基本は腫瘍病変と所属リンパ節の郭清である。原発巣を切除しても転移リンパ節を放置すると将来それが大きな癌の巣となってくるからである。
- 中枢方向リンパ流は，右側結腸では surgical trunk に沿って上行する。それより中枢のリンパ流は，上腸間膜動脈周囲に至り上腸間膜リンパ節に入る。左側結腸は下腸間膜根リンパ節が主リンパ節となる。
- 病変の進行度によって過不足のないリンパ節郭清が求められ，後述の

【サイドメモ：budding，簇出】
　癌先進部付近の間質に存在する 1～4 個の癌細胞からなる癌胞巣をいう。顕微鏡下に最も budding の多い部分を探し，20×10 倍視野で癌発育先進部を観察して Grade を決める。Grade 2（5～9 個）や Grade 3（10 個以上）の場合，Grade 1（0～4 個）よりもリンパ節転移の可能性が高い。ただし，これは SM 癌の場合であり，進行癌では Grade 3 が予後不良因子とされる報告が多い。

【サイドメモ：LST（laterally spreading tumor），側方発育型腫瘍】
　表面型のまま周囲に向かい発育するタイプの腫瘍で，表面の性状によっても異なるが，結節型（granular type）の場合は 2 cm 以上であっても腺腫のままであることが多く計画的分割切除の対象となる。一方，非結節型（non-granular type）の場合は SM 癌の可能性も考慮する。

【サイドメモ：head invasion】
　有茎性ポリープで癌浸潤が頭部内に限局するものは head invasion と呼ばれ，53 例中 ly（＋）の 3 例（5.7％）にのみにリンパ節転移を認め，脈管侵襲がなければリンパ節転移の可能性は低い。茎内へ癌層が浸潤するものでは茎部基準線からの距離を参考にする。

ように進行癌であればD3,早期癌であればD2郭清を採用しガイドラインにその指針がまとめられている。

1 結腸癌の手術

結腸癌切除の基本は腸間膜およびリンパ節を含めた一括切除である。結腸癌の切除腸管は口側肛門側それぞれ腫瘍縁から10 cmのサージカルマージンを確保して切除すれば腸管軸方向のリンパ節の郭清は十分であるが,実際には腫瘍への栄養血管との位置関係をみて判断される。

- リンパ節郭清度は,術前所見(clinical TNM diagnosis:cTNM)あるいは術中所見(surgical TNM diagnosis:sTNM)による病期分類,腫瘍壁深達度(cT factor or sT factor)とリンパ節転移度(cN factor or sN factor)から決定する。術前,術中にリンパ節転移を疑う場合は,D3郭清を行い,認めない場合はT factorに応じたリンパ節郭清度を選択する(図4-5)。

- 結腸癌の再建方法は,functional end to end anastomosis(FEEA)を用いた器械吻合を多用している。縫合不全がきわめて少ないが稀に吻合部出血をみるので,吻合時の止血には十分な注意を払う。FEEAで吻合部再発を起こすことがあると指摘されているが,きわめて稀である。術前ニフレック,ムーベンによる腸管洗浄を行い,術中は十分な切除マージンの確保に努めている。

- 手縫い吻合の場合は,Albert-Lembert, layer-to-layer, Gambeeなどの方法がある。

- ドレーンの留置は,結腸癌・直腸癌を問わずbenefitはないと報告されている[7)]が当科では結腸癌についてはドレーンは挿入していない。腹膜反転部より肛門側の操作を行った症例ではドレーンを留置し,早期に抜去する方針としている。

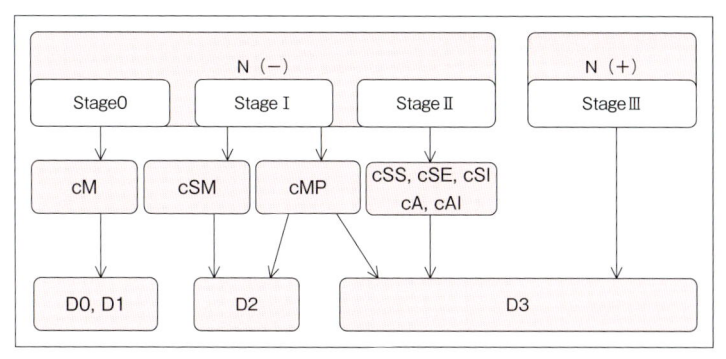

図4-5 大腸癌の手術治療方針と郭清範囲
〔大腸癌治療ガイドライン(医師用2010年版).金原出版,2010より引用〕

2 直腸癌の手術

 直腸癌治療の原則は，所属リンパ節を含む直腸間膜に対して TME (total mesorectal excision) または，TSME (tumor-specific mesorectal excision) を行うことである[8]。すなわち RS, Ra 癌では 3 cm の肛門側直腸間膜を切離し，Rb 癌では 2 cm を確保する。

- 腫瘍下縁が腹膜反転部よりも肛門側で直腸壁を貫通している（固有筋層を超えて浸潤している）直腸癌の側方リンパ節転移率は約 20％である[6]。
- 直腸癌切除と関連した自律神経系には，腰内臓神経，上下腹神経叢，下腹神経，骨盤内臓神経，骨盤神経叢があり，排尿機能や性機能を司っている。骨盤神経叢と直腸の間に適度のテンションを形成するように直腸を牽引し，骨盤神経叢を温存しつつ介在組織を切離する。
- 直腸癌での再建にはサーキュラーステープラー（CDH29 や PCEEA31）による DST を用いた器械吻合を行う。当科では，吻合後直ちに大腸内視鏡検査を行い吻合ラインに出血がないか確認し，同時に air leak test も行っている。active な出血のあった場合には，内視鏡的にクリップで止血を行う。
- 歯状線から腫瘍下端までに 3 cm の距離があれば多くの場合，超低位前方切除後，DST による再建が十分可能である。早期癌では 2 cm の距離があれば可能であろう。ただし他臓器転術をきたした Stage IV の高度進行直腸癌では 2 cm ルールがあてはまらないことが多いこと

【サイドメモ：リンパ節郭清度について】

 D1：腸管傍リンパ節を郭清，D2：中間リンパ節郭清，D3：主リンパ節や側方リンパ節を郭清（腫瘍部位とリンパ節位置の関係は「大腸癌取扱い規約」を参照）。

【サイドメモ：肛門温存術式の進歩】

 Knight らによる double-stapling technique (DST) による器械縫合の開発は直腸癌患者の肛門温存に大きく貢献した。直腸癌患者の肛門温存の希望は根強く，さらに低位の直腸癌に対しての対策として直腸反転法や，2004 年頃よりは斉藤らによって肛門温存術式として肛門括約筋切除術（intersphincteric resection：ISR）が開発され，根治性と機能性の臨界点を求める肛門温存への努力が続けられている。

に留意する。腫瘍からの距離を正確に測り切離することが必須であり術中内視鏡が有用である。腫瘍が大きくなければ直腸を肛門から反転して病変を直視しつつ切除する反転法の利用はきわめて有用である。
- 進行癌で腫瘍下縁が歯状線まで2 cm 未満であれば，DST は困難となり ISR を考慮する。肛門括約筋の術前機能と癌の深達度診断が重要であり，個別の手術計画が必要となる。
- 肛門縁から腫瘍下縁が2 cm 以下の DST，ISR 例では予防的人工肛門造設術(covering stoma)を行い，閉鎖時の簡便さからループ式回腸人工肛門を原則としている。
- 下部直腸早期癌のなかでも，粘膜内癌，リンパ節転移のない軽度 SM 癌に対しては，局所切除が行われる。経肛門的切除のほかに，MITAS(minimally invasive transanal surgery)，TEM(transanal endoscopic microsurgery)などが行われる。

3 腹腔鏡下手術

腫瘍局在と進行度などの腫瘍側要因(高度狭窄，SI/AI)および高度肥満や開腹歴などの患者側要因とともに，術者の経験や技量を考慮して適応を決定する。cStage 0〜Ⅰの結腸癌と直腸 RS 部癌に対する治療成績は確立している。一方，Stage Ⅱ〜Ⅲの結腸癌および直腸 Ra-Rb 癌に対する腹腔鏡下手術の有効性と安全性は十分に確立していないが，JCOG0404 試験では，盲腸，上行結腸，S 状結腸，直腸 S 状部癌(T3, T4)について開腹手術との比較が行われ，1,000 例を超える症例登録が終了し現在追跡期間に入っている。開腹手術で視野が得にくい低位直腸癌の手術にこそ鏡視下手術が有用である。直腸癌の腹腔鏡手術に関する臨床試験も行われている。

【サイドメモ：MITAS】

腫瘍を牽引し，腫瘍根部の腸管壁深部に自動縫合器をかけ縫合閉鎖を行う。

【サイドメモ：TEM】

肛門部より直腸内に専用の筒を留置し，鉗子や電気メスによって内視鏡では切除困難な大型の表面平坦型病変を切除する。精緻な技術を要するが，ESD と比べて粘膜欠損部や深部切除部分を縫合閉鎖できることが利点である。

4 転移性大腸癌・再発性大腸癌の手術

- 大腸癌はたとえ転移しても治癒切除できれば，非切除と比べて治療成績の向上がみられるので，積極的な切除が試みられる。たとえば切除可能肝転移症例の転移巣切除後5年生存率は35％であり，非切除症例の5％と比較して大きな差がある。
- 直腸癌の局所再発は，肺転移，肝転移と並んで頻度の多い直腸癌の再発形式である。局所再発の手術の5年生存率は22〜42％に過ぎず，尿路再建を含めたダブルストーマになることも少なくないので，原則として他臓器転移がなく局所の治癒手術が期待できる症例に対して適応とすべきである。また仙骨合併切除例では，術後に歩行障害がでないように第2仙椎(S2)下縁より尾側での切離線を担保できる症例を適応としている。
- 周辺臓器(膀胱，前立腺，子宮，仙骨)合併切除例では骨盤内死腔が大きくなり術後の死腔炎を起こしやすい。下腹壁動脈を血管茎とした腹直筋脂肪弁での骨盤内死腔充填を行っている。
- 局所再々発に対しては術前の化学放射線療法や，拡大手術によるR0手術を行うことである程度制御可能となったが，肺転移が課題である。

5 化学療法

大腸癌に対する化学療法は，再発予防に対する補助化学療法と切除不能進行再発に対する治療とに大別され，その投与方法も異なる。また，最新の科学的根拠を常に確認し，よりよい治療を選択することが望ましい。

【サイドメモ：開腹手術から腹腔鏡手術へ】

1995年頃には腹腔鏡手術がスタンダードになることについて，多くの外科医は懐疑的であった。2003〜2004年にかけてCOST試験など海外から腹腔鏡vs開腹の大規模臨床比較試験の結果が相次いで報告され，両者の短期・長期成績が同程度であることが示されて以来，わが国でも腹腔鏡手術が急速に普及してきた。当科では，当初，S状結腸，盲腸・上行結腸の早期癌から始め，次第に結腸進行癌，直腸癌に適応を拡大してきた。直腸の超低位手術では，開腹手術だと術者のみしか骨盤底深くの術野を見ることができない局面もあるが，腹腔鏡によって鮮明な拡大視野が得られ繊細な操作も可能であるので，現在ではMiles手術や，肛門括約筋切除術(ISR)まで腹腔鏡を利用した手術が行われている。最近では，癌の根治性のみならず術後疼痛の軽減，整容性を意識した単孔式腹腔鏡手術が増加してきた。

1) 補助化学療法

治癒切除が行われた Stage Ⅲ 大腸癌に適応され，投与は術後 4〜8 週間頃までに開始し，原則 6 か月投与することが望ましい．
- 5-FU＋LV 療法（点滴療法）
- UFT＋LV 療法（経口療法）
- カペシタビン療法（経口療法）
- FOLFOX（5-FU＋LV＋オキサリプラチン）（点滴療法）
- XELOX（カペシタビン＋オキサリプラチン）（点滴＋経口療法）

2) 切除不能進行再発大腸癌に対する化学療法

(1) 一次治療
　　FOLFOX±ベバシズマブ，CapeOX± ベバシズマブ
　　FOLFILI±ベバシズマブ
　　FOLFOX±セツキシマブ / パニツムマブ
　　FOLFILI±セツキシマブ / パニツムマブ
　　5-FU＋LV±ベバシズマブ，UFT＋LV 療法

(2) 二次治療
　(a) オキサリプラチン不応例
　　　FOLFILI±ベバシズマブ，FOLFILI±セツキシマブ / パニツムマブ
　(b) CPT-11 不応例
　　　FOLFOX±ベバシズマブ，CapeOX± ベバシズマブ
　　　CPT-11＋セツキシマブ
　(c) 5-FU，L-OHP，CPT-11 不応例
　　　CPT-11＋セツキシマブ
　　　セツキシマブ / パニツムマブ単独療法

- 抗 VEGF 抗体であるベバシズマブ（アバスチン®）の使用にあたっては，重篤な有害事象の可能性（血栓症，腎障害，消化管穿孔）を十分に

【サイドメモ：CPT-11 と UGT1A1 遺伝子多型】

　CPT-11 の活性代謝産物である SN-38 の肝内の代謝酵素（活性体 SN-38 から不活性体 SN-38G へ変換する酵素）である *UGT1A1* 遺伝子の*6，*28 のダブルヘテロ接合体，あるいはそれぞれをホモ接合体としてもっている患者への投与は，UGT1A1 のグルクロン酸抱合能が低下し SN-38 の代謝が遅延することが知られており，好中球減少など重篤な副作用が発現する可能性があるので投与量に注意を要する．

説明し，心疾患，腎機能など患者側因子によって適応を考慮する。
- 抗 EGFR 抗体であるセツキシマブ（アービタックス®），パニツムマブ（ベクティビックス®）は K-ras 野生型の大腸癌に効果を示すので，投与前に原発巣の *KRAS* 遺伝子変異について検索しなければならない。

6 放射線療法

古典的放射線療法は補助放射線療法と緩和的放射線療法に大別される。加えて最近では転移・再発性病変に対する定位照射や重粒子線治療も集学的治療の一翼を担っている。

1）補助放射線療法

補助放射線療法の目的は直腸癌の局所制御率の向上，生存率の改善であり，欧米では広く行われている（1 回 1.8～2.0 Gy 週 5 日間で通常分割照射法 Total 40～50 Gy）。照射方法には，術前照射，術中照射，術後照射があり術前照射は肛門括約筋の温存率と直腸癌切除率の向上を目標とされる。しかし，術前照射による局所再発制御率の向上は認めるものの，生存率への寄与については議論の余地がある[9]。

2）緩和的放射線療法

緩和的放射線療法は骨盤内腫瘍による疼痛，出血，便通障害などの症状緩和を目的として施行される。症状緩和率は疼痛が 90％，出血 90％，神経性症状 52％などで，症状緩和持続期間は 3～10 か月と報告されている。骨盤外病変に対しても使用され，骨転移の疼痛軽減，病的骨折の予防，脊髄麻痺の予防と治療を目的とする。骨盤外病変の骨転移に対しては，局所照射の疼痛緩和率は 80％である。

3）定位照射

放射線を病変の形状に正確に一致させて集中照射する方法。周辺正常組織への副作用を軽減して病変のみを治療できる。たとえば肺転移では直径 5 cm 以内，かつ 3 個以内で，かつほかに病巣のないものが適応となる。

4）重粒子線（炭素イオン線）治療

ビーム整形器具を使うことで X 線よりも癌病巣に対して高線量を集中できる。強い細胞致死作用を発揮し，その生物効果は X 線の 2～3 倍であり X 線抵抗性の低酸素領域に存在する癌細胞にも同等の効果を示す。直腸癌の局所再発に対する制御率は高いが，いまだ高額な先進医療としての選択しかなく，腸管に近い部分への照射では穿孔を起こす危険があり，照射に先立ってスペーサー留置術を要する。

7 術前準備

- 著しい貧血（Hb 8.0 d/dl 未満）があれば輸血によって補正する。
- 腸管内容の除去：術前日にニフレック®またはムーベン®2 L の内服を行っている。抗菌薬などの化学的腸清浄は耐性菌の出現を助長するの

で行っていない。閉塞のある場合は早めに絶食，IVH管理のうえ，緩下剤を投与し手術に備える。
- 心不全や狭心症合併例では心電図，マスター負荷試験を行い，循環器内科に耐術能評価を依頼する。
- 糖尿病合併例では少なくとも HbA1c 8.0％以下（できれば7.0％以下）となるよう内分泌代謝内科に血糖管理を依頼する。
- 長期ステロイド服用の患者では術中，術後のステロイドカバーを計画する。
- 心冠血管への薬剤溶出性ステント留置などのために抗凝固剤を服用中で周術期に継続する必要がある場合は，手術1週間前より経口抗凝固剤からヘパリン持続静注へ移行する。ヘパリンは手術開始6〜9時間前に中止し，術後可及的早期に再開する。
- 重症筋無力症を合併している場合は，術後呼吸器管理を要する可能性がありICUを申し込む。
- 直腸癌局所再発手術では複数科の医師が手術に関与する。早めに放射線科，泌尿器科，整形外科，形成外科，婦人科にコンサルトする。必要に応じて尿管ステントの留置を依頼する。

8 術後合併症に対する対応

- 呼吸器合併症の予防対策として，術当日に坐位をとり，術後1日目に立位から歩行訓練を開始する。
- 術後早期の合併症として腹腔内出血（術当日〜2日目）に注意する。ドレーン排液の正常，血圧・脈拍などのバイタルサイン，貧血の進行度に注意する。拡大手術では時に晩期の出血も起こりえる。
- 結腸癌ではほとんど経験しないが，低位直腸癌手術の5〜10％に縫合不全を生じる。術当日〜3日目に生じる場合は major leakage の可能性があり腹腔洗浄ドレナージ＋人工肛門造設などの手術をためらわない。4〜5日目以降は minor leakage のことが多く，ドレーンの位置調整やCTガイド下ドレナージで限局化できれば保存的に経過をみる。術後10日以上経過してから大腸内視鏡で縫合不全の部位と程度を評価する。
- 他部位の切除術に比べて，大腸切除術における合併症においては，感染症に対する厳重な管理が重要となる。原因菌はグラム陰性桿菌が多いが，嫌気性菌や腸球菌，compromised host では MRSA や緑膿菌が原因となることもあるので注意を要する。当科では，手術開始時と術中は3時間ごとに第2世代セフェム系（CMZ）を使用している。原則3日間で投与を中止する。
- 創感染や腹腔内膿瘍は術後3〜10日目にみられることが多い。創内に貯留した液体や膿瘍などが存在する場合は，原因菌の種類にかかわら

ず排膿，ドレナージに努めると同時に各種培養により原因菌の同定に努める。腸球菌やMRSAが原因菌の場合，βラクタム系やセフェム系は無効なことが多いため，ICT（infection control team）にコンサルトのうえ，抗菌薬の変更を考慮する。
- 腸閉塞：胃管，イレウス管で保存的に改善することがほとんどであるが，腹痛，腹部所見により絞扼性イレウスが疑われる時は造影CTを行いclosed loopやcaliber change, 腸管壁の造影効果の消失などの所見により診断を確定し，手術のタイミングが遅れないように留意する。
- 排尿障害：下腹神経や骨盤神経叢を切除して神経因性膀胱を生じた場合は，残尿を測定し100 ml以上の場合は泌尿器科にコンサルトする。
- 尿路感染症：術後5日目以降，特に尿道カテーテル長期留置症例に多く，尿所見や尿培養を提出するとともに尿量を確保しクラビット®を投与する。
- 血栓症：高リスク患者には術翌日から低分子ヘパリンの皮下注射を行う。
- 人工肛門造設例については，術後1日目に人工肛門の色調，脱落の有無を確認する。傍ヘルニアや狭窄などの合併症の回避はほぼ術中に委ねられる。腹壁をストーマサイズに合わせて過不足のないサイズにくり抜きストーマを作成したうえで無理なく指示指が腹腔内に通じるかを確認する。

9 術後サーベイランス

- 術後再発の頻度は3年以内に80％，術後5年以内に95％であり，術後サーベイランスの期間は5年を目安とする。
- 術後3年間はサーベイランス間隔を短めに設定し6か月ごとに腹部CT，単純胸部X線検査または胸部CTを行い，3か月おきに腫瘍マーカー（CEA, CA19-9）を評価する。
- 吻合部再発は術後3年までに95％以上が出現するので直腸癌では1年ごとに大腸内視鏡を行う。また術前に全大腸内視鏡検査が行われていない場合は術後6か月以内に全大腸内視鏡検査を行う。

10 予後

大腸癌全国登録（1991～1994年度）による5年生存率は以下の通りである。化学療法・分子標的治療の進歩とともに生存率の向上が期待される。

結腸癌：Stage Ⅱ　83.6％，Stage Ⅲa 76.1％，Stage Ⅲb 62.1％
直腸癌：Stage Ⅱ　76.4％，Stage Ⅲa 64.7％，Stage Ⅲb 47.1％

〔文献〕

1) 癌の統計編集委員会：癌の統計（2010年度版）．財団法人癌研究振興財団，

2010
2) McMicheal AJ : Food, nutrition, physical activity and cancer prevention. Authoritative report from World Cancer Research Fund provides global update. 11 : 762-763. Epub 2008 May 8
3) 渋谷正史,湯浅保仁:がん生物学イラストレイテッド.羊土社,2011
4) Shastri YM, Stein J : Quantiative immunochemical fecal occult blood testing for diagnosing colorectal neoplasia. Ann Intern Med 147 : 522-523, 2007
5) 大腸癌研究会:大腸癌取扱い規約(第7版補訂版).金原出版,2009
6) 大腸癌研究会:大腸癌治療ガイドライン(医師用2010年度).金原出版,2010
7) Urbach DR, Kennedy ED, Cohen MM : Colon and rectal anastomoses do not require routine drainage : a systematic review and meta-analysis. Ann Surg 229 : 174-180, 1999
8) Heald RJ, Husband EM, Ryall RD : The mesorectum in rectal cancer surgery — the clue to pelvic recurrence? Br J Surg 69 : 613-616, 1982
9) Kapiteijn E, Marijnen CA, Nagtegaal ID, et al : Preoperative radiotherapy combined with total mesorectal excision for resectable rectal cancer. N Engl J Med 345 : 638-646, 2001

(山本浩文)

大腸癌手術

欧米での臨床試験の結果を受け,腹腔鏡下手術が大腸癌手術の第一選択となりつつある。ただし,横行結腸や直腸病変に対する腹腔鏡下手術は高度の技術を要するため,十分に習熟してから取り組むべきであろう。ここでは基本となる右側結腸とS状結腸の腹腔鏡下大腸癌根治術を解説する。

術前

1 体位

原則として開脚位とする。腹腔鏡下操作中は操作部位に応じて術者は患者の左右や股間に立つ。また,手術台を頭低位あるいは頭高位,左右側臥位に傾斜させるので,患者の身体の固定は非常に重要である。固定が終わったら覆布をかける前に手術台を傾けても身体が動いたりしないか,身体の一部に強い圧迫がかからないか,関節の過伸展がないかなどを確認する。DSTで吻合する症例では,吻合時は砕石位とするが腹腔鏡下操作中は下肢が屈曲していると邪魔になる。そのため自由に下肢を伸展屈曲できる器具を使用する。下肢固定による腓骨神経麻痺の予防に

も注意する（図 4-6）。

2　病変部位のマーキング

腹腔鏡下手術では術中の触診が難しいため，小さな病変や EMR 後の症例では病変部位確認のために術前にマークをしておく。最も一般的に行われるのが点墨である。ただし直腸病変については腫瘍の肛門側 1〜2 cm で直腸を切離するための繊細な距離測定が必要となり，術中内視鏡が適している。

3　ポートの配置

病変部位によって多少の変化はあるが，術者用 2 本，助手用 2 本，それとカメラポートの計 5 か所にポートを置くには必然的に図 4-7 のような配置となる。臍に小開腹法で最初のポートを挿入し他のポートは腹腔鏡下に挿入する。病変摘出のための小開腹は整容性を考え，臍を縦切開する。

手術手技

1　結腸右半切除術

手術操作は，回腸末端部から横行結腸中央に至る右側結腸の授動，回結腸動静脈の処理，中結腸動静脈系の処理，の大きく 3 つのパートからなる。これらをどういった順に行うか様々な意見があるが，結腸間膜は

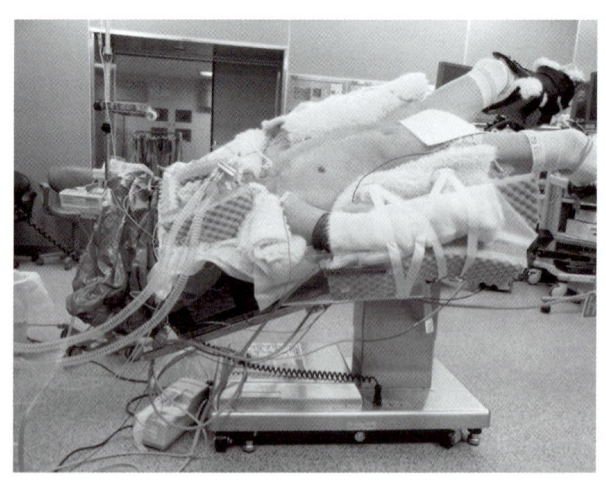

図 4-6　患者身体の固定
術前に手術台を傾斜させて，患者の身体の固定の確実性や 1 点に強い圧がかかっていないかを確認する。特に上腕神経麻痺の原因となる肩への過加重や肩関節の過伸展には注意する。図はわれわれの採用している体位と固定法である。

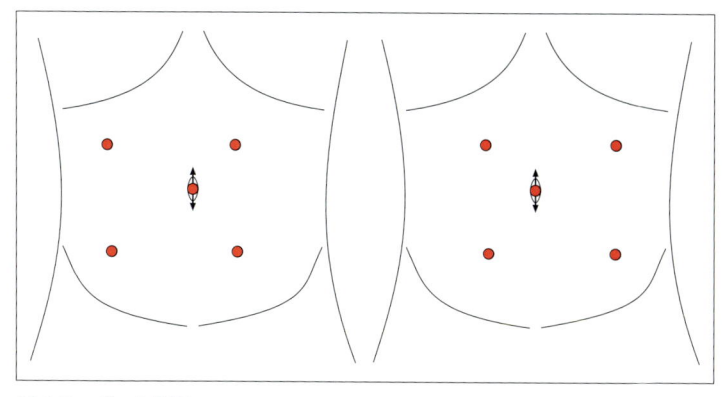

図 4-7　ポート配置
左：右側結腸切除術のポート配置。術者は病変と対側あるいは患者の股間に立つ。
右：S状結腸切除術のポート配置。術者は病変と対側に立つ。

後腹膜から剥離しても結腸自体の剥離は最後に行う方法が多用されている。これは，結腸の固定を外さないほうが腸間膜内の血管走行の理解や切離範囲の判定が容易であること，固定を利用して視野を出したりカウンタートラクションをかけたりできるなどが理由である。また固定を外さないほうが腫瘍への接触が少ないという意見もある。中結腸動静脈沿いのリンパ節郭清は難度が高い。まず回結腸動脈周囲のリンパ節郭清だけでよい回盲部近くの病変で経験を積むことを勧める。

1）終末回腸から右側結腸間膜の剥離（図 4-8）

体位を頭低位として小腸を頭側に持ち上げる。回腸間膜を助手に持たせ，終末回腸の腸間膜根部を切開し，頭側に向かって上行結腸間膜を後腹膜から剥離していく。後腹膜への直接浸潤があるような症例を除いて上行結腸間膜背側の光沢感のある面を指標としてたどる。外側は結腸壁が見えるまで剥離する。正しい層を剥離すると尿管は自然と後腹膜に残るが，十二指腸は意識していないと切除側に持ち上がるので慎重に剥離を進める。十二指腸前面と結腸間膜の間にも fusion fascia が存在するのでこれを十二指腸に付けるようにする。十二指腸の外側付近で腎筋膜と腸間膜の癒合が強くなる。これを鋭的に剥離し，十二指腸下行脚を見ながらさらに頭側に横行結腸壁が見えるまで剥離を進める。剥離面の一番頭側にガーゼを置き，結腸外側からの剥離の際の指標とする。

2）回結腸動静脈の処理（図 4-9）

大腸癌治療ガイドラインでは早期癌なら D2 郭清，進行癌は D3 郭清を行うべきとしているが，回結腸動脈周囲リンパ節については D2，D3

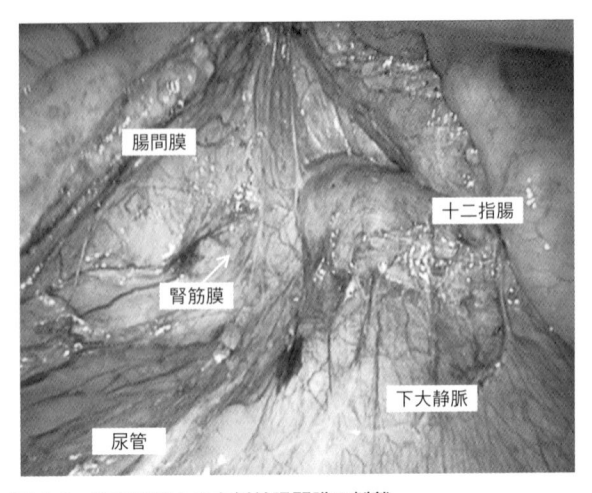

図 4-8 終末回腸から右側結腸間膜の剥離
終末回腸から上行結腸の腸間膜を，尾側から頭側に授動していく。図は十二指腸の水平脚から下行脚が露出するまで剥離が進んだ場面。

を区別する指標はなく，われわれは原則として回結腸動静脈の根部を求めて切離し，D3 では上腸間膜静脈(surgical trunk)沿いのリンパ節も郭清している。体位を頭高位，左側臥位として小腸を左側腹部から骨盤に落とし，上行結腸間膜を広く展開する。回結腸動静脈を視認できる場合はその結腸近くを，視認できない場合は回盲部の腸間膜の腸管近くを把持し右下方に引く。回結腸動静脈が腸間膜内で索状につっぱり確認できるのでその尾側で腸間膜を切開し，すでに剥離してある腸間膜背側の層に繋げる。そして回結腸動静脈に平行に腸間膜根部に向かって切開を広げていくとやがて最終回腸静脈に突き当たる。静脈壁を露出させ頭側にたどると回結腸動脈の起始に至る。回結腸動脈が同静脈の腹側を走行する場合と背側を走行する場合がある。腹側を走行する血管から先に処理する。D3 郭清の症例では，ここから上腸間膜静脈に沿ったリンパ節や線維組織を郭清し切除側につける。すぐに十二指腸から膵下縁に到達する。途中右結腸動静脈がある場合はこれを根部で切離する。

3）中結腸動静脈右枝の処理（図 4-10, 11，表 4-3）

上腸間膜動静脈を頭側に辿るとやがて中結腸動脈の根部が確認できる。中結腸静脈は動脈より通常 2〜3 cm 頭側に起始する。上腸間膜静脈の前面を剥離し膵前面に向かう胃結腸静脈幹を求める。肝彎曲から還流する静脈枝である副右結腸静脈の半数は胃結腸静脈幹に還流し，半数は上腸間膜静脈に還流するとされる。複数あることもある。副右結腸静

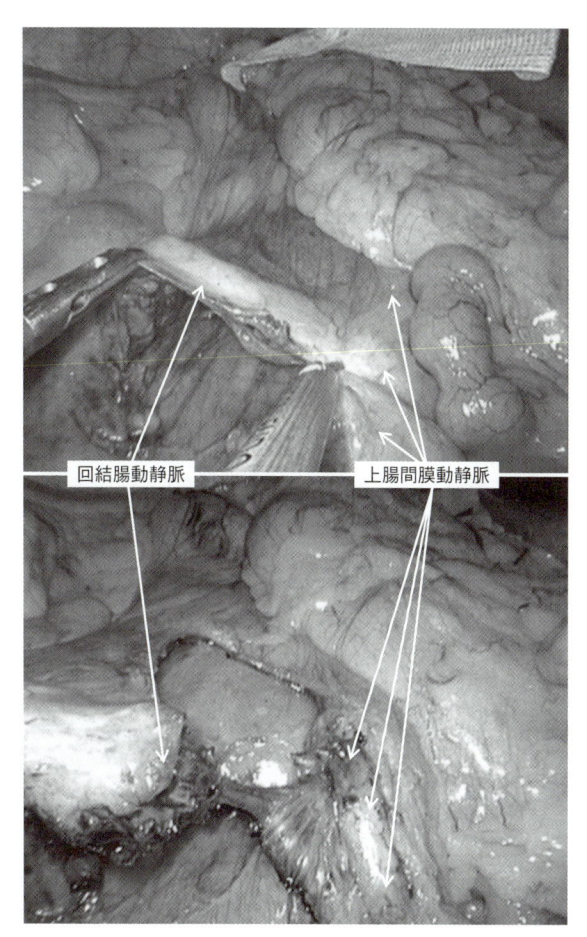

図 4-9 回結腸動静脈の処理
上:回結腸動静脈の尾側で腸間膜を切開し根部に向かって剥離している場面。
下:上腸間膜動静脈を剥離し回結腸動静脈は根部で切離し,回結腸動脈の根部を露出させた場面。

脈は右側結腸の授動の際に緊張がかかりやすく,容易に裂けて出血をきたす。強い出血となり止血に手間取ることが多いので慎重に切離する。これが終われば膵前面をさらに広く剥離しておく。
　ここから中結腸動静脈周囲リンパ節郭清と血管処理を行う。バリエーションの多い中結腸動静脈の分岐を知るためにわれわれは造影 CT によ

a. 24%

a. 回結腸動脈，右結腸動脈，中結腸動脈は上腸間膜動脈から徐々に分岐する
b. 回結腸動脈と右結腸動脈が共通幹を形成する
c. 右結腸動脈と中結腸動脈が共通幹を形成する
d. 回結腸・右・中結腸動脈が共通幹を形成する

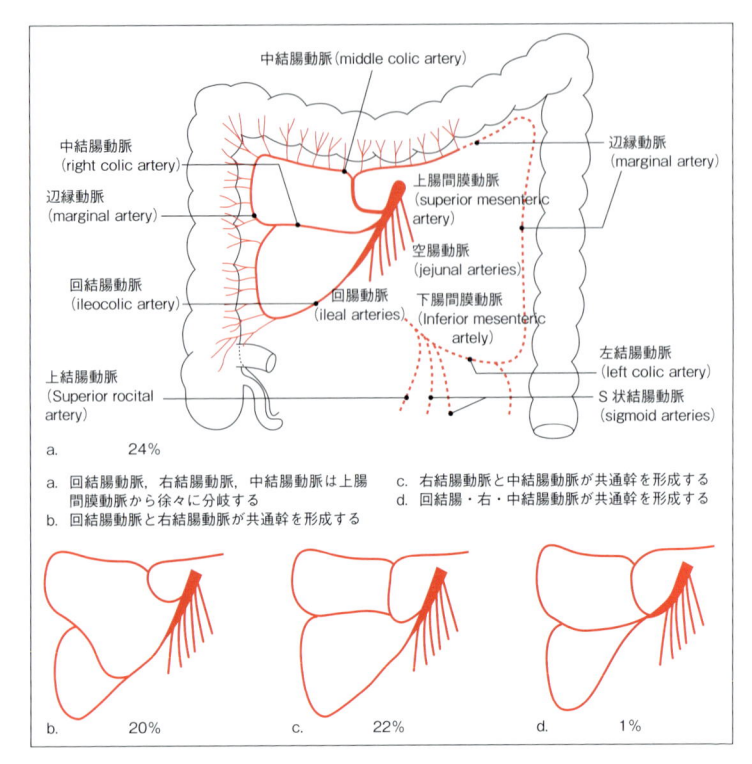

b. 20%　　c. 22%　　d. 1%

図4-10　中結腸動脈の分岐

中結腸動脈の分岐は非常に多様である。こういったバリエーションがあることを知っておくと術中の解剖把握に役立つ。図中の数字は上腸間膜動脈から3本の結腸動脈枝から出る頻度。
〔中村仁信, ほか(訳)：臨床医に必要な動脈分岐様式—破格とその頻度. 癌と化学療法社, 1988 より引用〕

るナビゲーション画像を作成しているが，結腸の屈曲や癒着があると正確に血管走行を知ることができないこともある。術中の再確認は必須である。上行結腸に大網や横行結腸が癒着している場合はこれを剝離し腸間膜を広く露出させる。そして助手に中結腸動脈が上腸間膜動脈から直立する位置に腸間膜を展開させる。腸間膜内の血管走行を視認できる場合には貴重な情報となる。わからない場合は中結腸動脈の根部から末梢に向けて剝離を進め，その分枝状態を確認する。肛門側の腸管切離線を決め，切除範囲に向かう枝を処理していく。この際重要なのは助手が横行結腸間膜を定位置に保持することである。把持する位置や方向が変わるとオリエンテーションを誤りやすい。

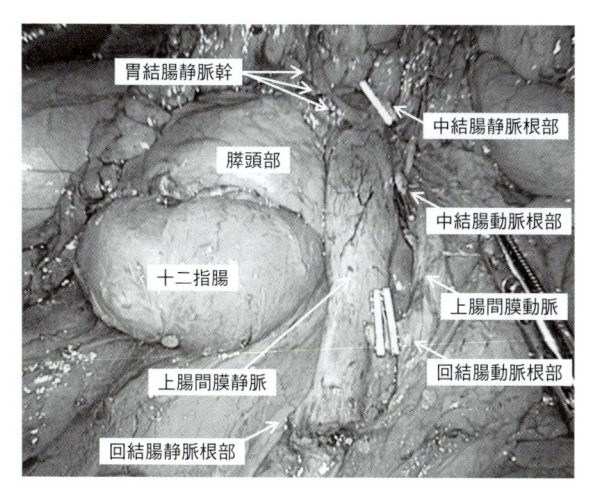

図4-11 回結腸動静脈根部，上腸間膜動静脈周囲，中結腸動静脈根部リンパ節の郭清終了図（D3郭清）

この症例では中結腸動静脈とも根部で切離した（拡大右半結腸切除術）。動静脈の根部がかなり離れた位置にある。胃結腸静脈幹と中結腸静脈がほとんど同じ位置で上腸間膜静脈に還流している。

表4-3 中結腸静脈と右副結腸静脈の分岐

中結腸静脈および右副結腸静脈の分岐は動脈以上に多様である。

中結腸静脈
　本数：1本 37.9％，2本 50％，3本 12.1％
　還流静脈：上腸間膜静脈 84.5％，胃結腸静脈幹 12.1％

右副結腸静脈（superior right colic vein, accessory middle colic vein）
　ある症例 62.1％，ない症例 37.9％
　還流静脈：上腸間膜静脈 47％，胃結腸静脈幹 63.9％

Henleのgastrocolic trunk（GCT）
　ある症例 69％，ない症例 31％
　GCTに還流する結腸静脈：右結腸静脈 27.5％，中結腸静脈 17.5％，
　右副結腸静脈 57.5％

(Yamaguchi S, Kuroyanagi H, Milsom JW, et al : Venous anatomy of the right colon : precise structure of the major veins and gastrocolic trunk in 58 cadavers. Dis Colon Rectum 45 : 1337-1340, 2002 より引用)

4）結腸の授動

血管処理が終われば，結腸を授動する。頭高位として横行結腸を尾側に落とし大網を腹側に引き上げ横行結腸から剝離する。腫瘍が浸潤している場合を除いて大網は結腸近くで剝離する。横行結腸の正中左から右方向に剝離していく。次に十二指腸のすぐ右で肝結腸間膜を切開すると内側からの剝離層にすぐに連続する。後は横行結腸，肝彎曲，上行結腸，回盲部と反時計回りに授動していく。剝離した腸管が十分に創外に引き出せることと，腹腔内の出血や遺残物がないことを確認できれば腹腔鏡下操作は終了する。

5）小開腹・吻合

臍に挿入したトロッカーを抜去し，創を拡大する。体型や腫瘍の大きさにもよるが通常は 4～5 cm の開腹とする。創縁のプロテクターを装着した後に腸管を引き出す。引き出しにくいときは創が小さすぎるか腸管の授動が足りないので決して無理はしない。いったん腸管を腹腔内に戻し開腹創から腸管の可動性を確認する。剝離が不十分と判断したら，直視下あるいは腹腔鏡下に剝離を追加する。可動性に問題ない場合は開腹創を拡大する。腸管の切離吻合は，われわれは簡単で短時間でできる functional end to end 法で行っている。腸間膜の欠損は閉鎖していない。吻合後再度気腹し腹腔内の止血を確認する。ドレーンは懸念材料がなければ留置していない。

2 S状結腸切除術―直腸切除術

1）内側アプローチと外側アプローチ

最初に腸間膜起始と後腹膜の間を切開し，腸間膜内側から外側に向かって腸間膜を剝離する方法を内側アプローチという。逆に腸間膜を外側から内側に向かって剝離する方法を外側アプローチと呼ぶ。開腹手術は腹腔内を上から見下ろして行うため，内側アプローチで必要となる腸間膜背側の視野を得にくい。そのため開腹手術が一般的であった時代には外側アプローチが標準的に行われてきた。開腹手術で内側アプローチという場合，腸間膜の剝離方法というより下腸間膜動脈周囲リンパ節郭清と血管処理を先行させる方法を指すことが多い。これに関連して，Turnbull の no touch isolation technique という手技がある[1]。これは手術の最初に腫瘍の支配血管を処理する手技である。腫瘍に触る前に血管処理を行えば手術操作による門脈などへの腫瘍細胞散布を抑え再発率を低下させることができるはずとの発想から考え出された。その効果に関するエビデンスはほとんどなく，現在 JCOG でその検証（JCOG1006）が行われている[2]。

腹腔鏡下手術では，内側アプローチが広く採用されている。理由は以下のような点にある。

① S 状結腸の後腹膜への癒着を剝離する前に，つまり本来の血管や病変の位置関係が保たれた状態で血管処理や切離範囲の判断を行える。また腸管の後腹膜への固定を利用して視野展開やカウンタートラクションをかけることができる。これらは操作性に制限のある腹腔鏡下手術では大きなメリットとなる。

② 腹腔鏡下手術では視野展開のために組織を把持するのは鉗子である。用手的に把持する開腹手術と比べ，atraumatic に把持するという点では不利である。外側アプローチでは剝離が進むにつれ腹膜に覆われない腸間膜を把持する必要が生じ，組織をちぎったり出血させやすくなる。内側アプローチでは鉗子で腸間膜を持ち上げるような操作で視野展開を行えるため腸間膜損傷が少ない。

③ 腹腔鏡下手術ではカメラワークにより腸間膜背側の視野を得るのが容易である。

2）LCA 温存の意義（図 4-12）

直腸癌および S 状結腸癌の D3 郭清は下腸間膜動脈（IMA）根部までの郭清を行う。通常は IMA と左結腸動脈（LCA）を切離するが，そのために S 状結腸から直腸の血流が低下する[3]。この血流低下が縫合不全の発生に影響するのではないかとの懸念から D3 郭清を行う場合も IMA と LCA を温存する方法も広く行われている[4]。ただし S 状結腸癌に LCA 温存を行う場合，S 状結腸動脈の走行の多様性に注意を要する。たとえば図 4-12 の症例は腫瘍の支配血管である S1, S2 は LCA から分岐している。当然この症例では LCA に沿うリンパ節の転移リスクは高い。

3）腸間膜剝離時の注意点

内側アプローチでは，正確に S 状結腸間膜の基部に入ることがまず必要である。通常は岬角の尾側，直腸 RS 付近で切開を始める。この部

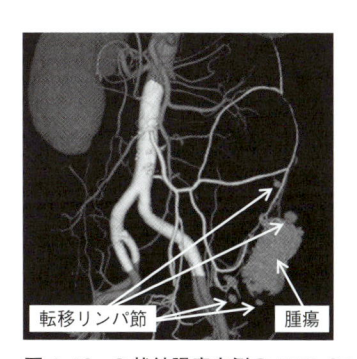

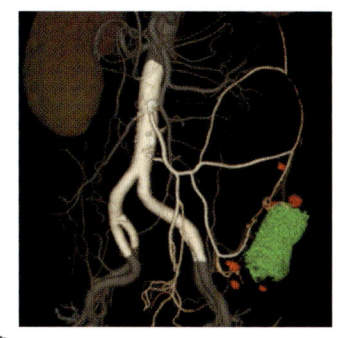

図 4-12 S 状結腸癌症例の PET-CT 画像
S1, S2 が左結腸動脈から分岐している。右は参考画像。

は右傍直腸溝が指標となり切り込む位置がわかりやすい。切開部に緊張をかけるために腸間膜を持ち上げると腹膜とその背側の腰内臓神経や下腹神経も腸間膜側に引き寄せられる。そのことを意識しないと神経損傷を起こしやすい(図4-13)。腹膜を切開すると，腰内臓神経および上下腹神経叢から下腸間膜動脈および上直腸動脈の両脇に神経枝が入っていく。これらを切離していくと腸間膜が後腹膜から浮かび上がり，右腰内臓神経および上下腹神経叢は後腹膜側に温存される。外側には左下腹神経や副交感神経から腸間膜に向かう神経線維が認められる，これも切離すると直腸間膜と左骨盤壁の境界部近くに達する。

次に腸間膜基部の腹膜を頭側に切開していく。助手に腸間膜を腹側に牽引させ，十二指腸や下腸間膜動脈の拍動や隆起を指標として切開していく。IMAの頭側まで十分に切り上げることで腸間膜の授動やIMA周囲の郭清が容易となる。この際，十二指腸を損傷しないように注意する。そして直腸背側で確認した上直腸動脈の背側面をIMA根部に向かって頭側にたどる。直腸間膜の背側(直腸固有筋膜と呼ぶ光沢のある面)を指標として，後腹膜から腸間膜に向かう神経線維を丹念に切離していくと腸間膜が持ち上がり，IMAが立ち上がってくる。従来はfusion fasciaを切除側につけるのが基本とされていたが，現在では腫瘍の直接浸潤があるような症例を除けば，fusion fasciaを後腹膜側に残す層をたどるべ

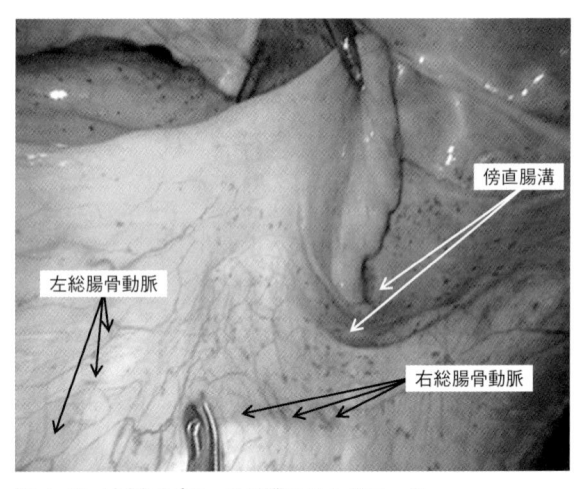

図4-13 内側アプローチの隣のランドマーク
S状結腸間膜を衝立のように垂直に展開し，その根部を切開して腸間膜の授動を開始する。この際，右傍直腸溝や左右総腸骨動脈分岐部などが腸間膜根部を正確に知る指標となる。

きとする意見が多い。この層を正しく剝離すれば神経，尿管，精巣(卵巣)動静脈は自然と後腹膜側に温存される(**図4-14**)。

4) 下腸間膜動脈の切離

IMAの前面には右腰内臓神経が走行する(**図4-15**)。IMAを腹側に牽引して立ち上げると腸間膜に入る枝に引っ張られて右腰内臓神経の本幹が浮き上がる。またIMAの左側には左腰内臓神経が走行し，同様に腸間膜に入る神経枝によって腸間膜側に持ち上げられる。いずれも損傷しやすいので注意を要する。IMA根部が露出したら血管鞘を剝離し血管外膜を露出させる(**図4-16**)。IMAを切離すると，その裏には左腰内臓神経本幹と左結腸動脈脇に向かう神経枝が見えてくる。結腸枝を切離するとS状結腸間膜背側の視野が広がり，尿管を越え精巣(卵巣)動静脈が確認できるところまで容易に剝離できる。十分に剝離したところで，IMAの切離と同じ高さでIMVとLCAを切離する(**図4-17**)。

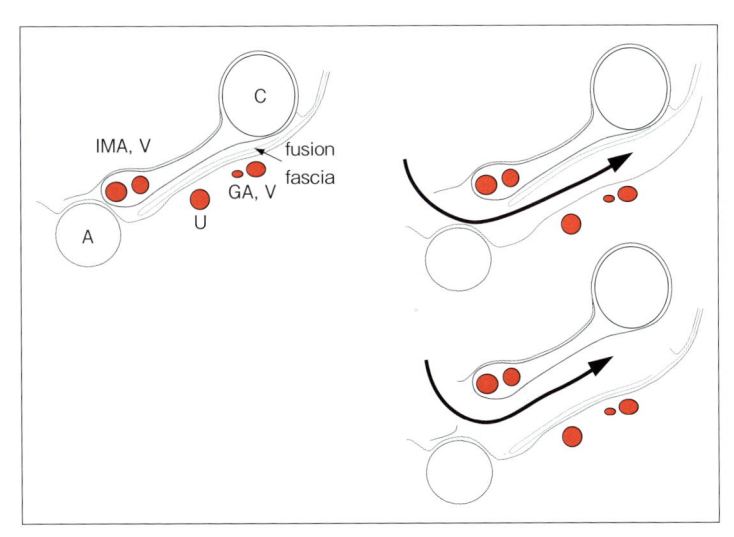

図4-14 S状結腸間膜の剝離層

左上：Toldt の fusion fascia は腹膜が消失した後に腹膜を裏打ちする基底膜が遺残したものとされる。術中には腸間膜と後腹膜の間の疎な組織として認識される。その厚さや線維のしっかり感は個人差が大きい。A：大動脈，C：結腸，IMA, V：下腸間膜動静脈，U：尿管，GA, V：精巣(卵巣)動静脈

右上：以前は fusion fascia は切除する層での剝離が推奨された。右下：現在では腫瘍の浸潤を疑う場合を除いて fusion fascia は後腹膜に残す層で剝離するとする意見が多い。この方法を正しく行えば尿管は自然と後腹膜側に残る。

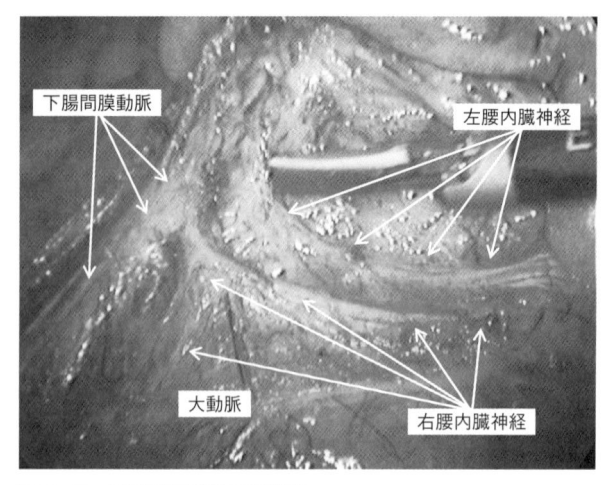

図 4-15 下腸間膜動脈の切離①
S状結腸間膜を内側アプローチで剥離し腸間膜を後腹膜から持ち上げると，IMA 根部近くで両側の腰内臓神経が腸間膜に向かう神経枝によって後腹膜から浮き上がる。

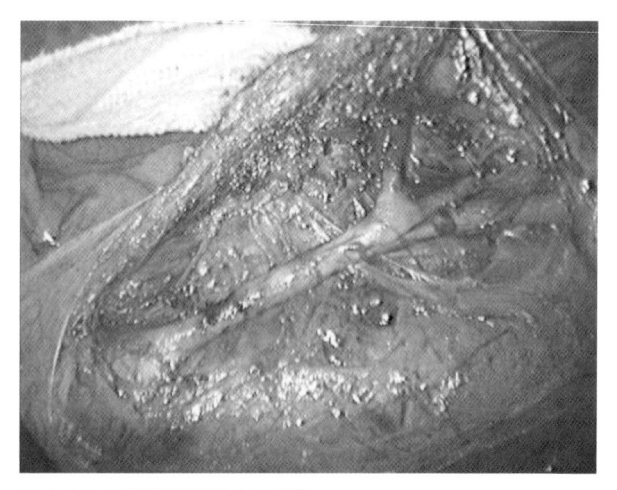

図 4-16 下腸間膜動脈の切離②
IMA 根部の血管鞘を剥離し血管外膜を露出させた場面。この症例は IMA と LCA を温存した症例だが，IMA を根部で切離する症例ではここまで広く IMA を剥離する必要はない。IMA の奥に腸間膜側に引き上げられた左腰内臓神経が確認できる。

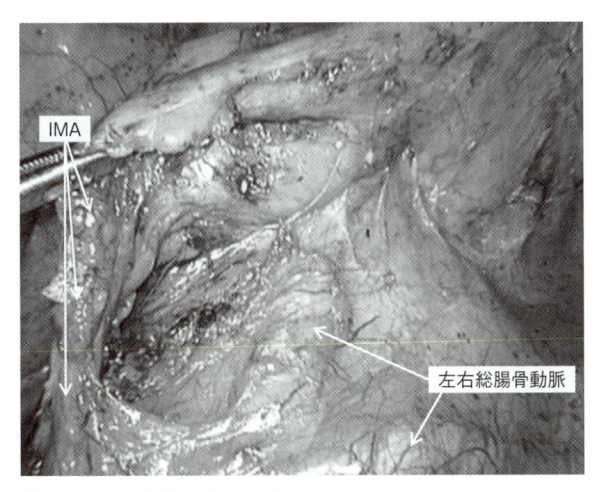

図 4-17 下腸間膜動脈の切離③
内側からの腸間膜授動がほぼ終了したところ。腰内臓神経，上下腹神経叢，尿管などは剝離面に露出せず後腹膜側に温存される。

5）腸管外側からの剝離（図 4-18）

　内側からの剝離面の一番外側にガーゼを置き，S 状結腸を画面手前に引き寄せ Monk's white line を切開する。内側からの剝離が十分だと腹膜を切開しただけで剝離層が連続する。いったん剝離層が連続すれば後は頭尾側に腹膜切開を広げればよい。ここで改めて病変の位置を確認し，口側と肛門側の剝離範囲を決める。double stapling technique で吻合する場合は，肛門側切離線から 5 cm 以上肛門側に剝離しておく。十分に剝離することで，直腸の伸展性や可動性がよくなり，腸管切離や吻合操作が容易となる。いったん正しい剝離層を確保すれば剝離範囲を広げるのは容易だが，左右の下腹神経は直腸枝によって直腸に引き寄せられるので注意する。

6）肛門側腸管切離（S 状結腸癌）（図 4-19）

　十分に剝離できたら肛門側の腸管切離を行う。助手に腸管および腸間膜をまっすぐ広く展開させる。われわれは超音波凝固切開装置やベッセルシーリングシステムを用いて腸間膜を処理している。通常は上直腸動脈の切離にクリップは不要である。腸間膜切離線を決め，腸間膜根部から腸管切離部に向かって血管を 1 本 1 本剝離同定することなく腸間膜を切開していく。上直腸動脈は鉗子先の抵抗感で同定できるので慎重に切離する。腸間膜の処理が終われば腸管切離予定部を遮断し，吻合部再発予防のために腸管の内腔洗浄を行う[5]。この処置は直腸癌で広く行われ

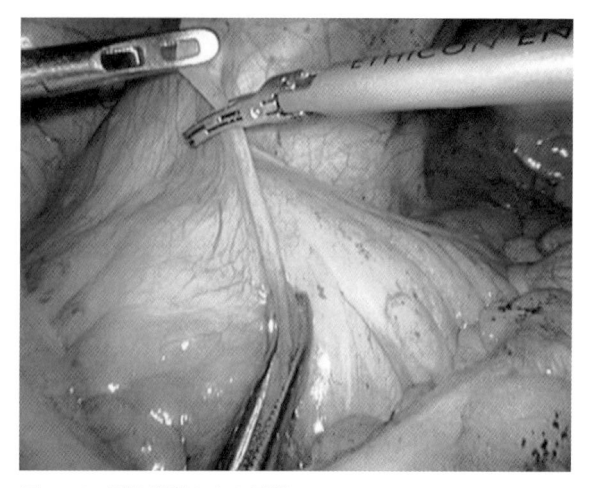

図 4-18 腸管外側からの剥離
Monk's white line の切開の際に内側からの剥離面にガーゼを置いておくと,隆起としてわかり,よい指標となる。

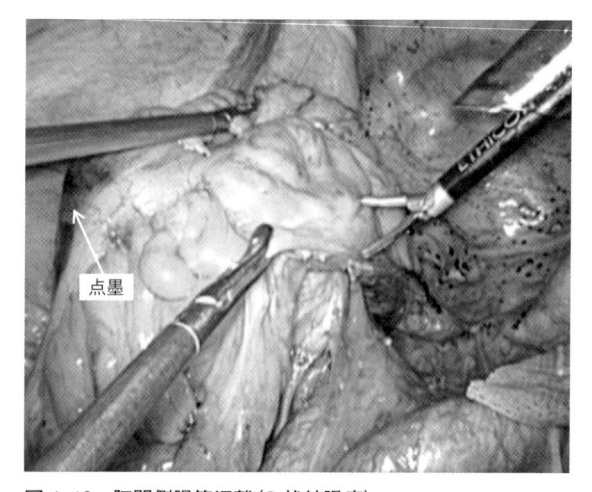

点墨

図 4-19 肛門側腸管切離（S 状結腸癌）
2 本の鉗子で S 状結腸間膜を把持し,超音波凝固切開装置で腸間膜を切離しようとしている場面。腸間膜を広くまっすぐに展開し,切離部に適切な緊張をかける。

ているが,われわれはS状結腸癌症例でも行っている。生理食塩水で500 ml 以上あるいは洗浄液が清浄となるまでを目標として洗浄する。

7) ステープルによる切離(S状結腸癌)(図4-20)

ステープラーを用いて腸管切離を行う場合,注意すべき点は腸管軸に直角に切る,吻合部に余計なものを挟み込まない,過剰な緊張をかけないという3点である。S状結腸ではほとんどの症例で6 cmのステープラーを用いれば一発で切離できる。それが難しい場合は,ステープルが斜めにかかっている,あるいはS状結腸の展開方法が悪いか授動が不十分である。

8) 小開腹

臍のトロッカー挿入創を拡大し授動したS状結腸を腹腔外に引き出す。通常は2.5〜4 cmの開腹で十分である。創縁プロテクターを装着した後に腸管を引き出す。授動したS状結腸を小開腹創からの視野では見つけにくいことがある。それに備えて,気腹を解除する前に切離した断端をラチェットの付いた鉗子で保持しておくとよい。腸間膜処理とアンビル装着を行い,引き出した腸管を腹腔内に戻して創を閉じ,気腹下操作に戻る。創の閉鎖には,われわれは創縁プロテクターに手袋を付けその指からトロッカーを挿入している[6]。

9) 吻合

緊張なく吻合できることを確認し,必要であれば腸管の授動を追加した後に下肢を屈曲させ会陰を広く展開する。指で肛門診し挿入方向や肛

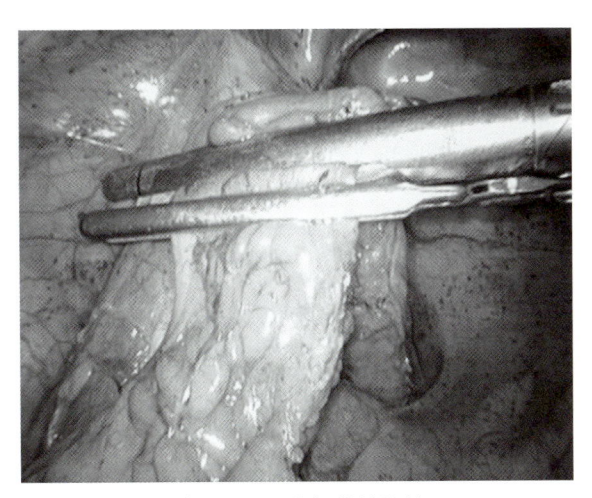

図4-20 ステープルによる切離(S状結腸癌)

門狭窄の有無を確認し,吻合器を挿入する。術者は腹腔側から吻合器の挿入方向を指示する。肛門操作を行う者もできればモニターで腹腔内の様子を観察すると,より正確に術者との意思の疎通ができる。吻合器が直腸の断端まで到達したらシャフトを突きだしステープル線のすぐ横に貫通させる。シャフトを最後まで出した後,アンビルとドッキングさせ,腸管にねじれがないかを再度確認し,また吻合部に介在物がないかを確認した後に吻合を行う。

吻合後,吻合器で切り取った断端が口側肛門側とも全層全周であることを確認する。われわれは術中内視鏡で吻合部の確認と air leak test を行っている。吻合部出血があれば内視鏡下に止血する。吻合部を水没させ air leak test を行うと,これまでの経験では,吻合操作が問題なく行えた症例でも数％の確率で空気が漏れる。リークのあるところを縫合補強し,そういった症例ではドレーンを留置する。吻合終了後,腹腔内を洗浄し手術を終了する。腸間膜の欠損の閉鎖は行っていない。

〔文献〕

1) Turnbull RB, Kyle K, Watson FR et al : Cancer of the colon: The influence of the "no-touch isolation", technic on survival rates. Ann Surg 166 : 420-425, 1967
2) Wiggers T, Jeekel J, Arends JW, et al : No-touch isolation technique in colon cancer : a controlled prospective trial. Br J Surg 75 : 409-415, 1988
3) Dworkin MJ, Allen-Mersh TG : Effect of inferior mesenteric artery ligation on blood flow in the marginal artery-dependent sigmoid colon. J Am Coll Surg 183 : 357-360, 1996
4) Sekimoto M, Takemasa I, Mizushima T, et al : Laparoscopic lymph node dissection around the inferior mesenteric artery with preservation of the left colic artery. Surg Endosc 25 : 861-866, 2011
5) Fukuda I, Kameyama M, Imaoka S, et al : Prevention of local recurrence after sphincter-saving resection for rectal cancer. Gan To Kagaku Ryoho 18 : 1965-1967, 1991
6) Ichihara T, Takada M, Fukumoto S, et al : A novel technique of finger-assisted laparoscopic surgery. Am J Surg 187 : 285-287, 2004

(関本貢嗣)

B 潰瘍性大腸炎〔ulcerative colitis(UC)〕

主として粘膜，粘膜下層を侵し，しばしばびらんや潰瘍を形成する大腸のびまん性非特異性炎症性疾患である。

若年層に好発し，原因は不明であるが免疫病理学的機序や心理学的要因の関与が考えられている。通常は血性下痢と種々の程度の全身症状を示す。長期にわたり，かつ大腸全体が侵される場合には悪性化の傾向がある。

疫学
- 好発年齢は10歳代後半から20歳代であり，男性で20〜24歳，女性で25〜29歳にピークがみられる。
- 男女比は約1：1。
- 人口対10万人に対し有病率80.2（平成20年度）で，平成3年度は18.1であり約5倍の増加。
- 平成21年度医療受給者証交付件数でみると121,319人が登録されており，同年度新規登録者数は8,014人。

診断基準

慢性の粘血，血便などがあり本症が疑われるときには，放射線照射歴，抗菌薬服用歴，海外渡航歴などを聴取するとともに，細菌学的・寄生虫学的検査を行って感染性腸炎を除外する。次に内視鏡検査，生検を行い，表4-4の診断基準を参考にして診断する。

- 所見が軽微で診断が確実でないものは「疑診」として取り扱い，後日再燃時などに明確な所見が得られたときに本症と「確診」する。
- クローン病と潰瘍性大腸炎の両疾患の臨床的，病理学的特徴を合わせ持つ鑑別困難例もあり，indeterminate colitisとして扱う。経過観察により，いずれかの疾患のより特徴的な所見が出現する場合がある。

分類
- 病変の拡がりによる病型分類：全大腸炎，左側大腸炎，直腸炎，右側あるいは区域性大腸炎。左側大腸炎は，病変の範囲が脾彎曲部を越えていないもの。直腸炎は，前述の診断基準を満たしているが，内視鏡検査により直腸S状部(Rs)の口側に正常粘膜を認めるもの。
- 病期の分類：活動期，寛解期。
- 臨床的重症度による分類（表4-5）：軽症，中等症，重症。
- 活動期内視鏡所見による分類（表4-6）：軽度，中等度，強度。

表 4-4 診断基準

次の a) のほか,b) のうち 1 項目,および c) を満たし,下記の疾患が除外できれば確診となる。

a) 臨床症状:持続性または反復性の粘血・血便,あるいはその既往がある。

b) (1) 内視鏡検査:
　　　ⅰ) 粘膜はびまん性におかされ,血管透見像は消失し,粗ぞうまたは細顆粒状を呈する。さらに,もろくて易出血性(接触出血)を伴い,粘血膿性の分泌物が付着しているか,
　　　ⅱ) 多発性のびらん,潰瘍あるいは偽ポリポーシスを認める。
　　(2) 注腸 X 線検査:
　　　ⅰ) 粗ぞうまたは細顆粒状の粘膜表面のびまん性変化,
　　　ⅱ) 多発性のびらん,潰瘍,
　　　ⅲ) 偽ポリポーシスを認める。その他,ハウストラの消失(鉛管像)や腸管の狭小・短縮が認められる。

c) 生検組織学的検査:活動期では粘膜全層にびまん性炎症細胞浸潤,陰窩膿瘍,高度な杯細胞減少が認められる。いずれも非特異的所見であるので,総合的に判断あする。寛解期では腺の配列異常(蛇行・分岐),萎縮が残存する。上記変化は通常直腸から連続性に口側にみられる。

　b) c) の検査が不十分,あるいは施行できなくても切除手術または剖検により,肉眼的および組織学的に本症に特徴的な所見を認める場合は,下記の疾患が除外できれば確診とする。
　除外すべき疾患は,細菌性赤痢,アメーバ性大腸炎,サルモネラ腸炎,キャンピロバクタ腸炎,大腸結核,クラミジア腸炎などの感染性腸炎が主体で,そのほかにクローン病,放射線照射性大腸炎,薬剤性大腸炎,リンパ濾胞増殖症,虚血性大腸炎,腸管ベーチェットなどがある。

- 臨床経過による分類:再燃寛解型,慢性持続型(初回発作より 6 か月以上活動期にあるもの),急性劇症型(急性電撃型),初回発作型。
- 病変の肉眼所見による特殊型分類:偽ポリポーシス型,萎縮性大腸炎型。

臨床症状

- 診断基準にもあるように,持続性または反復性の粘血,血便が最も重要である。
- 下痢,腹痛,腹部不快感,易疲労,倦怠感も 20% 以上の頻度で認められる。
- 頻回の下痢,高熱,激しい腹痛を訴えるときには,劇症化の可能性があり,外科的治療を考慮して診療にあたる。

表4-5 臨床的重症度による分類

	重症	中等症	軽症
(1)排便回数	6回以上	重症と軽症との中間	4回以下
(2)顕血便	(+++)		(+)〜(−)
(3)発熱	37.5℃以上		なし
(4)頻脈	90/min以上		なし
(5)貧血	Hb 10 g/dl以下		なし
(6)赤沈	30 mm/h以上		正常

重症とは(1)および(2)のほかに全身症状である(3)または(4)のいずれかを満たし，かつ6項目のうち4項目以上を満たすものとする．軽症は6項目すべてを満たすものとする．
重症と軽症との中間にあたるものを中等症とする．
重症のなかでも特に症状が激しく重篤なものを劇症とし，発症の経過により，急性劇症型と再燃劇症型に分ける．
劇症の診断基準：以下の5項目をすべて満たすものとする．
 (1)重症基準を満たしている．
 (2)15回/day以上の血性下痢が続いている．
 (3)38℃以上の持続する高熱がある．
 (4)10,000/mm^{3}以上の白血球増多がある．
 (5)強い腹痛がある．

表4-6 活動期内視鏡所見による分類

炎症	内視鏡所見
軽度	血管透見像消失 粘膜細顆粒状 発赤，小黄色点
中等度	粘膜粗ぞう，びらん，小潰瘍 易出血性(接触出血) 粘血膿性分泌物付着 その他の活動性炎症所見
強度	広汎な潰瘍 著明な自然出血

内視鏡的に観察した範囲で最も所見の強いところで診断する．内視鏡検査は前処置なしで短時間で施行し，必ずしも全大腸を観察する必要はない．

消化管病変(腸管合併症)

腸管合併症をきたす潰瘍性大腸炎患者のほとんどは重症もしくは劇症例である．合併症出現時には急速に全身状態が悪化こともあり，手術時期の判断が生命予後を左右する．

- 穿孔：S状結腸に多い．高齢者，大量ステロイド投与例では徴候がわ

- 大出血：重症型の一部や急性電撃型では出血性ショックをきたすことがある。
- 中毒性巨大結腸症：腹部単純X線所見で横行結腸径が6 cmを超える場合。易穿孔状態であり，穿孔の有無が予後を左右する。
- 狭窄：虚血性変化とも関連する。悪性との鑑別が重要。
- 癌化：病変範囲が左側大腸炎型や全大腸炎型で，罹病期間が8年ないし10年以上の例に多い。
- 上部消化管病変：もろい粘膜，細顆粒状粘膜，多発アフタなどで，大腸全摘術後に発症することが多い。

消化管外病変(腸管外合併症)

1 脊椎関節病変(4〜35%)

1) 末梢関節炎型

膝，足関節に好発する。消化器症状に遅れて出現し，その活動性と並行して推移する。

2) 脊椎炎，仙腸関節炎型

消化器症状に先行して発現し，その活動性に関連せず慢性的に進行する。

2 皮膚病変(4〜5%)

1) 結節性紅斑

下腿伸側に好発する発赤を有する皮下結節。女性に多く，疾患活動性と関連するとされ，約3割は再発を繰り返す。

2) 壊疽性膿皮症

小外傷などを契機とし，有痛性穿掘性潰瘍を多発する。疾患活動性と相関することが多い。大腸(亜)全摘術後，ストマ周囲にも発生することがある。

3 肝胆膵病変

原発性硬化性胆管炎(PSC)，胆管癌，自己免疫性肝炎，自己免疫性膵炎など。

4 眼病変(3.6%)

前部ぶどう膜炎(虹彩毛様体炎)が主で，眼底病変を伴うことは稀。

5 骨病変

骨粗鬆症，大腿骨頭壊死などで，ステロイド使用と関連する。

6 成長障害

小児例の8〜35%にみられ，ステロイド使用とも関連する。

病理組織学的所見

- 活動期には粘膜全層にびまん性炎症細胞浸潤，陰窩膿瘍，高度な杯細胞減少が認められる。
- 寛解期には腺の配列異常（蛇行・分岐），萎縮が残存する。
- 上記変化は通常，直腸から連続性に口側にみられる。

治療

　治療は重症度や罹患範囲・QOL の状態などを考慮して行う。活動期には寛解導入治療を行い，寛解導入後は寛解維持治療を長期にわたり継続する（図 4-21）。治療継続中に急性増悪を起こした場合や，寛解維持療法中に再燃を起こした場合には，前回の活動期と同一の治療法が奏功しないことや，より重症化することが多いので，これらの点を参考にして治療法を選択する。

寛解導入療法

		軽症	中等症	重症	劇症
左側大腸炎型・全大腸炎型		経口剤：5-ASA 製剤 注腸剤：5-ASA 注腸，ステロイド注腸 ※中等症で炎症反応が強い場合や上記で改善ない場合はプレドニゾロン経口投与 ※さらに改善なければ重症またはステロイド抵抗例への治療を行う		・プレドニゾロン経口あるいは点滴静注 ※状態に応じ以下の薬剤を併用 経口剤：5-ASA 製剤 注腸剤：5-ASA 注腸，ステロイド注腸 ※改善なければ劇症またはステロイド抵抗例の治療を行う ※状態により手術適応の検討	・緊急手術の適応を検討 ※外科医と連携のもと，状況が許せば以下の治療を試みてもよい． ・ステロイド大量静注療法 ・血球成分除去療法 ・シクロスポリン持続静注療法* ※上記で改善なければ手術
直腸炎		経口剤：5-ASA 製剤 坐　剤：5-ASA 坐剤，ステロイド坐剤 注腸剤：5-ASA 注腸，ステロイド注腸		※安易なステロイド全身投与は避ける	
難治例		ステロイド依存例		ステロイド抵抗例	
		免疫調節薬：アザチオプリン・6-MP* ※（上記で改善しない場合）： 血球成分除去療法・タクロリムス経口・インフリキシマブ点滴静注を考慮してもよい		中等症：血球成分除去療法・タクロリムス経口・インフリキシマブ点滴静注 重　症：血球成分除去療法・タクロリムス経口・インフリキシマブ点滴静注・シクロスポリン持続静注療法* ※アザチオプリン・6-MP*の併用を考慮する ※改善がなければ手術を考慮	

寛解維持療法

非難治例	難治例
5-ASA 経口製剤 5-ASA 局所製剤	5-ASA 製剤（経口・局所製剤） 免疫調節薬（アザチオプリン，6-MP*），インフリキシマブ点滴静注**

＊：現在保険適応には含まれていない，＊＊インフリキシマブで寛解導入した場合
5-ASA 経口製剤（ペンタサ®錠，サラゾピリン®錠，アサコール®錠）
5-ASA 局所製剤（ペンタサ®注腸，サラゾピリン®坐剤）
ステロイド局所製剤（プレドネマ®注腸，ステロネマ®注腸，リンデロン®坐剤）

※（治療原則）内科治療への反応性や薬物による副作用あるいは合併症などに注意し，必要に応じて専門家の意見を聞き，外科治療のタイミングなどを誤らないようにする．薬用量や治療の使い分け，小児や外科治療など詳細は本文を参照のこと．

図 4-21　平成 23 年度 潰瘍性大腸炎 内科治療指針

1 寛解導入療法

1）直腸炎型

5-ASA 製剤による治療を行う。改善がなければ，製剤（経口剤，坐剤，注腸剤）の変更や追加，あるいは成分の異なる局所製剤への変更または追加を行う。

2）左側大腸炎型・全大腸炎型

①軽症・中等症

5-ASA 製剤の経口投与を行い，十分な効果が得られなければステロイド注腸，経口を併用する。ステロイド経口投与にても 1〜2 週間以内に明らかな効果が認められないときは，原則として入院のうえ後述の重症またはステロイド抵抗例に準じて治療を行う。

②重症

入院のうえ全身状態の改善を図り，常に外科治療の適応に注意する。ステロイド（プレドニゾロン）経口または点滴静注を行い，状態に応じて 5-ASA 製剤（経口あるいは注腸）を併用する。発熱や白血球増多が著明な期間は広域スペクトル抗菌薬を短期間併用する。これにても 1〜2 週間以内に明らかな効果が認められないときは，後述の劇症またはステロイド抵抗例に準じて治療を行う。

③劇症型

急速に悪化し生命予後に影響する危険があるため，緊急手術の適応を考慮しながら，状況が許せば絶食下に強力静注療法，血球成分除去療法，シクロスポリン持続静注療法を行う。

④難治例

適正なステロイド使用にもかかわらず効果が不十分な場合（ステロイド抵抗例）と，ステロイド投与中は安定しているがステロイドの減量に伴い再燃増悪するステロイド依存例がある。

a）ステロイド抵抗例：中等症では血球成分除去療法，重症例ではシクロスポリン持続静注療法が推奨される。状況によりタクロリムス経口，インフリキシマブ点滴静注が選択される。ステロイド抵抗例のなかにはクロストリジウム感染やサイトメガロ感染の合併による増悪例が存在するので検索が必要であり，サイトメガロ腸炎合併例では抗ウイルス剤の併用が有効な場合がある。

b）ステロイド依存例：免疫調節薬であるアザチオプリンを投与し，ステロイド減量をはかる。不耐例で活動期には血球成分除去療法やタクロリムス経口，インフリキシマブ点滴静注も考慮する。これらの治療で効果不十分あるいは QOL の低下例（小児では成長障害がみられる例）では手術を考慮する。

⑤中毒性結腸拡張症

直ちに緊急手術を行うか，短期間劇症の強力な治療を行い，著明な改善が得られない場合には緊急手術を行う（〔外科的事項〕参照）。

2 寛解維持療法

5-ASA 製剤の経口剤投与または局所治療の単独または併用を行う。ステロイド抵抗例や依存例では原則として免疫調節薬による寛解維持治療を行う。インフリキシマブで寛解導入を行った例では8週ごとのインフリキシマブ投与による寛解維持療法を行ってもよい。

予後

発症時の重症度が重いほど，罹患範囲が広いほど手術率，死亡率は高くなるが，近年の報告では生存率は一般と比べて差がないとされる。わが国の研究班集計の累積非手術率は全体では発症1年後，2年後は95.9%，93.2%と急激に低下したが，それ以降は年1〜2%ずつ徐々に低下していた。

外科的事項

内科的治療に反応せず改善がみられない場合や症状の増悪がみられる場合は手術適応を検討する。

手術適応

1 絶対的手術適応

①大腸穿孔，大量出血，中毒性巨大結腸症
②重症型，劇症型で強力な内科治療（強力静注療法，血球成分除去療法，シクロスポリン持続静注療法・タクロリムス経口投与・インフリキシマブの点滴静注など）が無効な例
③大腸癌および high grade dysplasia（UC-Ⅳ）
（注）①，②は（準）緊急手術の適応である。

2 相対的手術適応

①難治例：内科的治療（ステロイド，免疫調節薬，血球成分除去療法など）で十分な効果がなく，日常生活が困難になるなど QOL が低下した例，内科的治療（ステロイド，免疫調節薬）で重症の副作用が発現，または発現する可能性のある例
②腸管外合併症：内科的治療に抵抗する壊疽性膿皮症，小児の成長障害など
③大腸合併症：狭窄，瘻孔，low-grade dysplasia（UC-Ⅲ）のうち癌合併の可能性が高いと考えられる例など
（注）小児成長障害に関しては思春期発来前の手術が推奨される。成長

障害の評価として成長曲線の作成や手根骨のX線撮影などによる骨年齢の評価が重要であり，小児科医と協力し評価することが望ましい。

手術術式

主な術式は下記の5種類で，現在の標準術式は1, 2である（図4-22）。術式は患者の全身状態，年齢，腸管合併症，治療薬剤の副作用などを考慮して選択する。

1 大腸全摘，回腸囊肛門吻合術（ileoanal anastomosis：IAA）

直腸粘膜抜去を行い病変をすべて切除し，回腸で貯留嚢を作成して肛門（歯状線）と吻合する術式で，根治性が高い。通常は一時的回腸人工肛門を造設する。

2 大腸全摘，回腸囊肛門管吻合術（ileoanal canal anastomosis：IACA）

回腸囊を肛門管と吻合して肛門管粘膜を温存する術式である。回腸囊肛門吻合術と比べて漏便が少ないが，肛門管粘膜の炎症再燃（cuffitis），癌化の可能性がある。

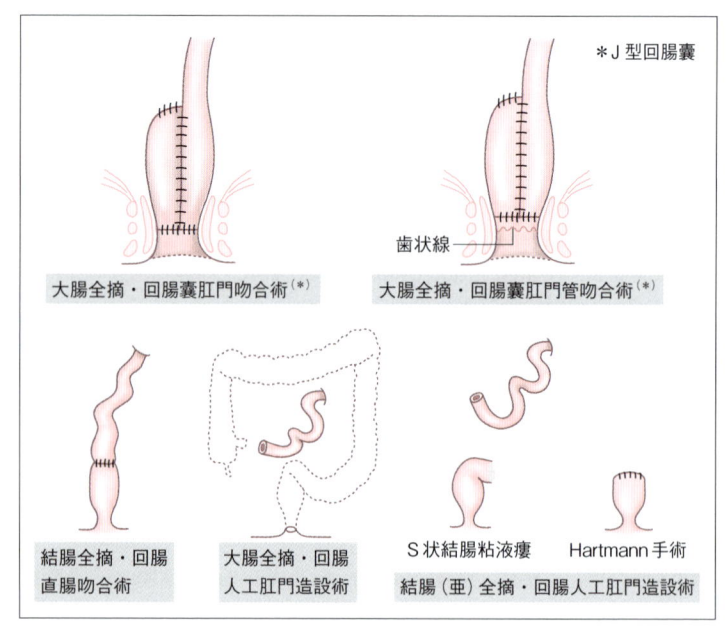

図4-22 潰瘍性大腸炎に対する主な術式

3 結腸全摘，回腸直腸吻合術

直腸の炎症が軽度の症例，高齢者に行うことがある。排便機能が良好であるが，残存直腸の再燃，癌化の可能性がある。

4 大腸全摘，回腸人工肛門造設術

肛門温存が不可能な進行下部直腸癌例，肛門機能不良例，高齢者などに行われる。

5 結腸亜全摘，回腸人工肛門造設術，S状結腸粘液瘻またはHartmann手術

侵襲が少ないのが利点であり，手術リスクの高い重症例，劇症例，全身状態不良例に対して肛門温存術を行う前の分割手術の一期目として行う。また，術前にクローン病，indeterminate colitis の疑いのある例も一期目には本術式を行い，切除標本の病理検索の後に二期目術式を決定する。

(注) 分割手術として Hartmann 手術を選択する場合は直腸閉鎖部の縫合不全による骨盤腹膜炎併発の危険性や，次回直腸切除の際の炎症性癒着により剥離が困難とならないようにするため，原則として腹腔内で直腸を閉鎖するほうがよい。

術前術後管理

- 低栄養状態にある例では，術前より静脈栄養を行い栄養状態の改善を図る。
- ステロイド投与例では副腎機能不全，またはその準備状態になっていることがあり，注意が必要である。すなわち，rapid ACTH test などで機能不全と診断された場合には周術期にステロイドカバーを行う。
- 術後に経口摂取が開始されればステロイド投与量を漸減，中止する。

手術のタイミング

1 大量出血

比較的稀(3～10％)であり，最近では経験することは少ない。多くは大腸全体の広範な粘膜欠損部よりの出血であり，強力な内科的治療にても輸血を要する状態が持続すれば早急に手術を考慮する。術式は，結腸全摘・回腸瘻では残存直腸よりの出血が持続する例もあるため，状態が許せば大腸全摘を行うことが推奨されている。

2 穿孔

大量ステロイド投与の重症例に発生し，頻度は 2～3％ と低いが，最大の予後不良因子である。中毒性巨大結腸症では穿孔を合併することが多いが，巨大結腸を伴わずに穿孔する例もある。ステロイド大量投与時には腹膜炎症状が出にくいことがあり，急激な脈拍変化，腸雑音の減弱

などがあれば穿孔を疑い，入念に精査を進める必要がある．術式は，結腸全摘，回腸瘻，HartmannまたはS状結腸粘液瘻が選択される．

3 中毒性結腸拡張

発生頻度は潰瘍性大腸炎の1.6〜8%で，結腸の拡張（横行結腸径＞6 cm；欧米では横行結腸＞5.5 cm，盲腸＞9 cm），発熱，頻脈，白血球増多，CRP上昇などで診断する．強力静注療法にても改善率は低く，穿孔する前に手術が必要であり，発症後早期に手術を行う．

4 重症発作

強力静注療法を行い，速やかに効果判定を行って明らかな改善がなければ手術を考慮する（7〜10日目）．重症例，特に劇症型では中毒性結腸拡張や穿孔を起こしやすいので，腹部所見（膨隆，腸雑音など）に留意し，腹部単純X線撮影による観察を行う．

5 難治

難治とは「内科的治療に抵抗し，長期にわたり著しくQOLの低下した状態」であり，手術適応のなかで最も多くを占める．また，難治例の定義はステロイド療法を中心に考えられ，ステロイド抵抗例と依存例に大別される．前者はプレドニゾロン1〜1.5 mg/kg/dayの1〜2週間投与で効果がないもの，後者はステロイド漸減中の再燃を示し，免疫抑制剤にても効果がなければ手術を考慮する．すなわち，難治に対する手術適応はQOLの障害の程度，ステロイドの治療効果と副作用，腸管外合併症などによって決定されるが，疾患の程度や患者の状態には大きな幅があるため一律には決め難く，消化器内科医，外科医そして患者の間での協議が必要である．

6 大腸癌，dysplasia

大腸癌合併のリスクは罹患年月とともに増加し，また罹病範囲に関連するとされている．さらに特徴として40歳以下の若年者が1/3以上を占め，直腸・S状結腸に多いこと，多発癌，粘液癌が約30%と高率であること，colitic cancerの特徴としてdysplasiaを高率に合併していることなどが知られている．その対策として，ガイドラインでは「全大腸炎型では診断から8〜10年後より大腸内視鏡および生検を行うサーベイランス・プログラムがdysplasiaをはじめとする早期病変の発見と生存期間の延長に寄与する」ことが高い推奨グレードで示されている．研究班では7年以上の経過例をsurveillance colonoscopyの対象とし，UC-Ⅱa，Ⅱb，Ⅲは再度の内視鏡検査，UC-Ⅳ（癌）を腸切除の適応としている．

手術のポイント

- 若年者に多く，穿孔例，巨大結腸にて全身状態の不良な緊急例，およ

び進行癌合併例を除いては腹腔鏡(補助)下手術，用手腹腔鏡下手術(HALS)のよい適応である。

- レビテーターを用いて砕石位とし，中下腹部正中切開で開腹する。
- 脾彎曲周囲の横行結腸，下行結腸は炎症が高度で潰瘍は深いことが多く，牽引による腸管損傷，脾臓損傷を起こさないよう注意が必要である。
- 腸間膜，結腸動静脈の切離は視野の良好な結腸壁寄りで進めていく。
- 直腸周囲の剝離は臓側内臓筋膜の直腸寄りで行い，下腹神経，骨盤神経叢を損傷しないように注意する。
- DST にて吻合する場合，直腸後壁の剝離は肛門挙筋が接する部位まで十分に露出する。
- J pouch は自動縫合器を用いて約 15 cm 長となるように作成する。
- 吻合部に過度の緊張が掛からないようにするためには，J pouch 下端は恥骨結合より 2 cm 下方まで伸展することが必要であり，必要に応じて回腸間膜の漿膜切開を行う。
- 低栄養，多量のステロイド使用，術中汚染などのリスクがあれば，一時的回腸人工肛門を造設することを躊躇しない。

術後合併症，QOL

- 術後の QOL は pouch-related complication (PRC) 発症の有無により規定される。
- PRC のなかで最も多いのは pouchitis であり，欧米では 15～25％に発症するとされる。
- 多くは抗菌薬(フラジール®，シプロキサン®)にて軽快するが，慢性持続型の場合には pouch failure となり，永久人工肛門となる可能性がある。
- その他，難治性痔瘻，peripouch fistula，晩期骨盤膿瘍，吻合部狭窄，cuffitis や遺残肛門管・直腸粘膜からの発癌の問題などがあり，長期にわたるフォローが必要である。

(根津理一郎)

C 虫垂炎（急性虫垂炎）

　虫垂炎は，1886年に米国のFitzにより提唱された疾患で，虫垂に生じる炎症性疾患の総称である。軽度炎症から穿孔を伴い，汎発性腹膜炎まで認める。実地臨床において最も多く携わる腹部疾患の1つである。

疫学
- 好発年齢は特になく，すべての年齢層に認められる。
- 男女比は男性にやや多いという報告と，性差はないという報告がある。

病因
　一般的に明確ではなく，外傷性，異物性，寄生虫性，結核性，細菌性，ウイルス性，アレルギー性など様々な説がある。欧米では糞石による機械的な狭窄が病因の第一にあげられることが多い。糞石により虫垂の管腔内が閉塞されると分泌された粘液により内圧が上昇し，循環障害と腸内細菌叢が破たんし，化膿性炎症に至るとされている。

分類
　わが国では一般的に病理学的所見から分類されている。

1　カタル性虫垂炎
　炎症が粘膜に限局した病変と考えられ，虫垂の充血，腫大，粘膜面の異常所見が特徴とされ，炎症は虫垂局所にとどまっている。肉眼的には漿膜面は灰白色に腫脹し，毛細血管は拡張している。

2　蜂窩織炎性虫垂炎
　虫垂の充血，腫脹がさらに進み，炎症は筋層から全層に及ぶ。虫垂壁の炎症は血流障害を伴い，壁内に微小膿瘍形成を認める。膿瘍は漿膜面まで及び，漿膜面にはフィブリンの沈着や膿の付着を認める。炎症が周囲組織に波及することもあり，大網の癒着を認めることもある。炎症により腹水を認めることもあるが，漿液性の腹水であることが多い。

3　壊疽性虫垂炎
　虫垂壁の血流障害が進み，壁の壊死を伴う。肉眼的には，虫垂壁は暗褐色に変色し菲薄化する。穿孔を伴うことも多く，膿瘍形成や膿性の腹水の貯留を高頻度に認める。

診断
1　臨床症状・理学的所見
　初発症状は一定せず食欲低下・心窩部不快感・悪心・下腹部不快感・

気分不良など様々な腹部症状が出現する。多くの症例で初期から腹痛を認めるが，腹痛の部位は上腹部痛や臍部痛を初発症状として発病することが多い。疼痛は間歇性から持続性となり，病状に進行に従い疼痛の部位は右下腹部に限局する傾向になるが，虫垂の部位により右背部や恥骨上部の疼痛を認めることもある。触診では疼痛点として提唱されるMcBurney点（右上前腸骨棘と臍を結ぶ線を3等分し，外側1/3の点）やLanz点（左上前腸骨棘と右上前腸骨棘を結ぶ線を3等分し，右から1/3の点）に圧痛を認めることが虫垂炎の診断の参考になる。虫垂炎の治療方針を決定には腹膜炎の有無を診断することが重要で，腹膜刺激症状（筋性防御，反跳痛，ブルンベルグ徴候，ローゼンシュタイン徴候）を診断する必要がある。

- 筋性防御：腹膜炎では腹部を圧迫すると腹壁の緊張が高まり，いわゆる板状硬の所見が得られる。肋間神経，腰神経を介して腹壁筋の緊張が反射的に亢進する。
- 反跳痛（rebound tenderness）：炎症が腹壁に波及した際に認める徴候で，腹壁を徐々に圧迫し，急激に手を離すと病変部に疼痛が出現する。
- ブルンベルグ徴候（Blumberg's sign）：急性虫垂炎による腹膜炎でMcBurney点に起きる反跳痛。
- ローゼンシュタイン徴候（Rosenstein's sign）：左下腹部の触診圧迫により右下腹部の疼痛。

2 血液検査所見

虫垂炎では白血球，好中球の増加とCRPの上昇を認める。一般的に白血球，好中球の増加がまず起こり，多少遅れてCRPの上昇を認める。高齢者や全身状態が不良な場合は炎症所見に変化を認めないこともある。

3 腹部単純X線検査

虫垂炎において特異的な所見は認めないが，糞石を認めることや，虫垂周囲の腸管に炎症が及んだ場合は腸管ガスを認めることがある。

4 腹部超音波検査

腹部超音波検査は急性虫垂炎に対する有効な診断手段に1つで，sensitivityもspecificityも高く，肥厚した虫垂を短軸方向に描出すると，肥厚した壁がhigh echoicで内腔がlow echoicに描出されるtarget sighを認める。糞石を認める場合は糞石が描出される。腹水の有無や膿瘍形成の有無を確認することができる。

5 腹部CT検査（図4-23）

腹部CT検査は診断と手術適応決定にも重要である。虫垂炎では腫大した虫垂と虫垂周囲の炎症所見を認める。CTでは単純X線検査に比べて糞石を描出する率が高く，糞石が描出されると虫垂炎の可能性が高い。

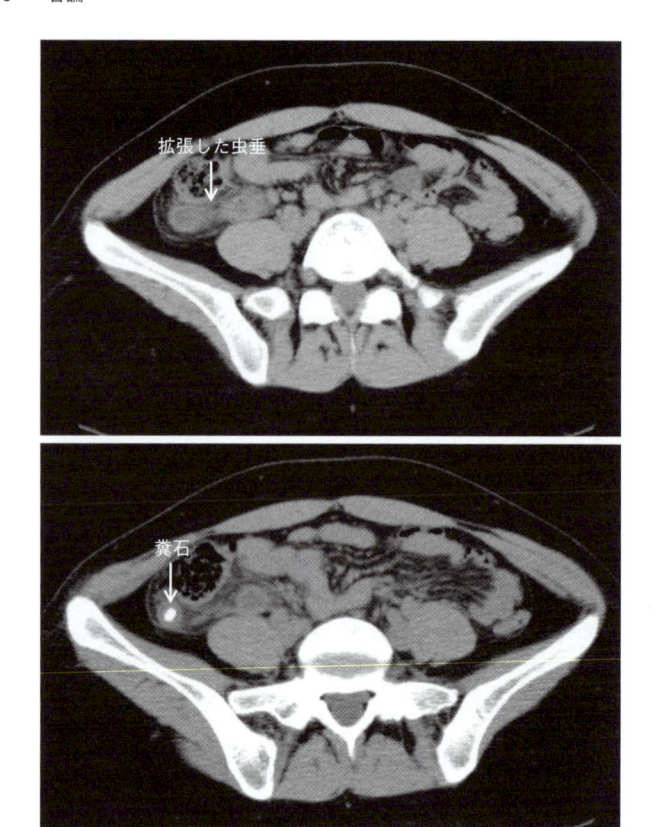

図 4-23 腹部 CT 検査

膿瘍や腹水を認めると穿孔している可能性が高く，腹膜炎と診断することができる。

鑑別診断

盲腸，上行結腸の憩室炎とは症状が類似し鑑別診断が重要である。鑑別診断には腹部超音波検査，腹部 CT 検査が有効である。そのほかに急性胃腸炎，急性胆嚢炎，胆石症，尿管結石，クローン病などとの鑑別が必要である。また女性では正常妊娠，子宮外妊娠，骨盤腹膜炎，卵巣捻転を疑う必要がある．妊娠の可能性がある場合は X 線検査は施行せず，腹部超音波検査を施行する。

治療

1 非観血療法

抗菌療法と食事療法である。原因菌は *E. coli*, *Bacteroides* などが主となるので感受性がある第二世代セフェム系の抗菌薬を選択する。食事療法で炎症反応が強いときは絶食にて管理し，炎症部への物理的負担を最小限にとどめる。

2 手術療法

〔外科的事項〕参照。

外科的事項

外科的治療の目的

虫垂炎の治療と腹膜炎に病変が進行することを予防するために手術療法施行する。

1 手術適応

- 絶対的適応：壊疽性虫垂炎，穿孔，腹膜炎を伴う虫垂炎
- 相対的適応：非観血療法で改善しないカタル性虫垂炎，蜂窩織炎性虫垂炎，一度改善したが，繰り返す虫垂炎

2 手術説明

手術の目的は虫垂を切除することが主目的ではなく，腹膜炎の炎症をコントロールすることが目的であることを説明せねばならない。腹膜炎の原因の1つとして虫垂炎があげられ，虫垂切除術と洗浄ドレナージ術が術式である。

3 手術術式

洗浄ドレナージ術と虫垂切除術であり，開腹術と腹腔鏡下手術が施行される。

1) 開腹術（図4-24）

開腹術で最も重要な点は皮膚切開創の部位である。切開方法にはMcBurney点の交差切開と傍腹直筋切開が汎用されているが，そのほかに横切開，腹直筋外縁切開などを認めるが，多量の腹水を認める場合や炎症が広範囲に及ぶことが予測されるときは，正中切開も考慮する必要がある。

術式の基本は虫垂のみを切除する虫垂切除術であるが，炎症の波及範囲が盲腸に及び虫垂切除後の断端処理が安全施行不可能な場合は，ためらわず盲腸切除や回盲部切除術に術式を変更する。また膿瘍は可能な限り摘出するが，無理な摘出は盲腸の背側に位置する尿管を損傷する危険性もあるため，膿瘍は開放し十分なドレナージにとどめることも重要である。膿性の腹水を伴う場合は十分に洗浄し，ドレナージを行う。

2）腹腔鏡（補助）下手術（図4-25）

　腹腔鏡下手術は傷が小さく，疼痛が少なく，低侵襲で術後の回復も早いが，全身麻酔が必要で，習熟に時間を要し，開腹手術と比較して，手術時間が長くなり，全身状態の悪い症例や手術手技に習熟していない場合は無理せず開腹術を施行すべきである。

　皮膚切開は臍部にカメラポート，左下腹部と恥骨上部に操作ポートを挿入し3ポートを用いる。ただし手術の困難度に合わせてポートを追加すべきである。一方最近では1ポートで行うTANKO手術や，ポートを減らす手術方法も施行されているが，これはさらなる手術手技の習熟が必要となり，腹腔鏡手術に習熟した術者が十分適応を考慮して施行すべきである。

　腹腔内操作は開腹術と同様に施行するが，虫垂の剝離が終了し虫垂を創外に出すことが可能となったら，臍部の創から腹腔外に虫垂を出して根部処理などの操作をできる限り腹腔外で施行し時間短縮を図るべきで

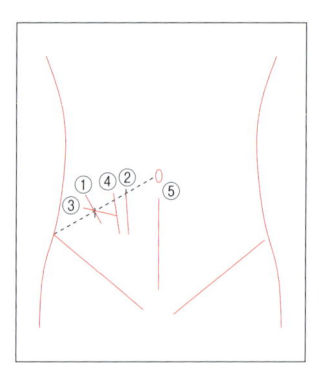

図4-24　切開法
①交差切開，②傍腹直筋切開，③横切開，④腹直筋外縁切開，⑤下腹部正中切開

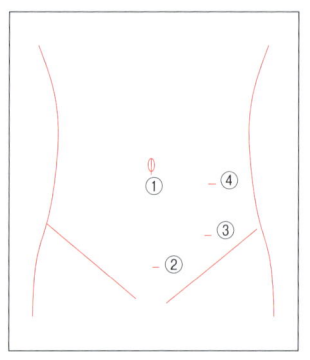

図4-25　ポート配置
①腹腔鏡ポート，②操作ポート，③操作ポート，④追加の操作ポート

ある。一方腹腔鏡手術における利点の1つは，気腹することにより腹腔内すべてを観察可能な点である。膿瘍や膿性腹水の有無について十分観察し，十分なドレナージを行わねばならない。

術後管理

腹膜炎が広範囲に及ぶ場合は，穿孔性腹膜炎と同様のICU管理を必要とするが，多くの症例は術翌日より食物摂取が可能である。ただし腹膜炎など原因で腸管運動が低下している症例では，腸管運動がある程度回復するまで，絶食にて管理する。ドレナージが不十分な場合は，超音波ガイド下かCTガイド下に穿刺ドレナージを考慮する必要がある。

予後

診断および治療が進歩，安定した今日では死亡率はきわめて低いが，全身状態が不良な症例や高齢者では治療開始が遅れた場合，広範囲腹膜炎に及び致命的となる可能性もある。

（加藤健志）

D 大腸憩室症

　大腸憩室とは，大腸腸管壁の一部が腸管外に向けて囊状突出した状態をいう。そのほとんどが筋層を欠如した仮性憩室であり，腸管壁全層が突出する真性憩室は稀である。近年では憩室症は増加傾向にあり，その要因としては，高齢者の増加，食生活の欧米化などがあげられる。臨床現場では憩室症による重篤な合併症に遭遇する機会も増えている。

疫学
- 加齢とともに増加傾向にある。40歳以下では10％以下であるのに対して，70歳代で50％，80歳以上では65％と高齢者に高頻度である。
- 欧米は高頻度地域とされ，アジア，アフリカは低頻度地域とされている。
- わが国では，70％が右側結腸，欧米では80～90％がS状結腸にみられる。近年，わが国にでも左側型が増加している。

病態メカニズム
- 腸管蠕動運動の亢進による慢性的な腸管内圧の上昇が生じ，内輪筋の弱い部分，すなわち血管(vasa recta)が筋層を貫通する部位で，粘膜の陥入が生じることにより発生する。
- 食生活の欧米化による食物繊維の摂取量減少は，腸管内圧上昇に関与していると考えられている。

診断
- 注腸検査：憩室の存在と部位診断に優れている。輪郭が円形，囊状の腸管からの突出として認める。憩室炎の程度が強いと腸管壁の拡張が不良となり，左右不均衡な鋸歯状変化を呈する。
- 大腸内視鏡検査：憩室が円形，楕円形の陥凹として観察される。他疾患との鑑別や合併病変の確認に有用である。
- 腹部CT検査，超音波検査：腸管外変化も観察できるため有用である。

臨床症状
- 憩室があっても大半は無症状である。
- 憩室による合併症には，憩室周囲炎，狭窄，出血，穿孔，穿通(瘻孔形成)などがある。
- 憩室炎を伴えば，腹痛，発熱，圧痛，腫瘤形成などを認める。
- 穿孔し汎発性腹膜炎となれば，腹膜刺激症状，ショック状態となる。

- 炎症が慢性化すれば，腸管狭窄や腸閉塞をきたすことがある。
- 憩室出血の多くは無痛性である。
- 憩室部で腸壁を貫通する血管(vasa recta)が機械的に破綻することにより生じる。

治療(図 4-26)

- 無症状であれば，特別な治療を要しない。ただし，食物繊維に富む食事を摂り，便通を調整するように指導する。
- 腸管機能異常がある場合には，食事指導に加え，整腸剤や緩下剤などを加え便通を整える。

1 憩室炎の治療

絶食による腸管の安静とグラム陰性桿菌，嫌気性菌に有効な広域スペクトラムの抗菌薬の投与，補液療法を行う。多くの場合，保存的治療で軽快するが，繰り返し発症する場合もあり，そのときには外科的治療を考慮する。

穿孔，腹膜炎，膿瘍形成，狭窄，瘻孔形成などの合併症を伴う場合には，外科的治療が必要となる。

2 憩室出血の治療

診断目的で内視鏡検査が施行され，明らかなる出血点が判明すれば内視鏡的止血術が施行される。不明な場合でも，その多くが保存的治療で止血する。

大量出血で内視鏡的治療が無効の場合には，IVR(interventional

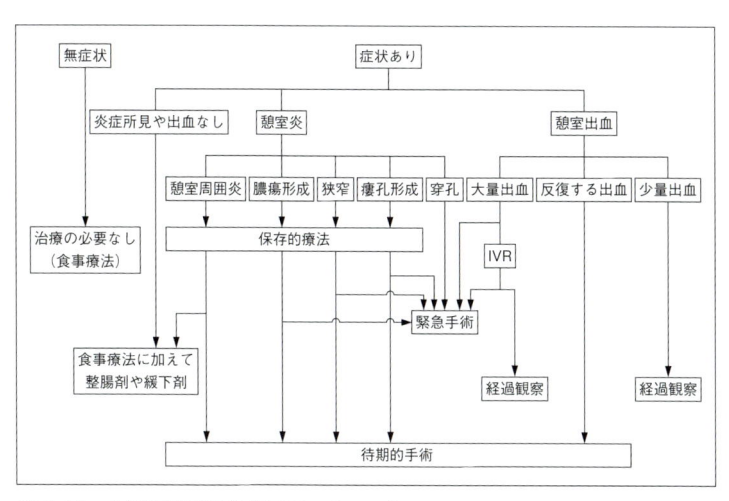

図 4-26 大腸憩室症の治療フローチャート

radiology)を施行されることもある。

外科的事項

外科治療の目的
憩室炎の治療として，多くの場合は第一選択として保存的治療が選択されるが，時にはその臨床症状から外科治療が必要になる。

術前診断
内視鏡所見や腹部CT検査が有用である。内視鏡検査時には注意が必要である。炎症の波及で腸管が肥厚している場合には，強引な挿入は穿孔の危険性がある。出血時に機械的腸管前処置を行うべきか否かについては，全身状態に問題がなければ前処置を行っても問題ない。

手術適応
腸穿孔，汎発性腹膜炎，膿瘍形成，狭窄，制御不能な出血をきたした場合には手術適応となる。

手術術式
1 緊急手術
- 穿孔に伴う汎発性腹膜炎や膿瘍形成があり，ドレナージ不良の場合。
- IVRなどで制御不能な大量出血の場合。

2 待機的手術
- 保存的治療を行うも，炎症所見を繰り返す場合や，出血源が不明で出血をきたす場合，瘻孔形成，狭窄を認める場合。
- いずれも，腸管切除が必要である。近年の腹腔鏡下手術の普及に伴いその頻度は増加している。
- また瘻孔形成で膀胱など他臓器合併切除が必要となる場合もあり，術前診断は大切である。

術前の患者管理
- 待機的手術の患者管理に関しては，他の消化管手術に準ずる。
- 活動性の炎症を有する患者は，抗菌薬治療など，可能な限り炎症をコントロールした状態での手術が望ましい。
- 腸管安静目的での絶食，補液患者では，栄養状態の改善を図る。

手術のポイント
- 腸管切除の範囲は，術前検査で判明している憩室の存在腸管である。

広範囲に憩室が存在している場合があり，その切除範囲の決定に困る場合がある。好発部位であるS状結腸は広く切除したほうが再発のリスクを下げるとされている。
- 炎症により，腸管の肥厚が強い場合には，一期的吻合後の縫合不全のリスクが高くなる。その場合には，吻合部より口側にcovering stomaを作製することもある。
- S状結腸から直腸Rs部での高度の膿瘍形成症例や，膀胱への瘻孔形成症例などでは，吻合が困難な場合はHartmann手術にならざるをえない場合もある。
- 膿瘍形成や瘻孔形成では他臓器合併切除が必要になる。
- 明らかなる出血点が不明の場合には，大まかな範囲選定を行った後，広く腸管切除を行うこともありえる。

術後合併症の対応

一般的な術後合併症は，他の消化管手術と同様に注意をする。

手術後の治療・経過観察

腸管内圧の上昇を抑制するように，食物繊維の豊富な食事を心掛け，便通のコントロールをよくする。

(池永雅一)

E 虚血性腸炎

虚血性腸疾患には，虚血性大腸炎と腸間膜虚血症（急性・慢性）がある。いずれも腸管の血流減少，血管攣縮，静脈閉塞などにより発症する。何らかの基礎疾患を有する高齢者に多く，腹膜炎などを併発すれば重篤な症状を呈し，早期の治療方針決定が必要とされる。

疫学
- 発生年齢は70歳代に多く，女性に多い。下行結腸を中心に左側結腸に多くみられ，直腸には少ない。
- 高齢者，動脈硬化，左心房細動，糖尿病，血管炎，高度の便秘症などもともと基礎疾患を有する患者に多い。

診断

1 問診
抗菌薬，NSAIDsなどの薬剤の服用歴，糞便培養検査，食事内容や海外渡航歴を聴取し，薬剤性腸炎や感染性腸炎を除外する。

2 身体所見
腸管虚血部に一致して腹部圧痛を認める。腹膜刺激症状や全身状態不良時には壊死型を疑う。

3 腹部単純X線検査
下痢や腸管攣縮により腸管内ガスが完全消失し，すりガラス様所見（ground-glass appearance）を呈する。狭窄部位より口側の腸管拡張が認められる。

4 腹部超音波検査
炎症腸管の壁肥厚像を認める。腹水貯留などでは壊死型を疑う。

5 大腸内視鏡検査
下血や水様性下痢のため機械的前処置は不要。

1）急性期所見
粘膜の急性浮腫と狭小化，全周性の発赤と浮腫，縦走するびらん。粘膜が黒褐色調の場合は壊死腸管を疑う。

2）発症後数日の所見
全周性の浮腫状粘膜の仲に結腸紐に沿って潰瘍性病変がみられる。潰瘍性病変は多発し縦走傾向がある。

3）発症後10日前後の所見
粘膜変化はほぼ消失する。所見の強い部位では結腸紐に沿って縦走する潰瘍瘢痕を認める。

6 注腸検査

腸管病変全体が把握できる。

1）急性期所見

腸管浮腫や拇指圧痕像(thumb printing sign)，縦走するバリウム斑を認める。

2）発症後数日の所見

縦走潰瘍を示唆する線状のバリウム斑を認める。

3）発症後10日前後の所見

多発する縦走潰瘍瘢痕のため，腸管の屈曲やねじれの変形を認める。狭窄型では区域性に狭小化する。

分類

病変の性状や経過より，一過性型，狭窄型，壊死型に分類される。

臨床症状

- 突然発症する腹痛とそれに続く下血，嘔気，水様下痢など
- 安静時の夜間帯に多い。
- 壊死型では，急激に生じる激しい腹痛を認め，穿孔により汎発性腹膜炎やseptic shockを呈する。

大腸粘膜生検像

- 発症初期：粘膜下の出血，毛細血管のうっ血など
- 回復期：粘膜下層での線維芽細胞増生

治療

- 腸管安静を図る目的で，食事は中止する。
- 補液は十分に行い，下痢などによる電解質補正も行う。
- 発熱，炎症所見の上昇を認めれば広域スペクトラムの抗菌薬も投与する。
- 壊死型と診断すれば，可及的早急な外科治療が必要である。
- 狭窄型では，腸閉塞症状がある場合には，待機的に切除術が必要となる。

予後

症状が軽快し，炎症反応が消退すれば経口摂取を開始する。おおよそ発症後1週間以内には開始できることが多い。

外科的事項

外科治療の目的
保存的治療が第一選択であるが，狭窄型で高度な狭窄が生じ腸閉塞症状をきたした場合や，壊死型で穿孔・汎発性腹膜炎を呈する場合などでは外科治療が必要となる。

手術適応
壊死型を疑う臨床所見があれば，穿孔や汎発性腹膜炎，septic shock を起こす前に早期の手術を考慮する。

手術術式
- 虚血部腸管の切除と吻合術が必要である。
- 虚血部腸管の範囲同定が困難な場合には，安全のために少し範囲を広げた切除も考慮する。
- 腸管浮腫などが強い場合には，あえて吻合は行わず，Hartmann 術式を選択するときもある。

術前診断
手術を必要とする可能性のある腸管病変の把握のために，大腸内視鏡検査，腹部 CT 検査，腹部超音波検査などを行う。腹部症状や全身状態に応じて可能であれば注腸検査や腹部血管造影検査を加える。

術前の患者管理
- 待機的手術の患者管理に関しては，他の消化管手術に準ずる。
- 緊急手術時には，バイタルサインに応じた輸液管理や人工肛門造設の可能性もあり，ストマサイトマーキングも行っておく。

手術のポイント
- 腸管切除範囲の決定に，術中内視鏡検査で粘膜病変の変化を観察する場合もある。
- 腸管吻合時に，直視下に粘膜面からの血流の確認を行うこともある。
- 吻合腸管の状態により，人工肛門も考慮する。
- 腸管穿孔を起こしていれば，腹腔内の大量生食水での洗浄を行う（最低でも 10 L）。

術後合併症への対応

- 一般的な術後合併症は，他の消化管手術と同様に注意をする。
- 残存腸管の再度の虚血の可能性もあり，臨床症状などを考慮してセカンドルックでの再開腹の可能性も念頭におく。

手術後の治療・経過観察

慢性便秘症の患者には，緩下剤を投与し便通を整えておく。

（池永雅一）

F 大腸穿孔

 急性腹症の代表的な疾患である消化管穿孔は，上部消化管穿孔と下部消化管穿孔に大別される。下部消化管穿孔のなかでも大腸穿孔は，糞便の腹腔内への流出による細菌性腹膜炎となり，腸内細菌である大腸菌を主とするグラム陰性桿菌とバクテロイデス属を主とする嫌気性菌による重症感染を引き起こす。早期診断治療を逸すると septic shock から DIC, MOF となり致命的である。

分類

 炎症性，虚血性，閉塞性，特発性，外傷性(医原性も含む)，異物など様々な原因がある。

診断

- 強い腹部症状により，なかなか聴取できないこともあるが，既往歴や治療歴，薬剤の服用歴などの問診は非常に大切である。
- 問診に次いで，腹部診察所見，血液生化学検査，腹部単純 X 線検査(立位もしくは左側臥位)を施行する。free air の存在を確認する。大腸穿孔での free air の検出率は 20％前後であり，free air がないことで否定はできない。
- 腹部超音波検査：超音波検査は簡便で機動性・迅速性に優れているが，free air の描出，診断には決して優れていない。ただし腹水の貯留の有無，液体貯留の増加の経時的変化の観察には有用である。
- 腹部 CT 検査：free air の描出には最も優れている。可能な限り，積極的に CT 検査を施行すべきである。

臨床症状

- 激しい腹部症状を呈する。
- 特に高齢者や大量の向精神薬などの薬物を内服している患者では，腹部症状に乏しい場合がある。

治療

- 可及的早急な緊急開腹術が必要である。
- 穿孔部位の確定と穿孔腸管の切除が必要である。

予後

 細菌性腹膜炎から septic shock, MOF を併発すれば予後は不良である。

外科的事項

外科治療の目的
　腹腔内汚染をできるだけ早急に洗浄する必要がある。穿孔部腸管の切除と腹腔内洗浄，ドレナージを行う。

手術適応
- 腸管穿孔の所見があれば絶対的適応である。躊躇なく手術の判断が必要である。
- free air 所見でも，上部消化管由来か下部消化管由来か判断のつきにくいときがあるが，迷えば悩まず試験開腹を行う。

手術術式
- 穿孔部位の確認と原因病巣部の腸管切除を行う。腸管の浮腫の程度などを考慮し，人工肛門作製もいとわない。
- 穿孔部腸管そのものを挙上し，その穿孔部を開放し双孔式人工肛門とする場合もある。
- まず試験開腹であれば，腹腔鏡下に穿孔部位を確認する手段もある。ただしマンパワーや手術チームの問題もあるのでその，チームの適切な方法を選択すべきである。

術前の患者管理
- バイタルサインに応じた輸液管理を行う。
- 人工肛門造設の可能性もあり，ストマサイトマーキングも行っておく。

手術のポイント
- 穿孔部位の同定・確認を行う。大網が収束しているところ，白苔付着部位の多くが原因部位であり，丁寧な観察を要する。
- 腹腔内汚染が強い場合には，腹腔内洗浄を先行して行う。
- 汚染手術では，大量の生理食塩水での洗浄を行う（途中で妥協することなく最低でも 10 L で洗浄する）。
- ドレーン留置には意見が分かれるところであるが，無意味な長期の留置は避け，インフォメーション目的とし，早期の抜去を行う。
- 創部閉鎖は，汚染手術であれば創感染のリスクは大きく，二期的閉創を行う。

術後合併症の対応
- 汚染手術であり，しばしば septic shock などを併発する．重症感染症管理として，PMX や CHDF など血液浄化療法を考慮する．
- ARDS などの呼吸器障害に対しては人工呼吸器管理下におく．
- いずれも積極的な治療が必要である．

手術後の治療・経過観察
- 重症化していることが多く，集中治療が必要である．

(池永雅一)

腸管吻合術(anastomotic techniques for gastrointestinal tract)

腸管の吻合法は手縫い吻合と器械吻合に大別され，切離・吻合される腸管部位に応じて，端々，端側，側端，側々吻合が使い分けられている．手縫い吻合には，断端接合型(Gambee 吻合など)や漿膜接合型(Albert-Lembert 吻合など)があり，縫合法には結紮縫合と連続縫合がある．一方，自動縫合器や吻合器の著しい進化と保険適用によって，多くの場面で器械吻合が採用され，手術時間の短縮，手術手技の均一化に寄与するようになったが，安全で確実な腸管切離・吻合の基本を十分に理解しておくことが大切であることには変わりない．本項では，消化管吻合の最も重要な基本的要素を含んだ小腸−小腸，小腸−結腸の吻合法について概要する．

吻合の目的
- 安全で確実な腸管の切離・吻合は，消化管手術の中核をなすものである．
- 吻合の目的は，縫合不全，吻合部狭窄・出血など重篤な合併症を起こすことなく腸管を再建することである．
- 吻合部の創傷治癒には，局所因子とて吻合部の血流障害，過度の緊張，組織挫滅，浮腫などが，また患者の全身状態として栄養状態，感染，ステロイドなどの medication，糖尿病などの併存症が影響を及ぼす因子として報告されている．
- 吻合の成否は吻合方法，縫合材料にも左右されることも多く，患者の全身状態，吻合部位，術者の知識・技術，施設方針に応じて適切な消化管吻合を心がけることが大切である．

吻合の基本
- 吻合部の血流を確保する．

- 愛護的操作により，吻合部組織断端の組織を健常に保つ。
- 癌に対する切除術の場合は，腫瘍からの距離を十分にとり，浮遊癌細胞が混入しないように配慮する。
- SSI防止のため，吻合操作中はガーゼを使用して腸内容の流出に配慮する。
- vascular communicationは粘膜下の血管を中心に起こる。粘膜下層は消化管の層のうちで最も血流量が豊富で，血管癒合の場であり，吻合の創傷治癒は粘膜下層が主体であると認識する。
- 粘膜は内翻させる。内翻が大きすぎると内腔狭窄の原因となる。
- 吻合部口径を保つ。
- 吻合部に緊張をかけない。必要に応じて腸管授動を追加する。
- 止血を確認する。

手縫い吻合

1 縫合糸の種類

吻合初期3日目までは縫合糸の抗張力により組織断端が癒合され，多核白血球の浸潤が著明であり，縫合糸の炎症反応は創傷治癒に大きく影響を与える。炎症反応を惹起する条件として，生体の障害刺激因子となる縫合糸の種類，太さ，結紮法および組織の性状，縫合糸の壁構成成分との関係が重要な因子と考えられている。また，polyfilament縫合糸による全層縫合の場合，縫合糸の毛細管現象により消化管内容が縫合糸に吸収されるため，縫合糸周囲の組織に局所的感染が生じる可能性がある。multifilament合成吸収糸でも毛細管現象による細菌移送が発生するが，monofilament合成吸収糸は起こらないと報告されている。よって消化管吻合には，適度な抗張力を有しながら異物として残らず，組織反応が少ないmonofilament合成吸収糸（4-0 PDS）が適している。

2 縫合糸間隔

間隔は4 mmが基本である。間隔が狭すぎる（2～3 mm）と血流障害の原因となり，間隔が広すぎる（6～8 mm）と吻合直後の血流はよいが，断端からの出血の原因となり，浮腫も強い。

3 結節縫合と連続縫合

結節縫合は連続縫合に比べて粘膜外翻が起こりにくく，断端接合力が高い，血流障害が少ない，狭窄が少ないなどの利点があるが，シールド性に劣り，時間がかかるとされている。しかし臨床成績では縫合不全発生率に差はなく，術者が慣れている方法が効率的である。

4 縫合糸結紮

緩まないように，しかし締めすぎず血流障害を起こさないようにする。

断端接合型吻合(Gambee, Olsen, Hepp & Jourdan, 層層縫合など)(図4-27)

ここでは代表的なGambee縫合法について概説する。

- 断端接合型内翻一層縫合。
- 1951年にvertical mattress sutureとして報告された。原書では後壁は通常のAlbert法で縫合, 前壁がvertical mattress sutureで縫合されている。
- 血流豊富で組織が丈夫な粘膜下層同士を縫合するので, 癒合反応がよく, 一層縫合であるにもかかわらず抗張力にも優れる。
- 断端縫合なので吻合部の隆起が少なく吻合部狭窄が起こりにくい。
- 一層縫合なので, 1針たりと不正確な縫合は許されない。
- 粘膜面での結紮はびらん形成するのに対して, 漿膜面での結紮は癒合がよく, 可及的に結紮は漿膜面で行うのがよい。
- 小腸-小腸, 小腸-結腸吻合では後壁にもvertical mattress縫合を施行する。
- 縫合不全の発生率で二層縫合より優れるとする報告が多数ある。

Gambee縫合の実際

- 切離予定線に合わせ, 辺縁動脈, 直動脈の走向を十分に確認し, 腸間膜を処理する。
- 吻合部周囲のみ腸間膜, 余分な脂肪垂を処理し, 切離予定線より

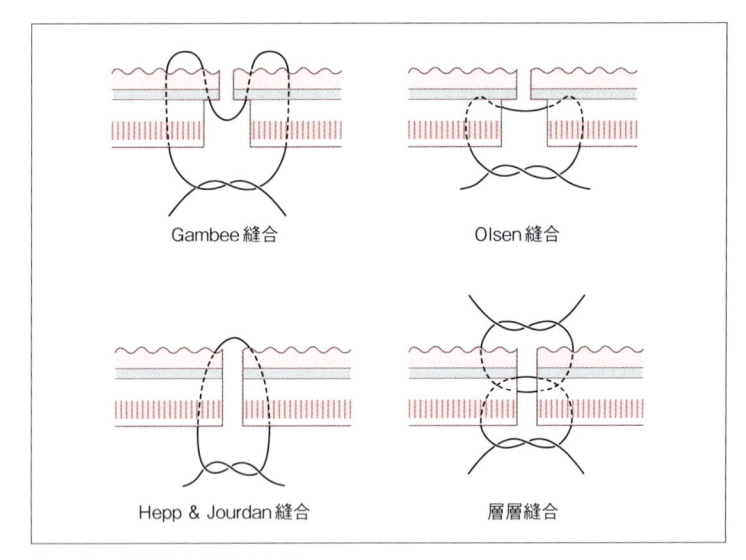

図4-27 断端接合型吻合の例

5 mm 全周に腸管壁を露出する。
- 術野汚染防止のため，切離線から約 5 cm 離れた口側腸管を腸鉗子で挟む。鉗子で腸間膜内の血流障害を起こさないように腸間膜対側より柔らかく挟む。
- 腸管を切離し断端の血流を確認する。ほとんど出血しない，もしくは赤黒い出血のみの場合や，腸管の色が悪い場合は，血流がよい部分まで追加切除する。
- 後壁縫合から始める。
- 術者からみて左端に漿膜側に結紮点がくるように 1 針かけ鉗子で把持する。
- 右端から同様に運針し，順次結紮する。
- 後壁両端の糸を残して他の糸を切り，前壁縫合に移る。
- 後壁左側の糸を右側に牽引し，結腸漿膜側から全層を貫いた後，再度粘膜を拾って粘膜下層へと運針する。
- さらに回腸粘膜下層から内腔へ針を進め，再度全層を貫いて漿膜側へ運針し結紮する。
- 同様に後壁右側の糸を左側に引いて同様に縫合結紮する。
- 牽引した糸を切り，新たに結紮した糸を牽引して右側から左側に向かって単結節縫合する。
- 最終的に全周を観察し，必要に応じて追加全層縫合しておく。

漿膜接合型吻合（Albert-Lembert, Connell, Czerny 縫合など）（図 4-28）
ここでは代表的な Albert-Lembert 縫合法について概説する。
- 漿膜接合型内翻二層縫合。
- Albert 法（全層縫合）と，Lembert 法（漿膜筋層縫合）との組み合わせ。
- 1880 年に原著報告された。
- 全層縫合は抗張力に優れ，物理的結合力が強く，十分な止血効果が得られる。
- 漿膜筋層縫合により，縫合部は物理的に補強される。
- 腸管断端の血流障害（阻血，うっ血）がある場合は，一層縫合より縫合不全の発生率が少ないと報告されている。

Albert-Lembert 縫合の実際
- 吻合するまでの準備は Gambee 縫合と同様である。
- 後壁の漿膜筋層縫合（Lembert 吻合）から始める。
- 後壁に 5 針かけ，結紮し，両端を残して他の糸は切る。
- 術者からみて右端に内外-外内と全層に運針し，stay suture とする。
- 左端の後壁粘膜側から両端針にて内外-外内と全層に運針し，糸の中

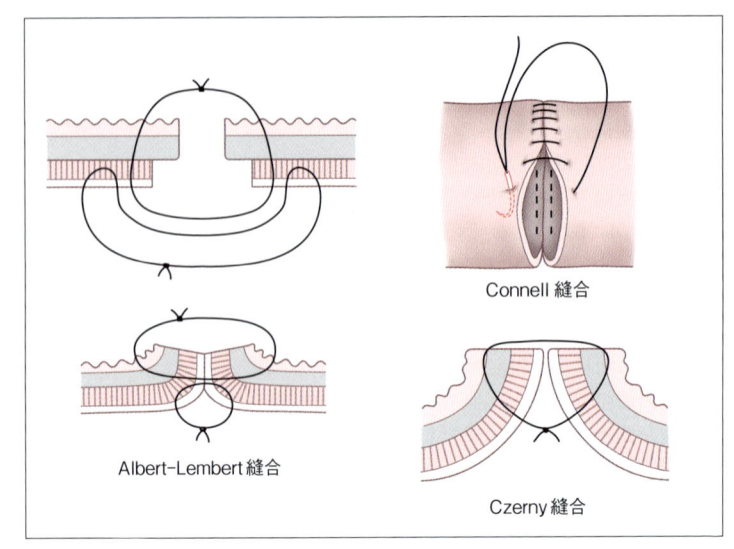

図 4-28 漿膜接合型吻合の例

央で結紮し,一端の針を鉗子で把持する。
- もう一端の針で左側から右側に向かって,連続縫合を進める。
- 右端まできたら,stay suture の一端の糸と結紮し,漿膜側へ針を出す。
- さら右側から左側に向かい 2〜3 針前壁全層連続縫合を進めておく。
- ここで左側に戻り,もう一端の針糸を手前の腸管粘膜側より漿膜側へ針を出す。
- 対側腸管の漿膜側より外内-内外と全層に運針し右側から左側に向かい前壁連続縫合をすすめる。
- もう一端の右側からの糸と overlap するまで運針してから両側の糸を結紮切離する。
- 最後に前壁の漿膜筋層縫合(Lembert 吻合)を追加する。
- 漿膜筋層縫合の運針が大きくなりすぎると,内翻が強くなりすぎて狭窄の原因となる。

器械吻合

- 自動縫合器は,2〜3 列直線状に交互に配されたチタン合金のステープルによって縫合する器機である。開腹手術用 linear type として,Proximate®Linear Cutter(Johnson & Johnson), DST Series™ GIA™(Covidien)などがある。また T 字 type として先端ストッパー機構がついた Proximate® TX(Johnson & Johnson), Contour®

Curved Cutter Stapler(Johnson & Johnson), DST Series™ TA™ (Covidien)などがある。腹腔鏡用 linear stapler として先端の角度調整が可能な Echelon Flex™ Endopath®(Johnson & Johnson), Tri-Satpale™ Endo GIATM(Covidien)などがある。切離縫合有効長には3種(30 mm, 45 mm, 60 mm), ステープルサイズも 0.75〜2.0 mm まで数種類あり, 切除部位や腸管壁の厚さに応じて使い分けられている。Linear Cutter(Johnson & Johnson)では, 1種類のカートリッジで3段階(1.0 mm, 1.5 mm, 2.0 mm)にステープル高を調整できる機構がついている。

- 自動吻合器(circular stapler)は, やや彎曲したシャフト先端にアンビルヘッドを装着し, 2列環状に交互に配されたチタン合金のステープルによって環状全層内翻吻合する器機である。Proximate® CDH (Johnson & Johnson), DST Series™ EEA™(Covidien)などがあり, 吻合腸管の内径に応じて, 径21〜33 mm まで数種類のサイズがある。Proximate™ CDH では, ギャップセッティング機構により腸管壁の状態や厚さに応じてステープル高を 1.0〜2.5 mm まで無段階に調整できる。

機能的端々吻合(functional end to end anastomosis：FEEA)(図4-29)

- 原理的に内翻吻合ではないが, 全周に均一な縫合・吻合が可能であり, 金属製のステープルのため炎症反応が少ないなど利点がある。
- 1968年に Steichen により報告された。
- 自動縫合器を2本, 3本, 4本使用する方法がある。
- 手技が簡便で手術時間の短縮が可能である。
- ステープルの種類を症例に応じて選択し, 特に浮腫や炎症で肥厚した腸管には慎重に適応する。
- 吻合股部分は物理的に脆弱なため, 補助的に漿膜筋層縫合を追加する。
- 吻合腸管に口径差があっても特別な処理を必要としない。

FEEA の実際(2本法)

- 腸間膜処理については手縫い吻合と同様である。
- 腸間膜対側で確実に吻合するために漿膜筋鞘の stay suture を3針おく。
- 腸鉗子で切除側腸管をはさみ, 腸間膜対側を全層に 3〜5 mm 電気メスで切開する。
- Linear Cutter を丁寧に挿入する。カートリッジ側を太い腸管側(小腸-結腸吻合では結腸側)にする。上下2か所の stay suture を牽引して適度のテンションを保つ。

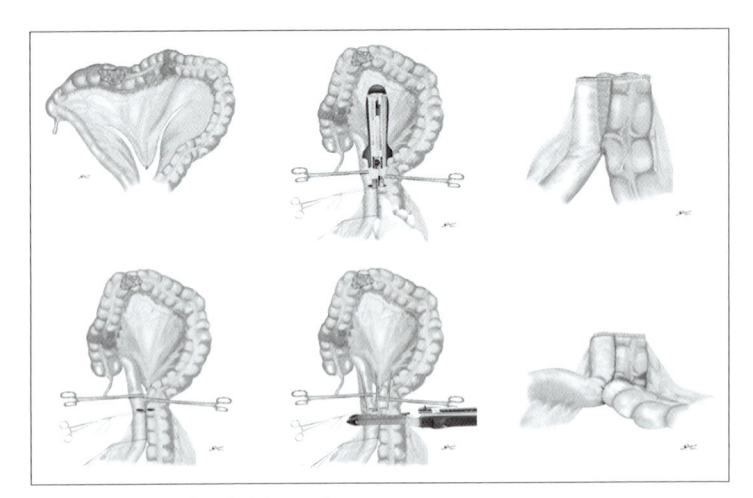

図 4-29　機能的端々吻合（FEEA）

- Linear Cutter をゆっくりとクランプし，ステープル不全を回避するために，15 秒待って組織を十分に圧縮してからファイアする。ファイア後も 15 秒間待つ。
- 内腔からの出血がないことを確認し，必要に応じて止血する。
- 2 本目の Linear Cutter を用いて吻合したステープルラインから約 2 cm ずらし，吻合口が小さくならならいように意識しながら同様にクランプ，ファイアする。
- クランプを解除することで腸管切離と吻合が同時に完了する。
- 断端のステープルラインは癒着防止のために漿膜筋層縫合をかけ埋没する。
- 吻合股は漿膜筋層縫合を 2 針かけて補強する。

三角吻合（図 4-30）
- FEEA に比べて手縫い吻合に類似し，より生理的であるとされる。
- 吻合部を三角形と見なし，それぞれの辺を自動縫合器で閉鎖・吻合する。
- 3 辺すべてを外翻する方法と，最初に 1 辺（底辺）を内翻縫合し，残り 2 辺を外翻縫合する方法がある。
- FEEA に比べて吻合周囲の腸管の長さを必要としないため，癒着や肥満などで授動が困難で，吻合部を腹腔外へ十分に引き出せないとき有効である。
- FEEA に比べると操作がやや煩雑で，時間がかかる。

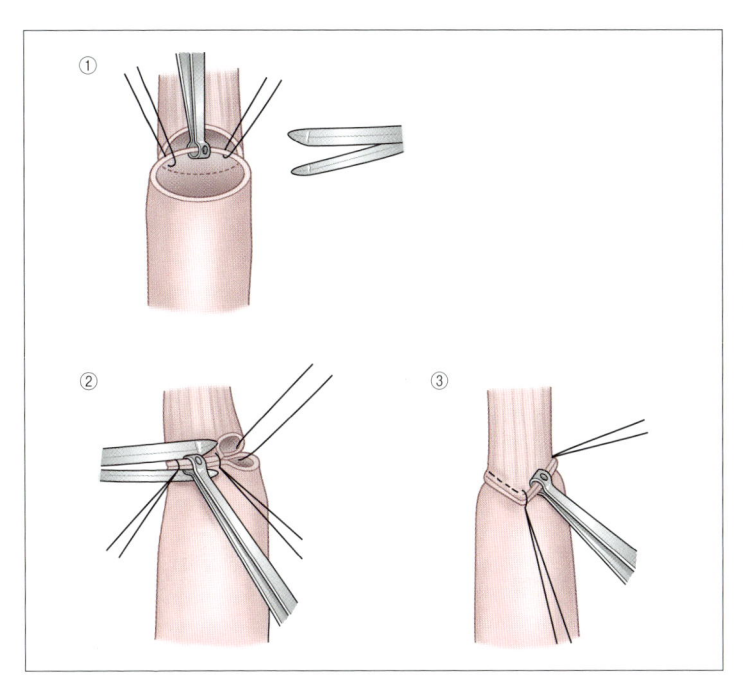

図 4-30 三角吻合
(加藤広行,中島政信,桑野博行:食道切除後の器械による食道-胃管吻合.臨床外科 64:100-103, 2009 より引用)

- 吻合腸管に口径差がある場合,細い腸管の腸間膜対側に腸管軸方向を切開するなど口径差を整える必要がある.

三角吻合の実際(後壁内翻,他 2 辺外翻法)

- 吻合するまでの準備は手縫い吻合と同様である.
- 吻合部を三角形と見なし,腸管断端に全層で 3 点の stay suture をおく.
- 腸間膜付着部位を後壁側として,中央をアリス鉗子で粘膜が内翻するように把持し,両側の stay suture を上方外側に吊り上げる.
- DST Series™ TA™ を用いて支持糸ごと全層縫合し,余剰部位を切除後,止血を確認する.
- ステープルラインの一端を把持し,前壁の支持糸を吊り上げ,外翻させ,2 発目 DST Series™ TA™ を用いて全層縫合する.
- 2 辺のステープルライン端を把持して,最後の 1 辺を同様に 3 発目

DST Series™ TA™ を用いて全層縫合する。
- 3角のステープルが確実に交叉するように注意する。
- 外翻断端のステープルラインは癒着防止のために漿膜筋層縫合をかけ埋没する。

(竹政伊知朗)

人工肛門造設術

人工肛門の種類
1 部位による分類
- 回腸瘻(ileostomy):回腸の末端側に造設される。
- 結腸瘻(colostomy):横行結腸・S状結腸が多い。

2 形態による分類
- 単孔式:切除断端を人工肛門にする。
- 双孔式:一時的ストマや肛門側の減圧が必要な場合。

3 期間による分類
一時的(temporary stoma)
永久的(permanent stoma)

手術適応
- 直腸癌・肛門管癌・他癌による直腸浸潤の切除に伴う肛門機能が廃絶する場合
- 炎症性腸疾患・大腸ポリポーシスに対する手術
- 直腸に対する切除吻合術で縫合不全が危惧される症例
- 下部消化管穿孔手術の際に吻合が危険と判断した場合
- 根治手術不能の消化管閉塞が存在する場合(腫瘍や癒着による)
- 脊椎損傷のため排便ケアを改善させるため
- 直腸に対する切除術で吻合が危険と判断した場合
- 痔瘻などの肛門周囲の炎症がある場合
など

手術術式
1 単孔式人工肛門
①術前にマーキングした部位の皮膚を切除する。結腸瘻は直径2.5 cm,回腸瘻は直径2 cmとする。
②腹壁の脂肪織は切除せず腹直筋前鞘を縦切開または十字切開する。腹直筋を筋線維の方向に剝離し,人工肛門が腹直筋を貫くようにする。

③腹膜外経路で腸管を挙上する場合には腹直筋後鞘を縦切開し，腹腔内よりつなげた腹膜外トンネルと交通させる。
④腸管をトンネルから(または直接)体外に誘導する。腸管断端は皮膚から4～5 cmの高さがあるようにする。
⑤腹膜外経路の場合には腹膜と挙上腸間膜，直接の場合には腹膜後鞘と腸管を数針で固定する。
⑥閉腹後，腸管を開放し真皮・腸管漿膜・腸管全層を縫合する。モノフィラメントの吸収糸(PDSなど)を用いる。腸管漿膜との固定は数針のみで構わない。
⑦外見上腸粘膜以外の組織(腸間膜など)が認められないように縫合をする。縫合は約12～16針程度となる。
⑧作成後にはゼリーをつけた示指でストマの指診を行い，狭窄がないことを確認する。

2 双孔式人工肛門

①術前にマーキングした部位の皮膚を切除する。結腸瘻は直径2.5 cm，回腸瘻は直径2 cmとする。単孔式と比較して孔を大きくする必要はない。ただしイレウスなどにより腸管拡張や腸管浮腫のある場合には大きくする(表4-7)。
②単孔式直接法と同様に腸管を挙上する。挙上の際には肛門側腸管への便の垂れ込み防止のため，口側が頭側にならないように横方向，または肛門側が尾側になるように縦方向に挙上する。
③閉腹後，腸管を開放し口側腸管は真皮・腸管漿膜・腸管全層を縫合する。肛門側腸管は人工肛門の高さが必要ないので真皮・腸管全層を縫合する。当科ではモノフィラメントの吸収糸(PDSなど)を用いている。腸管漿膜との固定は数針のみで構わない。固定は肛門側を狭くする目的で肛門側：口側を1：2～3になるように固定する。
④外見上腸粘膜以外の組織(腸間膜など)が認められないように縫合をする。縫合は約12～16針程度となる。

手術のポイント

- 挙上腸管の血流を確認する。

表4-7 ストマサイトマーキング(クリーブランドクリニックの原則)

1) 臍より低い位置
2) 腹部脂肪層の頂点
3) 腹直筋を貫く位置
4) 皮膚の瘢痕・皺・骨の突起・臍・ベルトラインを避けた位置
5) 本人が見ることのできるセルフケアしやすい位置

- 腹壁を貫く部位が狭いと挙上腸管の血流障害に陥るので注意する。
- SSI を予防するため人工肛門の腸管開放はすべての閉腹を終えた後にする。
- ストマ周囲の肉芽形成を防止するために早期(7～10 日)に抜糸をする。
- 双孔式人工肛門の場合，腸管脱落を防止するために人工肛門背面にネラトンを一時的留置する方法もある。

術後合併症(防止策)

- ストマ周囲の皮膚のただれ(十分なストマ高の作製，パウチングの工夫)
- ストマの脱落(挙上腸管と筋鞘との十分な固定)
- 傍ストマヘルニア(挙上腸管と筋鞘との十分な固定)
- ストマ周囲の蜂窩織炎(腸粘膜の十分な外反固定)
- 挙上腸管の屈曲による腸閉塞(閉腹後の挙上腸管の走行を意識した挙上腸管固定)

(西村潤一)

5 肛門疾患

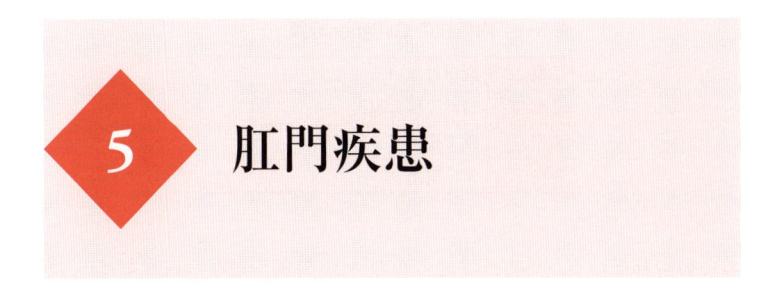

A 痔核

痔核は内痔核,外痔核に大別できる。発生する場所が違うために症状にも違いがある。まず内痔核は,知覚がない歯状線やや口側にできるため,通常は疼痛がなく初診来院したときにはある程度の大きさになっていることが多い。症状は脱出,出血が多い。一方外痔核は知覚がある歯状線肛門側にできるため大きさに関係なく痛みや腫瘤触知で初診来院することが多い(図5-1)。

病因

内痔核の発生には静脈瘤説,滑脱説がある。生活習慣とかかわりがあ

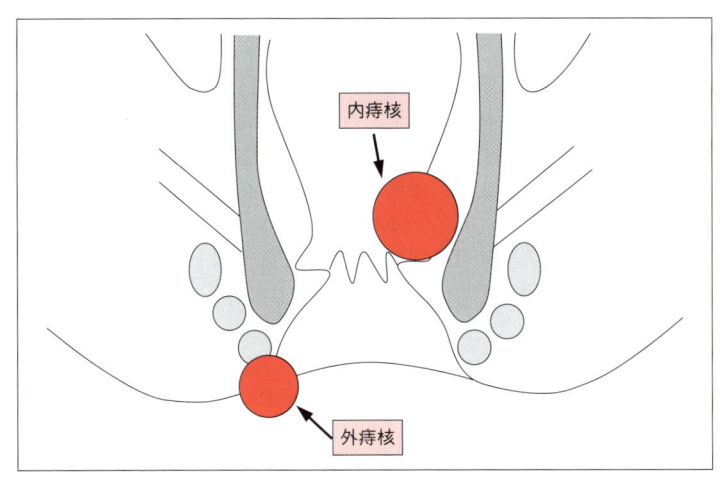

図5-1 痔核の発生場所

表 5-1　内痔核の Goligher 分類

Ⅰ度	脱出はない
Ⅱ度	自然に戻る脱出
Ⅲ度	指で還納できる脱出
Ⅳ度	常に脱出

るといわれている。外痔核は何らかの誘因(外傷や過度の息みなど)で皮下静脈が破綻して血腫ができる。

治療

内痔核、外痔核の治療法は異なる。内痔核はグレード(Goligher 分類)によって治療法が決まる(表 5-1)。Ⅰ度は保存的治療、Ⅱ度は保存的治療、硬化療法、rubber band ligation のいずれかを選択、Ⅲ、Ⅳ度は外科的治療が原則とされている。外痔核は保存的治療か血栓除去術が選択される。

保存的治療は坐剤が主力で便秘を伴う場合には便軟化剤も処方する。硬化療法は硬化剤を内痔核に直接注入する。ここ数年硬化療法に使用される新規薬剤が登場しⅡ、Ⅲ度の内痔核に対して行われ好成績を上げている。rubber band ligation は専用の結紮器を用いて内痔核をゴム結紮し 5～7 日で壊死脱落させるものである[1]。外科治療の gold standard 手術は Milligan-Morgan 手術に代表される結紮切除術であり消化器外科医専門医には習得必須の術式である。全周性のものには PPH®による手術を適応することもある。

救急処置

救急外来でみられる痔核系疾患は血栓性外痔核と嵌頓痔核である。嵌頓痔核は内痔核が脱出し、多くは痛みのために還納できなくなり、脱出痔核がうっ血、壊死するものである。血栓性外痔核と違い歯状線が直視下に見えるのが鑑別点である。嵌頓痔核はできれば初診時に還納したほうがよいが数回試みて不可能であれば消炎、鎮痛剤を処方して比較的早期に根治手術を行う。

〔文献〕

1) Barron J : Office ligation of internal haemorrhoids. Am J Surg 195 : 563, 1963

(宮崎道彦)

B 痔瘻

痔瘻（肛門周囲膿瘍）発生は，肛門小窩から細菌が入り，肛門腺が感染，肛門周囲膿瘍を形成し痔瘻に至るという説が有力である[1]。

診断

診断には肛門診のほか，経肛門エコーやMRIなどが補助診断として用いられる。瘻管の走行を予測するのにGoodsallの法則（前方に二次口がある痔瘻は直線的に走行，後方に二次口がある痔瘻は後方の原発口に向かって弧を描いて走行）が参考になることがある[2]。

治療

痔瘻の外科治療の原則は瘻管開放術であるが，内外肛門括約筋の障害が出やすい部分があるため瘻管の走行や深さによって治療法が異なる。わが国では痔瘻の分類には隅越分類が頻用される[3]。本分類は内外肛門括約筋周囲の間隙を4つのtypeに，歯状線を境に2つのtypeに分けて分類するものである。この分類によりtypeに分けて術式を選択する（図5-2）。

I型病変は瘻管開放術を選択する。II型病変は前方，側方（9時〜12

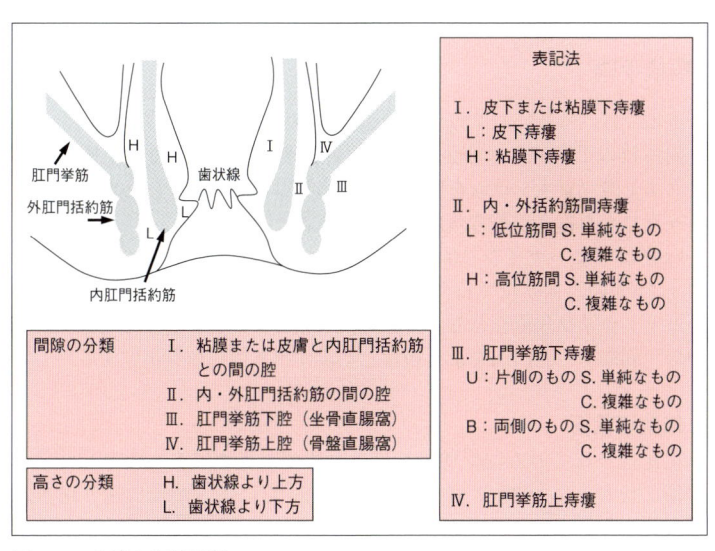

図5-2 痔瘻の隅越分類

時〜3時)の病変と後方(4時〜6時〜8時)の病変で治療法が異なる。前者は括約筋温存術式が,後者は瘻管開放術が望ましい。Ⅲ,Ⅳ型病変は深部走行のものが多いため原則,括約筋温存術を選択するのが望ましい。

このほかSeton法(薬線,ゴムなどでの瘻管結紮),フィブリン糊注入,プラグ挿入などの治療の報告がある。炎症性腸疾患(IBD)に合併する痔瘻に対しては難治創になることが多いためSeton法が主力となる。

救急処置

救急外来でみられる痔瘻系疾患は肛門周囲膿瘍である。直腸肛門診で肛門内を検索したうえ(直腸周囲に膿瘍が波及していないかを確認するため)で局所麻酔下に切開ドレナージを施行する。糖尿病や免疫不全が基礎疾患にある症例は容易に炎症が広がるため速やかに切開を行う。ただし巨大な膿瘍は入院,腰椎麻酔下に行うこともある。

〔文献〕
1) Parks AG : Pathogenesis and treatment of fistula-in-ano. Br Med J 1 : 463-469, 1961
2) Zbar AP : David Henry Goodsall : reassessment of the rule.Tech Coloproctol 13 : 185-188, 2009
3) 隅越幸男:痔核・痔瘻診療の実際(改訂第2版).pp93-94,金原出版,1973

痔核手術

本項では内痔核に対する外科治療について述べる。

内痔核の手術適応はGoligher分類のⅢ度,Ⅳ度である。手術は前日にクエン酸マグネシウムを服用させ,当日は浣腸を行う。必要のないという意見もあろうが筆者らは必要と考える。

麻酔はブピバカイン2.0〜2.5 mlを用いた腰椎麻酔,坐位(サドルブロック)か頭高側臥位で行う。麻酔範囲が固定するまで5〜10分待ってジャックナイフ体位をとる。外来診察所見とは程度が異なる場合があるので,麻酔下で肛門内をよく観察し切除すべき内痔核を決定する。

結紮切除術

現在行われている結紮切除術はそれまで一世を風靡したWhitehead手術に代わって1937年Milligan,Morganらによって世に送り出された術式がもとになっている[1]。

まず,切除する痔核肛門側にV字の皮切を置き外肛門括約筋を温存

する層で口側へ切離を進める。肛門上皮は切離幅をやや小さめにして内痔核背側に行き着けば吸収糸で刺通結紮を行う。結紮根部肛門側の粘膜は縫合閉鎖を1～2針行う(半閉鎖術)。結紮切除を複数箇所行うときには1か所終えるごとに直腸診を行って狭窄の確認を行う。

PPH®による粘膜環状切除術

全周性のものにはPPH®による手術を適応することもある。本法は内痔核とともに滑脱する痔核口側の余剰直腸粘膜をキット化された自動吻合器を用いて環状に切離、縫合するもので、痔核そのものには手を加えない術式である。痛みが少なく社会復帰が早いのが最大の利点である[2]。

術当日は腰麻後頭痛予防のために飲水のみ許可し、なるべく安静とする。膀胱留置カテーテルはルーチンでは留置しない。食事は術後1日目から常食摂取とする。入院の最大の目的は術後の排便コントロールであるので便軟化剤も処方する。排便後の痛み、出血が落ち着けば、多くは7日以内に退院となる。狭窄予防のため直腸診は重要であるが入院中には行わない。術後1週目以降に施行する。

術後合併症で注意すべきは大量出血、感染、狭窄である。大量出血は入院中か術後2週目に起こりやすい。前者は根部結紮の糸が逸脱することによる動脈性、後者は排便を誘発とした静脈性が多い。感染は3週目以降に起こる。切開が必要な場合や痔瘻に準じた治療が必要な場合がある。狭窄は4週目以降(それ以上経過してから)に起こる。器質的狭窄であるのでブジーや形成術が必要なことも少なくない。

〔文献〕

1) Milligan ETC, Morgan C, Naughton JLF, et al : Surgical anatomy of the anal canal and the operative treatment haemorrhoids. Lancet ii : 1119, 1937
2) Longo A : Treatment of hemorrhoids disease by reduction of mucosa and hemorrhidal prolapse with a circular sturing device : a new procedure. In : Proceedings of the 6th World Congress of Endoscopic Surgery. Rome. pp777-784, Monduzzi Publishing Co. Bologna, 1998

(宮崎道彦)

C 直腸脱

本疾患は直腸全層が肛門から脱出する疾患で高齢女性に多いのが特徴である。発生の原因は不明であるが，1)直腸が重積するということから発生する説，2)骨盤底筋群および支持組織，肛門括約筋の弱体化によるという説，3)便反射における肛門挙筋および肛門括約筋の弱体化による説の3つが推測されている。

分類

完全型と不完全型があり，通常直腸脱といえば完全型を指す。完全直腸脱の分類には Tuttle 分類がある。この分類はⅠ型：肛門脱を伴うもの，Ⅱ型：肛門脱を伴わないもの，Ⅲ型：直腸内重積のもの，の3型に分類される。Ⅲ型は不顕性直腸脱(concealed prolapse)ともいわれ，視診では診断がつかず排便造影検査(defecography)が必要である(図5-3)。

治療

内圧検査などで評価した肛門機能は低下，廃絶している例が多いが，脱出が改善されると臨床症状は改善する。

治療は外科治療のみである。高齢者が多いが十分な術前検索，綿密な治療計画のもと麻酔が可能であれば問題ない。

術式は数百あるともいわれているが，経肛門(経会陰)アプローチと経腹アプローチに大別される。再発率が低いため経腹アプローチが推奨されている[1]。以下に，国際的に認められている代表的な術式を述べる。

Type Ⅰ	Type Ⅱ	Type Ⅲ
rectal prolapse with anal prolapse	rectal prolapse without anal prolapse	rectal intussusception

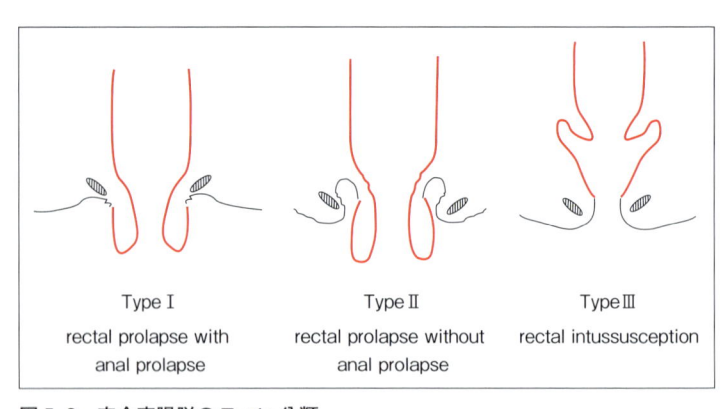

図5-3 完全直腸脱の Tuttle 分類

1 Derolme 法（経肛門術式）

1900 年 Delorme が報告した術式である。経肛門的に脱出直腸の内管，外管の粘膜を切除，直腸筋層を長軸方向に縫縮するものである[2]。脱出長が短いものに推奨される[1]。

2 Altemeier 法（経肛門術式）

1972 年 Altemeier が報告した術式である。経肛門的に脱出直腸を切開し腹腔内へ入り，口側 S 状結腸を可能な限り切除し経肛門的に吻合するもので経会陰的 S 状結腸切除術ともいわれる[3]。

3 直腸固定術（経腹術式）

開腹下に骨盤内の直腸を尾骨付近まで剥離し，吊り上げ，固定（多くは仙骨前面に）するものである。1959 年 Cutait が最初に報告した[4]。直接縫合する方法やメッシュなどの人工物を用いて固定する方法（Wells 法 1959 年，Ripstein 法 1965 年）がある。術後の便秘を予防するために S 状結腸切除の併行が行われること（Frykman-Goldberg 法 1969 年）がある。最近では早期退院のメリットのために本術式も腹腔鏡下に行われるようになってきたが本書執筆の時点で保険未収載である。

多くは骨盤内他臓器脱（膀胱，子宮，腟）を伴っており，直腸疾患というよりも骨盤疾患と考えて他科（婦人科，泌尿器科）合同で手術することも少なくない。術後排便コントロールが重要で 1 年ほどは外来通院が必要である。

救急処置

救急外来ではごく稀に直腸脱での嵌頓壊死がみられることがある。速やかなる還納が望ましい。腰椎麻酔下に施行しなければならないこともある。

〔文献〕

1) Verma M, Rafferty J, Buie WD : Practice parameters for the management of rectal prolapse. Dis Colon Rectum 54 : 1339-1346, 2011
2) Delorme E : Communication sur le traitement des prolapsus du rectum totaux parl excision de la muqueuse rectele ou retro-colisque. Bull Soc Chir Paris26 : 499-518, 1900（Translated by McGill N in Dis Colon Rectum 28 : 544-553, 1985）
3) Altemeier WA : One stage perineal surgery for complete rectal prolapse. Hosp Pract 7 : 102-108, 1972
4) Cutait D : Sacro-promontory fixation of the rectum for complete rectal prolapse. Proc R Soc Med 52 : 105, 1959

（宮崎道彦）

6 肝疾患

A 肝細胞癌

- 肝細胞癌(hepatocellular carcinoma：HCC)は慢性ウイルス肝炎やアルコール性肝炎を背景疾患として発生する肝原発の悪性腫瘍である。
- 肝原発悪性腫瘍の 94.0％を占める[1]。
- 癌関連死亡を防ぐ唯一の方法は，肝細胞癌を早期に発見し適切な治療を行うことである。
- 長期生存が見込まれる有効な治療法は，肝切除，(経皮的)ablation(ラジオ波焼灼術，radiofrequency ablation：RFA など)および肝移植である。
- 根治治療のできない進行肝細胞癌で予後延長効果が示されている方法に，経動脈的抗癌剤塞栓術(trans-arterial chemoembolization：TACE)がある。TACE の適応にならない進行肝細胞癌患者では，分子標的治療薬であるソラフェニブの有効性が示された[2]。
- 肝細胞癌の治療法は，腫瘍の進行度と肝予備能の両方から決定される。

疫学

- 肝細胞癌は，悪性腫瘍による死亡数で肺癌，胃癌に次いで 3 番目に多い。
- 肝細胞癌患者の 80％以上は肝硬変を背景に発生する。このため，肝硬変になる原因(HBV，HCV，アルコール，頻度は少ないものの PBC，NASH，ウィルソン病，ヘモクロマトーシスなど)は何であっても肝細胞癌の原因となり得る。
- 世界的にみると地域により背景疾患(HBV，HCV)，好発年齢や性別が異なる。
- ウイルス肝炎感染例が 80％を超える。欧米や日本では HCV 感染が多く，日本以外のアジアでは HBV 感染が多い。日本では肝細胞癌患者

のうち，HBsAg 陽性 15.0％，HCV 抗体陽性 67.7％を占める[1]。
- HBV 感染を背景に起こる東アジアなどの high-risk 地域では好発年齢は 50 歳代であり，その他（欧米など）の intermediate-risk, low-risk 地域では 60 歳代である。
- 日本では肝細胞癌患者は男：女＝2.42：1 で男性に多く，診断時平均年齢は 67.4 歳である[1]。

診断

- 肝細胞癌の術前診断は画像診断で行うが，診断が困難な場合は腫瘍生検を行うこともある。
- 腫瘍マーカー（AFP，AFP-L3 分画，PIVKA-Ⅱ）は肝細胞癌の診断に補助的に参考とされるものの，偽陰性や偽陽性が多く，臨床的意義は確立されていない。
- 画像診断は超音波（造影超音波），造影 CT，造影 MRI，血管造影，CTHA および CTAP が有用である。近年造影 MRI のなかでも EOB-MRI が普及し，他のモダリティに比べて早期 HCC を診断するうえで正確であることが示されている[3]。
- 造影 CT（ダイナミック CT）での典型的 HCC 画像は，早期濃染，後期 wash-out がある腫瘍としてとらえられる。EOB-MRI（p.309,【サイドメモ】参照）はこれに加え，肝細胞相での低 intensity 腫瘍としてとらえられる。
- 画像診断で典型的な HCC でない場合，診断のため超音波ガイドあるいは CT ガイド下腫瘍針生検が施行されることがある。しかし，肝細胞癌であった場合の needle tract への播種の可能性（約 5％）[4]，肝細胞癌が正確に病理診断される確率は 60～70％であることに注意が必要である。
- 進行癌になると多臓器転移の可能性が出てくるため，胸部 CT，骨シンチ，頭部造影 CT あるいは MRI が有用となる。positron emission tomography（PET）の陽性率は 50～70％と高くない。

分類

1 肉眼分類

①小結節境界不明瞭型（small nodular type with indistinct margin），②単純結節型（simple nodular type），③単純結節周囲増殖型（simple nodular type with extranodular growth），④多結節癒合型（confluent multinodular type），⑤浸潤型（infiltrative type）。

2 組織分化度分類

高分化型 HCC，中分化型 HCC，低分化型 HCC，未分化癌。

3　組織構造分類

索状型(trabecular type)，偽腺管型(acinar type)，充実型(compact type)，硬化型(scirrhous type)。

- 特殊型として fibrolamellar carcinoma がある。肝硬変のない若年成人に好発する黄白色調の腫瘍で，欧米に多くわが国では稀である。
- 早期肝細胞癌(early HCC)とその類似病変の診断：背景の肝構築を大きく破壊してはいないが結節として周囲より際立った病変で，通常は2cm以下の小結節病変を，病理組織的に早期肝細胞癌(early HCC)，高度異型結節(high-grade dysplastic nodule)，軽度異型結節(low-grade dysplastic nodule)に分類する。

臨床症状

- 肝細胞癌患者の多くは肝硬変を背景疾患として有していることから，肝硬変に関連した症状が多い。黄疸，腹水貯留，全身倦怠感，肝性脳症，食道静脈瘤からの出血などがあげられる。
- 進行肝細胞癌となれば，腹痛，体重減少，食欲不振，倦怠感といった癌関連症状が出現する。
- 骨転移による疼痛や，腫瘍の破裂による腹腔内出血，貧血，腹痛が初発症状の場合もある。
- 腫瘍関連症状として，下痢，低血糖症状，高 Ca 血症，皮疹などがある。

病理組織学的所見

- 肝細胞に似た細胞からなる上皮性悪性腫瘍で，肝硬変を併存することが多い。
- 実質性の柔らかい腫瘍で，肝内に種々の大きさの腫瘤を形成する。
- 腫瘤は出血や，変性・壊死を起こす傾向が強く，その色調は白色，黄色，暗赤色，緑色など多彩である。
- 腫瘍細胞の性状(配列，細胞密度，細胞形質好酸性顆粒，細胞の接着性，巨細胞の有無，脂肪化，胆汁産生など)により，高分化型〜低分化型，未分化型 HCC を分類する。
- 肝細胞癌は同一腫瘍の中に2種類以上の組織型や多様な分化度を示す部分が混在することが多い。
- 進行肝細胞癌では，脈管(門脈，静脈，胆管)への浸潤を認めることが多く，進行度(Stage)の腫瘍因子(T因子)に影響する。
- 肝内転移(intrahepatic metastasis)と多中心性発生(multicentric occurrence)：門脈腫瘍栓に関連する病変，最大癌腫の近傍にあり，小さく組織型が同様か分化度の低い病変部を肝内転移と呼び，背景肝より独立して発生し増殖したと考えられる病変を多中心性発生と呼ぶ。

表 6-1 肝障害度

項目 \ 肝障害度	A	B	C
腹水	ない	治療効果あり	治療効果少ない
血清ビリルビン値(mg/dl)	2.0 未満	2.0〜3.0	3.0 超
血清アルブミン値(g/dl)	3.5 超	3.0〜3.5	3.0 未満
ICG R15(%)	15 未満	15〜40	40 超
プロトロンビン活性値(%)	80 超	50〜80	50 未満

臨床所見,血液生化学所見により3度に分類する。各項目別に重症度を求め,そのうち2項目以上が該当した肝障害度をとる。

注:2項目以上の項目に該当した肝障害度が2か所に生じる場合には高い方の肝障害度をとる。たとえば,肝障害度Bが3項目,肝障害度Cが2項目の場合には肝障害度Cとする。
　　また,肝障害度Aが3項目,B,C,がそれぞれ1項目の場合はBが2項目相当以上の肝障害と判断して肝障害度Bと判定する。

治療

- 長期生存が期待できる治療法は,肝切除,(経皮的)ablation(ラジオ波焼灼術など),肝移植だけである。全肝細胞癌患者の60%はこのような根治術を行うことができず,TACEやインターフェロン,動注化学療法,ソラフェニブなどの姑息治療を考慮する。
- 肝細胞癌の治療は,肝細胞癌の進行度と背景肝の肝機能の両方の評価が重要である。
- 肝機能(肝予備能)評価:Child-Pugh分類,肝障害度分類(表6-1),MELDスコア[5]などで行う。
- 肝細胞癌進行度:肝細胞癌進行度分類(表6-2)[6]
- 治療アルゴリズムとして広く受け入れられているものに,肝細胞癌治療アルゴリズム(肝癌診療ガイドライン)(図6-1)[7],肝細胞癌治療アルゴリズム(肝癌診療マニュアル2010)[8],Barcelona Clinic Cancer(BCLC)アルゴリズム(図6-3)[9]がある。
- 肝切除を選択する場合,わが国ではICG15分値を用いた基準が使用されることが多い(図6-4)[10]。肝予備能の検査はICG試験のほかに,アシアロシンチ,^{14}C-aminopyrine呼気テスト,monoethyl-gycinexylidide(MEGX)試験などがある。
- 門脈腫瘍栓を伴う高度進行肝細胞癌患者に対して,術後インターフェロン併用動注化学療法が予後を改善する[11]。
- 有効な治療法のない進行肝細胞癌に対して,ソラフェニブの予後延長効果が示された[2]。現在,ソラフェニブと他治療(TACE,動注化学

表 6-2 肝細胞癌進行度分類（Stage）

Stage	T因子	N因子	M因子
Stage I	T1	N0	M0
Stage II	T2	N0	M0
Stage III	T2	N0	M0
Stage IVA	T4	N0	M0
	T1, T2, T3, T4	N1	M0
Stage IVB	T1, T2, T3, T4	N0, N1	M1

進行度(Stage)は，各項目別にその患者の進行度値を求め，そのうちの最も高い数値をあてる。進行度を次の4つのStageに分類する。

T因子：癌腫の「個数」，「大きさ」，「脈管侵襲」の3項目によって規定される。複数の癌腫は多中心性癌腫であっても管内転移癌腫であってもよい。肝細胞癌破裂S3はT4として取扱う。

	T1	T2	T3	T4
①腫瘍個数　単発 ②腫瘍径　2 cm以下 ③脈管侵襲なし 　　（Vp_0, Vv_0, B_0）	①②③ すべて合致	2項目合致	1項目合致	すべて 合致せず

N因子：N0：リンパ節転移を認めない
　　　　N1：リンパ節転移を認める
M因子：M0：遠隔転移を認めない
　　　　M1：遠隔転移を認める

〔日本肝癌研究会：原発性肝癌取扱い規約(第5版補訂版). 金原出版, 2009〕

療法)を組み合わせた臨床研究が進行中である。
- 肝移植は，脳死肝移植，生体肝移植いずれにおいてもミラノ基準内(脈管侵襲なし，単発5cm以下あるいは3個以下3cm以下)であることが保険適応条件となっている。しかし，ミラノ基準を拡大した，UCSF基準[12]や，術前画像診断で5cm×5個まで，あるいは5cm×10個までという基準でも，肝移植後の肝癌再発危険率を上昇させないという結果が報告され[13,14]，適応拡大の妥当性を裏付けている。

6. 肝疾患　A. 肝細胞癌

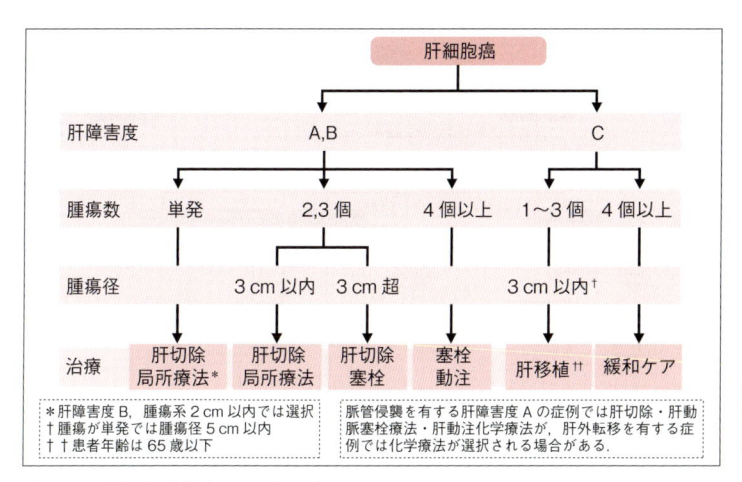

```
                              肝細胞癌
                                │
肝障害度           ┌─────────────┴─────────────┐
                 A,B                          C
          ┌───────┼───────┐           ┌───────┴───────┐
腫瘍数    単発   2,3個   4個以上      1〜3個         4個以上
                  │
              ┌───┴───┐
腫瘍径      3cm以内  3cm超          3cm以内†

治療    肝切除   肝切除   肝切除   塞栓    肝移植††   緩和ケア
        局所療法* 局所療法  塞栓    動注
```

*肝障害度B，腫瘍系2cm以内では選択　　脈管侵襲を有する肝障害度Aの症例では肝切除・肝動
†腫瘍が単発では腫瘍径5cm以内　　　　脈塞栓療法・肝動注化学療法が，肝外転移を有する症
††患者年齢は65歳以下　　　　　　　　　例では化学療法が選択される場合がある．

図 6-1　肝細胞癌治療アルゴリズム
〔日本肝臓学会：科学的根拠に基づく肝癌診療ガイドライン．金原出版，2009より引用〕

- ラジオ波焼灼術は，脈管の近傍や肝表面で困難なことが多く，また術者の技量に左右される部分が大きい．治療成績は，肝切除と同等とされているが，肝切除とラジオ波焼灼術の成績を比較する研究(SURF trial)が現在進行中である．

予後

- 肝細胞癌の予後は，腫瘍因子，肝機能因子から分類される．Okuda分類(**表6-3**)，CLIPスコア(**表6-4**)などが考案されている．
- 原発肝細胞癌患者の日本全国統計では，全症例の1, 3, 5, 10年生存率はそれぞれ79.1, 55.0, 37.9, 16.5％であった．また肝切除後の1, 3, 5, 10年生存率はそれぞれ88.2, 69.5, 54.2, 29.0％であった[1]．
- 日本における肝細胞癌患者(ミラノ基準内，n＝337)に対する生体肝移植後の1, 3, 5年生存率はそれぞれ86.9, 82.8, 77.8％であった[15]．

外科的事項

1　外科的治療の目的

肝細胞癌に対する根治的治療法は肝切除，肝移植，ablationのみである．外科的治療を行うことにより，患者の予後改善，長期生存を期待する．

2　手術適応（「治療」の項参照）

肝予備能が維持されており，3個以内の腫瘍である場合は肝切除，ミラノ基準を満たす非代償性肝硬変患者に対して脳死肝移植，生体肝移植

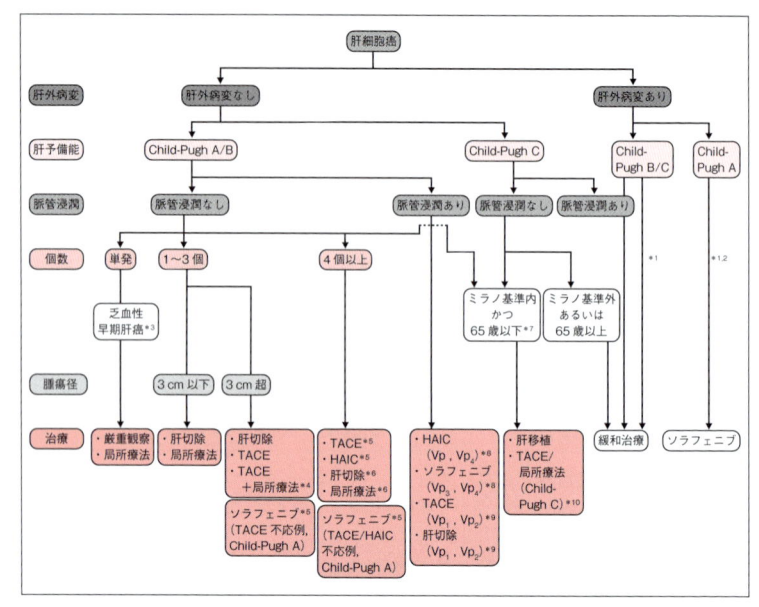

*1: Child-Pugh 分類 A/B で肝外病変が予後決定因子にならないものでは通常のアルゴリズムに従って治療する。
*2: この疾患群では基本的にソラフェニブが第一選択の標準治療である。
*3: 乏血性腫瘍は「科学的根拠に基づく肝癌診療ガイドライン」では経過観察が提案されている。しかし、乏血性で、かつ生検診断で早期肝癌と確診できる病変、または乏血性でも Gd-EOB-MRI 取り込み低下や CTAP での血流低下など画像的に悪性所見を認める病変は高率に多血性肝癌へ移行することが経験的に知られることため、治療対称とする場合が多い。治療は侵襲性の低い局所治療法が選択されることが多い。ただし、治療が lead-time bias 以上に survival benefit があるか否かのエビテンスはない。
*4: 腫瘍径 3 cm を超えるものについても TACE を先行させて局所療法を追加すると局所壊死効果が向上するため、現在の日本ではこの併用療法が行われることが多い。
*5: 肝動脈化学塞栓療法(TACE)が第一選択の治療である。動注用リザーバーポートを用いた動注化学療法(HAIC:Hepatic arterial infusion chemotherapy)も TACE 不応例に対しては適応となる。化学療法のレジメンとしては、low-dose FP(5-FU+CDDP)もしくはインターフェロン併用 5-FU 動注化学療法が推奨される。TACE および動注化学療法の不応、不耐例で Child-Pugh 分類 A の患者に対しては、ソラフェニブの選択肢の1つである。
*6: 4 個以上でも可能な場合には肝切除が選択されることがある。また、個数が 5～6 個以内であれば TACE や動注治療を併用して局所治療が施行されることもしばしば試みられている。
*7: ミラノ基準:腫瘍径 3 cm 以下、腫瘍個数 3 個以下もしくは単発で 5 cm 以内で、Child-Pugh 分類 A/B でも若年例で早期に再発をきたす例(稀に初発例)では生体肝移植が選択されるケースがある。
*8: 主要門脈腫瘍栓(Vp3、Vp4)症例には動注化学療法(HAIC)もしくはソラフェニブが適応となる。ただし、ソラフェニブは Child-Pugh 分類 A の症例のみに推奨される。
*9: 門脈一次分枝ないし本幹の腫瘍栓(Vp1、Vp2)では切除や TACE も適応である。
*10: 肝移植を施行しない例では肝性脳症(-)、難治性腹水(-)、T. Bil<3.0 mg/dl である場合には臨床試験として局所療法や subsegmental TAE が施行される場合がある。ただし、survival benefit に関するエビデンスはない。今後、Prospective な臨床試験で検証していく必要がある。Child-Pugh 分類 A あるいは B の症例についても若年で、かつ初回治療後、頻回もしくは早期に再発する症例に対しては肝移植が適応となる。

図 6-2 肝細胞癌治療アルゴリズム

〔日本肝臓学会:肝癌診療マニュアル(第2版)、医学書院、2010 より引用〕

6. 肝疾患　A. 肝細胞癌

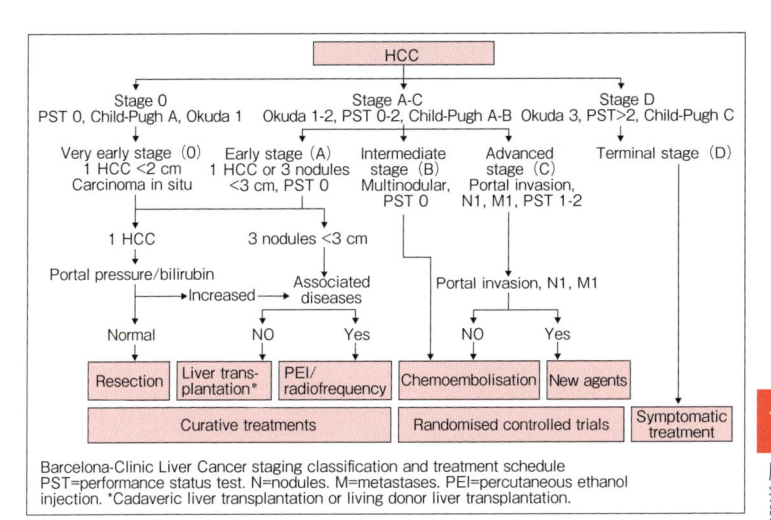

```
                                    HCC
         ┌──────────────────────────┼──────────────────────────┐
      Stage 0                    Stage A-C                   Stage D
PST 0, Child-Pugh A, Okuda 1   Okuda 1-2, PST 0-2, Child-Pugh A-B   Okuda 3, PST>2, Child-Pugh C

 Very early stage (0)   Early stage (A)   Intermediate   Advanced    Terminal stage (D)
   1 HCC <2 cm       1 HCC or 3 nodules    stage (B)    stage (C)
 Carcinoma in situ      <3 cm, PST 0     Multinodular, Portal invasion,
                                            PST 0       N1, M1, PST 1-2

        1 HCC          3 nodules <3 cm
          │                  │
   Portal pressure/         Associated        Portal invasion, N1, M1
      bilirubin   →Increased→ diseases
          │                  │                      │
    ┌─────┴─────┐        ┌───┴───┐              ┌───┴───┐
  Normal     Increased   NO     Yes             NO     Yes

 [Resection] [Liver trans-  [PEI/         [Chemoembolisation] [New agents]
             plantation*] radiofrequency]

 [    Curative treatments    ]  [ Randomised controlled trials ] [Symptomatic
                                                                  treatment]
```

Barcelona-Clinic Liver Cancer staging classification and treatment schedule
PST=performance status test. N=nodules. M=metastases. PEI=percutaneous ethanol injection. *Cadaveric liver transplantation or living donor liver transplantation.

図 6-3　Barcelona Clinical Cancer (BCLC) アルゴリズム〔Llovet JM, Burroughs A, Bruix J : Hepatocellular carcinoma. Lancet 362 : 1907-1917, 2003 より引用〕

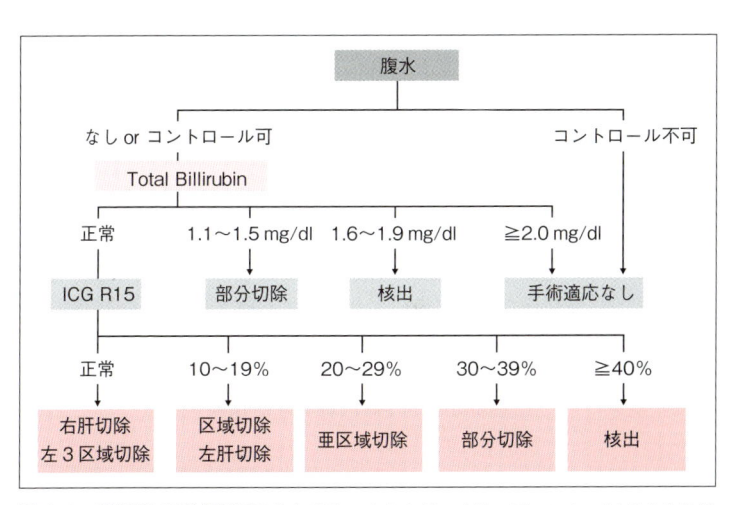

```
                          腹水
              ┌────────────┴────────────┐
       なし or コントロール可        コントロール不可
              │
        Total Billirubin
    ┌────┬────────┬────────┬─────────┐
   正常  1.1～1.5 1.6～1.9  ≧2.0 mg/dl
         mg/dl    mg/dl
    │     │        │         │
 ICG R15 部分切除  核出    手術適応なし
    │
 ┌──┬──────┬──────┬──────┬──────┐
正常 10～19% 20～29% 30～39% ≧40%
 │     │      │      │      │
右肝切除 区域切除 亜区域切除 部分切除 核出
左3区域切除 左肝切除
```

図 6-4　肝切除の手術適応（幕内雅敏, 高山忠利, 山﨑　晋, ほか：肝硬変合併肝癌治療の Strategy. 外科診療 29 : 1530-1536 より改変）

が適応となる。

3　手術術式

- 肝切除では腫瘍範囲と肝予備能により, 切除部位を決定する。
- 術式は切除範囲により3区域切除（右3区域切除, 左3区域切除）, 拡

表6-3 Okuda 分類

Staging Criteria	Positive	Negative
Tumor size (% of liver volume)	>50%	<50%
Presence of ascites	Detectable	Absent
Serum albumin	<3 g/dl	>3 g/dl
Serum bilirubin	>3 mg/dl	<3 mg/dl

(Okuda K, Ohtsuki T, Obata H, et al : Natural history of hepatocellular carcinoma and prognosis in relation to treatment. Cancer 56 : 918-928, 1985 より引用)

表6-4 Cancer of the Liver Italian Program (CLIP) scoring system

	Scores		
Variables	0	1	2
Child-Pugh stage	A	B	C
Tumor morphology	Uninodular and extent<50% of liver	Multinodular and extent<50% of liver	Massive or extent >50% of liver
AFP (ng/ml)	<400	>400	
Portal vein thrombosis	No	Yes	

〔The Cancer of the Liver Italian Program (CLIP) Investigators : A new prognostic system for hepatocellular carcinoma : a retrospective study of 435 patients. Hepatology 28 : 751-755, 1998 より引用〕

大葉切除(拡大左葉切除,拡大右葉切除),葉切除(右葉切除,左葉切除),区域切除(外側区域切除,内側区域切除,前区域切除,後区域切除),亜区域切除,尾状葉切除,部分切除,核出術などに分類される。
- 葉切除や区域切除など亜区域により切除する術式を解剖学的切除,これに対し,部分切除や核出術など解剖学的亜区域に関係ない切除を非解剖学的切除と呼ぶ。
- 腹腔鏡を用いた肝部分切除,外側区域切除が保険適応となった(2010年4月～)。
- 肝移植では,脳死ドナーから肝提供を受ける脳死肝移植と,親族から肝部分提供を受ける生体部分肝移植がある。いずれも同所性肝移植である。

4 術前診断
- 血液検査:末梢血,血小板,止血検査(PT/PT-INR),生化学検査(T. Bil, D. Bil, I. Bil, AST, ALT, γGTP, TP, Alb, Crn),腫瘍マーカー(AFP, AFP-L3, PIVKA-Ⅱ)
- 薬剤負荷試験:ICG試験(15分値)

- 画像検査：胸腹部単純X線，超音波，dynamic CT，EOB-MRI。進行肝細胞癌患者では，胸部CT，骨シンチ，頭部造影CT/MRI
- 循環呼吸検査：ECG 12誘導，負荷心電図，スパイロメトリー
- 合併症その他の確認：HbA1c，尿検査（尿糖，尿蛋白），上部消化管内視鏡（食道静脈瘤，潰瘍性病変の確認）

5 術前患者管理

- 一般的な患者管理に関しては，他の消化管手術に準じる。

【サイドメモ：Gd-EOB-DTPA-MRI〔EOB-MRI, Gadoxetic acid-enhanced magnetic resonance (MR) imaging〕】

MRIの造影剤は，従来より，血管や細胞外液における存在量の違いによってdynamic imagingとしてとらえることができるガドリニウム造影剤（Gadlinium-diethylenetriaminepenta-acetic acid：Gd-DPTA）とクッパー細胞へ取り込まれる超常磁性酸化鉄（super-paramagnetic iron oxide：SPIO）製剤を造影剤とするSPIO-MRIによって行われてきた。SPIO-MRIは，原発性肝癌や転移性肝癌では取り込まれないという機能的診断が可能である一方で，硬変肝では線維化を腫瘍と誤認したり，クッパー細胞機能を保持している肝細胞由来の結節は描出されないといった問題点があった。しかし，それでもこれらの造影MRIの肝細胞癌診断能はMDCTより優れていることが示されてきた。

2008年に登場したEOB-MRIは，ガドリニウム造影剤（Gd-DTPA）にエトキシベンジル（EOB）基を導入して肝細胞へ取り込まれるようになったGd-EOB-DTPA造影剤を用いる。体内に注入されたGd-EOB-DTPA造影剤の約40％が肝細胞に取り込まれる一方，機能が失われた肝細胞癌では，造影剤が取り込まれない。その結果，画像上で正常肝組織と肝細胞癌とが明瞭に区別される。

検査では，まずGd-EOB-DTPA造影剤の注入後に動脈相，門脈相，平衡相の3相dynamic imagingを行う。肝動脈から流入する造影剤は，動脈相で肝細胞癌にまず分布する。その後造影剤は腫瘍よりwash-outされ，平衡相では造影剤の腫瘍内濃度は正常肝組織に比べ低下する。さらに，Gd-EOB-DTPA造影剤は肝細胞に取り込まれ，注入より約20分後に肝細胞相となる。腫瘍では造影剤が取り込まれないため非癌部とのコントラストが生じることにより，診断が可能となる。

また，Gd-EOB-DTPA造影剤は胆道系へ排泄されるため，胆管の描出が可能である。

- 耐糖能異常のある場合は，血糖コントロール。
- 自己血採血（〜800 ml，術式に応じて準備する）。

6 手術のポイント

- 適切な皮膚切開（正中切開，右季肋下切開，メルセデス切開，再切除症例などでは必要に応じてJ切開）を選択し，良好な術野の展開を心がける。必要に応じてヘッドライトの使用を考慮する。
- 肝臓の十分な脱転を行い，術野を良好に保つ。
- 中心静脈圧のコントロールは，出血量を抑えるために重要である。麻酔科医の協力を得る。必要に応じてIVCを肝下部の位置でクランプする。中心静脈圧を6〜8 mmHg以下を目標とする。
- 術中超音波検査による脈管の解剖と腫瘍位置の把握。切離ラインの決定。
- 肝切離に熟練する。各種デバイスの使用法や特徴をよく理解する。止血コントロールの際は6-0プロリンを自在に応用できるように。
- 腹腔鏡を用いた肝切除では，体位変換，ポートの位置，皮切の位置の工夫がポイント。

7 術後合併症の対応

- 一般的な術後合併症は，他の消化器外科手術と同様の注意を要する。
- 肝硬変合併患者，大量肝切除の場合は，特に，出血，肝不全，大量腹水がないかどうか常に注意し，輸液，電解質管理，水分バランスチェックを小まめに行う。
- 尿量低下には，アルブミン製剤やドーパミン投与を考慮する。
- 胆汁漏に対しては，画像（超音波，CT）でドレナージ不良域がないか確認し，必要であればエコーガイド下にドレナージチューブを留置する。また，総胆管近傍の胆汁漏が疑わしい場合は，必要に応じて内視鏡的逆行性胆管造影（ERC）を行い，ENBD/ERBDを留置し胆道内減圧を行う。
- 経口摂取，食事摂取を可及的早期より行い，門脈血流を維持するとともに，免疫能を高め感染症の予防に努める。

8 手術後の治療

　一般的には，肝細胞癌肝切除後に有効な補助療法はなく，経過観察のみとなる。しかし，脈管侵襲を伴う高度進行肝細胞癌症例では，術後補助療法として，インターフェロン併用動注化学療法などの有用性が報告されている[11]。

9 手術後の経過観察

- 肝細胞癌肝切除後の肝内再発は術後2年以内に起きやすい。したがって標準例では，術後2年間は3〜4か月ごとのdynamic CTまたはEOB-MRI，血液検査（腫瘍マーカー）を行い，2年以上無再発の場合

は6か月ごとの画像血液検査を行う．

〔文献〕
1) 日本肝癌研究会肝癌追跡調査委員会：第18回全国原発性肝癌追跡調査報告書．日本肝癌研究会事務局，2009年7月
2) Llovet JM, Ricci S, Mazzaferro V, et al：Sorafenib in avanced hpatocellular crcinoma. N Engl J Med：359：378-390, 2008
3) Sano K, Ichikawa T, Motosugi U, et al：Imaging study of early hepatocellular carcinoma：usefulness of gadoxetic acid-enhanced MR imaging. Radiology 261：834-844, 2011
4) Takamori R, Wong LL, Dang C, et al：e-tract implantation from hepatocellular cancer：is needle biopsy of the liver always necessary? Liver Transpl 6：67-72, 2000
5) Kamath PS, Wiesner RH, Malinchoc M, et al：A model to predictsurvival in patients with end-stage liver disease. Hepatology 33：464-470, 2001
6) 日本肝癌研究会：原発性肝癌取扱い規約(第5版補訂版)．金原出版，2009
7) 日本肝臓学会：科学的根拠に基づく肝癌診療ガイドライン．金原出版，2009
8) 日本肝臓学会：肝癌診療マニュアル(第2版)．医学書院，2010
9) Llovet JM, Burroughs A, Bruix J：Hepatocellular carcinoma. Lancet 362：1907-1917, 2003
10) 幕内雅敏，高山忠利，山崎晋，ほか：肝硬変合併肝癌治療のStrategy．外科診療29：1530-1536, 1987
11) Nagano H, Miyamoto A, Wada H, et al：Interferon-alpha and 5-fluorouracil combination therapy after palliative hepatic resection in patients with advanced hepatocellular carcinoma, portal venous tumor thrombus in the major trunk, and multiple nodules. Cancer 110：2493-2501, 2007
12) Yao FY, Ferrell L, Bass NM, et al：Liver transplantation for hepatocellular carcinoma：expansion of the tumor size limits does not adversely impact survival. Hepatology 33：1394-1403, 2001
13) Sugawara Y, Tamura S, Makuuchi M：Living donor liver transplantation for hepatocellular carcinoma：Tokyo University series. Dig Dis 25：310-312, 2007
14) Takada Y, Uemoto S：Liver transplantation for hepatocellular carcinoma：the Kyoto experience. J Hepatobiliary Pancreat Sci 17：527-532, 2010
15) Todo S, Furukawa H, Tada M, and the Japanese Liver Transplantation Study Group：Extending Indication：Role of living donor liver transplantation for hepatocellular carcinoma. Liver Transplantation 13：S48-S54, 2007

(丸橋　繁)

B
肝内胆管癌(胆管細胞癌)

 肝内胆管癌(intrahepatic cholangiocarcinoma：ICC)は胆管細胞癌(cholangiocellular carcinoma, cholangioma)と同義語であり，臨床的には「胆管の二次分枝およびその肝側の肝内胆管に由来するもの」，病理組織学的には「肝内に発生した胆管上皮に似る，あるいはそれに由来する細胞からなる上皮性悪性腫瘍」と定義され，その発生母地は比較的太い胆管から肉眼的には識別できない細い胆管レベルの細胞までが含まれる。ICCの90％は腺癌であり，その特殊型として腺扁平上皮癌や肉腫様癌があるが，これらは非常に稀である。

疫学

 ICCの国際的な罹患率をみてみると，タイ北東部を筆頭に，東南アジアや中国，韓国では高く，オーストラリアやクウェートなどでは非常に低い。これらの差は住民の遺伝的素因や地理的な危険因子が反映されていると考えられるが，肝門部胆管癌のような肝外胆管癌に分類されるべき癌腫がICCとしてカウントされている可能性があることも念頭においておく必要がある。

 一方，原発性肝癌に占めるICCの割合は，それぞれの地域における肝炎ウイルスの蔓延度に左右され，ウイルス罹患率が高い場合には，肝細胞癌の発生が高頻度となるため，相対的にICCの発生比率は低くなる。全世界的には原発性肝癌中，ICCの割合は15％程度とされている。日本では，2000～2001年では3.63％，2004～2005年では4.36％と近年増加傾向にあり，男女比は約1.6：1で，発症年齢は60～80歳に多く，平均年齢は67歳である。実際の患者数でも，2000～2001年では724人，2004～2005年では905人と増加している。世界保健機構(World Health Organization：WHO)のデータベースにおいても，欧州や北米，アジア，日本，オーストラリアといった世界規模でICCの関連死亡率の上昇が認められる。

- 国際的な罹患率は，タイ北東部(男性10万人あたり4.49)を筆頭に，東南アジアや中国，韓国では高く，欧米では低い。
- 男女比は，1.8：1と一般的に男性の罹患率が女性に比べ高い。
- 原発性肝癌に対する比率は，日本では4.36％。国際的には約15％とされるが，肝細胞癌発生率に影響を受けるため，地域によって様々である。

表 6-5 肝内胆管癌の危険因子

1. 胆管の慢性炎症性疾患
   a. 原発性硬化性胆管炎
   b. 肝内結石症
   c. 肝吸虫
2. 先天性胆道拡張症
3. トロトラスト
4. ウイルス性慢性肝炎
5. その他(原因不明)

病因

ICC の病因として報告されているものを**表 6-5** に示す。基本的には持続性の慢性胆管炎を基盤とした病態が危険因子となりうる。欧米に比し，肝内結石症の多いアジア地域では，肝内結石症由来の ICC が多く報告されている。一方，欧米では原発性硬化性胆管炎に伴う ICC の報告が多い。

1 胆管の慢性炎症性疾患

1) 原発性硬化性胆管炎(primary sclerosing cholangitis：PSC)

PSC は肝内胆管と肝外胆管に生じる進行性の線維化を伴った炎症性胆管破壊性病変で，自己免疫性疾患の関与が考えられているが，明確な病因は解明されていない。PSC は欧米に多く，ICC の重要な危険因子とされ，PSC 患者の ICC の発症率は 8〜40％とされている。

2) 肝内結石症

肝内結石症は欧米では稀であるが，東アジアでは珍しくない疾患である。肝内結石により，肝内胆管の比較的太い分枝胆管に慢性炎症や線維化，細胆管の増生像が認められ，ICC の母地となりうる。肝内結石症における ICC の発症率は，4〜11％と報告されている。

3) 肝吸虫症

人体に寄生する吸虫綱に属する寄生虫のうち，ICC と関連した肝寄生虫は *Clonorchis sinensis*(*Opisthorchis sinensis*, 一般的に肝吸虫といわれている種)と *Opisthorchis viverrini*(タイ肝吸虫)の 2 種類である。これら肝吸虫の感染が起こると早期より門脈域に急性炎症，線維増生，胆管上皮細胞の脱落が生じ，慢性期になると胆管上皮細胞の過形成から腺腫様過形成，門脈域周囲の線維化をきたし，門脈域間の架橋性線維帯を形成し肝硬変に至る。過形成をきたした胆管上皮細胞は，DNA 障害を受けて発癌しやすい状態にあるとされる。

2 先天性胆道拡張症

先天性胆道拡張症は日本に多い疾患で，先天性胆道拡張症成人患者の

表 6-6　肝内胆管癌の肉眼分類

腫瘤形成型 mass forming type 　肝実質に明瞭な限局性腫瘤を形成
胆管浸潤型 periductal infiltrating type 　胆管周囲の血管・結合組織を巻き込み，長軸方向へ進展
胆管内発育型 intraductal growth type 　胆管内腔へ乳頭状・顆粒状の発育を示す

10～30％に胆管癌を合併すると報告されている。

3　トロトラスト

1930～1950年代にかけて造影剤として使用された thorium dioxide が体内に蓄積され，ICC を含めた肝の悪性腫瘍を合併する。

4　ウイルス性肝炎

近年，肝炎ウイルス，特に HCV 感染と ICC の関係に関する報告が多くなされている。第18回原発性肝癌追跡調査報告では，ICC 患者のうち，HBs-Ag 陽性が 6.3％，HCV 抗体陽性が 18.8％であり，肝細胞癌ほど高頻度ではないものの，ウイルス性肝炎の合併率は一般の国民における比率よりも明らかに高い。

分類

ICC は，その存在部位から，肝門部型（hilar type）と肝門部から離れた末梢の肝内胆管より発生し肝実質に腫瘤を形成する末梢型（peripheral type）に分類されてきた。肝門部型では，高率に胆管浸潤もしくは胆管周囲組織への浸潤をきたし，根治切除には肝葉切除および肝外胆管切除・再建を要するのに対し，末梢型は，胆管浸潤をきたす症例の頻度は低く，肝切除のみで肝外胆管切除を必要としない症例もある。

原発性肝癌取扱い規約（第5版）では，ICC を肉眼的に腫瘤形成型（mass forming type：MF），胆管浸潤型（periductal infiltrating type：PI），胆管内発育型（intraductal growth type：IG）に分類（**表 6-6**）し，2つ以上の肉眼分類をもつ場合は優勢な（面積のより大なる）分類型を先に記載して，"＋"の記号で併記することとしている。肉眼型では，MF 型が最も多く約 59％を占める。次いで MF＋PI 型が約 20％である。

ICC の組織型は大部分が腺癌で，胆管上皮に似た上皮で覆われた腺腔を形成し，線維性間質が発達しているものが多い。肝癌取扱い規約では，高分化型腺癌，中分化型腺癌，低分化型腺癌とそれ以外の特殊型に分類されている。特殊型には，腺扁平上皮癌（adenosquamous cell carcinoma），肉腫様癌（sarcomatous carcinoma），粘液癌（mucinous carcinoma），印環細胞癌（signet ring cell carcinoma）などが含まれるが，

診断と鑑別診断

1 臨床診断

1) 症状
症状には腹痛，黄疸，食欲不振，体重減少などがあるが，いずれも特異的な症状ではなく，また症状のない場合も少なくない．検診などで，肝内胆管拡張や肝 SOL，胆管炎を含めた胆道系酵素の上昇を契機に診断される場合もある．

2) 腫瘍マーカー
ICC の腫瘍マーカーとしては，CEA，CA19-9 が用いられることが多い．その陽性率は，CEA が 5.0 ng/ml 以上の症例が約 40％で，CA19-9 が 37 U/ml 以上の症例が約 70％である．しかし，現在のところ，これら腫瘍マーカーの早期診断についての有用性は確立されていない．

2 画像診断

1) 腹部超音波検査
腫瘤形成型では境界不整で halo を伴い，内部の変性・壊死を反映して不均一な内部エコーを呈する．胆管浸潤型では低～無エコーで不明瞭な腫瘤を呈するといわれ，胆管拡張を伴うことが多い．胆管内発育型では，胆管内に鋳型様の高エコー腫瘤としてみられる．

2) 腹部 CT 検査
腫瘤形成型では，早期相で腫瘍の辺縁がリング状に淡く染まり，後期相で全体もしくは内部が線維性間質を反映して索状もしくは斑状に造影される．八つ頭状の形態や末梢胆管拡張像，門脈周囲への浸潤像も ICC を示唆する重要な所見である．

胆管浸潤型では，拡張胆管の中枢側に胆管の長軸に沿った濃染される部分として描出されるが，同定が困難で末梢胆管の拡張のみの場合がある．

胆管内発育型では，拡張胆管内部に早期濃染される類円形腫瘤として描出される．

3) 腹部 MRI 検査
ICC の MRI 像は，T1 で低～等信号，T2 で高信号を呈し，Gd-DTPA 造影像では造影 CT と同様の造影パターンを呈する．MRCP では，腫瘍による胆管狭窄や閉塞像，末梢胆管拡張などが評価できるが，詳細な胆管浸潤範囲の評価には内視鏡的逆行性胆管膵管造影(ERCP)や経皮経肝胆道造影(PTC)による直接胆道造影が必要である．

3 鑑別診断
肝内腫瘤性病変として最も頻度の高い肝細胞癌は，腫瘍濃染が 93％

ときわめて高率で，早期濃染，後期消失が特徴であり鑑別は比較的容易である。しかし未分化な肝細胞癌では早期濃染を認めず，また，ICCにおいても約43%に腫瘍濃染がみられることより，鑑別が困難なこともある。転移性肝癌，特に胃癌・大腸癌・膵癌などの肝転移はICCと類似の画像所見を呈することより，ほかに原発巣がないかを検索する必要がある。

治療

ICCの進展様式は，肝内転移，リンパ節転移，腹膜播種，遠隔転移ときわめて多彩であるが，切除のみが長期生存を期待できる治療法であり，非治癒因子がない場合には積極的に切除を施行する。

1 外科的治療
〔外科的事項〕を参照。

2 全身化学療法
切除不能進行例や術後再発例に対して，フルオロウラシルやシスプラチンに加えて，ゲムシタビンやS-1を用いた治療が施行されているが，プロトコールは確立していない。

3 その他の治療
切除不能で閉塞性黄疸を発症している場合には，減黄目的の胆管ステント留置が行われる。

予後

5年生存率は，根治的な肝切除を行えた場合は37.6%であり，リンパ節転移の有無では，リンパ節転移なしで39.9%，リンパ節転移ありでは15.3%である。

非切除例の5年生存率は12.2%ときわめて不良である。

外科的事項

1 外科的治療の目的
ICCでは，切除以外に長期生存を期待できる治療法がなく，遠隔転移や腹膜播種がない症例では，病巣の完全摘除を目的とする。

2 手術適応
- 遠隔転移，腹膜播種，切除不能な肝内転移といった非治癒因子がない。
- 局所因子として切除再建が困難な高度脈管浸潤や広範な胆管浸潤がない。
- 必要最低限の残肝容積が得られ，全身状態が良好で耐術可能な症例。

3 手術術式
系統的肝切除と系統的リンパ節郭清が基本となるが，リンパ節転移陽

性症例の予後は不良であることから,リンパ節郭清の意義については明らかではない。

　腫瘤形成型の切除術式は,肝葉切除あるいは区域切除であり,胆管浸潤を伴わなければ,肝外胆管の切除は必ずしも必要ではない。肝硬変合併など肝機能不良例で,小型のものでは,肝部分切除が選択されることもある。

　胆管浸潤型あるいは腫瘤形成＋胆管浸潤型のうち,肝門部胆管への癌進展がある場合には,肝葉切除に加えて肝外胆管の切除・再建が必要である。

4 術前診断

- CTでは,腫瘍の局在や脈管浸潤の有無を評価するとともに,残肝容積を計測し,必要であれば経皮経肝的門脈塞栓療法(PTPE)を併用する。
- 肝門部胆管への癌進展が疑われる症例では,ERCPやPTCなど直接胆道造影によって腫瘍の進展度を評価する必要がある。

5 手術後の治療・経過観察

- 術後の補助化学療法に関して,確立したプロトコールはないが,ゲムシタビンやS-1などの補助化学療法が行われている。
- CEA,CA19-9といった腫瘍マーカーの測定と腹部CT検査を中心とした画像検査を行う。

〔文献〕

1) 日本肝癌研究会:原発性肝癌取扱い規約(第5版補記版).金原出版,2009
2) 日本肝癌研究会・肝癌追跡調査委員会:第18回全国原発性肝癌追跡調査報告(2004-2005).日本肝癌研究会事務局,2009
3) 尾島英知:肝内胆管癌の疫学と危険因子.肝胆膵 57:9-17,2008

〈和田浩志〉

C 肝内結石

　胆汁は肝細胞で生成されており，その生理作用は，脂肪の消化吸収を助けることである。胆管は，胆汁を肝臓から十二指腸まで流す導管である。胆道系は，肝外胆管系と肝内胆管系に分類され，肝内に存在する胆管を肝内胆管と呼ぶ。胆汁は，肝内胆管からいったん胆嚢に蓄積される。食事刺激により胆嚢は収縮し，胆嚢に蓄積された胆汁は，十二指腸に排出される。

　肝内結石とは肝内胆管内にできる結石で，原因としては，肝内胆管の狭小化や拡張により，胆汁の流れが悪くなり，その部分に結石ができると想定されている。狭小化の詳細なメカニズムは不詳であるが，総胆管嚢腫術後に肝内結石ができやすいことが知られており，胆道感染も原因のうちの一部である可能性が示唆されている(ただし膵頭十二指腸切除後の胆管空腸吻合では肝内結石の発生頻度は低く，先天性胆道拡張症特有の病因の存在も示唆される)。

　治療法としては内視鏡下の砕石や手術がある。肝内結石は再発を繰り返すことも少なくないため，難治性疾患として厚生労働省特定疾患に認定されている。治療方針としては日本消化器病学会編集の胆石症診療ガイドラインや厚生労働省「難治性の肝・胆道疾患に関する調査研究」班編集の肝内結石症の診療ガイドが参考となる[1,2]。ただし肝内結石の保有率は減少しており，関連する論文のエビデンスレベルが必ずしも高くない場合もあるので，個々の症例で柔軟な対応も必要とされる。肝萎縮症例および胆管癌の合併が疑われる症例では一般的に手術が勧められる。

疫学

　肝内結石の保有率は年次的に減少している。わが国では長崎県の上五島地区に多いことが知られており，地域差が大きいのも特徴である。一般的には発展途上国で多く，先進国では少ないとされている。これより，肝内結石の成因として遺伝などの先天的な要因よりも，食事内容や環境面などの後天的な因子の関与が重要であると推察されている。わが国における調査では，男女比は1：1.2である。

分類

　左肝内胆管系のみに結石があるものを左型，右肝内胆管系にのみ結石があるものを右型，左・右肝内胆管系に結石があるものを両葉型と分類する。肝内結石は左葉に好発する(左型)。肝内結石の多くはビリルビンカルシウム石であるが，コレステロール石の場合もある。

臨床症状

結石が存在するのみでは無症状のこともある。胆管炎を合併すると腹痛，発熱，黄疸〔Charcot（シャルコー）3徴〕などの症状を伴う。肝内結石による化膿性胆管炎では，肝膿瘍を合併することもある。ただし，これらの症状は肝内結石に特徴的なものではなく，採血検査および画像検査が主体となる。

検査

通常の採血による肝酵素および胆道系酵素の上昇，閉塞性黄疸によるビリルビン値の上昇を認めることもある。腹部超音波検査，腹部CT検査，MRCP検査を施行する。画像検査で結石を認める場合は，診断は容易である。肝内胆管癌の合併が疑われる場合は胆管癌の術前検査に準じて検査を進める。

治療

薬物治療は補助的治療法の域を超えていない。経口胆道鏡下砕石術（peroral cholangioscopic lithotripsy：POCSL）や経皮経肝胆道鏡（percutaneous transhepatic cholangioscopic lithotripsy：PTCSL）などの内視鏡的結石除去でも砕石は可能であるが，遺残や再発の問題がある。肝萎縮を伴う場合や，画像上胆管癌が疑われる場合，画像上腫瘤性病変は指摘されないが，腫瘍マーカーが高値であり，肝内胆管癌の合併が疑われる場合は肝切除を考慮する〔肝切除の具体的な方法は「肝切除術」の項（pp320-327）を参照〕。

肝切除のメリットは肝内結石をすべて除去できることに加え，病変肝の病的胆管も全切除可能であるので再発率が低いことがあげられる（表6-7）[2]。手術術式としては，左型に対しては外側区域切除，続いて左葉切除が選択されるケースが多い。結石および病変部が外側区域に限局した場合でも，外側区域切除では，術後内側区域に再発するリスクがあるため左葉切除を施行したほうがよいとする考え方もある。肝内結石に対する肝切除では，肝癌に対する肝切除と比較して手術部位感染（surgical site infection：SSI）の頻度が高いことが知られている。

表6-7 治療別の遺残結石症例数および治療後5年以内の結石再発率

治療法	遺残結石症例（％）	治療後5年以内の結石再発率（％）
肝切除	10	5.6
PTCSL	19.6	11.6

（厚生労働省「難治性の肝・胆道疾患に関する調査研究」班：肝内結石症の診療ガイド．文光堂，2011より改変）

予後

肝内結石症自体は良性疾患であるが，高率に胆管癌を合併するため胆管癌の発生に注意が必要である。胆汁性肝硬変に進展した場合は，肝不全で亡くなることもある。胆管炎や肝膿瘍を繰り返し，感染症が予後に関連する可能性もある。また，胆管癌を合併した場合の予後は悪いため，画像検査などによるフォローアップが重要である。

〔文献〕
1) 日本消化器病学会：胆石症診療ガイドライン．南江堂，2009
2) 厚生労働省「難治性の肝・胆道疾患に関する調査研究」班：肝内結石症の診療ガイド．文光堂，2011

(川本弘一)

肝切除術(外側区域切除，左葉切除)

肝切除術は，切除する範囲により，葉切除，区域切除，亜区域切除，部分切除，に大別される。そのなかで肝外側区域切除術は肝左葉・鎌状靱帯の左側のS2・S3の亜区域[1,2](外側区域)を，左葉切除術は外側区域とS4の亜区域を切除する。複雑な肝門部処理，下大静脈・短肝静脈処理などを必要としないため，肝切除術のなかでは初歩的な手術と考えられているが，十分な視野の確保と肝左葉の脱転を要すること，左肝静脈処理を確実に施行することなど，肝切除術の基本手技のエッセンスが包括されている。

開腹

1 体位

肝切除時の出血，特に急速な循環動態の変動をきたす可能性がある出血については，肝静脈・下大静脈系の損傷が関与していることが多いため，足からの輸液・輸血ルートの確保は原則として行わない。

体位は，仰臥位を基本とする。胸部背側に高さ約10 cmの背マクラを挿入する。

2 皮膚切開・開腹

基本的に肝外側区域切除に際しては，上腹部正中下切開を臍下まで延長し開腹する。症例によっては，体型などにより十分に視野の展開が不可能な症例もあるので，上腹部正中切開に高位横切開を追加することもある。左葉切除の場合には，高位横切開は必須である(図6-5)。

左半側臥位での開胸・開腹切開は本術式の場合は必要としない。開腹時，肝円索は結紮切離し，肝側の結紮糸については，牽引し脱転・授動，

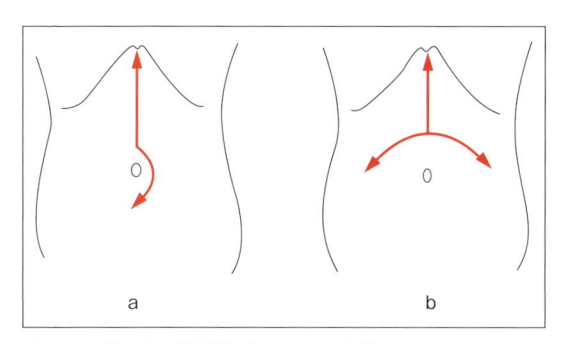

図 6-5 肝外側区域切除術における皮切
肝外側区域切除術では,通常は(a)上腹部正中下切開を臍下まで延長し開腹,もしくは(b)上腹部正中切開に高位横切開を追加する。いずれにせよ,肝切除術は癌の手術がほとんどであるため,まず安全に切除を施行することが最重要である。最初の段階では,創部の大きさにこだわらず,できるだけ十分な視野と術野の確保を前提として,開腹する。

肝切離の際に有用となる。
　開腹後,開腹創は,左右よりケント鉤にて牽引し開大する(図 6-6)。

腹腔内操作

　開腹後,腹水の有無,播種の有無,リンパ節転移の有無などを検索する。肝表面の視診・触診により肝障害度を有無,程度について検討する。場合によっては肝生検を施行し,術中迅速組織診により,肝硬変の程度,肝炎症の程度について確認する。肝腫瘍については,術中超音波検査[3]を施行して,肝腫瘍の大きさ,個数,部位,肝内脈管との関係について十分に確認する。

【サイドメモ:肝切除術時のルート確保のポイント】
　肝切除時のルート確保については,術中の循環動態の把握のために動脈ライン,さらには中枢ルートを確保する。また,出血,特に急速な循環動態の変動をきたす可能性がある出血については,肝静脈・下大静脈系の損傷が関与していることが多いため,足から(横隔膜より下位)輸液・輸血ルートを確保しても循環動態の保持にはならないため,原則として行わない。

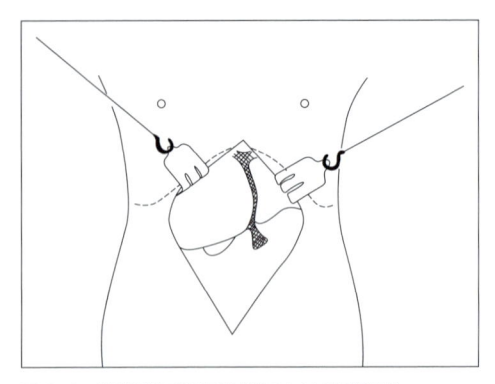

図 6-6　肝外側区域切除術における開腹創
上腹部正中切開にて開腹した場合を示す。開腹後，ケント鉤を用いて外側上方へ牽引する。肝外側区域切除術では，最終的に左肝静脈の処理を安全に行うための十分な視野の確保が必要である。

1 肝門部操作

　肝門部処理に移行する。左葉切除では，基本的に，全例胆嚢摘出術を施行する。外側区域切除ではグリソン鞘の切開による動脈，門脈，胆管のテーピングなどの肝門部処理を要しないため，必ずしも胆嚢摘出術は必要ではない。肝門部処理については，肝十二指腸靱帯と左葉側にテーピングを施行し肝切離に際しては，肝門部にて片葉（場合によっては全肝）の血流遮断を施行できるようにしておく（**図 6-7**）。この片葉（本術式の場合は左葉）の血流遮断のためのテーピングでは，後区域・尾状葉のグリソン鞘の損傷をさけるために，左・右の分岐部よりやや遠位側にテーピングを施行するように留意する。

2 肝脱転・授動

　次に肝の脱転・授動（肝臓を横隔膜などに固定している肝冠状靱帯，などを切離し，腹腔側から遊離すること）を施行する（**図 6-8**）。左葉側の肝脱転に際しては，肝鎌状靱帯・左側肝冠状靱帯・肝三角靱帯を切離する。肝鎌状靱帯（**図 6-8①**）の切離に際しては，肝円索を結紮・切離した後，肝円索断端を牽引し肝実質に沿って肝静脈根部まで剝離する。肝冠状靱帯（**図 6-8②**）については，横隔膜との間を電気メスにて切離する。この際，肝静脈と横隔膜静脈などの交通枝など静脈が存在することがあるため，注意を要する。肝三角靱帯（**図 6-8③**）の切離については，靱帯内には血管や胆管が存在する症例があるため，原則として結紮・切離する。肝左葉の靱帯を切離し脱転した後に，小網からの剝離（**図 6-8**

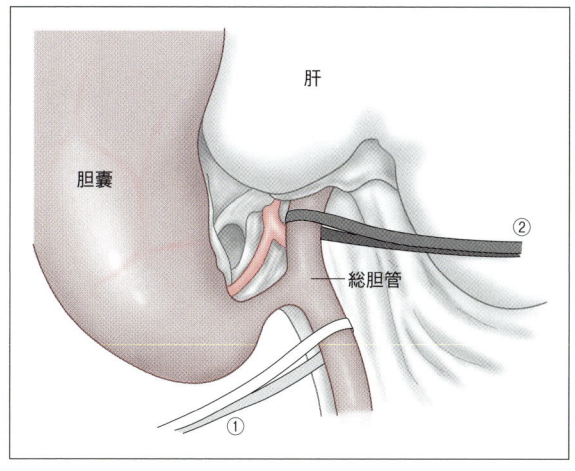

図 6-7 肝門部テーピング
肝門部のテーピングに際しては，①全肝，②肝左葉の２か所にテーピングする。

④)を施行する。肝左葉を上方に牽引し，電気メスにて小網を切離する。この際，左胃動脈から副肝動脈が分岐している症例がある。一般的には，この副肝動脈は，結紮切離してよいが，症例によっては重要な栄養血管であることがあるので，術前に血管造影，MD-CT などで十分に確認する。

3 肝切除

肝切離は，外側区域切除においては，肝鎌状靱帯の外側に切離線を設定し，肝臍部の左側で切離する。肝切離を進めると外側区域 S2, S3 に向かうグリソン鞘が露出されるためそれぞれを結紮切離する(**図 6-9**)。

【サイドメモ：肝脱転・授動のアドバイス】

　肝脱転・授動時においては，肝外側区域上縁と横隔膜との距離が不十分で，肝冠状靱帯の処理が困難な症例がある。このような症例では，横隔膜を損傷する場合があるので注意を要する。対策としては，肝左葉背側にガーゼを挿入し冠状靱帯を同定する方法がある。靱帯そのものは，電気メスを用いた切離で十分であるが，靱帯の中に横隔膜静脈や左肝静脈の分枝が存在することもあり，電気メスでやみくもにすすむと，出血をきたすことがあるので注意を要する。

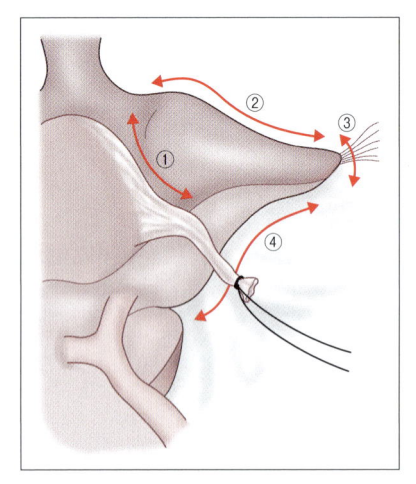

図6-8 肝左葉側の脱転・授動

左葉側の肝脱転に際しては，肝鎌状靱帯・左側肝冠状靱帯・肝三角靱帯を切離する。肝鎌状靱帯①の切離に際しては，肝円索を結紮・切離した後，肝円索断端を牽引し肝実質に沿って肝静脈根部まで剝離する。肝冠状靱帯②については，横隔膜との間を電気メスにて切離する。この際，肝静脈と横隔膜静脈などの交通枝など静脈が存在することがあるため，注意を要する。肝三角靱帯③の切離については，靱帯内には血管や胆管が存在する症例があるため，原則として結紮・切離する。肝左葉の靱帯を切離し脱転した後に，小網④からの剝離を施行する。肝左葉を上方に牽引し，電気メスにて小網を切離する。この際，左胃動脈から副肝動脈が分岐している症例がある。一般的には，この副肝動脈は，結紮切離してよいが，症例によっては重要な栄養血管であることがあるので，術前に血管造影，MD-CTなどで肝血流動態については十分に確認する。

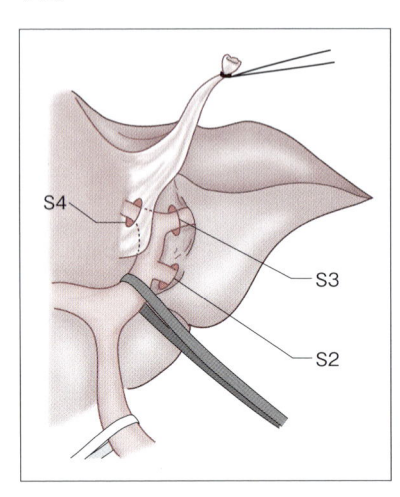

図6-9 肝臍部・グリソン鞘処理

肝臍部の左側の肝切離の施行し，内側区域S4のグリソン鞘を温存しつつ，外側区域S2, S3に向かうグリソン鞘を剝離し，それぞれをグリソン鞘一括処理にて結紮切離する。グリソン鞘枝の断端は結構厚みがあるため，断端は刺通結紮・結紮の二重結紮を施行する。また，通常外側区域グリソン枝S2, S3の間には左肝静脈もしくは中肝静脈へ流入する枝が走行していることがあり注意する。

グリソン鞘枝の断端は厚みがあるため，断端の処理においては刺通結紮を必ず施行する。また，通常外側区域グリソン枝 S2，S3 の間には左肝静脈もしくは中肝静脈からの枝が走行しているため，肝切離にあたっては注意する。

【サイドメモ：左肝静脈・肝外処理のポイント】

　肝外で左肝静脈を処理しテーピングできる症例もある。もし，肝外でのテーピングが可能であれば，術中の肝静脈よりの出血をコントロールしやすくなり有用ではある。しかしながら，症例によっては困難な症例も存在し，無理をすると下大静脈などを損傷することもあるため，そのような場合には，肝切離後に左肝静脈を剝離するようにする。

　肝離断については，当科では CUSA とモノポーラ型電気メスを用いている。肝門部血流遮断は虚血再灌流障害を回避するために，原則として，10 分遮断，5 分再灌流の繰り返しにより行う[4,5]。

　外側区域切除および左葉切除の最終段階は，左肝静脈の切離である。左肝静脈根部に十分に縫合の余裕をもって，血管鉗子も用いて切離する（図 6-10a）。肝切離は，この時点で終了する。左肝静脈の断端は，5-0 非吸収性モノフィラメント糸を用いて running-suture にて縫合閉鎖する（図 6-10b）。

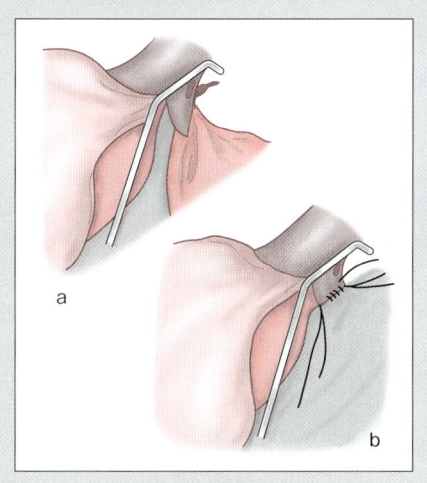

図 6-10　左肝静脈の切離
A：左肝静脈根部を血管鉗子を用いて遮断。
B：左肝静脈断端の縫合閉鎖。

左葉切除においては，肝門部左葉枝野血流遮断下でのDEMARCATION LINEと術中US下に中肝静脈を同定し，中肝静脈左側を切離する。

　また，症例によっては，あらかじめ肝外で左肝静脈にテーピングできる症例もある。その場合は，肝脱転・授動施行の際に施行する。このような処置を施行しておけば，必要に応じて血流遮断することにより肝静脈よりの出血をコントロールできる症例もある。また，左肝静脈の1本が表層を走行する症例もあり（superficialic-vein），これを脱転・授動の際に結紮切離しておく。ただし，肝外での肝静脈のテーピングについては解剖学的に容易に施行しえない症例もあるため，無理に全例に施行する必要はない。

4　止血

　肝離離を終了し切除標本を摘出する。まず肝血流遮断下に肝切離面の止血を行う。さらに血流遮断解除後に肝切離面からの出血，胆汁漏について，切離面を何度も洗浄し十二分に確認する。肝切離面には，フィブリン製剤を使用し止血の完全化を図る。

閉腹

　ドレーンは，肝切離面，ウインスロー孔に2本挿入する。ドレーンは閉鎖式ドレーンを基本としている[6]。腹壁は基本的には吸収性のモノフィラメント糸を用いて，3層に縫合する。腹腔内ドレーンは，出血・胆汁漏がないことが確認されれば，可及的早期に一期的に抜去する。

【サイドメモ：左肝静脈処理】

　左肝静脈は，基本的には中肝静脈との共通管となっているが，その分岐についてはいろいろな形態をとっている。したがって，術中エコーなどで左肝静脈の分岐については肝切離時に確認することが大切である。また，肝切離においては，血管鉗子を用いて左肝静脈を遮断するが，この鉗子の位置についてはできるだけ中肝静脈に近い位置がよいが，あまり奥にいきすぎると，下大静脈と横隔膜をともに遮断する位置になることがあり，血管鉗子がslip-outする可能性がある。また，左肝静脈の切離位置は，できるだけ末梢が好ましい。最後に，肝静脈断端を縫合閉鎖した糸（5-0非吸収性モノフィラメント糸）は，必ず血管鉗子をはずしたあとで切離する。

〔文献〕

1) Couinoud CM : Lobes et segments hepatiques. Pres Med 52 : 709-712, 1954
2) 日本肝癌研究会:原発性肝癌取扱い規約(第4版). 金原出版, 2001
3) Makuuchi M, Hasegawa H, Yamazaki S : Ultrasonically guided sub-segmentectomy. Surg Gynecol Obstet 161 : 346-350, 1985
4) Wang M, Sakon M, Umeshita K, et al : Prednisolone suppresses ischemia-reperfusion injury of the rat liver by reducing cytokine production and calpain μ activation. J Hepatol 34 : 278-283, 2001
5) Nagano H, Miyamoto A, Kishimoto S, al : A safe protocol of intermittent hilar vascular clamping for hepatic resection in cirrhosis. Hepatogastroenterol 88 : 1123-1130, 2009
6) 池田正孝,後藤満一,永野浩昭,ほか:肝切除後ドレーン管理法の検討. 日消外会誌 28 : 1926-1932, 1995

(永野浩昭)

7 胆道疾患

A
胆石症(胆囊結石, 総胆管結石)

胆汁の構成成分により胆道内に形成された結石であり, 結石の主座により臨床的に胆囊結石, 総胆管結石, 肝内結石に分類される。また, 胆石はその主成分により, 大きくコレステロール胆石, 色素胆石(黒色石, ビリルビンカルシウム石), 稀な胆石に大別される。

疫学

- 日本人における胆石保有率は加齢とともに上昇する。女性に多い傾向がある。
- 胆石症の内訳は, 約80％が胆囊結石であり, 約20％が総胆管結石症である。
- 胆囊結石は60～70％がコレステロール胆石であるのに対して, 総胆管結石は色素胆石(ビリルビンカルシウム石55％, 黒色石10％)がその大半を占めている。
- コレステロール胆石は, コレステロール過飽和胆汁の生成によって, コレステロール結晶が析出することによる。そのためコレステロール胆石好発の因子として, 胆汁中へのコレステロール分泌増加を引き起こしうる, 肥満, 高カロリー食, 高コレステロール食, 加齢, 女性, 妊娠, 急激なダイエット, 経口避妊薬などがあげられる。
- ビリルビンカルシウム石は, 胆汁内の遊離型ビリルビンのカルシウム塩が凝集したものであり, 胆汁うっ滞に伴う胆道内の細菌感染が関与している。
- 黒色石は, 溶血性貧血, 肝硬変, 心臓弁置換術後などと関連がある。

診断

- 血液生化学検査は, 胆囊結石では異常を認めないか, あるいはごく軽

度の肝機能異常を認める。総胆管結石では，胆道系酵素の上昇を認める。

- 胆嚢結石の診断には，非侵襲性や簡便性の点から腹部超音波検査(US)が第一に施行されるべき検査法である。ほとんどの胆嚢結石では後方に音響陰影を認めるが，一部の色素結石や小結石では音響陰影を認めないこともあり注意が必要である。さらに，胆嚢頸部嵌頓した結石などは描出困難であることも多い。総胆管結石では，検出率は約60%とされている。
- 腹部CT検査は，胆石の石灰化の有無が同定される。また，USで同定率の低い肝外胆管結石や胆嚢炎など合併症の有無，周囲臓器の評価に有用である。
- MR cholangiopancreatography (MRCP) は，内視鏡的逆行性胆管膵管造影(ERCP)に比べ低侵襲であることが利点である。総胆管結石における診断能は，感度92%，特異度97%と高い。また，胆嚢管の分岐形態など，胆道系の精査に有用である。しかし，5 mm以下の小結石では診断が不良であり，さらにペースメーカー留置後の症例や閉所恐怖症の症例には施行できない。
- DIC-CTは，MRCPに取って代わられつつあるが，MRCPと同様に総胆管結石の診断に優れる。しかし，用いられる経静脈性胆嚢・胆道造影剤による副作用の発生頻度は約5%と高頻度であり，さらにショックなどの重篤な副作用が起こる可能性が高いことを理解し，その適応を十分に考慮する必要がある。
- ERCPは，近年のCTやMRCPによる診断法の進歩のため，診断だけのために行われることは少なくなった。ERCPに引き続き行う内視鏡的治療が中心となっている。総胆管結石におけるERCPの感度は，70〜95%とされている。また，検査に伴う急性膵炎・消化管穿孔などの重篤な合併症を起こしうることを念頭におかねばならない。
- 超音波内視鏡検査(EUS)および管腔内超音波検査(IDUS)は，やや侵襲的な検査であるが，MRCPやDIC-CTなどで診断がつかない場合に行われることがある。

臨床症状

1 胆嚢結石

- 特徴的な症状は胆石疝痛である。機序は，結石が胆嚢管に移動し炎症や閉塞を生じることによって症状が出現する。心窩部あるいは右季肋部の持続する疼痛であり，しばしば右肩に放散する。胆石疝痛には，しばしば悪心や嘔吐を伴い，脂肪を多く含む食事の摂取後や長期間の絶食後に食事をした後に起こりやすい。

- 無症候性胆石患者のうち，症状や合併症を生じる可能性は1～2%/yearとされている。また有症状胆石患者のうち，約7割は症状の再発を認めている。
- Mirizzi（ミリッツィ）症候群は，胆嚢結石が胆嚢頸部に嵌頓することにより，総胆管への機械的圧迫および炎症の波及のため，総肝管に圧迫，狭窄あるいは閉塞が生じた状態である。

2 総胆管結石

- 特徴的な症状としてCharcot（シャルコー）3徴（腹痛，黄疸，発熱）がある。機序は，結石による胆汁流出障害と逆行性胆道感染である。さらに悪寒戦慄・血圧低下・意識障害が加わると急性閉塞性化膿性胆管炎として，速やかな胆道ドレナージが必要となる。
- 結石が十二指腸乳頭に嵌頓すると，時に胆石性急性膵炎を引き起こす。

病理組織学的所見

- 胆嚢結石では，ほぼ全例に胆嚢壁の慢性炎症が存在しており，組織学的に炎症性細胞浸潤が認められる。
- 黄色肉芽腫性胆嚢炎は，胆嚢壁内に組織球を主体とした黄色の肉芽腫を形成する慢性胆嚢炎の一種である。黄色肉芽腫性胆嚢炎における胆嚢癌の合併率は，胆嚢結石例(0.8%)のそれよりも高頻度(0.2～15%)である。

治療

1 胆嚢結石

- 胆石疝痛に対する初期治療は，絶食および鎮痙剤・鎮痛剤による疼痛コントロールである。
- 日本消化器病学会による胆石症診療ガイドラインにおける胆嚢結石症治療フローチャート（図7-1）[1]では，無症状例は，経過観察が推奨される。しかし，多数の結石のためUSによる胆嚢壁の評価困難例や胆嚢癌の疑いのある壁肥厚例などは，施設の治療方針および患者と相談のうえ手術適応を決定することが好ましい。有症状例では，胆嚢摘出術，特に腹腔鏡下胆嚢摘出術が第一選択となる。急性胆嚢炎については，重症度や患者状態に応じて治療法が選択される。
- 内科的治療としては，経口胆石溶解療法および体外衝撃波胆石破砕療法（ESWL）がある。
- 溶解療法の適応は，径15 mm未満の浮遊結石，X線透過性の石灰化を認めないコレステロール結石，良好な胆嚢機能の3条件を満たす例である。胆石消失率は約30%，再発率は5～10%/yearとされており治療効果は高くない。

図7-1 胆嚢結石症治療フローチャート

〔「日本消化器病学会(編):胆石症診療ガイドライン.pxv,2009年,南江堂」より許諾を得て転載〕

- ESWLの適応は,径20mm以下の単発結石,コレステロール結石,良好な胆嚢機能の3条件を満たす例である。胆石消失率は約40%とされているが,再発率は7~20%/yearと溶解療法よりも高い。

2 総胆管結石

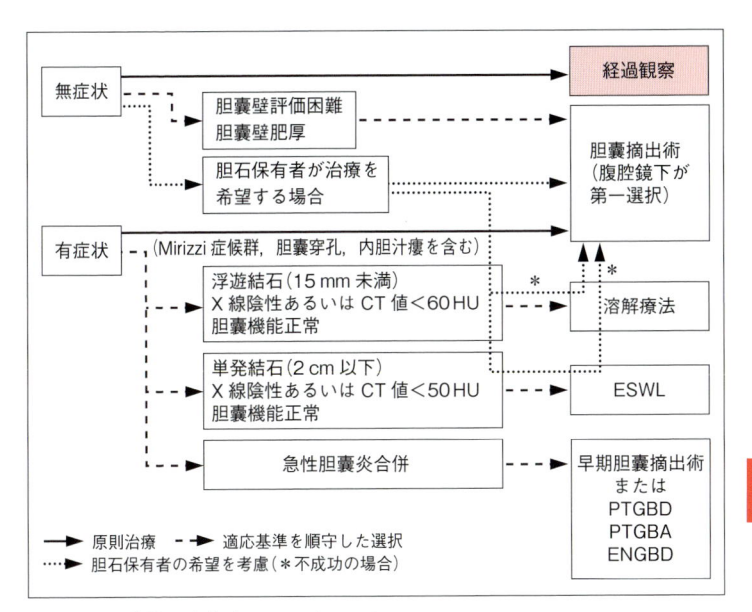

- 総胆管結石は,無症状であっても胆管炎の発生を前提に治療すべき疾患である。
- 治療法は,内視鏡治療,経皮経肝的治療(経皮経肝胆道鏡検査:PTCS),腹腔鏡下手術,開腹術の4つに大別される。胆石症診療ガイドラインにおける総胆管結石症治療フローチャート(図7-2)[1]では,内視鏡的結石摘出術が,効果・侵襲の点からも第一選択とされている。胆嚢結石合併例は,腹腔鏡下胆嚢摘出術と内視鏡的総胆管結石摘出術の併用が望ましい。
- 急性胆道炎合併例では,内視鏡的あるいは経皮経肝的胆道ドレナージを行う。DICなどの出血傾向があれば,内視鏡的ドレナージが第一選択である。
- 外科的治療は,カニュレーション困難例や巨大結石などの内科的治療が不成功に終わった症例に対して施行されることが多く,開腹あるい

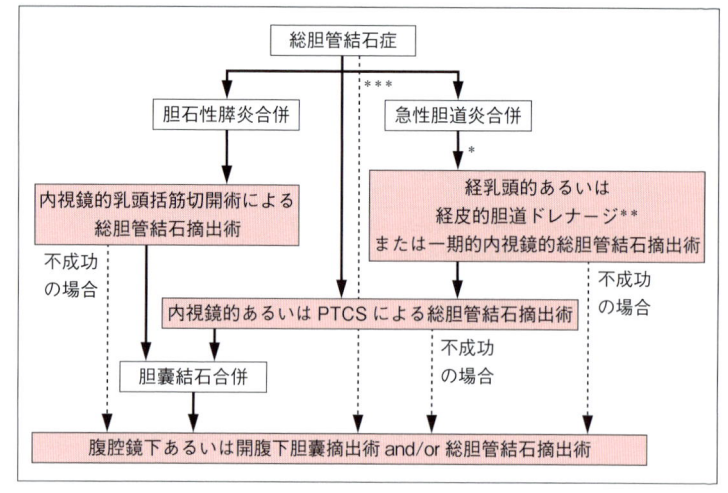

図7-2 総胆管結石症治療フローチャート
 *：患者状態(DICなど)あるいは施設によって選択する。
 **：困難例ではPTGBDを行う。
***：施設によっては直接外科的治療を選択する。
〔「日本消化器病学会(編)：胆石症診療ガイドライン．p xvi，2009年，南江堂」より許諾を得て転載〕

は腹腔鏡下の総胆管結石摘出術が行われる。

予後

- 胆嚢結石は，適切な治療により予後は良好である。日常診療上，胆嚢摘出後に軟便・下痢の症状が認められることがあり，術後3か月で約6％の患者に認めるとされている。
- 総胆管結石治療後の長期合併症として，10〜20％に胆管結石の再発や胆管炎が認められる。また1〜2％の患者に肝膿瘍や胆道癌の発生がみられる。

外科的事項

1 外科的治療の目的

- 胆嚢結石：愁訴の原因となる結石を胆嚢とともに摘出することにより症状の改善を目的とする。
- 総胆管結石：症状があればその改善を目的とする。無症状例においても将来的に発生しうる胆管炎の予防を目的とする。

2 手術適応
1）胆嚢結石
- 絶対的適応：有症状例，内科的治療の不成功例
- 相対的適応：治療を希望する症例，胆嚢壁肥厚例，胆嚢壁評価困難例

2）総胆管結石
　内科的治療不成功例あるいは困難例。ただし施設によっては手術が第一選択となる場合もある。

3 術前診断
　結石の把握，総胆管結石の合併の有無，胆嚢癌の合併の有無，胆嚢管の走行などの確認のため，一般血液検査に加えて，腹部超音波検査，腹部CT検査，MRCPあるいはDIC-CTなどを行う。胆嚢炎・胆管炎の既往例であれば，胆汁中の細菌培養を行い，抗菌薬の感受性を確認しておく。

4 術前の患者管理
　一般的な消化器外科手術に準じる。

5 手術のポイント
- 術前のMRCPやDIC-CTから胆嚢管の走行や胆管分枝の変異の有無を確認しておく。
- 腹腔鏡下胆嚢摘出術においては，critical viewを確実に出すことが重要である。
- 総胆管切開術においては，切開予定部位の左右に支持糸をかけて手前に牽引しつつ切開する。胆管周囲の結合織の剝離は最小限に留める。

6 術後合併症の対応
　胆汁漏：経皮的ドレナージをまず行い，胆汁漏出部位や膿瘍腔の広がりを確認する。難治性なら，ENBDなどの胆汁外瘻術や手術的治療を考慮する。

7 手術後の治療・経過観察
　総胆管結石治療後，10～20％の症例に胆管結石の再発や胆管炎が認められる。

〔文献〕
1）日本消化器病学会：胆石症診療ガイドライン．南江堂，2009

〔参考文献〕
1）正田純一，海野倫明：胆管結石の疫学と病態．胆道 24：127-134, 2010
2）安田健治朗：結石：肝外胆管結石―総胆管結石．肝・胆道系症候群Ⅲ　肝外胆道編（第2版）．pp163-167，日本臨床社，2011

（野田剛広）

B 急性胆管炎

概念
肝内・肝外胆管の急激な限局性ないしびまん性の炎症で，胆管閉塞と胆汁感染により起こる。特に，急速な胆道減圧を行わないと救命できないような最重症の胆管炎の病態を急性閉塞性化膿性胆管炎(acute obstructive suppurative cholangitis：AOSC)と呼ぶ。

成因
表7-1に示した成因があげられる。
起因菌としてはグラム陰性菌が多く，十二指腸からの逆行性感染や腸管からの経門脈性感染などが考えられる。

診断
診療ガイドラインの診断基準，重症度判定基準を表7-2，表7-3に示す。

1 臨床症状
腹痛，発熱，黄疸〔Charcot(シャルコー)3徴〕が特徴的所見として約70％で認められる。急性閉塞性化膿性胆管炎ではショック，意識障害(Reynolds 5徴)を認める場合もある。

2 一般検査所見
白血球増多，核左方移動，CRP上昇などの炎症所見のほか，血清

表7-1 急性胆管炎の成因

胆石(Mirizzi症候群)
良性狭窄
先天性
術後(胆管損傷，総胆管空腸吻合の狭窄など)
炎症性(oriental cholangitisなど)
悪性閉塞(腫瘍による狭窄)
膵炎
寄生虫の迷入
外的圧迫
乳頭の線維化
十二指腸憩室(Lemmel症候群)
血塊(血性胆汁)
胆管空腸側々吻合後のsump syndrome
医原性

表 7-2 診断基準

A	1. 発熱 2. 腹痛（右季肋部または上腹部） 3. 黄疸
B	4. ALP, γ-GTP の上昇 5. 白血球数, CRP の上昇 6. 画像所見（胆管拡張, 狭窄, 結石）
疑診： 確診：	A のいずれか＋B の 2 項目を満たすもの (1) A のすべてを満たすもの（Charcot 3 徴） (2) A のいずれか＋B のすべてを満たすもの

ただし，急性肝炎や急性腹症が除外できることとする。
(急性胆道炎の診療ガイドライン作成出版委員会：科学的根拠に基づく急性胆管炎・胆嚢炎の診療ガイドライン．医学図書出版，2005 より引用)

表 7-3 急性胆管炎の重症度判定基準

重症急性胆管炎
急性胆管炎のうち，以下のいずれかを伴う場合は「重症」である。
(1) ショック
(2) 菌血症
(3) 意識障害
(4) 急性腎不全

中等症急性胆管炎
急性胆管炎のうち，以下のいずれかを伴う場合は「中等症」とする。
(1) 黄疸（ビリルビン＞2.0 mg/dl）
(2) 低アルブミン血症（アルブミン＜3.0 g/dl）
(3) 腎機能障害（クレアチニン＞1.5 mg/dL，尿素窒素＞20 mg/dl）
(4) 血小板数減少*（＜12 万/mm³）
(5) 39℃以上の高熱

軽症急性胆管炎
急性胆管炎のうち，「重症」，「中等症」の基準を満たさないものを「軽症」とする

*肝硬変などの基礎疾患でも血小板減少をきたすことがあり注意する。
付記：重症例では急性呼吸不全の合併を考慮する必要がある。
(急性胆道炎の診療ガイドライン作成出版委員会：科学的根拠に基づく急性胆管炎・胆嚢炎の診療ガイドライン．医学図書出版，2005 より引用)

ALP, γ-GTP, AST, ALT, LDH, ビリルビン値の上昇などの肝機能異常を認める。また，血清アミラーゼ値の上昇は総胆管結石の存在を考える。血液検査でエンドトキシンが証明され，血液培養で起因菌が確認される場合もある。

3 画像所見

感染胆汁の有無を示唆する画像所見はないが，腹部超音波，CT にて拡張した胆管，胆管結石，肝膿瘍などが描出されるときがある。

4 鑑別疾患

急性胆嚢炎，胃十二指腸潰瘍，急性膵炎，急性肝炎などとの鑑別が必要。

治療

原則として，胆道ドレナージ術の施行を前提とした初期治療を行う。初期治療としては絶食のうえ，輸液と胆汁移行性のよい抗菌薬を投与する。初期治療（24 時間以内）に反応しない場合や，中等症以上の場合には胆道減圧のため，呼吸循環管理とともに速やかに内視鏡的胆管ドレナージ（endoscopic retrograde biliary drainage：ERBD）もしくは超音波ガイド下に経皮経肝胆管ドレナージ（percutaneous transhepatic biliary drainage：PTBD）を行う。やむをえず開腹ドレナージを適応する際には胆管切開・切石のうえ T-tube を留置し時間をかけずに手術を終了する必要がある。DIC 徴候を認める症例では，これに準じた治療も必要となる。

また，胆道ドレナージや重症管理ができない施設では対応可能な施設に速やかに搬送する。

予後

軽症例では保存的治療で軽快する場合が多いが，重篤な敗血症，エンドトキシン血症を併発した症例の予後は不良で死亡率も高い。

（浅岡忠史）

C 急性胆嚢炎

概念

胆嚢壁の急性炎症を主体とした病態で,多くは胆石に起因した胆嚢管閉塞を伴った急性閉塞性胆嚢炎であるが,無石胆嚢炎のように胆石のない症例にも急性胆嚢炎は発症しうる。

分類

1 浮腫性胆嚢炎(edematous cholecystitis)
1期(2〜4日)。胆嚢壁の循環障害が主体でうっ血と浮腫を伴う。

2 壊疽性胆嚢炎(necrotizing cholecystitis)
2期(3〜5日)。浮腫性変化の後に組織の壊死出血が起こった胆嚢炎。小動脈の血栓・閉塞による血行障害が原因。

3 化膿性胆嚢炎(suppurative cholecystitis)
3期(7〜10日)。壊死組織に白血球が浸潤し化膿が始まった胆嚢炎。胆嚢壁は肥厚し,胆嚢は収縮傾向を示す。

診断

診療ガイドラインの診断基準,重症度判定基準を**表7-4, 5**に示す。

1 臨床症状
発熱,嘔気,嘔吐,右上腹部痛がみられることが多く,黄疸を呈することもある。

2 一般検査所見
白血球増多,核左方移動,CRP上昇などの炎症所見のほか,血清ALP,γ-GTP,AST,ALT,LDH,ビリルビン値の上昇などの肝機能異常を認める。また,血清アミラーゼ値の上昇は総胆管結石などの膵

表7-4 診断基準

A. 右季肋部痛(心窩部痛),圧痛,筋性防御,Murphy sign
B. 発熱,白血球数またはCRPの上昇
C. 急性胆嚢炎の特徴的画像検査所見
疑診:AのいずれかならびにBのいずれかを認めるもの
確診:上記疑診に加え,Cを確認したもの

ただし,急性肝炎や他の急性腹症,慢性胆嚢炎が除外できるものとする。
(急性胆道炎の診療ガイドライン作成出版委員会:科学的根拠に基づく急性胆管炎・胆嚢炎の診療ガイドライン.医学図書出版, 2005より引用)

表 7-5　急性胆嚢炎の重症度判定基準

重症急性胆嚢炎
急性胆嚢炎のうち，以下のいずれかを伴う場合は「重症」である．
  (1) 黄疸*
  (2) 重篤な局所合併症：胆汁性腹膜炎，胆嚢周囲膿瘍，肝膿瘍
  (3) 胆嚢捻転症，気腫性胆嚢炎，壊疽性胆嚢炎，化膿性胆嚢炎

中等症急性胆嚢炎
急性胆嚢炎のうち，以下のいずれかを伴う場合は「中等症」である．
  (1) 高度の炎症反応（白血球数>14,000/mm^3，または CRP>10 mg/dl）
  (2) 胆嚢周囲液体貯留
  (3) 胆嚢壁の高度炎症性変化：胆嚢壁不整像，高度の胆嚢壁肥厚

軽症急性胆嚢炎
急性胆嚢炎のうち，「中等症」，「重症」の基準を満たさないものを「軽症」とする．

*胆嚢炎そのものによって上昇する黄疸は特にビリルビン>5 mg/dl では重症化の可能性が高い（胆汁感染率が高い）．
（急性胆道炎の診療ガイドライン作成出版委員会：科学的根拠に基づく急性胆管炎・胆嚢炎の診療ガイドライン．医学図書出版，2005 より引用）

障害を惹起するほか病態の併存を示唆する．

3　画像所見

sonographic Murphy（マーフィ）sign（超音波プローブによる胆嚢圧迫による疼痛），胆嚢壁肥厚（>4 mm），胆嚢腫大（長軸径>8 cm，短軸径>4 cm），嵌頓した胆嚢結石，デブリエコー，胆嚢周囲液体貯留，胆嚢壁 sonolucent layer，不整な多層構造を呈する低エコー帯，ドプラシグナル．

- 腹部 CT：胆嚢壁肥厚，胆嚢周囲液体貯留，胆嚢腫大，胆嚢周囲脂肪織内の線状高吸収域
- 腹部 MRI：胆嚢結石，pericholecystic high signal（T2 強調画像），胆嚢腫大，胆嚢壁肥厚

4　鑑別疾患

胃十二指腸潰瘍，急性膵炎，急性虫垂炎，急性腎盂腎炎，尿管結石，心筋梗塞などがあげられる．特に，妊娠中には盲腸など右側結腸が右上腹部に移動するため，虫垂炎や憩室炎との鑑別が重要となる．また，胆嚢癌合併の可能性も念頭におく必要がある．

治療

1　保存的治療

原則として胆嚢摘出術を前提とした初期治療（全身状態の改善）を行う（24 時間以内）．初期治療としては，絶飲食とし輸液，鎮痛，鎮痙薬を

投与するとともに，グラム陰性菌に効く胆汁移行のよい抗菌薬を投与する。

2 外科的治療

初期治療に反応しない例や中等症以上の症例では迅速に手術を検討する。開腹既往のない症例では急性期でも腹腔鏡下胆嚢摘出術が可能な場合がある。

1) 早期手術：発症から72〜96時間以内の手術。胆嚢周囲の浮腫変化のため手術時期としては適しているとされる。
2) 待機手術：2〜3週間保存的治療を施行し，炎症が消退してから手術を行う。

特に，重篤な局所合併症(胆汁性腹膜炎，胆嚢周囲膿瘍，胆嚢捻転症，気腫性胆嚢炎)を伴った症例では積極的に緊急手術を行う。

3 経皮経肝胆嚢ドレナージ(percutaneous transhepatic gallbladder drainage：PTGBD)

併存疾患や施設の事情により手術が行えない場合は超音波ガイド下に経皮経肝胆嚢ドレナージの適応となる。

初期治療に反応せず，上記の観血的治療が行えない場合は，対応可能な施設に速やかに搬送する。また，急性期に胆嚢摘出術を行わなかった症例でも胆嚢結石合併例では再発防止のために炎症消退後に胆嚢摘出を行うのが望ましい。

予後

特別なリスクがない限り，胆嚢摘出術を施行することにより良好な予後が得られる。

(浅岡忠史)

腹腔鏡下胆嚢摘出術

手術室の配置と体位(図7-3)

- 内視鏡ビデオ装置，気腹装置，モニター，電気メス，器械台などを図7-3のように配置する。
- 体位は仰臥位，頭高位とする。術野展開のため必要に応じて左側臥位を追加する。
- 術者は患者左側に立つ。助手は患者の右側に立ち，スコピストは術者の尾側に位置する。

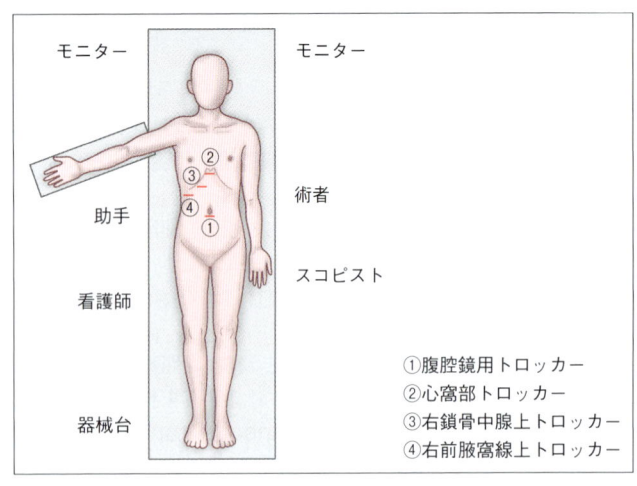

図7-3　皮膚とトロッカーの位置(4ポート)

①腹腔鏡用トロッカー
②心窩部トロッカー
③右鎖骨中腺上トロッカー
④右前腋窩線上トロッカー

皮切とトロッカーの位置(4ポート)(図7-3)

- 腹腔鏡用トロッカー(12 mm径)は臍上部または臍下部に小切開を加え,開腹下に挿入留置する(オープントロッカー法)。
- 操作用トロッカー(5 mm径)は一般的に3本(心窩部,右鎖骨中線上,右前腋窩線上)留置することが多い。
- 最近は単孔式腹腔鏡下胆嚢摘出術(臍部に2 cmの切開を1か所のみ加え,その創から腹腔鏡下に胆嚢を摘出する術式)も増加しつつある。

気腹

送気チューブを腹腔鏡用ポートに接続し送気を開始する。気腹圧は8~12 mmHgに設定する。

胆嚢周囲の解剖(図7-4)

- 胆嚢管の総胆管への合流は,アングル型(75%),並行型(20%),螺旋型(5%)と報告されている。
- 胆嚢動脈は右肝動脈より分岐した後,通常Calot三角内を走行し,腹膜面に分布する表在枝と肝床側に分布する深部枝に分かれる。
- Calot三角:総肝管,胆嚢管,肝下面より成る三角形。
- Rouviere溝:肝後区域グリソンが走行する肝臓の切れ込み。

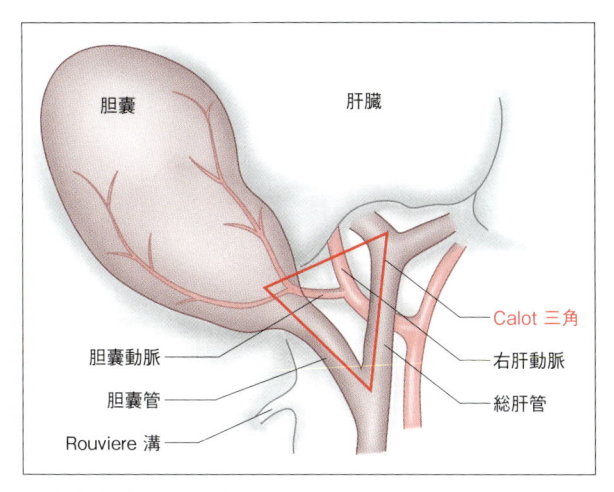

図7-4 胆嚢周囲の解剖

手術手順

1 胆嚢頸部の展開

- 助手は右前腋窩線上のトロッカーからの把持鉗子により胆嚢底部を把持し,右肩腹側方向へ挙上する。
- 術者は右鎖骨中線上のトロッカーからの把持鉗子により胆嚢頸部を把持し,腹側へ挙上する。これによりCalot三角の展開が可能となる。
- 胆嚢周囲の癒着剝離を行う。この際,鉗子による過度の把持や電気メスによる横行結腸や十二指腸の損傷に注意する。

2 Calot三角の剝離

- まず胆嚢頸部と胆嚢管の移行部付近の漿膜に電気メスで切開を加える。その部位を起点として,胆嚢が肝臓に付着する漿膜を腹側面,背側面と胆嚢底部に向けて切開する(図7-5)。これによりCalot三角は開大し,総胆管と胆嚢頸部の間が離れ,胆嚢管の剝離がしやすくなる。
- 胆嚢管を胆嚢頸部から総胆管方向へ剝離鉗子などを用いて鈍的に剝離する。周囲結合織やリンパ管などを丁寧に剝離し,胆嚢管を露出する。総胆管との誤認に注意する。
- 胆嚢動脈は通常Calot三角内で走行を確認できる。剝離鉗子などを用いて丁寧に剝離する。蛇行した右肝動脈との誤認に注意する。
- Calot三角部内の脂肪および線維を取り除くと,胆嚢頸部と連続するのは胆嚢管と胆嚢動脈だけの状態(critical view of safety)になるので,この2つの構造物を確認するまでは切離しない(図7-6)。この視野では総胆管およびRouviere溝が背側に落ちたことを確認できる。

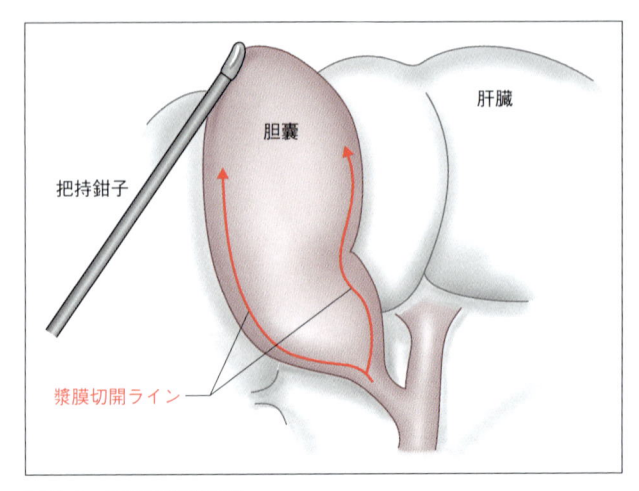

図 7-5　胆嚢の漿膜切開

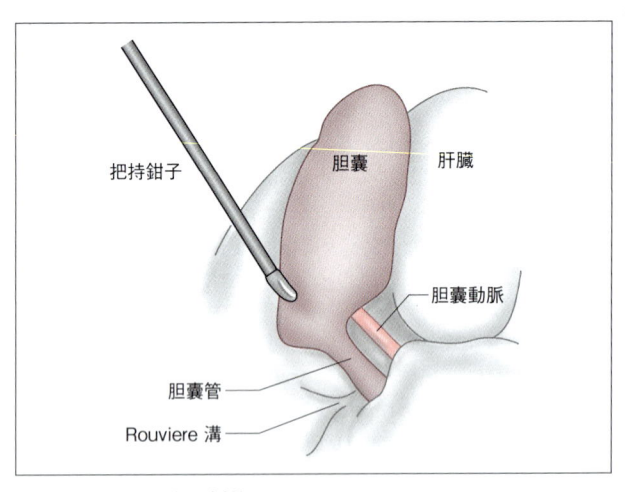

図 7-6　Calot 三角の剥離

3　術中胆管造影

- 胆管結石を疑う場合や胆管損傷の確認が必要と判断した場合に行う（ルーチンで行うことで胆管損傷が減る / 減らないの両方の意見があり，現時点で統一した見解はない）。
- 胆嚢管の遠位側をクリッピングした後，その近位側の胆嚢管に小切開を加え，造影用のチューブを挿入する。

- 造影チューブの挿入に際しては，胆嚢管のラセン構造をつくる周囲結合織を切離することで，胆嚢管が直線化し挿入が容易になる。

4 胆嚢管の切離
- 胆嚢管を近位側で二重にクリップし切離する。クリップ先端が胆嚢管の幅を越えていることを確認してクリッピングを行う。
- 通常，胆嚢管の切離後に動脈の切離を行う。胆嚢管切離により Calot 三角がさらに開大され，より動脈の走行が明瞭となる。

5 胆嚢動脈の切離
- クリップをかけるスペースを長く確保した後に，近位側に 2 本，遠位側に 1 本クリップをかけ，その間を切離する。
- 出血した場合には，ガーゼで圧迫することで，しっかりと出血をコントロールする。

6 胆嚢床からの剝離
- 右鎖骨中線上のトロッカーからの把持鉗子で胆嚢管断端近くをもち，カウンタートラクションをかけながら，胆嚢床の結合織を電気メスで切離していく（図 7-7）。

7 胆嚢の摘出
- 小開腹創より胆嚢を摘出する。体外に取り出しにくい場合（結石が大きい，あるいは結石の個数が多いなど）には創を延長する。
- 胆嚢の体外摘出には，創の感染や腫瘍細胞の seeding 防止（胆嚢癌疑いの場合）のために摘出バックを使用する。

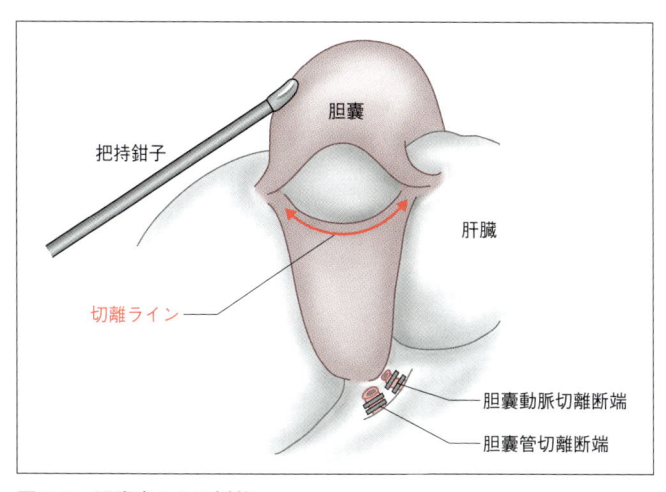

図 7-7　胆嚢床からの剝離

8 止血，洗浄
- 肝床部，胆嚢管断端を生理食塩水にて洗浄しながら，出血，胆汁漏などがないことを確認する。

9 ドレーン留置と創閉鎖
- 右前腋窩線上のトロッカー穿刺創を利用しペンローズドレーンを留置する。出血，胆汁漏などなければ翌日抜去する。
- 小開腹創は筋層を吸収糸で閉鎖する。強彎針を用いることで閉鎖が容易となる。

（後藤邦仁）

総胆管結石手術

手術手技

1 開腹（図7-8）
①上腹部正中切開，②右経腹直筋切開，③右肋骨弓下切開，④Mayo-Robson切開（右経腹直筋切開＋肋骨弓下切開）などがよく用いられる。近年は腹腔鏡によるアプローチも試みられるようになってきており，その際は標準的な胆嚢摘出術に準じて4つのポートを用いることが多い。

2 総胆管の剥離
①胆嚢を胆嚢床から剥離する。

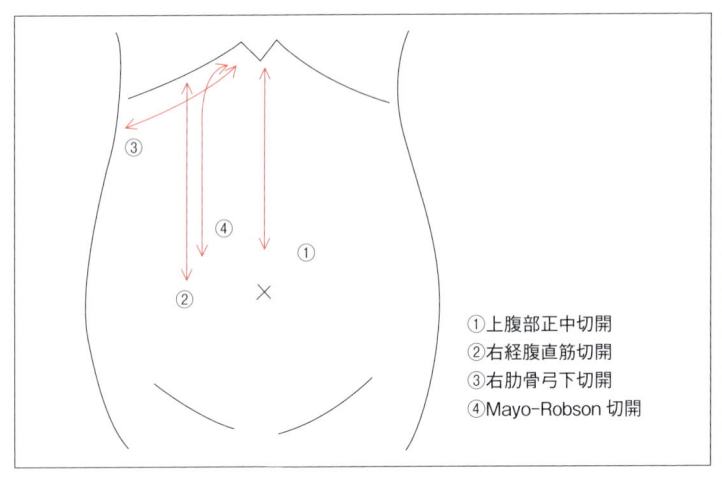

①上腹部正中切開
②右経腹直筋切開
③右肋骨弓下切開
④Mayo-Robson 切開

図7-8 開腹

②胆嚢管にチューブを挿入し,術中胆道造影を行い,結石の個数・部位などを確認する。
③肝下面に鉤をかけて挙上し,助手が膵頭部〜十二指腸球部を尾側へ牽引することによって肝十二指腸間膜を伸展させる。
④炎症や線維化,内臓脂肪が少ない症例では,総胆管は肝十二指腸間膜右縁に暗緑色に透見できる。肉眼的に総胆管の位置が確認できなくても胆嚢の剝離を胆嚢管へ進めていくことによって,総胆管の位置の想定することができる。
⑤総胆管は通常は肝動脈の右側を走行している。炎症などにより総胆管を同定することが困難な場合は,肝十二指腸間膜左側で肝動脈を触知し,その右側を 26 G 針にて穿刺,胆汁が吸引されることによって総胆管の走行を確認する。
⑥総胆管の走行を確認の後,総胆管前面の漿膜を切開し総胆管を剝離・露出する。
⑦総胆管を剝離する際には右肝動脈を損傷しないように十分に注意する。通常,右肝動脈は総胆管の背側を走行するが,肝動脈走行は variation が多く,右肝動脈が胆管前面を走行する症例も稀ではない。術前の CT などによる画像によって肝動脈の走行を確認しておくと安全性が高まる。

3 総胆管の切開(図 7-9)

①総胆管切開は長軸方向に行う。
②中部総胆管やや十二指腸側に胆管切開部を想定し,その左右に支持

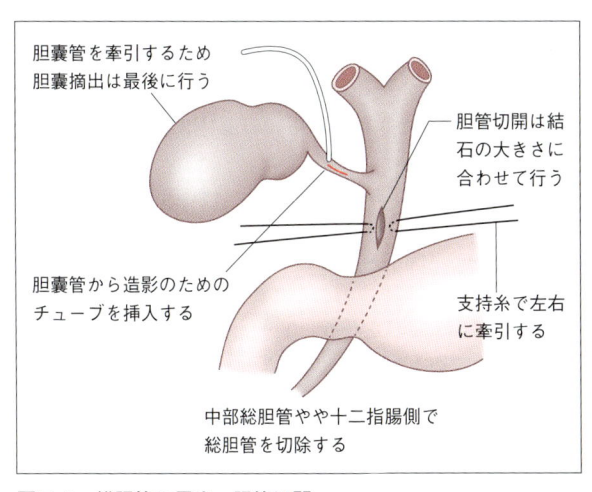

図 7-9 総胆管の露出・胆管切開

糸をかけて(胆管全層)，腹側に牽引することによって胆管前壁を浮かせる。

③スピッツメスにて支持糸間の胆管壁を縦方向に5mm程度切開し，胆汁の流出を確認する。

④結石の大きさに合わせて，メッツェンバウム剪刀にて十二指腸側に胆管切開を広げる。胆管切開は膵上縁から約10mm程度は離すようにする。

⑤胆管壁が薄く脆弱な場合は，胆管切開の肝門側・十二指腸側に5-0吸収糸をかけておくと，後の操作で胆管が長軸方向に裂けるのを予防することができる。

4 総胆管結石の摘出

①胆管切開部に近い結石は鑷子で把持・摘出する。

②胆管径に応じたネラトンカテーテルを肝側・十二指腸側に挿入し，胆管支持糸を交差させて胆管切開孔を閉鎖し，ネラトンカテーテルから生理食塩水を勢いよく注入する。ある程度胆管が張ってくることを確認してから，胆管切開孔を開き，ネラトンカテーテルを抜去して，生理食塩水とともに結石を切開孔から噴出させる。この操作を数回繰り返す。

③胆道鏡を挿入し，遺残結石の有無を確認する。

④生理食塩水注入によって結石を除去できない場合は，バスケット鉗子，Fogartyバルーンカテーテルなどより結石の摘出を試みる。

⑤摘出困難症例では，胆道鏡下にバスケット鉗子を挿入し結石を把持・摘出する。

⑥胆管下部に嵌頓した結石はKocherの授動を行い，膵頭背面で結石を触知し，用手的に結石を押し上げることによって摘出することも可能である。

⑦結石が大きな場合は，電気水圧砕石器(EHL)などを用いることもある。

⑧切石の終了にあたっては，必ず胆道鏡を行い，遺残結石のないことを十分に確認する。

5 胆道ドレナージ(図7-9, 10)

- 総胆管の減圧・術後胆道造影のためにTチューブもしくはCチューブによる胆道ドレナージを行う。Tチューブの利点は術後に胆道鏡が可能であることであるが，欠点としては，①瘻孔成立・抜去までに時間がかかること，②抜去時の胆管・瘻孔損傷から胆汁漏をきたす可能性，があげられる。Cチューブは早期に抜去可能であるという利点があるが，遺残結石があった場合の処置には活用しにくいという欠点もある。

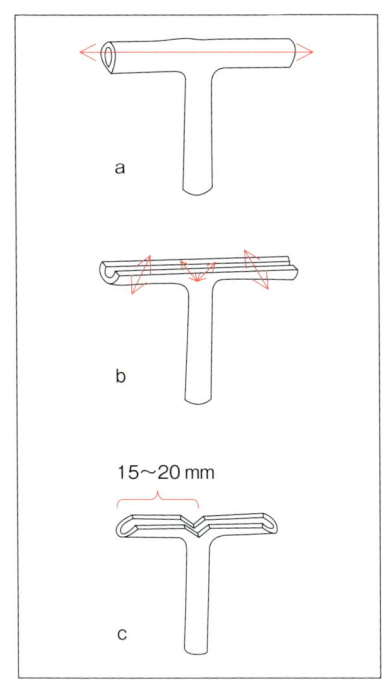

図7-10 Tチューブ

- Tチューブのサイズは総胆管径に合わせて5～10 mm程度のものを選択する。図7-10のように，Tチューブの脚部の半周を切り落として用いる（図7-10a）。胆管に15～20 mm程度挿入するように上下のアーム部を切離する。断端は斜めに切離しておくと胆管挿入操作が容易となる（図7-10b）。Tチューブのアーム部が折りたたまれやすくなるようにT字の交叉部を楔状に切離しておくと，チューブ抜去時の胆管損傷のriskを下げることができる（図7-10c）。
- Tチューブの先端は肝門側では左右肝管合流部にかからないように，また十二指腸側では共通管に及ばないように調節する。
- Tチューブの固定は胆管切開孔の十二指腸側で行う。Tチューブを胆管に挿入し，4-0もしくは5-0吸収糸を用いて，まず切開孔の十二指腸側に1針結節縫合を行う。後に，この糸を用いてTチューブを固定する。その後，肝門側の切開孔を肝門側から十二指腸側に向かって糸をかけていく。ピッチ，バイトともに2 mm程度の間隔で行う。結紮はすべての糸が掛かってから行う。Tチューブと胆管切開孔との間隙がなくなったことを確認してから，Tチューブを固定する（図7-11a）。

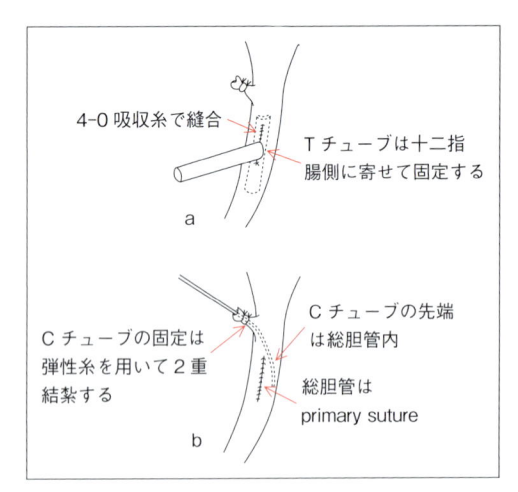

```
┌─────────────────────────────────────┐
│           4-0 吸収糸で縫合              │
│                    Tチューブは十二指     │
│                    腸側に寄せて固定する   │
│              a                      │
│                                     │
│   Cチューブの固定は    Cチューブの先端    │
│   弾性糸を用いて2重    は総胆管内        │
│   結紮する            総胆管は         │
│                      primary suture │
│              b                      │
└─────────────────────────────────────┘
```

図7-11 TチューブとCチューブの挿入・固定

- Cチューブは胆嚢管から挿入する。術中胆道造影に用いたチューブをそのままCチューブとして用いることも可能である。Cチューブ先端は総胆管に位置するように調節し胆嚢管で固定する(**図7-11b**)。固定に際しては弾性糸を用いると術後早期にCチューブ抜去が可能となる。
- Cチューブ固定後に胆管切開孔は4-0もしくは5-0吸収糸で一次縫合する。この際も肝門側から十二指腸側に向かって2mmのピッチ・バイトの単結節で縫合閉鎖するのが原則である。

6 閉腹

① 閉腹前にTチューブもしくはCチューブから術中胆道造影を行い，造影剤の漏れがないか，十二指腸への流出が良好であるかを確認する。

② Tチューブ，Cチューブは最短距離で腹壁に到達する経路を想定して体外へ誘導する。その際，閉腹に伴って総胆管と腹壁の相対的位置関係が変化すること，立位では肝臓が尾側へ落ちることを想定し，チューブに緊張が掛かって脱落しないように適度なゆとりを持たせることも重要である。

③ Tチューブは柔らかく，またCチューブは細いため，腹壁で固定する際には固定糸をしめすぎて内腔を潰してしまわないように注意する。

④ Winslow孔に閉鎖式ドレーンを挿入して閉腹する。

術後管理

- 検査データ・臨床所見をチェックし，胆汁うっ滞，肝機能障害，胆汁漏の有無を確認する。肝機能異常は①遺残結石・胆道ドレナージ不良，②胆管狭窄，③肝動脈損傷などによって起こりうるので，必要に応じてCT・超音波などの検査を行う。
- Winslow孔に入れたドレーンは，術後胆汁漏，出血などがないことを確認の後に，術後2～3日目に抜去する。
- Tチューブ抜去時期：十分に瘻孔ができあがる3週目以降に抜去する。
- Cチューブ抜去時期：固定に弾性糸を用いた場合，術後3～4日で抜去する。

（高橋秀典）

D
胆管癌，胆嚢癌，十二指腸乳頭部癌

胆道とは，胆道癌取扱い規約（第5版）[1]の定義によると，肝細胞から分泌された胆汁が十二指腸に流出するまでの全排泄経路のことである。すなわち，毛細胆管に始まり，細胆管，小葉間胆管，中隔胆管から左右肝管，総肝管となり，胆嚢管が合流し，総胆管となって十二指腸乳頭開口部に終わる。このうち，肝外胆道は左右肝管以遠より，肝外胆管，胆嚢，乳頭部を示す。

肝外胆管は規約上，肝門部胆管（Bp），上部胆管（Bs），中部胆管（Bm），下部胆管（Bi）に区分される（**図7-12**）[1]。肝門部胆管は，左側は外側枝と内側枝の合流部，右側は前枝と後枝の合流部から左右肝管合流部下縁までで，上部胆管と中部胆管は肝門部胆管の下縁から膵上縁までの部分を2等分して区分している。下部胆管はそれ以下の十二指腸壁を貫通するまでの部分である。胆嚢管（C）は胆嚢に含められている。

本項ではこれらの領域を対象とした上皮性悪性腫瘍（胆管癌，胆嚢癌，十二指腸乳頭部癌）について述べる。

疫学

- 胆道癌はわが国では癌による死亡原因の第6位で，罹患数と死亡数がほぼ同じである。
- 地域集積性があり，チリや日本をはじめとする東アジアやインドに多い。

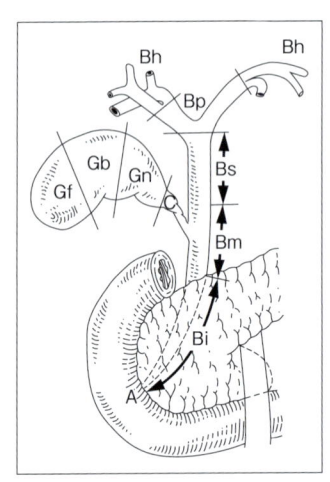

図7-12　肝外胆道系の区分
肝内胆管（Bh），肝門部胆管（Bp），上部胆管（Bs），中部胆管（Bm），下部胆管（Bi），乳頭部（A），胆嚢底部（Gf），胆嚢体部（Gb），胆嚢頸部（Gn），胆嚢管（C）
〔日本胆道外科研究会：胆道癌取扱い規約（第5版）．金原出版，2003より引用〕

- 日本胆道外科研究会の全国胆道癌登録[2,3]によると胆管癌は胆道癌の47％を占め，60歳代に多く，男女比は2：1である。胆嚢癌は38％を占め，70歳代に多く，男女比は3：4とやや女性に多い。乳頭部癌は15％を占め，60歳代に多く，男女比は1：1であった。

診断

- 胆道癌の診断は，切除可能性の評価を含めると，良悪性の鑑別，垂直進展の程度（肝臓，膵臓，門脈，動脈などへの浸潤），水平進展の程度（胆管切除予定断端の癌の有無），転移の有無の4段階に分けられる。
- 従来，腹部超音波検査，CT，MRIをはじめとして内視鏡的逆行性胆管造影（ERC）や経皮経肝胆道造影（PTC）などの胆道造影や血管造影を行うことで診断を行ってきた。
- 良悪性の鑑別に関しては，画像診断のみでは悪性の否定は困難で，ERCやPTCによる擦過細胞診の他，POCS（経口的胆道内視鏡），PTCS（経皮経肝胆道鏡検査）を用いて生検を行う必要がある場合もある。
- FDG-PETは癌の診断に期待されているものの，胆道癌は胆道炎症を伴うことが多いことや，浸潤型では有効でないことが多く，それのみでの良悪性の鑑別は難しい。
- 垂直進展・水平進展度診断は，ERCやPTCだけでなく，MDCTによる診断も可能となってきている。乳頭型などで，画像診断のみでは水平進展の診断が困難な症例では，PTCS，POCS，管腔内超音波検査（IDUS）などによる水平進展度診断も試みられている。
- リンパ節転移などについては，MDCTによる形態学的な診断には限界があると考えられており[4]，FDG-PETの利用による診断も試みられている[5]。
- また，腫瘍マーカーの上昇に関しては，肝外胆管癌ではCEAが18％の症例，CA19-9が69％の症例に，胆嚢癌ではそれぞれ約30％と64％の症例に，十二指腸乳頭部癌では約20％と46％の症例に認められる[2]。

分類

- 胆道癌取扱い規約では，肝外胆道系に発生する癌腫を原発する部位別に胆管癌（肝門部胆管癌，上部胆管癌，中部胆管癌，下部胆管癌，広範囲胆管癌），胆嚢癌，乳頭部癌に分類している[1]。
- 広範囲胆管癌とは前述した肝外胆管の3領域のほとんど，またはそれ以上に及ぶ場合である。
- 肝外胆管癌の肉眼的形態分類は，まず粘膜面からみた病変の高低（乳

頭型，結節型，平坦型)で分類され，それぞれが割面を参考にした壁内浸潤様式(膨張型と浸潤型)で亜分類されている。最も多いのが結節浸潤型で約半数を占め，平坦浸潤型が約25％であり，結節膨張型と乳頭浸潤型がそれに続いている[2]。
- 胆嚢癌の肉眼的形態分類は肝外胆管癌の分類・亜分類に加えて，必要があれば割面の所見(充満型，塊状型)を参考にする。最も多いのが乳頭膨張型と結節浸潤型でそれぞれ約20％を占め，乳頭浸潤型と平坦浸潤型が続く[2]。
- 十二指腸乳頭部癌の肉眼的形態分類は十二指腸粘膜面からの観察をもって決定し，必要であれば割面の所見を参考にする。腫瘤型，潰瘍型とその混在型に分類され，腫瘤型は非露出腫瘤型と露出腫瘤型に，混在型は腫瘤潰瘍型(腫瘤優勢型)，潰瘍腫瘤型(潰瘍優勢型)に亜分類される。最も多いのが露出腫瘤型で約40％を占め，腫瘤潰瘍型が25％で，非露出腫瘤型がそれに続く[2]。
- 進行度分類は，胆道癌取扱い規約とUICCのTNM分類が広く用いられている[1,6]。病期分類の程度，リンパ節転移，切除後の根治度などの細かい相違点もあるが，ほぼ同様であり，両者共に胆管周囲進展度(漿膜浸潤，肝内進展，膵臓浸潤，門脈浸潤，動脈浸潤など)とリンパ節転移の程度(有無)で病期分類を規定している(**表7-6**)。肝外胆管癌の切除例の総合的進行度は肝臓・膵臓・動脈・門脈に浸潤を認めるようなStage Ⅳが約半数であり，あとはStage ⅡとStage Ⅲがそれぞれ残りの約半数ずつを占めていた[2,6]。胆嚢癌の総合的進行度はStage Ⅳが約3割を占める一方で，Stage Ⅰも20％，Stage Ⅱも20％を占めている[2]。十二指腸乳頭部癌のStage Ⅳは少なく約25％で，Stage Ⅲが約30％，Stage Ⅱが約25％を占めている[2]。
- 肝門部胆管癌の分類には，日本の胆道癌取扱い規約による分類[1]に加えてBismuth-Corlette分類がよく用いられる(**図7-13**)[7,8]。

臨床症状

主な初発症状は，黄疸，疼痛である[2,3]。肝外胆管癌は約半数が黄疸で，約25％が腹痛で発症している。約15％は無症状であり，肝機能異常などで発見されている。一方，胆嚢癌は約33％が腹痛で発症しており，約20％は無症状で，黄疸が初発症状になるのは約15％である。十二指腸乳頭部癌の初発症状は黄疸が約25％で，腹痛が約12％，無症状である症例も約12％認められる。

病理組織学的所見

- 組織学的には腺癌，腺扁平上皮癌，扁平上皮癌などに分類され，腺癌

表7-6 胆道癌取扱い規約の総合的進行度とpTNM病理学的分類の比較

A：胆道癌取扱い規約（第5版）による総合的進行度

	HOPOM(−)				H1P1M
	pN0	pN1	pN2	pN3	+以上
pT1	I	II	III	IVa	IVb
pT2	II	III	III	IVa	IVb
pT3	III	III	III	IVa	IVb
pT4	IVa				

B：UICCによる病期分類

	M0		M1
	pN0	pN1	
pT1	I A	II B	IV
pT2	I B	II B	IV
pT3	II A	II B	IV
pT4	III	III	IV

C：胆道癌取扱い規約での組織学的浸潤と周囲進展度分類およびUICCによるT分類の比較

	胆管癌			胆嚢癌			十二指腸乳頭部癌		
進展度	T1: m, fm T2: ss T3: se T4: any	pHinf0 pHinfla pHinflb pHinf23	pPV0 pPV0 pPV0 pPV123	pA0 pA0 pA0 pA123	T1: m, mp T2: ss T3: se T4: any	pBinf0 pBinf0 pBinf0 pBinf23	pPV0 pPV0 pPV0 pPV123	pA0 pA0 pA0 pA123	T1: pDu0 T2: pDu1 T3: pDu23 T4: any	pPanc1a pPanc1a pPanc1b pPanc23
U	T1: 胆管壁に限局 T2: 胆管壁を越える T3: 肝側胆管膜、漿膜、肝、隣接臓器の片側の支流へ浸潤 T4: 門脈動脈、総肝動脈、2つの肝外隣接臓器へ浸潤			T1: a：粘膜固有層　b：筋層へ浸潤 T2: 筋層を越え、周囲結合組織へ浸潤 T3: 漿膜、肝、隣接臓器へ浸潤 T4: 門脈本幹か肝動脈、2つの肝外隣接臓器へ浸潤			T1: 乳頭、oddiの括約筋に限局 T2: 十二指腸壁へ浸潤 T3: 膵臓へ浸潤 T4: 膵周囲膵部組織、隣接臓器へ浸潤		
I										
C										
C										

pHinf, pPanc 1a肝、膵実質に達していない、1b 癌浸潤が5mm以内、2癌浸潤が20mm以内、3それ以上
pBinf 1 胆管右縁に達する、2 左縁に達する、3 肝十二指腸間膜全体に及ぶ
pDU 1 漿膜に達する、2 固有筋層に達する、3 粘膜に達する

D：胆道癌取扱い規約による郭清用リンパ節群分類

	肝門部、上部胆管癌	中部胆管癌	下部胆管癌	胆嚢癌	十二指腸乳頭部癌
N1	12h 12a 12p 12b 12c	12b 12c	12b2 13ab	12b 12c	13ab
N2	8ap 13a	8ap 12h 12a 12p 13a	8ap 12a 12p 12b1 12c 14abcd	8ap 12h 12a 12p 13a	12b2 14abcd 17ab
N3	1 2 3 4 5 6 7 9 10 11 13b 14abcd 15 16a2b1 17ab 18	1 2 3 4 5 6 7 9 10 11 13b 14abcd 15 16a2b1 17ab 18	1 2 3 4 5 6 7 9 10 11 12h 15 16a2b1 17ab 18	1 2 3 4 5 6 7 9 10 11 13b 14abcd 15 16a2b1 17ab 18	1 2 3 4 5 6 7 8 9 10 11 12h 12a 12p 12b1 12c 15 16a2b1 18

〔日本胆道外科研究会：胆道癌取扱い規約（第5版）．金原出版，2003およびSobin LH, Cospodarowicz M, Wittekind C：TNM classification of malignant tumors (7th ed). Wiley-Blackwell, New York, 2009より改変〕

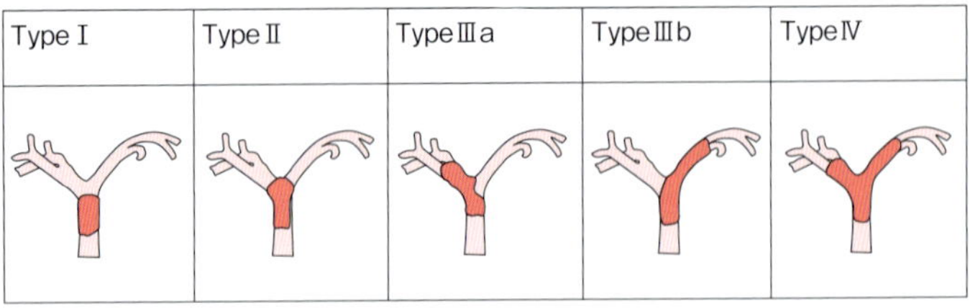

| Type I | Type II | Type IIIa | Type IIIb | Type IV |

図7-13 Bismuth-Corlette分類
(Bismuth H, Nakache R, Diamond T : Management strategies in resection for hilar cholangiocarcinoma. Ann Surg 215 : 31-38, 1992 より改変)

は乳頭腺癌,管状腺癌,充実腺癌,粘液癌,印環細胞癌に亜分類される[1]。
- 日本胆道外科研究会の全国胆道癌登録によると肝外胆管癌の96%が腺癌であり,亜分類では乳頭腺癌10%,高分化型管状腺癌31%,中分化型管状腺癌39%,低分化型腺癌14%であった[2,3]。
- 胆囊癌の91%が腺癌であり,亜分類では乳頭腺癌25%,高分化型管状腺癌27%,中分化型管状腺癌26%,低分化型腺癌12%であった。
- 十二指腸乳頭部癌の96%が腺癌であり,亜分類では乳頭腺癌20%,高分化型管状腺癌39%,中分化型管状腺癌33%,低分化型腺癌2%であった。

治療

ほとんどの症例で,胆道癌の治療は診断を兼ねた閉塞性黄疸の経内視鏡的または経皮経肝的胆道ドレナージに始まる。同時に,画像診断から切除可能性を慎重に判断する。胆道癌に対する切除を施行した場合,癌の遺残と術後の状態に応じてその後の治療を選択する[9-11]。遠隔転移や局所進行による,明らかな切除不能例に対しては,化学療法や化学放射線療法を選択する。いずれの治療中にも胆道炎症を伴うことがあるため注意が必要である。

1 内科的治療

1) ゲムシタビンまたはS-1単剤療法

胆道癌診療ガイドラインによると,切除不能胆道癌(高度局所進行,遠隔転移,再発)に対しては,多くの第Ⅱ相試験の結果からわが国で保険適応承認のあるゲムシタビンまたはS-1の使用が推奨されている[9]。ゲムシタビン単剤の胆道癌に対する奏効率は13〜36%であり,全生存期間中央値は7.2〜8.0か月で,さらに外科紹介例では17.5か月であった[10]。S-1単剤の奏効率は21〜35%で,全生存期間中央値は8.3〜9.4か

月であった。

2) ゲムシタビンと S-1 の併用療法

多くの第Ⅱ相試験でゲムシタビンと S-1 の併用療法が試みられており，その奏効率は 30～34％で，全生存期間中央値は 11.6～12.7 か月であった。

3) ゲムシタビンとシスプラチンの併用療法

Valle らが，ゲムシタビンとシスプラチンの併用療法は，ゲムシタビン単剤と比較して，全生存率が良好であったと報告しており（第Ⅲ相 ABC-02 試験，生存期間中央値 11.7 か月対 8.1 か月）[12]，胆道癌に対する標準化学療法となりつつある。わが国では，これまで胆道癌に対するシスプラチンの保険適応はなかったが，2011 年 8 月に公知申請が行われた。

4) その他の化学療法

ゲムシタビンをベースに試みられている試験が複数あり，代表的なものはオキサリプラチンを併用した GEMOX 療法である（奏効率は 36％／全生存期間中央値 15.4 か月）。また，現在，ゲムシタビン，シスプラチン，S-1 の 3 剤併用の臨床試験が試みられており，第Ⅰ相試験まで終了している（UMIN000004468）。

5)（化学）放射線療法

局所進行非切除胆道癌に対する（化学）放射線療法については，有効性を示唆する論文や臨床試験は散見されるが，大規模なランダム化比較試験の報告はない。

2 外科的治療

切除後の治療成績は日本胆道外科研究会の全国胆道癌登録での 2 回にわたる調査（1988～1998 年と 1998～2004 年）によると切除率は 70％程度で差はなかったが，治癒切除率が 30％から 70％に改善しており，周術期死亡率も 2.4％から 0.5％に減少していた[2, 3]。また，5 年生存率は 26％から 33％へ上昇した。

しかしながら，いまだ治療成績は満足できるものではなく，様々な術前補助療法や術後補助療法が試みられている。

1) 術前門脈塞栓術

術後肝不全のリスクを軽減する目的で，予定残肝の増大を目指し，切除側の門脈を塞栓する。方法としては，経皮経肝的（PTPE）に行う場合と，小開腹下に回結腸静脈から行う場合がある。通常 3～4 週間程度で予定残肝の増大はピークに達するため，その後切除術を施行する。なお，背景肝にウイルス肝炎などがない場合には，PTPE によって増大する予定残肝容積割合は 10％程度であり，残肝 30～40％以上を基準として胆道癌切除術を施行していることが多い。

2）術前補助療法

新しい化学療法の開発によって，腫瘍制御率が向上したことから，様々な術前化学療法が試みられているものの，まとまった報告はない。

3）術後補助療法

胆道癌の根治切除後に行う確立した補助療法はない[9, 11]。ほとんどの報告が，後ろ向き試験である。前向き試験では，胆囊癌に対して，Takada らが 5-FU＋マイトマイシンを使用した RCT で補助化学療法が有効であったことを報告している[13]。ゲムシタビンによる補助化学療法では，投与方法別安全性試験を施行し，dose intensity が，投与方法にかかわらず 8 割に満たなかったこと，肝切除を行った場合には 7 割に過ぎなかったことを報告した（UMIN000001020）[14]。これを受けて，術式に応じた術後補助化学療法に対する安全性試験を企画している（UMIN000004682）。また，大量肝切除を伴わない術式に対するゲムシタビン＋シスプラチンによる術後補助化学療法の第 I／II 相試験も試みられている（UMIN000004622）。胆管癌に対するゲムシタビンによる術後補助化学療法の有効性については，わが国で大規模試験が行われていることから，その結果を待ちたい（UMIN000000820）。

4）非治癒切除に対する補助療法

胆道癌の治癒切除率は向上しつつあるものの，全国統計によると約 70％に過ぎない[3]。非治癒切除症例の治療成績は，同様な背景をもつ非切除症例に対してゲムシタビン単剤で治療を行った場合にほぼ等しい[10]。このような症例に対する補助化学療法に関する報告はほとんどないが，切除断端陽性の場合に限り，術後（化学）放射線療法を行った報告が散見される[15]。

5）肝門部胆管癌に対する肝移植

肝門部胆管癌に対して，術前化学放射線療法と術後補助療法とともに肝移植を行う施設が，限られてはいるが複数ある。いずれも肝切除を行うには肝機能不良で，癌が限局していると考えられた場合など，適応を非常に厳格にして施行している。このような条件下でのメイヨークリニックからの報告では，5 年生存率は 6 割程度である[16]。

3　内視鏡的治療

胆道癌のほとんどは黄疸を伴うため胆道ドレナージが必要になる。内視鏡的アプローチによる胆道ドレナージから選択する場合が多いが，ERCP 後膵炎などを合併する危険性もある。各施設の設備，技術に応じた安全で習熟した方法で確実にドレナージを行える手技を選択する。

1）ERBD（内視鏡的逆行性胆管ドレナージ法，チューブステント）

ERC を行い，胆道造影とともに，狭窄部にプラスチックステントを留置する。ステントの両端の形状は，ストレート，フラップ，ピッグテ

イルなど複数ある。治療後に脱落や，閉塞による胆管炎を合併することがあり，その場合には再挿入が必要になる。

2) ENBD(内視鏡的経鼻胆管ドレナージ)

胆道狭窄部にドレナージチューブを ERC の手技で留置し，もう一方の端を経鼻的に外瘻してドレナージする方法で，外瘻胆汁のモニタリングが可能で，逆行性胆管炎の可能性が少なくなると考えられている。

3) PTCD(経皮経肝的胆道ドレナージ)

US もしくは CT ガイド下に拡張した胆道に経皮経肝的にチューブを挿入する。気胸，腹腔内への胆汁の漏出，逸脱などの危険性がある。複数本ドレナージチューブを挿入することが可能である。拡張により，胆道内視鏡観察が可能になる。

4) メタリックステント

ERBD や PTCD などで胆道ドレナージを行った後，切除の可能性がない場合や，より効率的にドレナージを行いたい場合など，より開存性が高いメタリックステントを挿入する場合がある。カバードステントとベアステントが存在する。目的に応じて適宜使い分ける。

外科的事項

外科治療の目的

癌に対する遺残のない切除および，リンパ節の予防的郭清が主たる目的である。そのため，腫瘍の部位と浸潤範囲に応じて術式が異なる。胆嚢癌では(その意義に関してはいまだ議論の余地が残されているが)予防的肝切除・予防的胆管切除を行う場合がある。癌に対する根治切除が行えない場合，胆道ドレナージ目的で狭窄部より末梢側で胆管空腸吻合を追加する場合がある。

手術適応

1 切除可能胆管癌

- 明らかな遠隔転移がない。
- 切除後に遺残する主要臓器(肝など)を栄養する主要脈管(門脈，肝動脈など)への浸潤がない，もしくは再建可能である。
- 肝切除を伴う症例では，予定残肝容積が，術後肝機能を担保しうると考えられる容積を凌駕すること。
- 膵癌のような，切除可能が境界域にある胆道癌の定義はまだない[11]。

手術術式

それぞれの詳しい術式の詳細は，「肝切除術」(pp320-327)および「膵

頭十二指腸切除術」(pp376-384)の項を参照されたい。

1 肝門部胆管癌

腫瘍の主座と予定残肝容積を考慮し，肝右葉系または左葉系の切除を行う。予定残肝容積はPTPEによって増大が見込まれる量も考慮に入れて検討する。肝右葉系，左葉系のどちらからでも切除可能な場合は，右肝動脈が腫瘍近傍に存在する場合が多いため，肝右葉系の切除を施行することが多い。切除範囲は肝左3区域，肝左葉，肝右葉，肝右3区域切除のいずれかの術式が多く，尾状葉，胆嚢胆管切除を伴う（図7-14）。予定残肝に栄養する肝動脈，門脈への浸潤が認められる場合，再建が可能であれば，合併切除再建をする場合がある。胆道再建は，胆管断端とRoux-Y吻合によって挙上した腸管を吻合することで行う。

2 上部胆管癌/中部胆管癌

腫瘍の主座と浸潤範囲から術式を決定する。通常，上部胆管癌は肝葉切除以上の肝切除（「肝門部胆管癌」の項を参照）を，中部胆管癌は膵頭

①：肝左3区域切除
②：拡大肝左葉切除
③：拡大肝右葉切除
④：肝右3区域切除

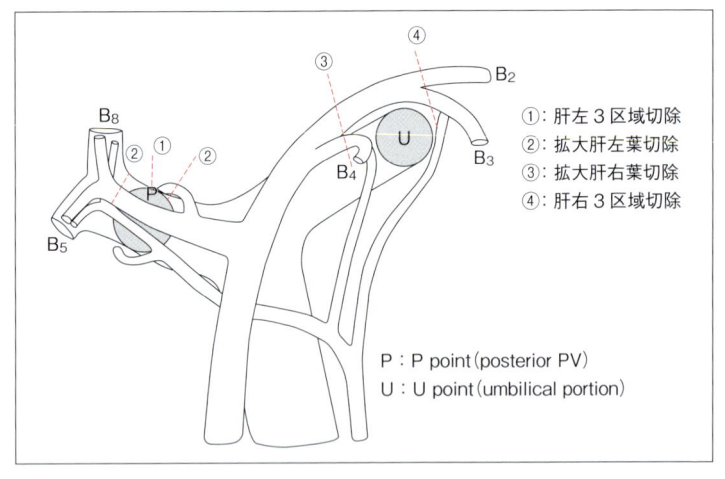

P：P point (posterior PV)
U：U point (umbilical portion)

図7-14　肝門部胆管癌における代表的な術式と切離ライン
・術式に応じた胆管切除ラインの概要を示した。温存する動脈，門脈の剥離限界がすなわち予定胆管切除ラインとなる。「胆管分離限界点」と呼ばれている。
・それぞれ尾状葉も切除するため，（　）の形でも呼ばれる。
①：肝左3区域切除（肝左3区域＋尾状葉切除），②：拡大肝左葉切除（肝左葉＋尾状葉切除），③：拡大肝右葉切除（肝右葉＋尾状葉切除），④：肝右3区域切除（肝右3区域＋尾状葉切除）
〔日本胆道外科研究会：胆道癌取扱い規約（第5版）．金原出版，2003およびSobin LH, Cospodarowicz M, Wittekind C : TNM classification of malignant tumors (7th ed). Wiley-Blackwell, New York, 2009より改変〕

十二指腸切除(「下部胆管癌」の項を参照)を行う。肝外胆管切除は，厳密な進展度診断を行ったうえで根治切除が可能と判断される症例に対してのみ考慮され，適応となる症例は多くない。

3 下部胆管癌

主に膵頭十二指腸切除を選択する。閉塞性黄疸で発症することが多いため，動脈や門脈へ浸潤していることは少なく，合併切除再建の必要な症例はほとんどない。切除範囲はほぼ膵頭部癌と同様であるが，予防的リンパ節郭清の範囲(リンパ節分類)が異なり，そのため，幽門輪温存膵頭十二指腸切除術を選択する場合がある[1]。

4 広範囲胆管癌

胆道癌取扱い規約によると，3つの領域またはそれ以上に及ぶ場合，広範囲胆管癌と呼ぶ。広範囲胆管癌の場合，根治切除のためには肝切除合併膵頭十二指腸切除術(HPD)を施行する必要がある場合がある。

5 胆嚢癌

胆道癌のなかでは閉塞性黄疸の発症を契機に診断される可能性は少なく，検診や胆嚢摘出術後に診断される場合か，高度に進行した状態で診断される場合が多い。そのため，肝浸潤，胆管浸潤，十二指腸浸潤，結腸浸潤を合併することがあり，その程度で術式が決定される。

粘膜内癌など胆嚢に限局している場合には，胆嚢摘出と胆嚢胆管周囲の予防的リンパ節郭清で終了する場合もあるが，漿膜下への浸潤が認められる胆嚢癌などでは，拡大胆嚢摘出術(肝床部切除)～肝S4a＋5切除を行うことがある。なお，肝切除の程度に関する意義は明らかでない。同様に予防的胆管切除を行うこともあるが，その意義も明らかでない。胆嚢結石などの理由で胆嚢摘出術を施行後に診断された場合には，予防的リンパ節郭清，肝切除，胆管切除を追加する場合がある。癌浸潤が，右肝動脈や肝十二指腸間膜に及ぶ場合には肝右葉切除(＋胆嚢胆管)を選択する場合もある。結腸への浸潤が認められる場合には結腸合併切除を，十二指腸への浸潤が認められる場合には十二指腸部分切除または膵頭十二指腸切除を併施する。

6 十二指腸乳頭部癌

下部胆管癌と同様，膵頭十二指腸切除術を選択する。予防的リンパ節郭清の範囲は下部胆管癌と比較し，肝十二指腸間膜内リンパ節の郭清程度が異なる[1]。十二指腸乳頭部癌では局所切除などの縮小手術が選択される場合があるが，現時点では術前に癌と診断された乳頭部腫瘍に対する縮小手術のコンセンサスは得られていず，胆道癌診療ガイドライン上も，腺腫内癌でない限り推奨されていない[9]。

術前診断

　胆道癌の術式決定の診断は，切除可能性の診断とともに行うため，「診断」の項(p351)に記載した。

術前の患者管理

- 一般的な術前の患者管理に関しては，他の消化管手術に準じる。
- 閉塞性黄疸を発症していることが多く，胆道ドレナージ(ERBD，ENBD，PTCD)が必要となる。この場合，各施設の設備，技術に応じた安全で習熟した方法で確実にドレナージを行える手技を選択する。なかには経過中に胆管炎を合併する症例があり，その場合には絶食，抗菌薬投与のほか，ERBD留置の場合にはENBDの再挿入などの処置が必要になる。減黄不良の場合には，追加のドレナージチューブを要する場合もある。
- 肝葉切除を予定している場合，予定残肝容積を予め計算しておき，残肝が少ない場合には，予定切除肝に対してPTPEを行う。
- 胆汁をENBDやPTCDなどで外瘻している場合，胆汁返還を行うこともある。
- 胆道ドレナージを行った場合，高率に胆道感染が生じるため，手術後の抗菌薬選択のために胆汁監視培養を行うとよい。

手術のポイント

　ここでは基本的事項を述べるにとどめる。それぞれの詳しい手術のポイントの詳細は，「肝切除術」(pp320-327)および「膵頭十二指腸切除術」(pp376-384)の項を参照されたい。

- 肝胆膵領域の解剖に熟知しておくこと。特に肝門部の脈管はバリエーションが多く，損傷により致命的になることが多い。
- 術前画像を詳しくみて，腫瘍の部位のみならず，脈管の分岐形態，分岐するまでの距離や，3次元的位置関係などを把握しておく。動脈，門脈の分岐を参考に切除ラインを想定しておく。胆道癌の手術では，追加切除が必要となることがあるため，あらかじめ追加切除に対応できるように把握しておく。
- 手術時には腹腔内全体の検索を行い，腹膜播種や転移がないことを確認する。
- 術中操作，剥離操作は丁寧に，特に温存する脈管は愛護的に扱う。

術後合併症の対応

- 一般的な術後合併症に関しては，他の消化管手術と同様の注意を要する。

- 術後胆汁漏／膵液漏を合併することがあり，適宜ドレナージチューブの観察を要する．必用に応じて，ドレナージチューブ内のビリルビン値／アミラーゼ値を測定する．ドレナージ不良の場合には，追加のドレナージチューブが必要となり，さらに感染を合併した場合には，抗菌薬の投与が必要となる．既にドレナージチューブを抜去している場合には，発熱や腹部症状とともにCTを撮影し，術後胆汁漏／膵液漏を認めた場合には穿刺ドレナージが必要になる．
- 胸水／無気肺／肺水腫などを合併することがある．適宜胸部診察とX線撮影をするとともに，輸液管理には注意を払う．呼吸状態に影響を及ぼす場合には，胸腔穿刺が必要となる場合がある．
- 難治性腹水を合併することがある．適切な輸液管理などを行うが，ドレナージチューブを抜去後に，再度腹水が貯留し，腹水穿刺が必要となる場合がある．
- 低アルブミン血症を合併することがあり，適切な栄養管理を行うとともに，循環動態に影響しないように，適宜アルブミン製剤の投与を行う必要がある．
- 胃排泄遅延を合併することがある．特に膵頭十二指腸切除後や，左葉系の肝切除後には注意を要するが，数週間の絶食で改善することが多い．
- 術後に黄疸が遷延して，肝不全を併発することがある．特に大量肝切除では，ひとたび肝不全を発症すると治療が非常に難しく致命的となる．

手術後の治療・経過観察

- 胆道癌の根治切除後に行う確立した補助療法はない．胆囊癌に対しては，Takadaらが5-FU＋マイトマイシンを使用したRCTで補助化学療法が有効であったことを報告している．その他詳細については，「治療」の2. 外科的治療の項(pp355-356)を参考にされたい．
- 胆道癌の切除断端陽性例に対しては，放射線照射を追加する場合がある．
- 胆道癌の術後経過観察については，明確な基準はないものの，3か月ごとの腹部造影CT，胸部X線，腫瘍マーカーで行う場合が多い．NCCNのガイドラインでは，6か月ごとの画像検索を2年行うことを推奨している[11]．症例に応じて適宜胸部CTを追加したり，適宜検査を省略する場合がある．わが国では少なくとも術後5年程度まで経過観察を行う場合が多い．リンパ節の腫大や軟部組織陰影は必ずしも再発とは限らないので注意が必要である．

〔文献〕

1) 日本胆道外科研究会：胆道癌取扱い規約(第5版). 金原出版, 2003
2) 日本胆道外科研究会 胆道癌登録・追跡調査委員会：全国胆道癌登録調査報告 2003年度症例. 2005
3) 小林省吾, 永野浩昭, 土岐祐一郎, 森正樹：肝外胆管系腫瘍. 日本臨床別冊 新領域別症候群シリーズ 肝・胆道系症候群(第2版)Ⅲ 肝外胆道編. pp36-40, 2011
4) Kobayashi S, Nagano H, Marubashi S, et al : Multidetector computed tomography for preoperative prediction of postsurgical prognosis of patients with extrahepatic biliary cancer. J Surg Oncol 101 : 376-383, 2010
5) Kobayashi S, Nagano H, Hoshino H, et al : Diagnostic value of FDG-PET for lymph node metastasis and outcome of surgery for biliary cancer. J Surg Oncol 103 : 223-229, 2011
6) Sobin LH, Cospodarowicz M, Wittekind C : TNM classification of malignant tumors(7th ed). Wiley-Blackwell, New York, 2009
7) Bismuth H, Nakache R, Diamond T : Management strategies in resection for hilar cholangiocarcinoma. Ann Surg 215 : 31-38, 1992
8) Bismuth H, Corlette MB : Intrahepatic cholangioenteric anastomosis in carcinoma of the hilus of the liver Surg Gynaecol Obstet 140 : 170-178, 1975
9) 胆道癌診療ガイドライン作成出版委員会：胆道癌診療ガイドライン. 医学図書出版, 2007
10) Kobayashi S, Nagano H, Marubashi S, et al : Treatment of borderline cases for curative resection of biliary tract cancer. J Surg Oncol 104 : 499-503, 2011
11) NCCN guidelines, hepatobiliary cancers.(http://www.nccn.org/)
12) Valle J, Wasan H, Palmer DH, et al : Cisplatin plus gemcitabine versus gemcitabine for biliary tract cancer. N Engl J Med 362 : 1273-1281, 2010
13) Takada T, Amano H, Yasuda H, et al : Is postoperative adjuvant chemotherapy useful for gallbladder carcinoma? A phase Ⅲ multicenter prospective randomized controlled trial in patients with resected pancreaticobiliary carcinoma. ; Study Group of Surgical Adjuvant Therapy for Carcinomas of the Pancreas and Biliary Tract. Cancer 95 : 1685-1695, 2002
14) Kobayashi S, Miyamoto A, Shimizu J, et al : Comparison of 4-weekly vs. 3-weekly gemcitabine as adjuvant chemotherapy following curative resection for biliary tract cancer : A prospective randomized controlled trial. JCT 2 : 703-709, 2011
15) Kobayashi S, Nagano H, Marubashi S, et al : Impact of postoperative

irradiation after non-curative resection of hilar biliary cancer. J Surg Oncol 100 : 657-662, 2009
16) Rea DJ, Heimbach JK, Rosen CB, et al : Liver transplantation with neoadjuvant chemoradiation is more effective than resection for hilar cholangiocarcinoma. Ann Surg 242 : 451-458, 2005

〈小林省吾〉

8 膵疾患

A 膵癌

膵癌とは,一般的に他臓器癌の膵転移(転移性膵癌)を除いた膵原発性の上皮性悪性腫瘍のことを指す。膵癌は外分泌系の細胞由来のものと内分泌系の細胞由来のものに分けられる。外分泌系の細胞に由来する膵癌の大部分を占める浸潤性膵管癌は,全身の癌のなかでも最も予後の不良な疾患の1つである。

疫学
- わが国の人口10万人あたり約15人の割合で発生する。
- 60歳代に最も多く,男性にやや多い。
- 切除例でも5年生存率は約15%と予後不良である。
- 喫煙,糖尿病,慢性膵炎は膵癌の危険因子とされている。

臨床症状
- 腹痛,腰背部痛,黄疸,体重減少,消化不良症状などがみられる。
- 膵頭部癌では黄疸(63%),腹痛(64%),体重減少(53%)が出現しやすい。
- 体部癌では腹痛(93%)が最も多い。
- 糖尿病の発症や悪化がみられることも少なくない。
- 進行癌になっても症状が全くない場合もあり,臨床症状から早期膵癌を発見することはきわめて困難といえる。

分類
1 組織学的分類(表8-1)
- 膵臓は外分泌組織と内分泌組織の両方によって構成されており,したがって膵癌も外分泌細胞由来の癌と内分泌細胞由来の癌に大別され

表 8-1 膵癌取扱い規約による膵腫瘍の分類

[1]上皮性腫瘍
  A. 外分泌腫瘍
    1. 漿液性嚢胞腫瘍
    2. 粘液性嚢胞腫瘍
    3. 膵管内乳頭粘液性腫瘍
    4. 異型上皮および上皮内癌
    5. 浸潤性膵管癌
    6. 腺房細胞腫瘍
  B. 内分泌腫瘍
  C. 併存腫瘍
  D. 分化方向の不明な上皮性腫瘍
  E. 分類不能
  F. その他

[2]非上皮性腫瘍

〔日本膵臓学会:膵癌取扱い規約(第6版), 金原出版, 2009 より改変〕

る。外分泌細胞由来の癌の主なものとして,浸潤性膵管癌,嚢胞腺癌(漿液性嚢胞腺癌,粘液性嚢胞腺癌,膵管内乳頭粘液性腺癌など),腺房細胞癌がある。

- 内分泌組織由来のものは,それが産生するホルモンによって分類されることが多い(明らかなホルモンを産生しない非機能性癌もある)。また内分泌系か外分泌系かはっきりしない腫瘍もある。

2 肉眼形態による分類

肉眼形態は潜在型,結節型,浸潤型,嚢胞型,膵管拡張型,混合型,分類不能に分けられる。充実性腫瘍と嚢胞性腫瘍に大別することもある。

3 進行度分類(肉眼的,病理学的)

進行度はわが国では日本膵臓学会の膵癌取扱い規約[1]による進行度分類が,国際的には UICC(Union for International Cancer Control)の TNM 分類[2]が広く用いられている。

1) 膵癌取扱い規約による進行度分類(表 8-2)

- 主病巣の局所進展度は T 分類で記載する。T 分類は CH(膵内胆管浸潤), DU(十二指腸浸潤), S(膵前方組織への浸潤), RP(膵後方組織への浸潤), PV(門脈系への浸潤), A(動脈系への浸潤), PL(膵外神経叢浸潤), OO(他臓器への浸潤)で規定され, Tis, T1, T2, T3, T4 に分類される。

- リンパ節転移は N 分類で記載する。現行の第 6 版ではリンパ節は 1～3 群に分類されているが, 3 群リンパ節は遠隔転移と同等の進展度との扱いとなっている。

- 遠隔転移は M 分類で記載し,遠隔転移の有無により M0 または M1 に分類される。

- 腹腔内細胞診(CY)は現行の規約では進行度の規定因子ではない。

表 8-2 膵癌取扱い規約による進行度

	M0			M1
	N0	N1	N2	N3
Tis	0			
T1	I	II	III	
T2	II	III	III	IVb
T3	III	III	IVa	
T4	IVa			

〔日本膵臓学会:膵癌取扱い規約(第6版).金原出版,2009 より改変〕

表 8-3 TS 因子の分類(文献 1 より改変)

TS1:2.0 cm 以下
TS2:2.0 cm を超え 4.0 cm 以下
TS3:4.0 cm を超え 6.0 cm 以下
TS4:6.0 cm を超える

〔日本膵臓学会:膵癌取扱い規約(第6版).金原出版,2009 より改変〕

表 8-4 UICC の TNM 分類による進行度

	N0 (所属リンパ節転移なし)	N1 (所属リンパ節転移あり)	M1 (遠隔転移あり)
Tis(上皮内癌)	0		
T1(膵内に限局,2 cm 以下)	IA		
T2(膵内に限局,2 cm を超える)	IB	IIB	IV
T3(膵外に進展)	IIA		
T4(腹腔動脈または上腸間膜動脈に浸潤)	III	III	

(Sobin LH, Cospodarowicz M, Wittekind C : TNM classification of Malignant Tumors 7th Edition. Wiley-Blackwell, 2009 より改変)

- T 分類とは別に最大径で分類することもあり TS 分類と記載するが,TS 分類は予後との関連性は高くない(**表 8-3**)。

2) UICC の TNM 分類による進行度分類(表 8-4)

- 膵内に限局する場合は,腫瘍の大きさによって T1(2 cm 以下),T2(2 cm を超える)に分けられる。膵外に進展すれば T3 以上となるが,腹腔動脈または上腸間膜動脈に浸潤している場合は T4 となり,通常は切除不能と判断されるが,浸潤の度合いにより切除境界とされる場

合や，腫瘍の部位により動脈合併切除が可能な場合もある。
- UICCによる分類では，リンパ節転移の有無によりN0またはN1に分類される。ただし所属リンパ節を越えたリンパ節転移は遠隔転移とみなされ，M1に分類される。
- M因子は上記のように所属リンパ節以外のリンパ節転移や他臓器転移などを含む。

診断手順

- 膵癌診療のアルゴリズムが膵癌診療ガイドラインに明記されている（図8-1）[3]。腫瘍マーカーは膵癌の診断やフォローアップに重要であるが，早期膵癌の検出には有用でないことも多い。また血中膵酵素も重要であるものの，膵癌に特異的ではなく注意を要する。
- 超音波検査は膵癌を疑った場合に最初に行うべき画像検査であるが，腫瘍径が小さい場合や病変部位，患者の体型によっては描出が困難な場合も多い。

1 画像診断

膵癌は実質臓器の癌であり内視鏡等で直接的に癌を見ることが不可能なため，様々な画像検査を駆使して診断を行う必要がある。

1）超音波検査

簡便で非侵襲的なため，検診や外来診療で最初に用いられることが多い。膵癌を疑った場合に最初に行うべき画像検査であるが，腫瘍径が小

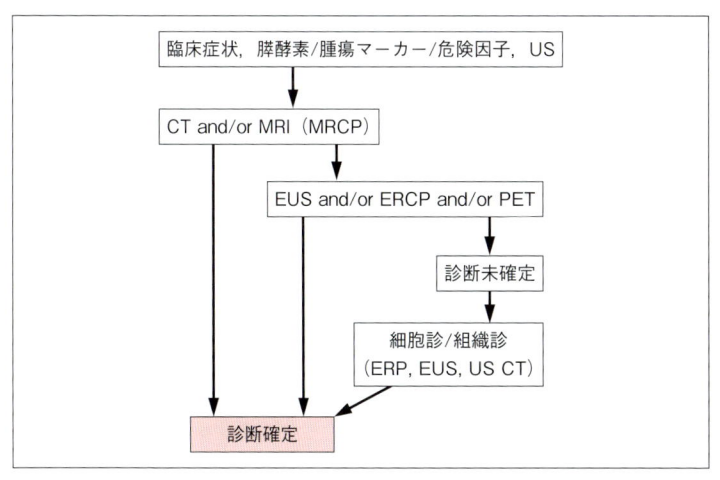

図8-1 膵癌診断のアルゴリズム（日本膵臓学会膵癌診療ガイドライン改訂委員会：科学的根拠に基づく膵癌診療ガイドライン2009年度版．金原出版，2009より引用）

さい場合や病変部位，患者の体型によっては描出が困難な場合も多い。通常の膵管癌は内部低エコーないしは不均一な斑状エコーを呈する。腫瘍の尾側に拡張した膵管を伴ったり，黄疸例では拡張した胆管を伴うことが多く，腫瘤の描出が困難な場合でも有用な情報が得られる場合がある。

2) CT（図 8-2）

癌の位置，拡がりばかりではなく，造影剤を使うことにより血流動態が観察でき質的診断も可能となり，きわめて重要な検査である。ただし造影 CT では比較的多量の造影剤を必要とし，造影剤アレルギーのある症例では施行できない。通常の膵管癌は単純 CT では周囲の膵組織と同程度～やや低吸収域を示すが，造影剤を使用することにより多くの場合は境界不鮮明ながらも低吸収域が鮮明となる。造影剤を使うことにより，周囲の血管浸潤も判定しやすくなる。3D 像は脈管と腫瘍の位置関係がイメージしやすく，術前の術式のプラニングに有用である。

3) MRI（MRCP）（図 8-3）

MRCP では膵液や胆汁の貯留する膵管や胆管の内腔が鮮明に描出される。ERCP や PTC とは異なり，造影剤の到達しない部位も描出される。

4) ERCP（図 8-4）

膵癌では膵管の限局性狭窄とその尾側膵管の拡張が描出される。そのまま膵液の細胞診や膵管の擦過細胞診を行うことや，黄疸に対してステントを挿入することも可能であるが，膵炎や消化管穿孔，出血を起こす可能性があることを認識すべきである。

5) EUS

消化管のガスの影響を受けないため，感度，特異度，正診率が優れる

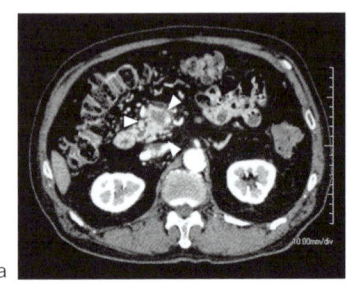

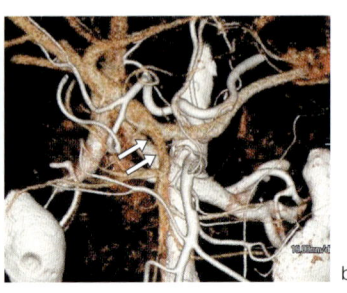

図 8-2 膵癌の CT 画像
a：造影 CT による膵癌の描出（矢頭部）。b：3D 像による脈管像。癌により上腸間膜静脈が圧排されている（矢印部）。

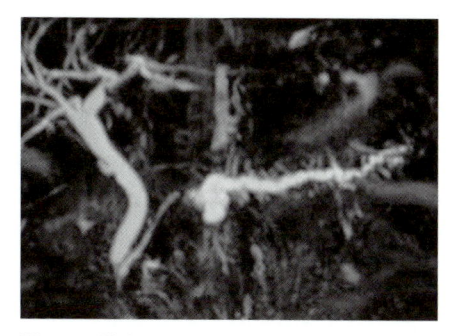

図 8-3 膵癌の MRCP 像(図 8-3 と同一症例)
ERCP では造影剤が到達せず描出できない部分も MRCP では描出される。

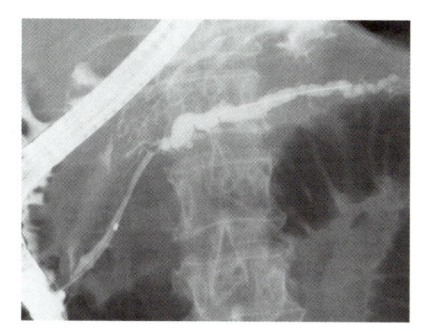

図 8-4 膵癌の ERCP 像

という報告もあるが,施行医の技術に左右される可能性がある。

6) PET

良悪性の診断に有効とされるが,小さな病変の描出力はあまり高くない。また膵癌に随伴する炎症によって偽陽性となったり,随伴する糖尿病のために偽陰性となる可能性があることを念頭におく必要がある。

2 細胞診,組織診

- 膵癌が疑われて膵切除を施行した症例の5～10％は,切除標本に膵癌が証明されず炎症性疾患などであったという報告がある。膵癌に対する手術侵襲は大きいため,画像診断で膵癌の診断に疑わしい点が残る場合は細胞診や組織診を行うことが望ましい。
- 細胞診,組織診の方法として,超音波ガイドまたはCTガイドによる穿刺吸引細胞診／組織診,超音波内視鏡下穿刺吸引細胞診／組織診,

ERCP下膵液細胞診(膵管ブラシ細胞診)などがある。

治療

- 膵癌治療のアルゴリズムが膵癌診療ガイドラインに明記されている(図8-5)[3]。現時点では，膵癌を根治可能な唯一の治療法は外科的切除のみであるため，外科切除が可能かどうかの判断を正しく行うことはきわめて重要である。しかし外科切除を行っても再発率は高いため，術前/術中/術後に補助的な治療がしばしば行われている。ただし現時点で有効性が証明されている補助療法はゲムシタビンによる術後補助化学療法のみである[4]。
- 根治切除が不可能と判断した場合には，化学療法または化学放射線療法が選択される。外科治療の目的と方法は後述するので，ここでは化学療法と化学放射線療法について述べる。

1 化学療法

- 切除不能膵癌に対するゲムシタビンの有効性が1997年に発表され[5]，わが国でも2001年より保険適用となっている。ゲムシタビンは十数年経った現在でも第一選択薬の1つである。
- ゲムシタビンと併用してその効果を高める薬剤としてエルロチニブ(商品名：タルセバ)の有効性が2007年に発表され[6]，わが国でも2011年より保険収載された。

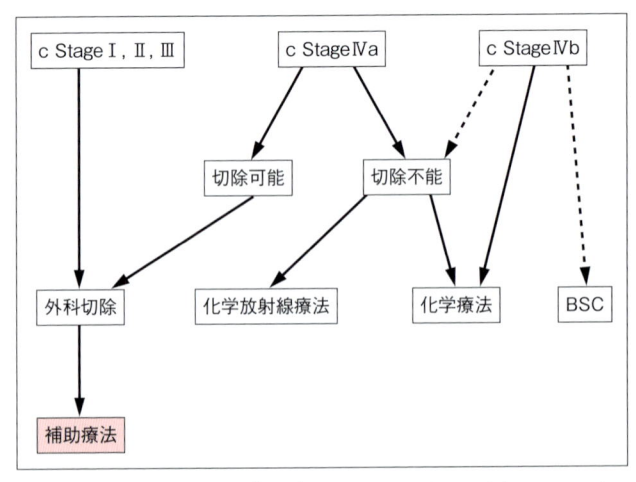

図8-5 膵癌治療のアルゴリズム(日本膵臓学会膵癌診療ガイドライン改訂委員会：科学的根拠に基づく膵癌診療ガイドライン2009年度版．金原出版，2009より引用)

- わが国では保険収載されていないものの，FOLFIRINOX（オキサリプラチン＋イリノテカン＋フルオロウラシル＋ロイコボリン）がゲムシタビンより優れるとの報告がなされている[7]。
- 2011年には，わが国で開発されたS-1のゲムシタビンに対する非劣性が証明され，ゲムシタビンとともにS-1を第一選択薬の1つとする考え方も広まりつつある。

2 化学放射線療法

- 膵癌診療ガイドラインでは，切除不能な局所進行膵癌に対する化学放射線療法は推奨度B（科学的根拠があり，行うよう勧められる）とされている。ただし根拠となる論文は比較的古いもので，5-FUを併用した放射線治療が推奨となっている。
- ゲムシタビン単独療法が切除不能膵癌に対する標準治療となっている現在において，5-FU併用化学放射線療法とゲムシタビン単独療法を比較した大規模なランダム化試験はなされていない。
- ゲムシタビンやS-1を併用した放射線治療が有効との小規模な臨床試験があり，大規模臨床試験による検証が期待される。

予後

- わが国の膵癌登録報告（2007年版）によると，通常型膵癌の非切除例（Stage Ⅳa，Ⅳb）の生存期間中央値は7.8か月（2001～2004年）で，3年生存率は3.2％ときわめて予後不良である（図8-6）[8]。切除例に限ってみても生存期間中央値は18.2か月で，3年生存率は23.2％に過ぎない。
- しかしそれでも1991～2000年の4.3か月（非切除例），12.5か月（切除例）と比較すれば改善傾向にあるといえる。この予後改善の理由は，上記の化学療法（主としてゲムシタビン）がわが国でも2001年から保険収載されて使用されるようになったことが大きいと思われる。
- 欧米での報告でも，切除不能膵癌に対して5-FUを使用した場合は生存期間中央値が4.4か月であったのに対して，ゲムシタビンを使用すれば5.7か月と有意に改善したとの報告がある。
- 切除例についても，Oettleらによると，切除術後に補助療法を行わなかった場合の生存期間中央値は20.2か月（5年生存率は11.5％）に対して，術後にゲムシタビンによる補助療法を行った場合は22.1か月（5年生存率は22.5％）であったとされている[4]。

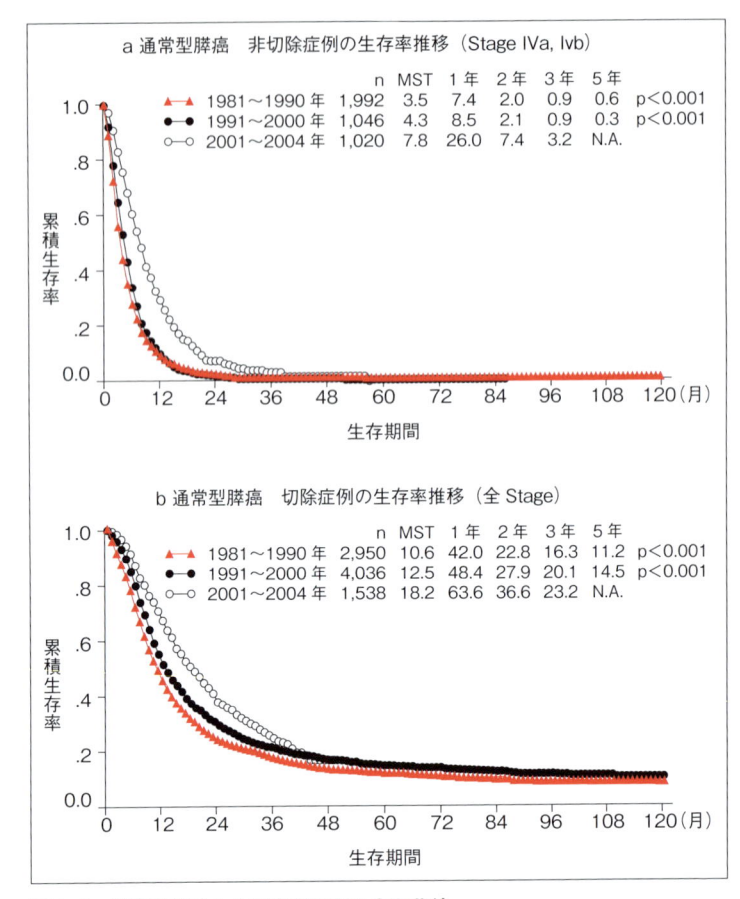

図8-6 膵癌登録による通常型膵癌の生存曲線

a：非切除症例の生存率推移（Stage IVa, IVb）。b：切除症例の生存率推移（全Stage）。
（日本膵臓学会膵癌登録委員会：膵癌登録報告2007. 膵臓 22：e1-e427, 2007より改変）

外科的事項

外科治療の目的

外科治療以外に膵癌の根治を期待できないことより，根治を目的として切除術が行われる．一方で黄疸や食物通過障害，癌性疼痛に対して姑息的手術を行うこともある．

手術適応

- ここでいう「手術適応」とは,「手術することが患者の予後改善に役立つ」という意味であって,単に「技術的に切除できる」という意味ではない。膵癌は切除したとしても予後が不良で,しかも切除するとなれば比較的侵襲の大きな手術を要する場合が多いので,手術適応は厳格に判断されるべきである。
- わが国から出されたエビデンスとして,遠隔転移がなく,1群のリンパ節(膵癌取扱い規約,第4版)までのリンパ節転移にとどまり,周囲の主要動脈への浸潤がない症例では切除することに意義があるとの結果が出されている[9]。つまり,膵前方組織への浸潤,膵後方組織への浸潤,門脈系への浸潤は切除対象であるが,主要動脈(腹腔動脈,肝動脈,上腸間膜動脈)への浸潤は切除適応なしとなる。
- 米国のNCCN(National Comprehensive Cancer Network)のガイドライン[10]では,膵癌症例を(1)切除可能(resectable),(2)切除境界(borderline resectable),(3)切除不能(unresectable)に分類しており,それぞれの条件は下記の通りになっている。
  1) 切除可能(resectable)
     ・遠隔転移がない
     ・門脈/上腸間膜静脈に浸潤なし
     ・腹腔動脈,肝動脈,上腸間膜動脈周囲に脂肪層が保たれている
  2) 切除境界(borderline resectable)
     ・門脈/上腸間膜静脈に浸潤を認めるが,切除・再建が可能
     ・胃十二指腸動脈根部への浸潤が肝動脈にまで至るが,腹腔動脈には至らないもの
     ・上腸間膜動脈に接しているが,血管周囲の180度以下にとどまるもの
  3) 切除不能(unresectable)
     ・遠隔転移がある
     ・上腸間膜動脈浸潤が180度以上
     ・腹腔動脈への浸潤を認める
     ・門脈/上腸間膜静脈に浸潤を認め,切除・再建が不可能
     ・大動脈への浸潤

手術術式

- 近年,膵機能を温存するための様々な縮小手術が考案されているが,通常の膵癌では,根治性を確保するために,膵頭十二指腸切除術,膵体尾部切除術,膵全摘術のいずれかが選択される。
- 膵頭十二指腸切除術では,全胃を温存(幽門輪を温存)するか,亜全胃

を温存するか,幽門側胃切除術に準じた胃切除を行うかという選択肢がありえるが,術後の QOL と根治性の観点から幽門輪温存または亜全胃温存が選択される。膵全摘術においても胃切除の選択肢は同様である。

術前診断

- 画像的に膵癌と思われても,実際には膵癌ではない場合もあり,鑑別診断として腫瘤形成性膵炎や自己免疫性膵炎の可能性を念頭におく必要がある。
- 膵内分泌腫瘍(良性,悪性を含む)は一般的に多血性腫瘍であるが,乏血性腫瘍として描出される場合もある。輪郭の鮮明さ,主膵管拡張の有無などが参考所見になる。
- 膵管内乳頭粘液性腺癌(IPMC)の浸潤癌や IPMN に併存する通常型膵癌では,主病変以外に併存病変がある場合も少なくないため注意を要する。

術前の患者管理

- 膵頭部癌の場合は閉塞性黄疸を伴う場合が多いが,複数のランダム化比較試験によって,膵切除術の全例に必ずしも胆道ドレナージは必要ないと報告されている。ただし,術前待機期間が長い場合に高度の閉塞性黄疸を放置すれば,肝・腎機能障害,消化管粘膜障害,血液凝固異常,胆道感染症をきたす可能性があることは熟知すべきである。特に胆道感染をきたしている症例では早急に胆道ドレナージを行う。
- 減黄処置として胆汁が体外にドレナージされている場合は,胆汁を飲用してもらうなど胆汁が消化管に還元するようにする。
- 膵機能の低下による脂肪性下痢をきたす症例では,術前に脱水,電解質異常,栄養障害をきたしている可能性があり,これらの補正を要する。
- 膵癌では癌性疼痛を伴う場合が少なくなく,そのために食思不振をきたして低栄養状態となっている場合もあるため,術前から積極的に疼痛コントロールを行う。
- 糖尿病は膵癌のリスクファクターであるため,もともと耐糖能異常を伴う膵癌症例も多く,さらに膵癌による膵管狭窄による膵機能低下によって術前に耐糖能異常を発症している場合も多いため,耐糖能異常のスクリーニングと術前管理は重要である。積極的なインスリン導入を行い,術前に血糖値をコントロールしておく必要がある。

手術のポイント

- 膵癌は一般にきわめて浸潤性に富み，リンパ節転移のみならず神経周囲浸潤もきたしやすいため，癌の遺残をきたさないような脈管周囲の剝離操作が必要となる。ただし拡大郭清は予後に寄与しないとのランダム化比較試験が報告されており，傍大動脈周囲までの徹底郭清は行われない方向にある。
- 開腹時に腹腔内を注意深く検索し，非切除所見の有無を確認する。
- 術前画像診断で動脈浸潤が微妙な症例では，切除せず手術を終了することも可能なように，切除可能と判断できるまでは膵切離などを後回しにする。

術後合併症の対応

- 膵頭十二指腸切除術は高難易度手術に分類される。近年は手術関連死亡率は5％以下との報告が多いものの，全合併症率は3～6割程度とされており決して少なくない。
- 膵切除術における最大の合併症は膵液瘻である。そのほかに胃排泄遅延，腹腔内膿瘍などがある。

手術後の治療・経過観察

- 膵癌は根治切除ができたと思っても再発する可能性の高い疾患であり，手術に加えて化学療法や放射線治療が併用されることが多い。現時点で切除術後の長期予後改善に有効であることが証明されているのはゲムシタビンを用いた術後補助化学療法である。
- 術後補助化学療法を行いながら，再発の好発部位を中心に経過観察を行う。腫瘍マーカーも再発の検出に役立つことが少なくない。

〔文献〕

1) 日本膵臓学会：膵癌取扱い規約(第6版)，金原出版，2009
2) Sobin LH, Gospodarowicz MK, Wittekind C : TNM Classification of Malignant Tumours, 7th Edition. Wiley-Blackwell, 2009
3) 日本膵臓学会膵癌診療ガイドライン改訂委員会：科学的根拠に基づく膵癌診療ガイドライン2009年度版．金原出版，2009
4) Oettle H, Post S, Neuhaus P, et al : Adjuvant chemotherapy with gemcitabine vs observation in patients undergoing curative-intent resection of pancreatic cancer : a randomized controlled trial. JAMA 297 : 267-277, 2007
5) Burris HA 3rd, Moore MJ, Andersen J, et al : Improvements in survival and clinical benefit with gemcitabine as first-line therapy for patients

with advanced pancreas cancer: a randomized trial. J Clin Oncol 15 : 2403-2413, 1997
6) Moore MJ, Goldstein D, Hamm J, et al : Erlotinib plus gemcitabine compared with gemcitabine alone in patients with advanced pancreatic cancer: a phase III trial of the National Cancer Institute of Canada Clinical Trials Group. J Clin Oncol 25 : 1960-1966, 2007
7) Conroy T, Desseigne F, Ychou M, et al : FOLFIRINOX versus gemcitabine for metastatic pancreatic cancer. N Engl J Med 364 : 1817-1825, 2011
8) 日本膵臓学会膵癌登録委員会：膵癌登録報告 2007. 膵臓 22：e1-e427, 2007
9) Imamura M, Doi R, Imaizumi T, et al. : A randomized multicenter trial comparing resection and radiochemotherapy for resectable locally invasive pancreatic cancer. Surgery 136 : 1003-1011, 2004
10) NCCN Clinical Practice Guidelines in Oncology (NCCN GuidelinesR). http://www.nccn.org/professionals/physician_gls/f_guidelines.asp

膵頭十二指腸切除術

　膵頭十二指腸切除術(pancreaticoduodenectomy：PD)は膵頭部領域疾患に対する標準的術式であり，消化器外科手術のなかでも最も難易度の高い手術の1つに分類されている．また原疾患により郭清範囲や合併切除臓器の有無など様々なバリエーションがある．本項では通常型膵癌に対するPDの流れと要点を解説する．

開腹
- 膵臓は腹腔内の最も深部に位置する臓器であるため，十分な視野を確保するために剣状突起から臍を右側に迂回して臍下にまで至る正中切開を行う．現時点では膵癌に対する腹腔鏡(補助)下PDは，保険診療はもちろん先進医療としても承認されていない．
- 肝円索は剝離した動脈周囲の被覆に使用することがあるため，有茎で幅広く長い目に残しておく．
- 進行癌として発見されることの多い膵癌では肝転移や腹膜播種の可能性が低くないため，術前画像検査にて特に所見を認めない場合でも十分に腹腔内を検索する．さらに局所進展度を確認するために横行結腸間膜の尾側も観察し，大網を切開して膵体部・尾部を目視し切除不能のサインがないか確認する．
- 洗浄細胞診は現行の癌取扱い規約では規定はないが，上腹部，下腹部とも施行することが望ましい．

十二指腸の授動と大動脈周囲郭清

- 十二指腸下行脚の右側縁の後腹膜を切開し，下大静脈を同定する。下大静脈と膵頭部背面は距離が近く，浸潤傾向の強い膵癌では下大静脈周囲の結合組織も切除側につける剝離層で十二指腸および膵頭部を授動する(図 8-7)。

- 下大静脈前面の剝離を左側に進め，左腎静脈前面を露出する。左腎静脈前面には通常は小血管はなく，Mayo 剪刀を用いたシャープな剝離が可能である。

- 十二指腸および膵頭部を十分に授動し下行大動脈を同定する。ランダム化比較試験により大動脈周囲郭清は予後改善に寄与せず，むしろ術後の QOL を損なうとの報告もある[1]。完全郭清をすべての症例にすることはないが，腫瘍の部位によってはきわめて近接部位であって直接浸潤が危惧される場合もあり，郭清を要する症例も少なくない。

- 大動脈周囲郭清を行う場合，下腸間膜動脈根部を同定し，それより頭側に向かって大動脈周囲結合組織の剝離を進める。大動脈より直接分岐する小血管はきっちり結紮する。大動脈右側は下大静脈との間の結合組織を郭清するが，下大静脈からも小血管の分枝があるので注意する。また左腎静脈の背側付近の高さで右腎動脈が走行しているので損傷しないように注意する。一方大動脈左側は左卵巣静脈(精巣静脈)が

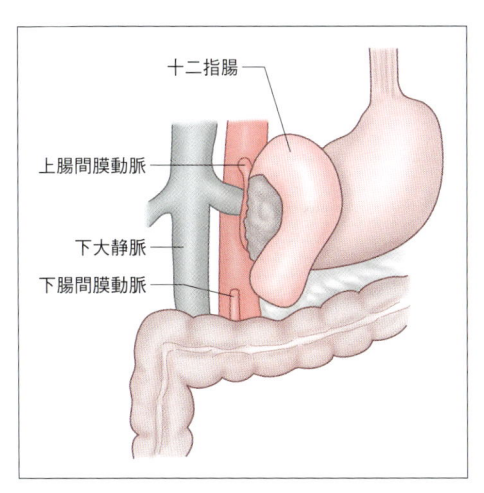

図 8-7 十二指腸の授動と大動脈周囲郭清
左腎静脈まで十分に授動しておくことにより，後に上腸間膜静脈から出血した場合でも容易に出血コントロールが可能である。

上行するラインまでを郭清するが，左尿管を損傷しないように注意する。また左腎静脈背側には腰静脈があり，損傷すると止血が困難なため注意を要する。腎静脈背側の結合組織は腎静脈をくぐらせて頭側に牽引する。大動脈前面の剝離をさらに頭側に進め，上腸間膜動脈根部，腹腔動脈根部を確認・温存する。この段階で上腸間膜動脈から分岐する下膵十二指腸動脈が目視できれば，これを結紮することによって後の膵頭部摘出の際の出血量を減らすことができる。大動脈周囲郭清の頭側限界は横隔膜脚である（図 8-8）。

上腸間膜静脈の同定と剝離

- 十二指腸の授動によって遊離してきた十二指腸水平部を術者が牽引し，横行結腸間膜からの剝離を左側に進めると上腸間膜静脈の右側壁が確認できる。そのまま剝離を進めて Treitz 靱帯を切離しておく。
- 上腸間膜静脈の右側壁から前壁を剝離し，これを頭側に進めて膵下縁に至る。右前側壁に流入する胃結腸静脈幹を確認する（図 8-9）。上腸間膜静脈の剝離が終了すれば，可能ならば膵後面を遊離してトンネリングを行うが，この段階では膵上縁は処理していないので，トンネリングを無理に膵上縁まで完成させることはない。また腫瘍によって上腸間膜静脈が浸潤を受けている場合も困難であるので，この段階では

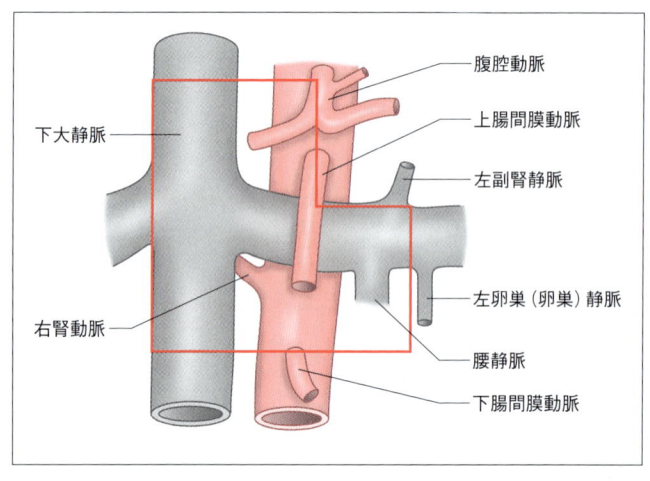

図 8-8 大動脈周囲郭清の範囲

枠は郭清範囲を示す。ただしランダム化比較試験により大動脈周囲郭清は予後改善に寄与せず，むしろ術後の QOL を損なうとの報告もあり，完全郭清をすべての症例にすることはない。

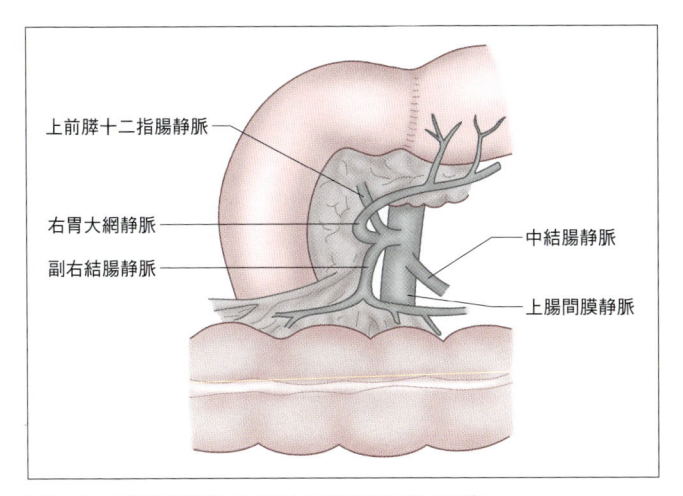

図 8-9　上腸間膜静脈の同定と胃結腸静脈幹の同定
右胃大網静脈，副右結腸静脈のみではなく，上前膵十二指腸静脈を含めて3分岐となっている場合も少なくないので注意する。

あまり無理はしない。

胃の切離と肝十二指腸間膜部の郭清

- 胃切離ラインに関しては，通常の PD，幽門輪温存 PD（PPPD），亜全胃温存 PD（SSPPD）などがあるが，当科では術後胃排泄遅延の頻度も低く，長期予後に遜色のない SSPPD を標準術式としている[2]。胃大彎および小彎の脈管を処理し，幽門輪から 3 cm 口側で自動縫合器を用いて胃を切離する。

- 肝十二指腸間膜におけるメルクマールは肝動脈であるので，総肝動脈～固有肝動脈を同定して血管テープをかける。肝臓側では左肝動脈を確認し，まだ右肝動脈が総胆管の背側をくぐる部分まで確実に剝離し，後の総胆管切離の際に損傷しないようにしておく。右肝動脈の同定の際に胆囊を肝から剝離するが，胆囊管を切離する必要はない。肝十二指腸間膜内の動脈の走行は個人差が大きいので，術前の MDCT によってその分岐形態を十分に把握しておく必要がある（図 8-10）。

- 右胃動脈および胃十二指腸動脈を同定しこれらを結紮切離する。特に胃十二指腸動脈断端は術後出血の好発部位であるので二重結紮のうえで処理するが，その際に肝動脈の血流を阻害しないように注意する必要がある。

- 動脈を遊離し，残った肝十二指腸間膜内の総胆管と門脈をそれぞれ

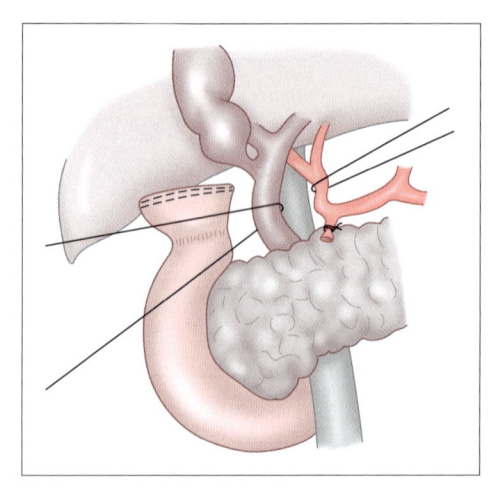

図 8-10　肝十二指腸間膜の郭清

テーピングする。総胆管は三管合流部の肝臓側で切離し断端を迅速病理検査に提出する。肝臓側断端にはブルドッグ鉗子をかけておく。テーピングされた肝動脈，門脈のみを残して，肝十二指腸間膜内の結合組織を尾側に牽引し 12 番の郭清を行う。
- 総肝動脈をテーピングし，その周囲の組織 (8 番) を郭清し腹腔動脈根部に向けて進める。左胃動脈周囲〜腹腔動脈周囲を剝離し 7 番，9 番の郭清を行う。これらの組織は肝十二指腸間膜の背側をくぐらせて右側に持って行き，最終的に膵頭部摘出とともに回収する。
- 総肝動脈下縁で門脈を同定し，先ほど尾側から可及的にトンネリングしていた剝離層と繋げてトンネリングを完成する。

膵切離と膵頭部の摘出
- 膵切離は通常は門脈左縁で行う。切除予定膵は結紮し，断端からの出血を防止する。一方温存する体尾部膵は小児用腸鉗子で愛護的に把持し出血をコントロールする。膵臓の下縁付近には内部を横行する動脈 (横行膵動脈) があるので，膵切離はまず超音波凝固切開装置を用いて膵下縁付近を切離し，主膵管付近ではメスを用いて行う。切離断端を迅速病理検査に提出する (図 8-11)。
- 第一空腸動脈支配領域の上部空腸を膵頭部とともに摘出するように空腸を自動縫合器で切離する。肛門側断端は 3-0 絹糸で漿膜筋層縫合を行っておく。空腸間膜は腸管付着部で超音波凝固切開装置を用いて切離すれば時間が短縮できる。

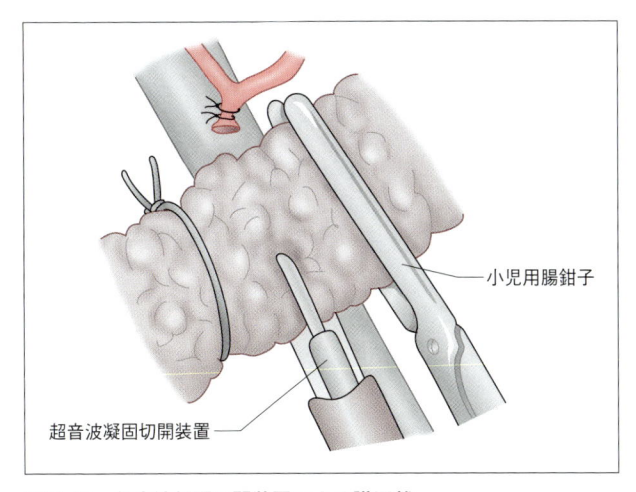

図 8-11 超音波凝固切開装置による膵切離
摘出側膵は結紮で，温存側膵は小児用腸鉗子で愛護的に止血しながら切離する。

- 切離した空腸を上腸間膜動脈・同静脈の背側をくぐらせて右側に引き抜き，膵頭部を上腸間膜静脈から剥離する。小さな血管でも出血をきたし視野を悪くするので，丁寧に結紮を行う。上腸間膜静脈は癌により浸潤を受けている場合も少なくないので，剥離が不可能な場合は合併切除再建を行うこととして，その上下の浸潤のない部分をテーピングしておく。
- 膵頭部の背側に左手を入れ，上腸間膜動脈の拍動を触知しながらその腹側面を切開し，上腸間膜動脈の右側半周を郭清する層で膵頭神経叢第Ⅱ部を切離する。下膵十二指腸動脈の結紮がまだの場合は，可及的速やかにこれを二重結紮切離すれば出血量は軽減できる（**図 8-12**）。
- 既に郭清している 7 番，8 番，9 番の組織とともに膵頭部を上腸間膜動脈から剥離し摘出する。

再建

- 当科では空腸と膵，胆管，胃の順に吻合する再建術式を第一選択としている（SSPPD-ⅡA-1）。ただしランダム化比較試験により，膵胃吻合も膵液瘻の頻度において同等であるとされており，必要に応じて膵胃吻合も選択できるようにしている[3]（**図 8-13**）。
- 膵空腸吻合は柿田式を採用している[4]。切離空腸を結腸後経路で挙上し，空腸断端から 5 cm の部位に小孔を開け膵管チューブを挿入して

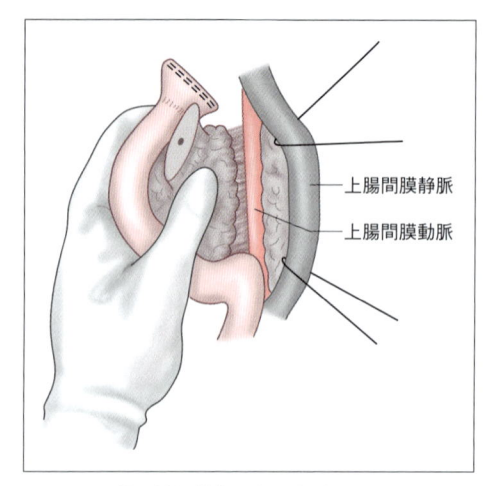

図 8-12 膵頭神経叢第Ⅱ部の郭清
上腸間膜動脈の右半周を郭清する。

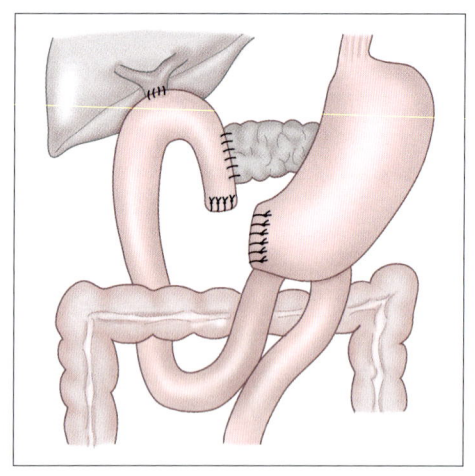

図 8-13 再建後の完成図
空腸と膵,胆管,胃の順に挙上空腸と吻合する。胃との吻合は結腸前経路で行う。

おく。膵管チューブは挙上空腸内を経由して空腸断端から 30 cm 程度の部分から腸管外に出し,閉腹時には右側腹部から体外に導出する。膵空腸吻合では 4-0 プロリン糸の針を直針にして膵実質を刺通し,続

いて空腸の漿膜筋層に糸をかけておく。次に5-0 PDSを主膵管に放射状にかけ，続いてこれらの糸を空腸に開けた小孔に放射状にかけて結紮する。両端針を用いて内腔側から確実にかけるようにし，また結紮点が内腔に来ないように運針して吻合している。後壁側の結紮が終わったところで膵管チューブを5-0モノクリル糸にて固定し，前壁側も結紮する。
- 先ほどかけておいたプロリン糸を結紮し膵断端を密着させる。必要に応じて，膵上縁，下縁，前面，後面にも針糸をかけて密着させている。
- 膵胃吻合を行う場合は陥入式膵胃壁マットレス縫合を行っている[5]。本方法は膵液瘻の頻度も低く，吻合時間が短時間で済む優れた方法である。
- 胆管空腸吻合は4-0 PDSを用いる。総胆管レベルでの吻合になるので，閉塞性黄疸のない症例でも連続縫合で十分安全に吻合できる。胆管チューブは膵管チューブと同様に腸管内を経由して膵管チューブのやや肛門側から腸管外に導出する。
- 膵管チューブ導出部から20 cm程度のところにブラウン吻合を作成し，さらに20 cm程度のところに胃空腸吻合を作成する。これらは自動縫合器を用いて作成している。なお胃空腸吻合は結腸前経路で行うほうが術後の胃排泄遅延が少ないとのランダム化比較試験が報告されており，われわれも同様の方法で行っている[6]。

閉腹

- 有茎で残しておいた肝円索を用いて，郭清した動脈の周囲を被覆する。
- ドレーンをWinslow孔，膵空腸吻合部の前面および後面に挿入する。
- 腹壁を閉創し，皮下組織を洗浄のうえ，ステープラーで皮膚を閉鎖し手術を終了する。

〔文献〕
1) Michalski CW, Kleeff J, Wente MN, et al : Systematic review and meta-analysis of standard and extended lymphadenectomy in pancreaticoduodenectomy for pancreatic cancer. Br J Surg 94 : 265-273, 2007
2) Kawai M, Tani M, Hirono S, et al : Pylorus ring resection reduces delayed gastric emptying in patients undergoing pancreatoduodenectomy : a prospective, randomized, controlled trial of pylorus-resecting versus pylorus-preserving pancreatoduodenectomy. Ann Surg 253 : 495-501, 2011
3) Wente MN, Shrikhande SV, Muller MW, et al : Pancreaticojejunostomy versus pancreaticogastrostomy : systematic review and meta-analysis.

Am J Surg 193 : 171-183, 2007
4) Kakita A, Takahashi T, Yoshida M, et al : A simpler and more reliable technique of pancreatojejunal anastomosis. Surg Today 26 : 532-535, 1996
5) Ohigashi H, Ishikawa O, Eguchi H, et al : A simple and safe anastomosis in pancreaticogastrostomy using mattress sutures. Am J Surg 196 : 130-134, 2008
6) Tani M, Terasawa H, Kawai M, et al : Improvement of delayed gastric emptying in pylorus-preserving pancreaticoduodenectomy : results of a prospective, randomized, controlled trial. Ann Surg 243 : 316-320, 2006

膵体尾部切除術

 左側の膵を切除する術式を膵体尾部切除術と称されることが多いが, 本来は尾側膵切除術と呼称すべきであり, そのなかには膵切離ラインの違いにより膵尾部切除術, 膵体尾部切除術, 尾側膵亜全摘術などが含まれる。本項では通常型膵癌に対する膵体尾部切除術を解説する。

 これまで膵体尾部切除術は脾臓を脱転して膵尾側から膵を剝離し, 最後に脾動脈・脾静脈を処理する方法が永く用いられてきており, 現在もこの方法を施行している施設は少なくないと推察される。しかしこの方法を膵癌に対して施行する場合, 主腫瘍からの術中の癌の揉み出しという概念からすれば好ましくなく, また腹腔動脈や上腸間膜動脈を最終段階で確認することになり, 脈管周囲や後腹膜側の郭清が甘くなる可能性が否定できない。そこで当科では脈管処理と膵切離を先行し, 右側から左側へと剝離する方法(radical antegrade modular pancreatosplenectomy：RAMPS法)を採用している[1,2]。

開腹

- 膵臓は腹腔内の最も深部に位置する臓器であるため, 十分な視野を確保するために剣状突起から臍を左側に迂回して臍下にまで至る正中切開を行う(図8-14)。腹腔鏡(補助)下膵体尾部切除術は膵内分泌系腫瘍その他の膵良性または低悪性腫瘍に限定で2012年4月より保険収載された。
- 肝円索は剝離した動脈周囲の被覆に使用するため, 有茎で幅広く長い目に残しておく。
- 進行癌として発見されることの多い膵癌では肝転移や腹膜播種の可能性が低くないため, 術前画像検査にて特に所見を認めない場合でも十分に腹腔内を検索する。洗浄細胞診は現行の癌取扱い規約では規定は

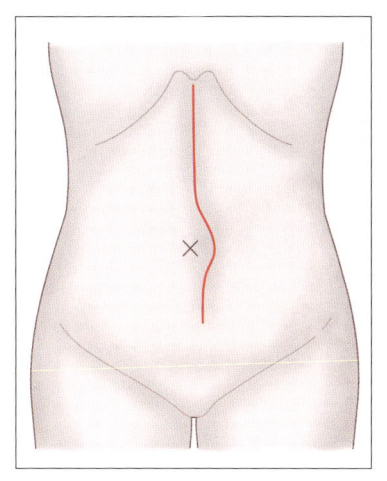

図 8-14　上腹部正中切開による開腹

ないが，上腹部，下腹部とも施行するようにしている。
- 局所進展度を確認するために横行結腸間膜の尾側も観察し，大網を切開して膵体部・尾部を目視し切除不能のサインがないかどうか確認する。そのまま胃脾間膜を切開し脾臓の上縁まで至るが，脾臓の被膜を損傷しないように注意する。
- 十二指腸の授動は傍大動脈リンパ節を肉眼的に確認したりサンプリングを行う際に必要であるが，傍大動脈の系統的郭清が予後改善をもたらすかどうかについては体尾部領域の膵癌ではエビデンスがない。一方，門脈浸潤をきたしている体尾部癌においては，十二指腸を授動しておけば術中に門脈系から出血した際に出血のコントロールが容易である。

上腸間膜静脈の同定とトンネリング，総肝動脈周囲の郭清

- 膵頭体部境界付近の膵下縁で横行結腸間膜を切開し上腸間膜静脈を同定する（図 8-15）。腫瘍や膵炎などで剥離が困難な場合は，横行結腸間膜の尾側の剥離が容易な部分を切開し頭側に進めば剥離可能な場合が多い。
- 上腸間膜静脈の前面から膵後面を遊離してトンネリングを行うが，この段階では膵上縁は処理していないので，トンネリングを無理に膵上縁まで完成させることはない。
- 膵上縁にて総肝動脈を露出し，8 番のリンパ節を郭清する。郭清は動

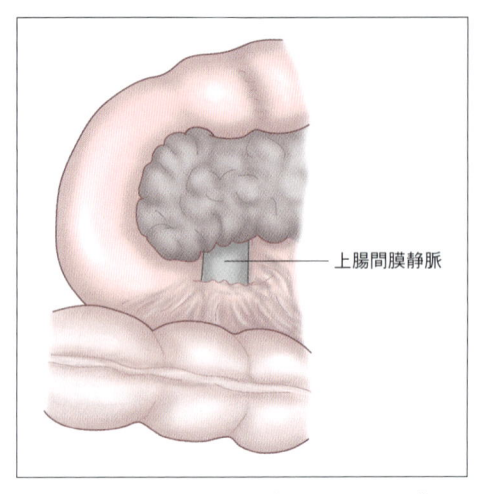

図 8-15　上腸間膜静脈の同定とトンネリング

脈の末梢側から中枢側に向かって行い，総肝動脈と脾動脈の分岐部を郭清し，脾動脈を根部で刺通結紮を併用した二重結紮の上で切離する。

膵切離と脈管周囲，後腹膜の郭清

- 膵断端の処理方法はこれまでに様々な方法が報告されているが，当科では自動縫合器を用いた膵断端処理を第一選択としている[3]。ただしどのような方法であっても膵液瘻は一定の発生率で起こりえるため，後に記載する適切なドレーンの挿入や剝離血管の保護は重要である。通常は膵切離ラインは門脈左縁である（図 8-16）。Echelon60 を用いて 5 分間圧挫したうえでゆっくりとファイアーし，膵を切離する。摘出側の断端はステープラーの部分のすぐ尾側を術中迅速病理検査に提出する。
- 切離膵のすぐ背面に脾静脈を認めるので，根部にて刺通結紮のうえで切離する。
- 体尾部膵および脾静脈を腹側に挙上し，その背面にある上腸間膜動脈を触知し，その前面の結合組織を切開し左半周の郭清を行う（図 8-17）。頭側は先ほど露出しておいた脾動脈の断端をメルクマールに腹腔動脈を同定し，その根部まで郭清を行う。
- 上腸間膜動脈左側や腹腔動脈左側には左側腹腔神経節があり，これを切除する。背側には左腎静脈があるので，損傷しないように注意する。
- 郭清した組織を膵とともに腹側に挙上していくが，膵下縁では空腸起

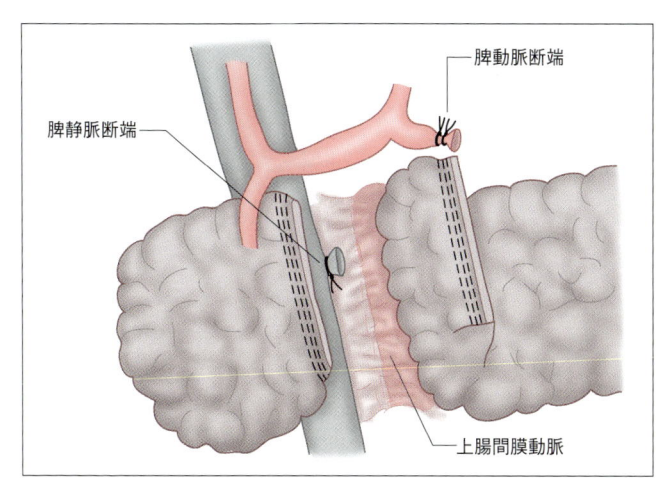

図 8-16　自動縫合器による膵切離

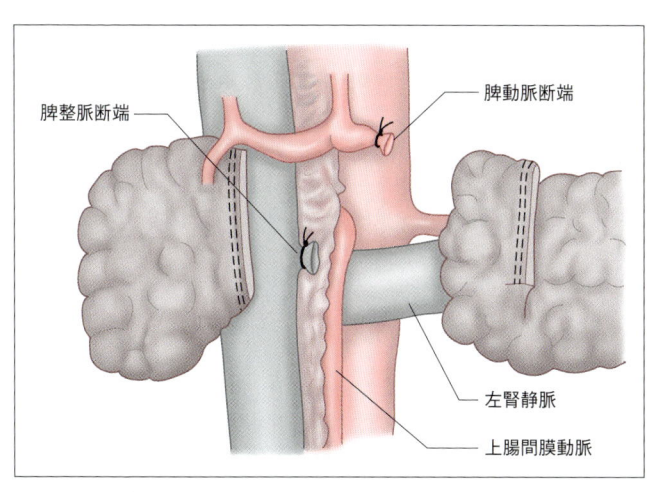

図 8-17　後腹膜の郭清

始部が近接しており，損傷しないように注意する。
- 膵の背面に左副腎を認めるので，浸潤が疑わしい場合は副腎を合併切除する。
- 後腹膜の剥離を左側に進めると腎周囲脂肪組織があるので，これらも切除側につける層で剥離を進める。これにより腎臓の前面が露出される。

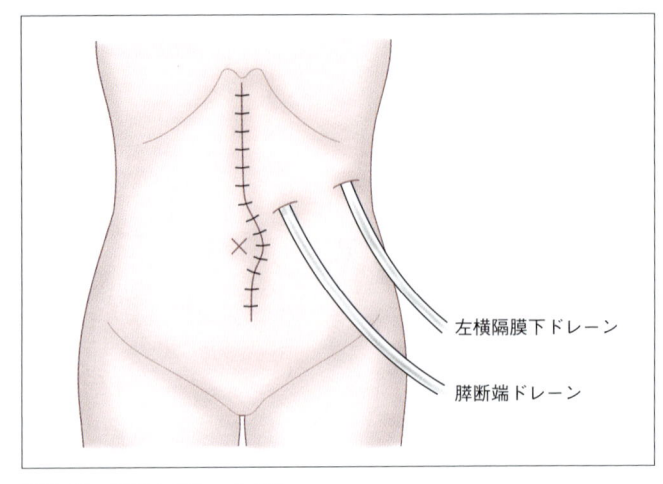

図 8-18　閉腹とドレーン挿入

- さらに剝離を左側に進め，脾臓を脱転し膵体尾部とともに摘出する。

閉腹

- 有茎で残しておいた肝円索を用いて，郭清した動脈の周囲を被覆する。
- ドレーンを膵断端および左横隔膜下に挿入する（**図 8-18**）。
- 腹壁を閉創し，皮下組織を洗浄のうえ，ステープラーで皮膚を閉鎖し手術を終了する。

〔文献〕

1) Strasberg SM, Drebin JA, Linehan D : Radical antegrade modular pancreatosplenectomy. Surgery 133 : 521-527, 2003
2) Strasberg SM, Linehan DC, Hawkins WG : Radical antegrade modular pancreatosplenectomy procedure for adenocarcinoma of the body and tail of the pancreas : ability to obtain negative tangential margins. J Am Coll Surg 204 : 244-249, 2007
3) Eguchi H, Nagano H, Tanemura M, et al : A thick pancreas is a risk factor for pancreatic fistula after a distal pancreatectomy : selection of the closure technique according to the thickness. Dig Surg 28 : 50-56, 2011

〈江口英利〉

B
膵嚢胞性腫瘍

膵嚢胞性腫瘍の定義と分類

画像診断の進歩により膵管の嚢胞状拡張性病変が幅広く描出されるようになり,膵管との交通の有無に関係なく,これらを広く膵嚢胞性病変(cystic lesion of the pancreas)として扱うようになった。嚢胞内腔を被覆する上皮を有するものを真性嚢胞,有しないものを仮性嚢胞に分類する。真性嚢胞は腫瘍性嚢胞と非腫瘍性真性嚢胞に分けられ,非腫瘍性真性嚢胞は単層円柱・立方上皮を有する嚢胞であり,単純性嚢胞,貯留性嚢胞,先天性嚢胞,孤立性嚢胞など様々に分類される(表8-5)。

膵における腫瘍性嚢胞は漿液性嚢胞腫瘍(SCN),粘液性嚢胞腫瘍(MCN),膵管内乳頭粘液性腫瘍(IPMN)が代表的なものである(表8-5)。

solid-pseudopapillary tumor(SPT)や膵内分泌腫瘍は腫瘍中心部が変性や壊死に陥ることがある。このような中心部の壊死による嚢胞所変化は腫瘍性嚢胞の範疇には含めず,二次性嚢胞として別の概念でとらえられることが多い(表8-5)。

表8-5 膵嚢胞性病変の分類

Ⅰ. 仮性嚢胞
 1. 炎症性
 2. 外傷性
 3. 腫瘍続発性
 4. 特発性

Ⅱ. 真性嚢胞
 1. 非腫瘍性
  先天性嚢胞線維症,多発性嚢胞性疾患
  単純,貯留
  過形成性
  その他:デスモイド,寄生虫性
 2. 腫瘍性
  膵管内乳頭粘液性腫瘍(IPMN)
  粘液性嚢胞性腫瘍(MCN)
  漿液性嚢胞性腫瘍(SCN)
  その他:血管腫,リンパ管腫,奇形腫

Ⅲ. 二次性腫瘍
 1. solid-pseudopapillary tumor(SPT)
 2. その他:内分泌腫瘍,肉腫

1 膵管内乳頭粘液性腫瘍(intraductal papillary mucinous neoplasm of the pancreas：IPMN)

IPMN の特徴として，大量の粘液産生とそれによる Vater 乳頭部の開大および膵管拡張，膵管内を乳頭状に増殖して進展し，浸潤傾向に乏しいことなどがあげられ，一般的には予後は良好である。

1) 疫学
男女比は 2：1 と男性に多く，好発年齢は男女ともに約 65 歳と比較的高齢者に多く認められる。好発部位は膵頭部で全体の約 70％を占める。

2) 分類
主膵管の拡張を主体とする主膵管型，膵管分枝の拡張を主体とする分枝型に大別される。なお混合型という概念もある。

3) 臨床症状
腹痛が 52％と最も多いが，無症状で偶然発見される症例も 9％みられる。閉塞性黄疸は通常型膵癌と異なり 18％と少ない。その他体重減少，発熱などがあり，粘液塊などによる膵管閉塞から経過中に急性膵炎を発症する頻度が比較的高いことや，糖尿病の合併を 55％に認めることも発見に重要な項目である。

4) 検査・画像診断
血液生化学検査に特徴的なものはない。膵炎併発例であれば膵酵素の上昇が認められ，腫瘍マーカーでは，過形成，腺腫，境界病変では CEA や CA19-9 は正常値であることが多いが，癌では 50〜80％の症例で上昇を認める。

画像診断では，主膵管や膵管分枝の拡張や膵管内の隆起性病変について検索する。エコー検査はスクリーニングとして，CT は膵全体を検索することができ，病変の見落としはきわめて少ない。また，MRCP の普及によりかなりの精度で膵管拡張，囊胞性病変を描出することができ，多発例が発見されることも稀ではない。さらに IPMN の術前悪性診断において FDG-PET が診断支援として有用性が報告されている。ERCP により膵管拡張や膵管内粘液塊，隆起性病変などが明らかにできる。また，膵液を直接採取し，その細胞診や CEA，CA19-9 など腫瘍マーカーの測定などを検索することで良・悪性の質的診断も可能となる。しかし，術前に良・悪性の質的診断を得ることは現在でも困難とされ，分枝型 IPMN の手術適応，経過観察法については，今後の検討を要する。超音波内視鏡検査(EUS)や膵管内超音波検査(IDUS)なども隆起性病変の検出や膵管浸潤の有無などの診断に有用である。

5) 治療方針
国際診療ガイドラインに基づく IPMN 手術適応は，主膵管型 IPMN は約 80％が悪性であることを受け手術適応となる(**表 8-6**)。分枝型で

表 8-6 膵 IPMN の分類(国際診療ガイドライン)

- 主膵管型および混合型 IPMN は手術適応
- 分岐型 IPMN の有症状例は手術適応
- 下記の悪性を示唆する所見を認めた場合に手術適応
  悪性を示唆する所見:壁在結節,主膵管の拡張,細胞診にて癌細胞陽性

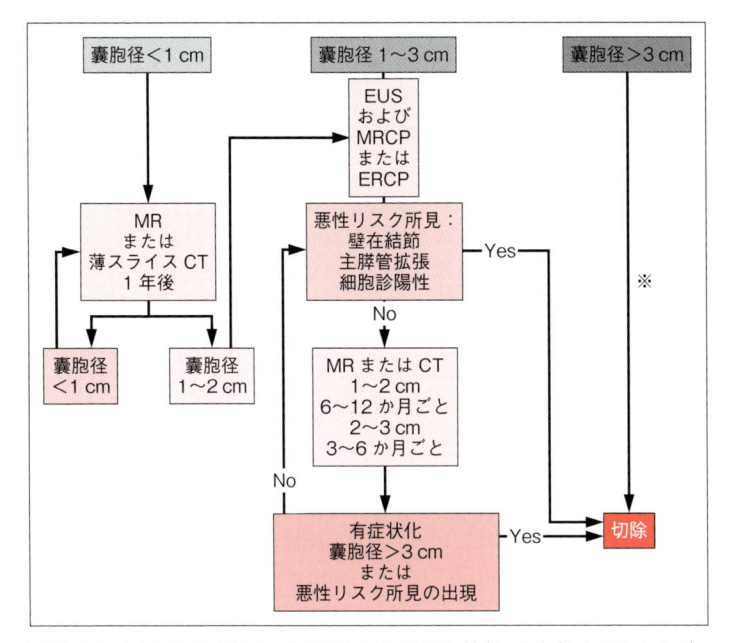

図 8-19 分岐型 IPMN の経過観察および治療方針(国際診療ガイドライン)
※3 cm 以上を,直ちに切除適応とするかどうかは,さらに今後の検討を要する。

は壁在結節のあるものや,囊胞径が 3 cm を超えるもの,急性膵炎など症状を伴うものは手術適応となる(図 8-19)。囊胞径 3 cm 以上を直ちに切除適応とするか否かについては,今後さらに検討を要するが,分枝型の約 20% が癌であり,約 60% が経過観察可能な IPMN である。また,分枝型 IPMN で主膵管拡張がみられる症例は厳重経過観察とすべきである(図 8-19)。

6) 手術術式

定型的な膵頭十二指腸切除術,幽門輪温存膵頭十二指腸切除術や膵体尾部脾切除術が行われるが,縮小手術として膵分節切除術,膵鈎部切除,十二指腸温存膵頭切除術,脾温存膵体尾部切除などがある。しかし,通

常の手術で完治を期待できるIPMNに対し，安易な機能温存・縮小手術は避けるべきである。

7) 予後

通常型膵癌に比し有意に良好な予後が得られており，腺腫，上皮内癌では術後の生存率は100％である。しかし，IPMN由来浸潤癌では再発例を認めている。手術決定に際し，最も重要なことは浸潤を開始する直前か，開始して間もないときに手術適応を決定すべきであり，*in situ carcinoma*の段階でのIPMNは手術で完治できる疾患である。

8) その他の特徴

分枝型IPMN経過観察例が増えている実臨床のなかで，IPMNと通常型膵癌の合併の問題が表面化し，その頻度は9.5％との報告がある。したがって，IPMN発症部だけでなく，膵臓全体を経過観察しなければならい。さらに，IPMN症例では多臓器癌を高率に合併するとの報告もあり，膵以外の全身検索も忘れてはならない。

2 粘液性嚢胞腫瘍(mucinous cystic neoplasm：MCN)

MCNは，厚い被膜に覆われた球形の隔壁を有する腫瘍で，中年女性（平均年齢48歳）の膵体尾部に好発する腫瘍である。組織学的には，卵巣様間質を有することが多く，ほとんどの症例が女性であるが，ごく稀に男性発症も認められる。

1) 病理学的特徴

卵巣様間質は卵巣の間質に類似した細胞密度の高い間質で，円形または細長い核と，細胞質の乏しい紡錘形の細胞が密集した組織像を示す。免疫染色では，vimentin(+)，smooth muscle actin(+)であり，progesteron receptor(PR)およびestrogen receptor(ER)は時に陽性を示す。

2) 治療方針

悪性のpotentialが強く，良性腺腫と診断されたものでも組織学的には悪性を強く疑わせる上皮が混在していることが多く，手術の絶対適応とされている。

3) IPMNとMCNの鑑別

IPMNとMCNは膵管が嚢胞状に拡張する点，粘液を産生する点など共通している。さらに，両者はともに膵管上皮由来で同一の組織像を示す。しかしながら，発症年齢，発症部位，膵管との交通，随伴性膵炎の有無，卵巣様間質・被膜の存在など臨床病理学的に大きな違いがある。また，MCNは診断され次第，手術適応となるが，分枝型IPMNでは約60％の症例で経過観察可能であり，治療方針が大きく異なるため両者は厳密に鑑別されなければならない(**表8-7**)。

表 8-7 IPMN と MCN の鑑別点

	IPMN	MCN
被膜	ほとんど認めない	認める
卵巣様間質	認めない	認めることが多い
膵管との交通	認める	認めないことが多い
膵管内進展	認める	認めないことが多い
随伴性膵炎	認めることが多い	認めないことが多い
好発年齢	壮年〜高年	中年
性別	男性に多い	ほとんどが女性

(日本膵臓学会嚢胞性膵腫瘍分類小委員会診断基準案,2004)

3 漿液性嚢胞腫瘍(serous cystic neoplasm:SCN)

SCN は漿液性嚢胞腺腫(serous cystadenoma)と漿液性嚢胞腺癌(serous cystadenocarcinoma)に分類され,後者はきわめて稀である。SCN の特徴は,80%以上が60歳以上と高齢者に多く,男女比では1:4と女性に多く,膵頭部に好発する傾向がある。画像診断では,腹部単純 X 線写真にてしばしば石灰化が認められ,sunburst pattern は特徴的である。血管造影では濃染像を示すことが多く,無血管像を示す仮性膵嚢胞や通常型膵癌との鑑別に有用である。手術適応としては,4 cm を超えるものは積極的に切除する方針が望ましい。最大径5 cm 以上の症例では間質浸潤を疑わせる所見を呈するものが存在する。

4 solid-pseudopapillary tumor(SPT)

SPT の報告例の95%以上が女性で,その3/4が40歳以下の若年者である。予後は切除することにより良好である。しかし,中高年症例では肝転移,リンパ節転移さらには腹膜播種を認める症例もあるため,potentially malignant な疾患として治療方針を決定する必要がある。肉眼的には被膜を有する境界明瞭な腫瘍で,平均的な腫瘍径は8〜9 cm である。内部構造は充実性と嚢胞性成分が混在する腫瘍と,いずれかの成分が優位な腫瘍があり,高率に出血壊死を伴う。

5 島細胞腫(endocrine tumor)

非機能性島細胞腫瘍は膵頭部に好発し,発見時に大きな腫瘤を形成していることが多い。90%以上が悪性と考えられている。画像診断上,高度の壊死・出血を伴うことが多く,約30〜40%嚢胞性成分が認められる。また,肝転移,門脈内腫瘍進展を伴う症例も認められるが,腫瘍がたとえ大きくても,膵臓の背側の動脈分岐周囲の脂肪組織が保たれていることが多く,通常型膵癌と異なった進展を示すことが多い。

(種村匡弘)

C 膵内分泌腫瘍

膵・消化管神経内分泌腫瘍(neuroendocrine tumor)は，消化管や内分泌組織にdiffuse neuroendocrine systemとして広く分布する神経内分泌細胞由来の腫瘍である。

これらのうち，膵原発の腫瘍が膵内分泌腫瘍であり，臨床症状からホルモンを産生しホルモンによる特徴的な症状を有する機能性膵内分泌腫瘍と，ホルモンによる症状のない非機能性膵内分泌腫瘍に分類される。また病理組織学的には，神経内分泌腫瘍の分類に従い神経内分泌腫瘍G1，G2，神経内分泌癌に悪性度分類される。

疫学
- 膵内分泌腫瘍の発生率は年間100万人あたり約10例。
- 比較的多いインスリノーマで年間100万人あたり約1〜2例，ガストリノーマで約0.5〜1.5例である。
- 剖検による研究では全剖検例の0.5〜1.5%に膵内分泌腫瘍が認められる。そのうち機能性腫瘍は1/1,000以下と考えられている。

診断
- 臨床症状から，ホルモンによる症状を有する機能性膵内分泌腫瘍である，ガストリノーマ〔Zollinger-Ellison(ゾリンジャー・エリソン)症候群〕，インスリノーマ，グルカゴノーマ，ソマトスタチノーマ，VIP腫瘍〔Verner-Morrison(ヴェルナー・モリソン)症候群〕，GRF(growth-hormone-releasing factor)腫瘍，ACTH産生腫瘍などと，非機能性膵内分泌腫瘍に分類される。機能性膵内分泌腫瘍の診断基準は，産生するホルモンの高値によるが，詳細は各項に記載する。
- 病理組織学的には，均一な核をもつ小型の円形細胞が索状，リボン状，ロゼット状の配列を示す。免疫組織化学的染色ではクロモグラニンA(chromogranin A)，シナプトフィジン(synaptophysin)が陽性である。ソマトスタチン受容体(somatostain receptor type 1, 2, 3, 4, 5)の陽性度は治療方針の指針となる。
- 2010年のWHO分類により，膵・消化管神経内分泌腫瘍(neuroendocrine tumor)は，neuroendocrine neoplasm(NEN)と総称され，核分裂像数(10 HPFあたりの核分裂像数)とKi-67指数(細胞増殖関連抗原Ki-67に対するMIB-1抗体標識率)から神経内分泌腫瘍(neuroendocrine tumor：NET) G1，G2，神経内分泌癌(neuroendocrine carcinoma：NEC)に悪性度分類される(表8-8)。

表 8-8　neuroendocrine tumor の悪性度分類(2010 年 WHO 分類)

	分類	Grade	核分裂像数 (/10HPF)	Ki-67 指数(%)
神経内分泌腫瘍 G1	neuroendocrine tumor(NET) G1	G1	<2	≦2
神経内分泌腫瘍 G2	neuroendocrine tumor(NET) G2	G2	2〜20	3〜20
神経内分泌癌	neuroendocrine carcinoma(NEC)	G3	>20	>20

核分裂像数(10 HPF あたりの核分裂像数),Ki-67 指数(細胞増殖関連抗原 Ki-67 に対する MIB-1 抗体標識率)

- 局在診断には,一般に多血性腫瘍であることが多いため,造影 CT が有用である。欧米ではソマトスタチン受容体シンチグラフィが一般的であるがわが国では使用できない。また機能性膵内分泌腫瘍の局在診断には,選択的動脈内セクレチン注入法(SASI test)が有用であったが,現在わが国ではセクレチンの入手ができないため,選択的動脈内カルシウム注入法(ASVS)が施行される。

進行度分類(TNM 分類)

- TNM 分類には ENETS(European Neuroendocrine Tumor Society)の TNM 分類(表 8-9)と AJCC(American Joint Committee on Cancer)/UICC の TNM 分類(表 8-10)がある。
- AJCC/UICC の TNM 分類では,NET は neuroendocrine tumors で分類され,NEC は通常型膵癌と同様に分類されている。

治療

- ホルモン過剰による症状に対する治療と悪性腫瘍に対する治療の両面から治療を考える必要がある。
- 悪性腫瘍に対する治療としては,外科的切除が第一選択である。低悪性度腫瘍に対しては,低侵襲手術,縮小手術の適応となる。
- 腹腔鏡補助下膵切除術は 2006 年に先進医療として,「インスリノーマ,脾動脈瘤,粘液性囊胞腫瘍,膵管内腫瘍 その他の膵良性腫瘍に係る膵体尾部切除又は核出術に限る」との適応であったが,2008 年には「膵内分泌系腫瘍その他の膵良性又は低悪性腫瘍」と低悪性度腫瘍に適応が拡大され,2012 年 4 月より腹腔鏡下膵体尾部切除として保険収載された。
- 肝転移に対しては,可能であれば外科的切除が考慮される。多血性腫瘍であることが多く外科的切除ができない場合は,TACE(経動脈的化学塞栓療法)が選択される。また肝臓に限局した転移性腫瘍に対し

表8-9 ENETS TNM 分類

T	M0		M1
	N0	N1	
T1	I	Ⅲb	Ⅳ
T2	Ⅱa	Ⅲb	Ⅳ
T3	Ⅱb	Ⅲb	Ⅳ
T4	Ⅲa	Ⅲb	Ⅳ
Stage(病期)	T因子	N因子	M因子
I	T1	N0	M0
Ⅱa	T2	N0	M0
Ⅱb	T3	N0	M0
Ⅲa	T4	N0	M0
Ⅲb	T因子に関係なく	N1	M0
Ⅳ	T因子に関係なく	N因子に関係なく	M1

TX	原発腫瘍の評価が不可能
T0	原発腫瘍を認めない
T1	膵臓内に局在する,最大径が2cm未満の腫瘍
T2	膵臓内に局在する,最大径が2〜4cmの腫瘍
T3	膵臓内に局在する,最大径が4cmを超える腫瘍あるいは十二指腸または胆管に浸潤
T4	周囲臓器(胃,脾臓,結腸,副腎)あるいは大血管(腹腔動脈幹もしくは上腸間膜動脈)への浸潤あり
	腫瘍径にかかわらず,多発腫瘍には(m)を付記する
NX	所属リンパ節転移の評価が不可能
N0	所属リンパ節転移なし
N1	所属リンパ節転移あり
MX	遠隔転移の評価が不可能
M0	遠隔転移なし
M1	遠隔転移あり

て肝移植が選択される数少ない疾患である。
- 化学療法は一般的な化学療法剤(エトポシド,シスプラチン,ドキソルビシン,ダカルバジン)の効果は少ない。欧米ではストレプトゾトシン(streptozotocin)放射標識ソマトスタチンアナログの使用が可能であるが,わが国では使用できない。
- ソマトスタチン受容体(somatostain receptor type 2:SSTR2)陽性の場合にはソマトスタチンアナログの使用が推奨される。わが国では消化管ホルモン産生腫瘍が保険適用である。
- 分子標的治療薬である,mTOR(mammalian target of rapamycin)阻害剤のエベロリムスが,進行性膵内分泌腫瘍患者の無増悪生存期間を延長させた結果をもって,2011年保険収載された。

表 8-10 膵癌の AJCC/UICC TNM 分類(第 7 版)

T	M0		M1
	N0	N1	
Tis	0	ⅡB	Ⅳ
T1	ⅠA	ⅡB	Ⅳ
T2	ⅠB	ⅡB	Ⅳ
T3	ⅡA	Ⅲ	Ⅳ
T4	Ⅲ		Ⅳ

Stage(病期)	T 因子	N 因子	M 因子
0	Tis	N0	M0
ⅠA	T1	N0	M0
ⅠB	T2	N0	M0
ⅡA	T3	N0	M0
ⅡB	T1〜T3	N1	M0
Ⅲ	T4	N 因子に関係なく	M0
Ⅳ	T 因子に関係なく	N 因子に関係なく	M1

TX	原発腫瘍の評価が不可能
T0	原発腫瘍を認めない
Tis	上皮内癌
T1	膵臓内に限局する,最大径が 2 cm 以下の腫瘍
T2	膵臓内に限局する,最大径が 2 cm を超える腫瘍
T3	膵臓外に浸潤するが,腹腔動脈幹もしくは上腸間膜動脈への浸潤いずれもなし
T4	腹腔動脈幹もしくは上腸間膜動脈への浸潤あり
NX	所属リンパ節転移の評価が不可能
N0	所属リンパ節転移なし
N1	所属リンパ節転移あり
MX	遠隔転移の評価が不可能
M0	遠隔転移なし
M1	遠隔転移あり

- 日本,欧米ともに未承認であるが,VEGF(血管内皮細胞増殖因子)受容体と PDGF(血小板由来増殖因子)受容体を標的とするキナーゼ阻害薬のスニチニブの臨床試験が行われている。

各疾患の特徴(表 8-11)

1 ガストリノーマ(Zollinger-Ellison 症候群)

- ガストリン(gastrin)を分泌する。
- 高ガストリン血症により胃酸分泌過多,消化性潰瘍による疼痛(80〜100%),下痢(30〜75%),胃食道逆流症(30〜60%)を起こす。
- ガストリノーマの 60〜90% が悪性で,20〜25% に MEN1 が合併する。

表 8-11 膵内分泌腫瘍の特徴

疾患名	分泌ホルモン	発生率（年間100万人当り）	悪性の頻度（%）	主要な症状
ガストリノーマ（Zollinger-Ellison症候群）	ガストリン	0.5～1.5	60～90	消化性潰瘍, 下痢, 胃食道逆流症
インスリノーマ	インスリン	1～2	5～15	低血糖症状（錯乱, 頭痛, 昏睡, 発汗, 動悸）
グルカゴノーマ	グルカゴン	0.01～0.1	50～80	皮膚炎（壊死融解性移動性紅斑）, 耐糖能障害または糖尿病, 体重減少
ソマトスタチノーマ	ソマトスタチン		>70	糖尿病, 胆嚢疾患, 下痢, 脂肪便
VIP腫瘍（Verner-Morrison症候群, WDHA症候群）	VIP (vasoactive intestinal peptide)	0.05～0.2	40～70	大量の下痢, 低K血症, 脱水症
GRF腫瘍	growth-hormone-releasing factor		>60	末端肥大症
ACTH産生腫瘍	ACTH		>95	異所性Cushing症候群
非機能性膵内分泌腫瘍	分泌しないか, 産生物が生理活性をもたない	1～2	>60	体重減少, 腹部腫瘤, 疼痛

- 空腹時ガストリンが 1,000 ng/L 以上（10倍以上）, 胃内 pH が 2.0 以下であればガストリノーマと診断される.
- 胃酸分泌抑制薬（プロトンポンプ阻害薬, H_2 阻害薬）服用, 萎縮性胃炎, 悪性貧血, 胃無酸症, 幽門うっ滞症候群ではガストリン値が高値となるため鑑別診断として注意する.
- セクレチン負荷試験は, わが国ではセクレチンの入手ができないため施行できない.
- 病変の局在診断のためには, 選択的動脈内カルシウム注入法（ASVS）が有用な場合がある.
- 胃酸分泌過多, 消化性潰瘍, 下痢, 胃食道逆流症といったホルモン過剰分泌による症状の治療は, 胃酸分泌抑制薬（プロトンポンプ阻害薬, H_2 阻害薬）によりほぼコントロール可能である.
- 膵悪性腫瘍に対する治療としては, 外科的切除が第一選択である. 腫瘍減量手術, TACE（経動脈的化学塞栓療法）も有効である. SSTR2

陽性の場合にはソマトスタチンアナログの使用が推奨される。

2 インスリノーマ

- インスリン（insulin）を分泌する。
- 高インスリン血症により錯乱，頭痛，昏睡，発汗，動悸，意識消失など低血糖症状を起こす。
- インスリノーマの90％は単発で5〜15％のみ悪性である。
- 空腹時低血糖状態で，血中インスリンが高い場合には診断が確定する。また絶食試験により低血糖症状が発症した場合，血糖値が2.2 mmol/Lでインスリンが43 pmol/L以上であればインスリノーマと診断できる。Cペプチド抑制試験が施行される場合もある。
- インスリン，経口血糖降下薬，Addison（アジソン）病や下垂体機能低下などホルモン欠乏症，肝疾患，アルコール依存症などにて低血糖症状を発症するため鑑別診断として注意する。
- インスリノーマは小さい病変であることが多いため，局在診断のためには，選択的動脈内カルシウム注入法（ASVS）が有用である。
- 低血糖症状の治療として，頻回の摂食を行い，外科的切除を施行する。ジアゾキサイド（diazoxide）によるインスリン分泌抑制も有効である。

3 グルカゴノーマ

- グルカゴン（glucagon）を分泌する。
- 皮膚炎（壊死融解性移動性紅斑）（65〜90％），耐糖能障害または糖尿病（40〜90％），体重減少（70〜90％）を起こす。
- グルカゴノーマの50〜80％が悪性である。
- グルカゴン値の上昇でグルカゴノーマと診断される。血中アミノ酸値の低下も認める。
- 腎不全，急性膵炎，副腎皮質機能亢進，肝不全などではグルカゴン値の上昇を認めるため鑑別診断として注意する。
- 転移を認める場合が多いが，外科的切除，腫瘍減量手術，TACE，SSTR2陽性の場合にはソマトスタチンアナログによる効果が期待されるが，カルチノイド症候群の症状を示さない場合には厳密には保険適用となっていない。

4 ソマトスタチノーマ

- ソマトスタチン（somatostatin）を分泌する。
- ソマトスタチンによるホルモン分泌抑制作用により糖尿病（60〜90％），胆嚢疾患（65〜90％），下痢（35〜90％），脂肪便を起こす。
- ソマトスタチノーマの70％以上が悪性である。
- ソマトスタチンアナログにより症状の改善がみられる。
- 転移を認める場合が多い。外科的切除，腫瘍減量手術，TACE，SSTR2陽性の場合にはソマトスタチンアナログによる効果が期待さ

れるが，カルチノイド症候群の症状を示さない場合には厳密には保険適用となっていない。

5　VIPオーマ(Verner-Morrison症候群，watery diarrhea, hypokalemia, achlorhydria：WDHA)

- VIP(vasoactive intestinal peptide)を分泌する。
- VIPにより大量の下痢(90〜100%)，低K血症(80〜100%)，脱水症(80%)を起こす。
- ソマトスタチノーマは通常単発で40〜70%が悪性である。
- 補液，電解質補給を行う。ソマトスタチンアナログにより症状の改善が見られる。
- 転移を認める場合が多いが，外科的切除，腫瘍減量手術，TACE，ソマトスタチンアナログの使用が推奨される。

6　GRF(growth-hormone-releasing factor)腫瘍

- GRFを分泌する。
- GRFにより末端肥大症を発症する(100%)。
- 60%以上が悪性である。
- 外科的切除，腫瘍減量手術，TACE，ソマトスタチンアナログの使用が推奨される。

7　ACTH産生腫瘍

- ACTHを分泌する。
- 異所性Cushing症候群を発症する(100%)。
- 外科的切除，腫瘍減量手術，TACE，SSTR2陽性の場合にはソマトスタチンアナログによる効果が期待されるが，カルチノイド症候群の症状を示さない場合には厳密には保険適用となっていない。

8　非機能性膵内分泌腫瘍

- 非機能性膵内分泌腫瘍(nonfunctional pancreatic endocrine tumor)は，ホルモンなどを産生しているが分泌していないか，分泌された産生物が特異的な臨床症状を示さない膵内分泌腫瘍である。
- 腫瘍自体の症状として，体重減少(30〜90%)，腹部腫瘤(10〜30%)，疼痛(30〜95%)。
- 単発が多く，60%以上が悪性である。転移を認める場合が多い。
- 外科的切除，腫瘍減量手術，TACE，SSTR2陽性の場合にはソマトスタチンアナログによる効果が期待されるが，厳密には保険適用となっていない(消化管神経内分泌腫瘍は適用となっており，膵を含めると解釈されれば適用である。弾力的な適用に期待したい)。

9　MEN type 1(Wermer症候群，多発性内分泌腫瘍1型)

- 多発性内分泌腫瘍(multiple endocrine neoplasia)は，家系内の数人に2つ以上の異なる内分泌組織で腫瘍が発症する疾患である。

- 副甲状腺過形成または腺腫，膵島過形成または腺腫または癌，下垂体過形成または腺腫を合併し，さらに低頻度ではあるが消化管カルチノイド，褐色細胞腫を合併する。稀に皮下もしくは内臓脂肪腫，平滑筋腫を合併する。
- 頻度は10万人あたり2〜20人。
- 染色体11q13に位置する癌抑制遺伝子MEN1の不活化型変位により発症する。
- 副甲状腺過形成または腺腫により原発性副甲状腺機能亢進症を95〜100％に発症する。
- 膵腸腫瘍(enteropancreatic tumor)を50〜80％に発症する。
- 膵島腫瘍の30〜40％は悪性である。
- 下垂体腫瘍を20〜30％に発症する。

（武田　裕）

D 急性膵炎

急性膵炎とは膵臓に急性に生じた炎症であり，慢性膵炎と対比した terminology である。

隣接臓器や遠隔臓器にも影響を及ぼすことがある。急性膵炎については最新のエビデンスに基づいた「急性膵炎診療ガイドライン 2010(第3版)」が上梓されており，本項の記載もおおむねそれに基づいている。

疫学

- 発生頻度は 27.7/10 万人/year であり，男性の発生頻度は女性の約 2 倍である。発生頻度は全体として増加傾向である。
- 好発年齢は男性で 50 歳代，女性で 70 歳代である。
- 重症急性膵炎の割合は増加し，2003 年で 30.8% に達したが 2008 年重症度判定基準が改定された。重症膵炎は厚生労働省難治性膵疾患に認定され，重症度が増すと救命が困難になる。

成因

- 日本ではアルコールと胆石が急性膵炎の二大成因であり，男性でアルコール性膵炎，女性で胆石性膵炎が多い。
- その他の成因として，慢性膵炎急性増悪，膵管胆道合流異常，高脂血症，膵腫瘍，薬剤性，膵管癒合不全，医原性(手術，ERCP など)，特発性，その他がある。

臨床症状

- 大多数の急性膵炎は突然発症する。上腹部痛を中心に様々な腹部所見を伴う(軽度の圧痛から反跳痛まで)。
- 悪心嘔吐，背部痛，発熱，頻脈などを症例により認める。
- Cullen(カレン)徴候(膵液による組織自己融解血性浸出液が臍周囲皮下に沈着して暗赤色になる)。
- Grey-Turner(グレイ・ターナー)徴候(左側腹部が暗赤色)，Fox(フォックス)徴候(鼠径部が暗赤色)などは頻度低い。

検査

- 血中リパーゼ(特異度が最も高い)，血中アミラーゼ(P)，血中エラスターゼ I，尿中アミラーゼ
- 重症度診断に使用される項目：WBC，CRP，Plt，LDH，Ca，BUN，Crn，血液ガス(PaO_2，BE)

表8-12 急性膵炎の診断基準

1. 上腹部に急性腹痛発作と圧痛がある
2. 血中または尿中に膵酵素の上昇がある
3. 超音波，CTまたはMRIで膵に急性膵炎に伴う異常所見がある

　上記3項目中2項目以上を満たし，他の膵疾患および急性腹症を除外したものを急性膵炎と診断する。ただし，慢性膵炎の急性増悪は急性膵炎に含める。
注：膵酵素は膵特異性の高いもの(膵アミラーゼ，リパーゼなど)を測定することが望ましい

(厚生労働省難治性膵疾患に関する調査研究班，2008)

画像検査

- 胸腹部単純X線撮影：麻痺性イレウス(colon cut off sign, sentinel loop sign)，胸水など。
- 超音波検査：膵腫大や膵周囲炎症性変化をとらえることが可能。急性膵炎の診断に有用。胆道結石の有無のチェックも行う。
- 造影CT：確定診断ができない場合や，成因検索，重症度判定に必要である。鑑別診断，腹腔内合併症の検索にも価値がある。
- MRI(MRCP)：膵炎の原因となる胆道結石や出血性膵壊死の診断にはCTより有用。
- ERCPは胆石性膵炎で内視鏡治療を前提とする場合であり，EUSは総胆管結石の同定のために施行する。

診断基準

厚労省難治性膵疾患調査研究班による診断基準(2008年)がある(**表8-12**)。

重症度

- 厚労省急性膵炎重症度判定基準が一般に用いられ，発症より48時間以内に評価を行う必要がある。9つの予後因子からなる判定基準，および造影CTによるgradeで重症度判定を行う(**表8-13**)。予後因子が3点以上，または造影CT grade 2以上を重症と判定する。重症とされた症例は集中治療が可能な施設に搬送する。
- ほかにはRansonスコア≧3，Glasgowスコア≧3，APACHE IIスコア≧8で重症とする。

治療

- 急性膵炎を疑った場合には，診断基準に基づいて判定を行うとともに，

表 8-13 急性膵炎の重症度判定基準

予後因子(予後因子は各1点とする)
1. Base Excess≦−3 mEq/L,またはショック(収縮期血圧≦80 mmHg)
2. PaO_2≦60 mmHg(roomair),または呼吸不全(人工呼吸管理が必要)
3. BUN≧40 mg/dl(or Cr≧2 mg/dl),または乏尿(輸液後も1日尿量が400 ml 以下)
4. LDH≧基準値上限の2倍
5. 血小板数≦10万 $/mm^3$
6. 総 Ca≦7.5 mg/dl
7. CRP≧15 mg/dl
8. SIRS 診断基準*における陽性項目数≧3
9. 年齢≧70歳

*:SIRS 診断基準項目:(1)体温>38℃または<36℃,(2)脈拍>90回/min,(3)呼吸数>20回/分または $PaCO_2$<32 mmHg,(4)白血球数>12,000 mm^3 か<4,000 mm^3 または 10%幼若球出現

造影 CT Grade
1. 炎症の膵外進展度

前腎傍腔	0点
結腸間膜根部	1点
腎下極以遠	2点

2. 膵の造影不良域
膵を便宜的に3つの区域(膵頭部,膵体部,膵尾部)に分け判定する。

各区域に限局している場合,または膵の周辺のみの場合	0点
2つの区域にかかる場合	1点
2つの区域全体を占める,またはそれ以上の場合	2点

1+2 合計スコア

1点以下	Grade 1
2点	Grade 2
3点以上	Grade 3

重症の判定
予後因子が3点以上,または造影 CT Grade 2 以上の場合は重症とする

(厚生労働省難治性膵疾患に関する調査研究班,2008)

血液検査や画像診断により成因を検索する。
- 急性膵炎と診断した場合には入院治療を行うが,入室前から呼吸・循環モニタリングと初期治療を速やかに開始する。
  * 初期治療とは,絶食による膵の安静(膵外分泌刺激の回避),十分な初期輸液,十分な除痛(ただしモルヒネは禁忌:Oddi 括約筋収縮)

である。通常成人で必要な 1,500〜2,000 ml の水分の 2〜4 倍の細胞外補充液を初期輸液とする。また軽症例では胆管炎の合併がなければ予防的抗菌薬は不要である。
- 重症度判定を行い，重症度に応じたモニタリング，治療を行う。初診時の予後因子スコアが低くとも重症化することがあるので要注意。
  *予後因子スコア 2 点以下では，モニタリングしつつ慎重に経過観察する。一般病棟での管理が可能であり，末梢静脈路を確保し十分に輸液を行う。重症例では対応可能な施設への搬送を考慮する。末梢静脈路，中心静脈路を確保するとともに，呼吸・循環の維持，酸塩基平衡・電解質バランス補正に努める必要があり，抗菌薬（カルバペネム系など）の予防的投与を考慮する。
- 重症例の発症後期には感染性合併症対策が重要なポイントとなる。

合併症

予後を左右する合併症として以下のものがある。
- 膵仮性囊胞：有症状，合併症併発，囊胞径増大を認める膵仮性囊胞に対してはインターベンション治療を施行するべきであり，膵管との交通，消化管壁との位置関係などにより，個々の症例に応じて経皮的ドレナージ，内視鏡的ドレナージ，外科治療を選択する。
- 膵壊死・壊死部感染：重症化し壊死を生じると，敗血症治療や壊死組織摘出の必要がある（図 8-20）。
- 内外分泌機能低下：糖尿病，消化吸収障害などを生じる。

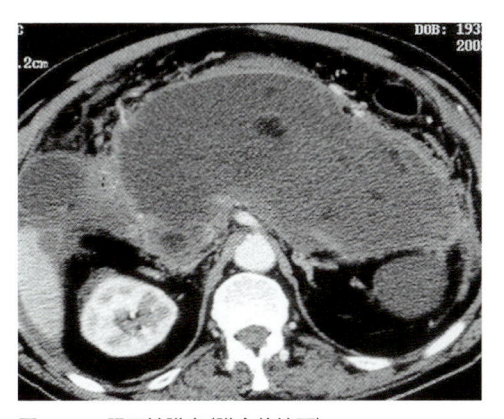

図 8-20　胆石性膵炎（膵全体壊死）

予後
- 死亡率全体では2.9%，重症例で8.9%（2003年）であるが，最重症例では今もなお30%以上の致死率である。
- 再発率は，アルコール性で46%，胆石性では無処置の場合32〜61%とされる。
- 慢性膵炎への移行率は3〜15%といわれている。

壊死性膵炎の治療について
- 重症壊死性膵炎に対する蛋白分解酵素阻害剤の大量持続点滴静注は，死亡率や合併症の発生率を低下させる可能性がある。壊死範囲が広がらない早期に大量動注することにより予後を改善する可能性がある。
- 重症例に対する早期からの経腸栄養は，感染合併症の発生率を低下させるとして勧められている。経腸栄養チューブは透視下か内視鏡誘導下でTreitz靱帯を超えた空腸に留置。
- 腹腔洗浄（peritoneal lavage）の効果はない一方で，循環動態が不安定で利尿の得られない症例に対しては，CHDFの導入を考慮する。
- 胆石性膵炎で胆管炎・通過障害合併例では，ERCP/ESを施行すべきである。
- 感染性膵壊死と非感染性膵壊死で治療方針が異なるため，FNAなどにより適宜細菌学的検査を施行する必要がある。
- 非感染性膵壊死では保存的治療が原則である。
- 感染性膵壊死ではインターベンション治療（手術，IVR，内視鏡治療など）の適応であるが，全身状態が安定している場合には，抗菌薬による保存的治療で経過観察する。
- 壊死性膵炎に対する早期手術（膵床ドレナージなど）は推奨されず，手術（ネクロセクトミー）は可能な限り後期にする（発症後3〜4週以降）。早期の緊急手術では出血量も増加し完全に壊死組織の除去は困難である。緊急手術をすべきかどうか議論のあるところであったが，CT（超音波）ガイド下経皮的ドレナージなどにより臨床経過をみながら手術の時期を考慮するのが妥当であろう。
- 膵膿瘍はドレナージ治療が勧められるが，感染性膵壊死を膵膿瘍と判断しPTADなどの姑息的治療することは，不十分な感染症対策となることも多く危険である。

外科的事項

感染性膵壊死に対する術式は壊死に陥った膵および周囲組織のみをdebridementするネクロセクトミーおよびドレナージが一般的である。膵懐死範囲を術前に正確に評価し，炎症の波及が前腎傍腔などの小範囲

であれば closed lavage とし，結腸間膜や広範囲後腹膜に広がるときには open drainage を考慮する。open drainage の際には ileostomy を併置すべきである。小腸の減圧ができ，結腸への腸内容物の通過もないためイレウスの回避と腹部膨満の軽減になる。いずれにしろ腹腔内大量洗浄が必須となり再開腹によるネクロセクトミーの反復など術後管理は intensive である。

【サイドメモ：重症壊死性膵炎の救命的治療—手術のタイミングと術式】

症例：60歳代，男性。発症時重症度スコア：7点(9点満点)，CT grade 3(最重症)

入院時ショック状態にて ICU で重症管理。直ちに FOY＋ミラクリッド大量動注。広範囲の壊死巣，腹水，胸水を認めた(図 8-21)。経過中挿管，気管切開適宜施行。腹水，胸水，腹腔内膿瘍を適宜経皮的穿刺，ドレナージ施行。炎症所見の増悪と寛解を繰り返し 38℃台の弛張熱継続。しかし膿瘍＋壊死巣は次第に膵体尾部周囲に限局化した(図 8-22)。発症後 55 日目に手術を施行(図 8-23)。術後経過はきわめて良好で術後 3 日目には解熱した。術後 3 か月では壊死巣消失し，胃後壁膿瘍腔開放部はごくわずかに残存のみ(図 8-24)。

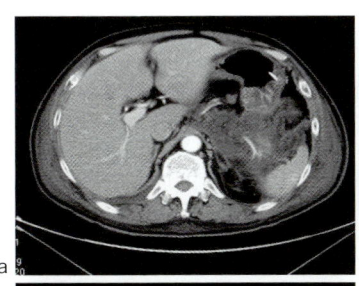

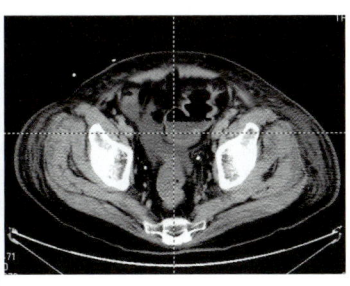

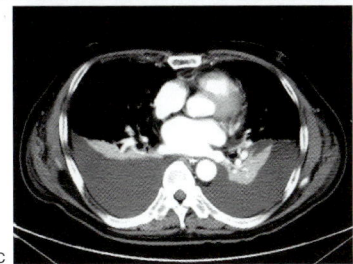

図 8-21 特発性膵炎(発症後 40 時間での CT)，CT grade 3(最重症)
a：体尾部に広範囲の壊死巣を認める。
b：ダグラス窩に腹水を認める。
c：両側胸水を大量に認める。

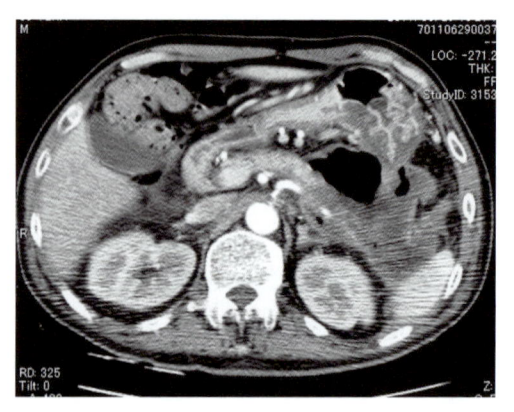

図 8-22　発症後 54 日目（術前日）CT（保存的治療後）
膵体尾部壊死巣と腹腔内ガスは被包化され胃背側に限局。

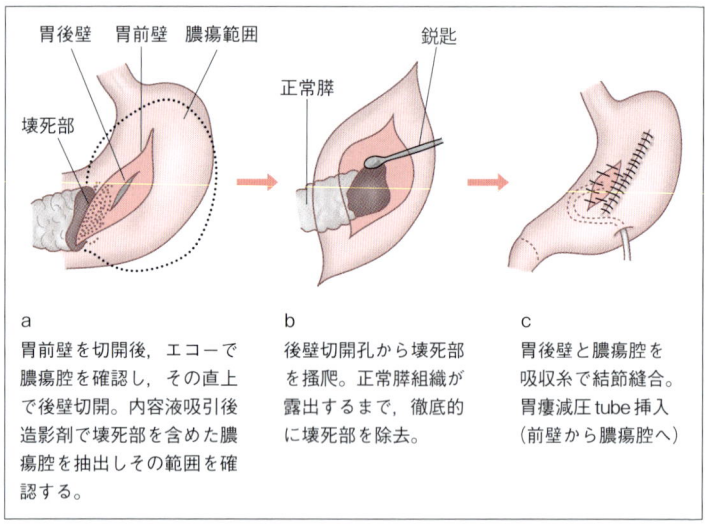

a
胃前壁を切開後，エコーで膿瘍腔を確認し，その直上で後壁切開。内容液吸引後造影剤で壊死部を含めた膿瘍腔を抽出しその範囲を確認する。

b
後壁切開孔から壊死部を掻爬。正常膵組織が露出するまで，徹底的に壊死部を除去。

c
胃後壁と膿瘍腔を吸収糸で結節縫合。胃瘻減圧 tube 挿入（前壁から膿瘍腔へ）

図 8-23　胃前後壁開放膵体尾部ネクロセクトミー＋胃後壁後腹膜膿瘍壁縫合ドレナージ
術中膿瘍腔造影，胆囊摘出術を実施。左横隔膜下および Winslow 孔にドレーン挿入。

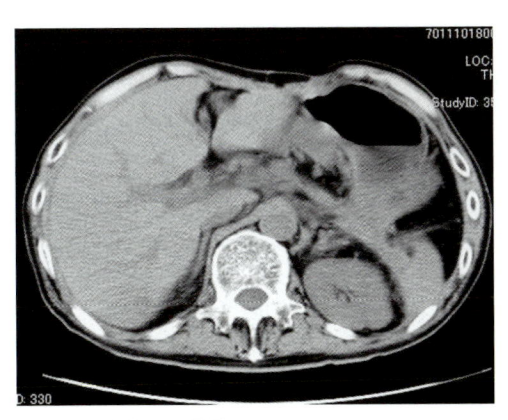

図 8-24 術後 3 か月目 CT
膵壊死巣消失。開放部ほぼ閉鎖。

> **★手術のポイント**
> 　保存的治療にて，炎症，壊死部を限局被包化し，胃前後壁切開による壊死巣切除＋ドレナージにつなげた。ネクロセクトミーを閉じられた space で行うことが可能であったのだ。被包化した炎症（感染）部位は胃囊胞吻合に準じた吻合によりドレナージされるようにした。

〔鳥　正幸〕

E 慢性膵炎

概念

慢性膵炎は膵内に非可逆性の慢性炎症性変化が生じ，腹痛などの臨床症状や，膵の内・外分泌障害による臨床症候を引き起こす疾患であり，厚生労働省により難治性疾患にあげられている。

難治性膵疾患に関する調査研究班(厚生労働省難治性疾患克服研究事業)，日本膵臓学会および日本消化器病学会は慢性膵炎臨床診断基準2009を作成し，慢性膵炎確診・準確診および早期慢性膵炎を定義している(**表8-14**)。

定義と分類

慢性膵炎臨床診断基準2009(**表8-14**)により定義されている。

疫学

2007年の慢性膵炎全国調査(難治性膵疾患に関する調査研究班)によると，以下のようになっている。
- 1年間の慢性膵炎推計受療患者数は47,100人
- 推計受療数は人口10万人あたり36.9人(男性は53.2人，女性は21.2人)
- 1年間の新規慢性膵炎発症患者数は15,200人
- 推定新規発症患者数は人口10万あたり11.9人

※慢性膵炎の病患者数は年々増加してきている。

成因

2007年の慢性膵炎全国調査では，以下のようになっている。
- アルコール性が64.8%，特発性が18.2%，胆石性が2.8%
- 最も多いのは，男性ではアルコール性で73.0%，女性では特発性で40.5%

※ cystic fibrosis transmembrane regulator (CFTR)，cationic trypsinogen (PRSS1)，serine protease inhibitor Kazel type 1 (SPINK1)の遺伝子変異が慢性膵炎発症と強い相関があるとの報告がある。

臨床診断基準

慢性膵炎臨床診断基準2009(**表8-14**)に沿って行われる。

表 8-14 慢性膵炎臨床診断基準 2009

慢性膵炎の定義と分類

定義：
　膵臓の内部に不規則な線維化，細胞浸潤，実質の脱落，肉芽組織などの慢性変化が生じ，進行すると膵外分泌・内分泌機能の低下を伴う病態である。膵内部の病理組織学的変化は，基本的には膵臓全体に存在するが，病変の程度は不均一で，分布や進行性も様々である。これらの変化は，持続的な炎症やその遺残により生じ，多くは非可逆性である。
　慢性膵炎では，腹痛や腹部圧痛などの臨床症状，膵内・外分泌機能不全による臨床症候を伴うものが典型的である。臨床観察期間内では，無痛性あるいは無症候性の症例も存在し，このような例では，臨床診断基準をより厳密に適用すべきである。慢性膵炎を，成因によってアルコール性と非アルコール性に分類する。自己免疫性膵炎と閉塞性膵炎は，治療により病態や病理所見が改善することがあり，可逆性である点より，現時点では膵の慢性炎症として別個に扱う。

分類：
・アルコール性慢性膵炎
・非アルコール性慢性膵炎（特発性，遺伝性，家族性など）

注 1. 自己免疫性膵炎および閉塞性膵炎は，現時点では膵の慢性炎症として別個に扱う。

慢性膵炎臨床診断基準

慢性膵炎の臨床診断項目
①特徴的な画像所見　　　③反復する上腹部痛発作
②特徴的な組織所見　　　④血中または尿中膵酵素値の異常
　　　　　　　　　　　　⑤膵外分泌障害
　　　　　　　　　　　　⑥1 日 80 g 以上（純エタノール換算）の持続する飲酒歴

慢性膵炎確診：a, b のいずれかが認められる。
　a. ①または②の確信所見
　b. ①または②の準確信所見と，③④⑤のうち 2 項目以上。
慢性膵炎準確診
　①または②の確診所見。
早期慢性膵炎
　③〜⑥のいずれか 2 項目以上と早期慢性膵炎の画像所見が認められる。

注 2. ①，②のいずれも認めず，③〜⑥のいずれかの 2 項目以上有する症例のうち，他の疾患が否定されるものを慢性膵炎疑い例とする。疑い例には 3 か月以内に EUS を含む画像診断を行うことが望ましい。
注 3. ③または④の 1 項目のみ有し早期慢性膵炎の画像所見を示す症例のうち，他の疾患が否定されるものは早期慢性膵炎の疑いがあり，注意深い経過観察が必要である。
付記．早期慢性膵炎の実態については，長期予後を追跡する必要がある。

慢性膵炎の診断項目

①特徴的な画像所見
　確診所見：以下のいずれかが認められる。
　a. 膵管内の結石。
　b. 膵全体に分布する複数ないしびまん性の石灰化。
　c. ERCP 像で，膵全体に見られる主膵管の不整な拡張と不均等に分布する不均一（＊1）かつ不規則（＊2）な分枝膵管の拡張。
　d. ERCP 像で，主膵管が膵石，蛋白栓などで閉塞または狭窄しているときは，乳

（つづく）

頭側の主膵管と分枝膵管の不規則な拡張。
準確診所見：以下のいずれかが認められる。
a. MRCPにおいて，主膵管の不整な拡張とともに膵全体に不均一に分布する分枝膵管の不規則な拡張。
b. ERCP像において，膵全体に分布するびまん性の分枝膵管の不規則な拡張，主膵管のみの不整な拡張，蛋白栓のいずれか。
c. CTにおいて，主膵管の不規則なびまん性の拡張とともに膵辺縁が不規則な凹凸を示す膵の明らかな変形。
d. US(EUS)において，膵内の結石または蛋白栓と思われる高エコーまたは膵管の不整な拡張を伴う辺縁が不規則な凹凸を示す膵の明らかな変形。

②特徴的な組織所見
確診所見：膵実質の脱落と線維化が観察される。膵線維化は主に小葉間に観察され，小葉が結節状，いわゆる硬変葉をなす。
準確診所見：膵実質が脱落し，線維化が小葉間または小葉内に観察される。

③血中または尿中膵酵素値の異常
以下のいずれかが認められる。
a. 血中膵酵素(＊3)が連続して複数回にわたり正常範囲を超えて上昇あるいは正常下限未満に低下。
b. 尿中膵酵素が連続して複数回にわたり正常範囲を超えて上昇。

④膵外分泌障害
BT-PABA試験で明らかな低下(＊4)を複数回認める。

早期慢性膵炎の画像所見
a. bのいずれかが認められる。
a. 以下に示すEUS所見7項目のうち，(1)〜(4)のいずれかを含む2項目以上が認められる。
(1)蜂巣状分葉エコー(lobularity, honeycombing type)
(2)不連続な分葉エコー(Nonhoneycombing lobularity)
(3)点状高エコー(Hyperechoic foci ; non-shadowing)
(4)索状高エコー(Stranding)
(5)囊胞(Cysts)
(6)分枝膵管拡張(Dilated side branches)
(7)膵管辺縁高エコー(Hyperechoic MPD margin)
b. ERCP像で，3本以上の分枝膵管に不規則な拡張が認められる。

解説1. USまたはCTによって描出される①膵囊胞，②膵腫瘤ないし腫大，および，③膵管拡張(内腔が2mmを超え，不整拡張以外)は膵病変の検出指標として重要である。しかし，慢性膵炎の診断指標としては特異性が劣る。したがって，①②③の所見を認めた場合には画像検査を中心とした各種検査により確定診断に努める。

解説2. ＊1 "不均一"とは，部位により所見の程度に差があることをいう。
＊2 "不規則"とは，膵管径や膵管壁の平滑な連続性が失われていることをいう。
＊3 "血中膵酵素"の測定には，膵アミラーゼ，リパーゼ，エラスターゼ1など膵特異性の高いものを用いる。
＊4 "BT-PABA試験(PFD試験)における尿中PABA排泄率の低下"とは，6時間排泄率70%以下をいう。

解説3. MRCPについては，
1) 磁場強度1.0テスラ(T)以上，傾斜磁場強度15mT/m以上，シングルショット高速SE法で撮像する。
2) 上記条件を満足できないときは，背景信号を経口陰性造影剤の服用で抑制し，膵管の描出のため呼吸同期撮影を行う。

(厚生労働省難治性疾患に関する調査研究班，日本膵臓学会，日本消化器病学会：慢性膵炎臨床診断基準2009. 膵臓 24：645-646, 2009 より引用)

※侵襲の少ない検査から系統的に計画し，診断を下す。

病態

慢性膵炎の病期は無症状期，代償期，移行期，非代償期に分けられる（図8-25）。代償期では，膵機能が比較的保たれ，血・尿中の膵酵素上昇を伴う上腹部痛が主症状である。進行して非代償期になると膵組織が破壊され疼痛は軽減し，血中膵酵素上昇もなくなるが，膵外分泌機能低下による消化吸収障害や内分泌機能低下による糖尿病が出現する（図8-25）。代償期と非代償期の間を移行期というが，これらは完全に線引きされずオーバーラップすることもある。

1 疼痛

上腹部や背部の疼痛は，代償期から移行期にかけての慢性膵炎の主症状であり，血中膵酵素の上昇を伴う。疼痛の原因としては，膵炎の炎症の神経への波及や主膵管の狭窄・閉塞による膵管内圧の上昇などが考えられている。膵実質の荒廃が進む非代償期には疼痛は軽減するとともに，血中膵酵素の上昇もみられなくなる。

2 消化吸収障害

慢性膵炎による膵外分泌機能不全により生じる。慢性膵炎では，重炭酸イオン分泌の低下により，上部小腸管腔内のpHが低下し，消化酵素が活性化されず，胆汁酸が沈殿するため，特に脂肪の消化が障害され脂

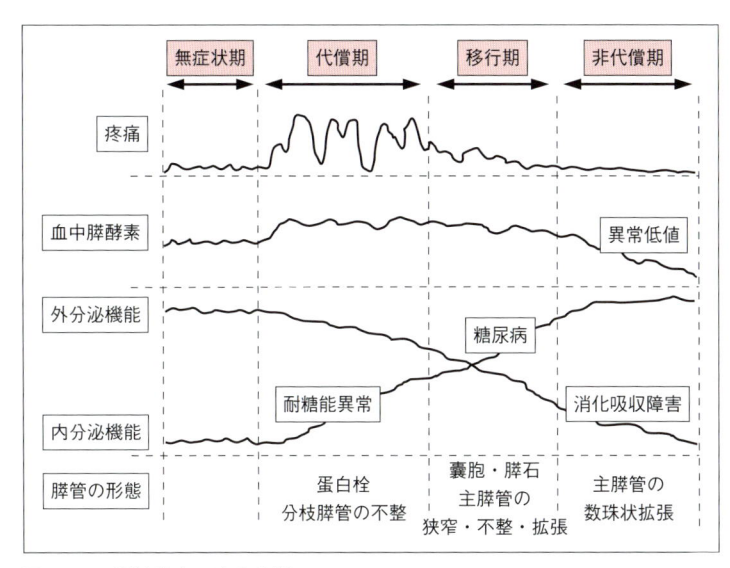

図8-25　慢性膵炎の臨床病期

肪下痢が出現する。

3 糖尿病

慢性膵炎による膵内分泌機能不全により生じる。慢性膵炎が進行し，ランゲルハンス島が破壊され，インスリンを分泌するβ細胞が減少し，膵性糖尿病が生じる。グルカゴンを分泌するα細胞も減少するため，血糖値の変動が大きく低血糖も起こしやすい。飲酒を継続している症例で膵性糖尿病の頻度が高い。

4 蛋白栓や膵石の形成

慢性膵炎では，膵管内に蛋白栓と膵石がしばしばみられる。

内科的治療

慢性膵炎の成因，病態は複雑であり，病期，病態を的確に把握し，それぞれに応じた適切な治療を行うことが重要である。

1 慢性膵炎代償期の治療

代償期は膵機能が比較的保たれ，血中膵酵素の上昇を伴い疼痛が主症状の時期である。したがって，疼痛の予防・改善，急性再燃の予防が中心となる。アルコール性では禁酒，胆石性では胆石除去を行い，膵炎および膵外分泌を抑制する薬物療法・食事慮法が必要である。

1）薬物療法

①経口蛋白分解酵素阻害薬：トリプシン活性阻害作用を有し，トリプシンに引き続く膵内酵素活性化を抑制することで，膵炎の増悪と進展を阻止して炎症を軽減させる。

②膵酵素薬：膵酵素の補充および膵庇護の目的で投与する。

③ヒスタミン H_2 受容体拮抗薬（H_2 ブロッカー）またはプロトンポンプ阻害薬（PPI）：過度の胃酸分泌を抑制し，セクレチンおよびコレシストキニン（CCK）の遊離を抑える。胃酸分泌の抑制は消化性潰瘍に対しても有効である。

④抗コリン薬：迷走神経を介する膵外分泌刺激を抑制し疼痛を軽減させる。

2）食事療法

脂肪の分解産物は，CCK の分泌を引き起こし，膵外分泌を刺激するため，代償期における食事療法の基本は脂肪制限である。また，疼痛が著しい場合には蛋白制限も行う。脂肪は症状に応じて 30～40 g/day，蛋白も 0.5～0.8/kg 体重に制限する。

2 慢性膵炎非代償期の治療

非代償期では消化吸収障害および糖尿病が前面にでるため，適切な食事療法に加えて，適切な薬物療法を行わないと消化吸収障害および膵性糖尿病の増悪により低栄養状態が進行する。

1) 消化吸収障害に対する薬物療法

消化吸収障害による便中へのエネルギー喪失および膵性糖尿病による尿中へのエネルギー喪失を防ぐ目的で，十分量の消化酵素（通常量の3～4倍）を投与することが重要である。

また，上部小腸のpHを上昇させるためにH2ブロッカーやPPIの併用も必要である。

2) 糖尿病に対する薬物療法

膵性糖尿病はβ細胞減少に起因する病態であるため，その治療としてはインスリン投与が基本となる。消化吸収障害を合併しているため，十分量の消化酵素を投与したうえで，インスリン量を決定する。また，膵性糖尿病ではα細胞減少によるグルカゴン分泌が低下していたり，アルコール性では食生活が不規則であったりするので，通常の糖尿病患者に比べ，やや緩めのコントロールを目標とする。

外科的治療

慢性膵炎に対する治療は内科治療が中心となり，外科治療の適応は限定される。手術適応は症例ごとに検討する必要があり，基本的には図8-26のアルゴリズムに沿って適応していくことになる。

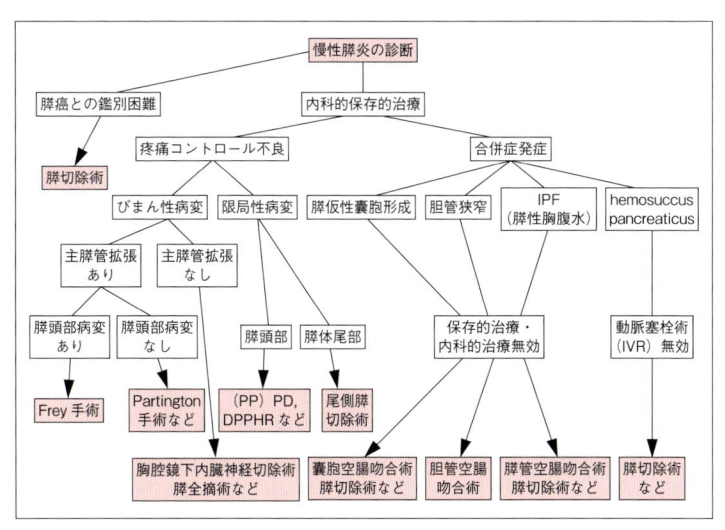

図8-26 慢性膵炎治療および手術適応のアルゴリズム
〔佐田尚宏：疼痛に対する外科治療・合併症治療．下瀬川徹（編）：膵疾患へのアプローチ．p119，中外医学社，2008より引用〕

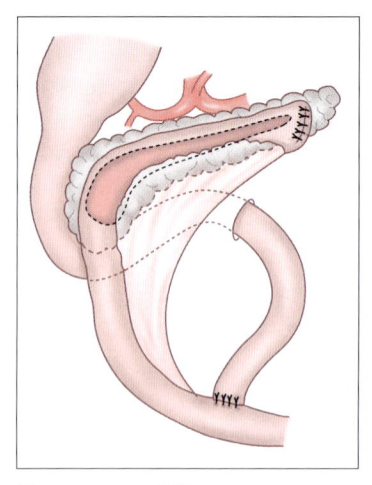

図 8-27　Frey 手術

1 疼痛に対する外科治療

1）膵管減圧術

膵内・外分泌機能が保持されている症例で，膵管拡張がみられる疼痛症例は膵管減圧術の適応となる。代表的な膵管減圧術には，Partington 手術と Frey 手術がある。

① Partington 手術（膵管空腸側々吻合術）：膵石除去と拡張膵管減圧を目的に行われる。主膵管がびまん性に拡張した症例が適応となる。拡張した主膵管を可及的に開放して，Roux-en-Y 式に挙上した空腸と側々吻合を行う。

② Frey 手術（図 8-27）：膵頭部に結石の充満があり，主膵管がびまん性に拡張した症例が適応となる。Partington 手術に加えて，膵頭部膵実質の coring-out を行い，その部分も空腸との側々吻合に含める。

2）膵切除術

膵の炎症性腫大がみられるが，膵管の拡張がなく，炎症組織除去により疼痛改善が見込まれる症例が適応となる。

① 膵頭部の病変に対しては，（幽門輪温存）膵頭十二指腸切除術（PPPD/PD）や縮小手術として十二指腸温存膵頭切除術（DPPHR）が行われる。

② 膵体尾部の病変に対しては，尾側膵切除術が行われる。

3）その他の手術

膵管減圧術や膵切除術が適応になりにくく，膵機能が保たれている症

表 8-15 慢性膵炎の標準化死亡比

	症例数	標準化死亡比	95%信頼区間
全体	265	1.55	1.37〜1.75
男性	231	1.68	1.48〜1.91
女性	34	1.01	0.72〜1.75
悪性新生物(全体)	117	2.02	1.67〜2.43
膵癌	27	7.84	5.17〜11.41
肺癌	16	1.35	0.77〜2.20
肝癌	14	1.81	0.99〜3.04
大腸癌	12	1.81	0.94〜3.17
胆嚢・胆管癌	9	3.44	1.57〜6.52
胃癌	9	0.84	0.38〜1.59
肝硬変	8	3.81	1.64〜7.50
肝疾患(1)	18	5.49	3.25〜8.68
消化器疾患(2)	26	3.77	2.47〜5.53

(1)肝疾患:肝硬変,肝膿瘍,肝不全,硬化性胆管炎を含む
(2)消化器疾患:肝硬変,肝膿瘍,肝不全,硬化性胆管炎,重症急性膵炎,消化管出血を含む
(大槻 眞,藤野善久:慢性膵炎登録患者の予後および死因に関する検討.厚生労働省科学研究費補助金難治性疾患克服研究事業難治性膵疾患に関する調査研究 平成18年総括・分担研究報告書 pp91-97,2007 より引用)

例に対して,神経切除術が行われることがある。

2 慢性膵炎の合併症に対する手術

慢性膵炎に対する種々の合併症で,内科的治療が奏効しないものは,外科的治療の適応になる場合がある。

1) 膵仮性嚢胞

経皮的ドレナージや内視鏡的ドレナージで改善傾向を認めない場合に,膵空腸吻合術や膵切除術が施行される。

2) 胆管狭窄・閉塞

内視鏡的治療の無効例に対して胆管空腸吻合術や胆管十二指腸吻合術が行われる。

3) IPF(internal pancreatic fistula,膵管もしくは膵仮性嚢胞の破綻により生じる膵性腹水や膵性胸水などの総称)

内視鏡的膵管ドレナージを含めた保存的治療に奏効しない場合に,膵空腸吻合術や膵切除術の適応となる。

4) hemosuccus pancreaticus(主膵管を介する十二指腸乳頭部からの出血)

動脈塞栓術(IVR)の無効例が外科治療(膵切除術や動脈瘤切除術)の対象となる。

3 膵癌との鑑別困難例に対する手術

臨床的に膵癌との鑑別が困難な腫瘤形成性膵炎に対して，膵切除術が行われる場合がある。

予後

1994年に登録した慢性膵炎患者1,656人を対象に，2002年に転帰調査を行ったところ，
- 慢性膵炎患者全体の標準化死亡比は1.55
- 慢性膵炎患者の悪性新生物による標準化死亡比は2.02
- 慢性膵炎患者の膵癌による標準化死亡比は7.84

であり，一般集団よりも有意に高率であった（**表8-15**）。慢性膵炎は膵癌をはじめ種々の悪性腫瘍を合併する頻度が高く，生命予後が悪い疾患である。

〔参考文献〕
1) 下瀬川徹（編）：最新医学別冊　新しい診断と治療のABC 54/消化器8 膵炎・膵癌．第2章　慢性膵炎．pp61-121，最新医学社，2008
2) 下瀬川徹（編）：膵疾患へのアプローチ．2章 慢性膵炎．pp77-156，中外医学社，2008
3) 難病情報センター：慢性膵炎．(http://www.nanbyou.or.jp/entry/334)

〈辻江正徳〉

9 門脈・脾疾患

門脈圧亢進症,脾機能亢進症(脾臓摘出術)

門脈は消化管(胃・小腸・大腸),胆嚢・脾臓から肝臓に至る毛細血管網と毛細血管網をつなぐ血管系で,正常の門脈圧は 10~15 cmH$_2$O である。門脈血流は 1,000~1,200 ml/min と多い。

門脈圧亢進症

門脈圧が 20 cmH$_2$O を超える場合を門脈圧亢進症という。門脈圧亢進症の原因となる病態を表 9-1 に示した。門脈が肝内・肝外で閉塞する病態と肝静脈が肝内・肝外で閉塞する 4 つの病態に分類することができる。門脈圧が亢進すると遠肝性側副血行路が発達し,その結果,表 9-2 に示すような側副血行路が発達し,①食道・胃静脈瘤,②門脈圧亢進

表 9-1 門脈圧亢進症の原因

肝外門脈閉塞症
　門脈閉塞,門脈脾静脈閉塞,脾静脈閉塞
肝内門脈閉塞症
　肝線維症,日本住血吸虫症
肝内肝静脈閉塞症
　肝硬変症
肝外肝静脈閉塞症
　Budd-Chiari 症候群

表 9-2 門脈圧亢進症に伴う側副血行路

1:門脈─左胃静脈─胃・食道静脈瘤─奇静脈・半奇静脈─上大静脈
2:門脈─肝内門脈左枝─臍静脈─臍傍周囲皮下静脈─上腹壁静脈─内胸静脈─上大静脈
3:門脈─臍傍周囲皮下静脈─下腹壁静脈─股静脈─外腸骨静脈─総腸骨静脈─下大静脈
4:門脈─下腸間膜静脈─上直腸静脈─痔静脈─中・下直腸静脈─内腸骨静脈─下大静脈

表 9-3　門脈圧亢進症の原因疾患

1) 肝硬変症
2) 特発性門脈圧亢進症
3) 肝外門脈閉塞症
4) Budd-Chiari 症候群
5) 日本住血吸虫症
6) 原発性胆汁性肝硬変症

性胃症，③脾腫・脾機能亢進症，④腹水，⑤肝性脳症，⑥腹壁静脈怒張など様々な臨床症状を呈する。

1 門脈圧亢進症の原因となる疾患

門脈圧亢進症の原因となる疾患を表9-3に示す。最も多いものは肝硬変症によるもので全体の約9割を占める。肝硬変では動脈-門脈短絡，肝静脈分枝の狭窄，肝線維化が起こり門脈圧亢進症となる。次に頻度が高いものは特発性門脈圧亢進症，肝外門脈閉塞症である。

1) 特発性門脈圧亢進症

中年の女性に多く，肝硬変症，肝外門脈閉塞，肝静脈閉塞，およびその他の原因となる疾患を認めずに門脈圧亢進症を呈するもので，著明な脾腫，脾機能亢進症を示す。肝の病理所見では肝内門脈末梢枝の閉塞・狭窄を認める。肝機能は正常ないし軽度の障害のみを示す。原因はいまだ解明されていない。通常肝硬変に至ることはなく，肝細胞癌の発生母地とはならない。

2) 肝外門脈閉塞症

肝門部を含めた肝外門脈の閉塞により門脈圧亢進症に至る症候群をいう。やや男性に多く，確定診断時の年齢は20歳未満が多く，次に40～50歳代が続く2峰性ピークを認める。原発性と続発性に分けられる。前者は原因不明で，血管形成異常，血液凝固異常，骨髄増殖性疾患の関与がいわれている。後者は原因が判明している例である。原因としては先天性・後天性の血栓性素因，門脈周囲の炎症（膵炎・胆管炎など），腫瘍，開腹手術（特に脾臓摘出術）などがある。一次性肝外門脈閉塞症では肝門部門脈が海綿状血管腫様変化（cavernomatous formation）を認める。本疾患の特徴は肝機能が保たれる症例があり，門脈閉塞に伴う求肝性側副血行路が形成されると食道・胃静脈瘤が軽快する症例もある。

3) Budd-Chiari（バッド・キアリ）症候群

肝静脈の主幹あるいは肝下部大静脈の閉塞や狭窄により門脈圧亢進症に至る症候群をいう。原発性と続発性があり，前者の原因は不明であるが，肝外門脈閉塞症と同様，血管形成異常，血液凝固異常，骨髄増殖性疾患の関与がいわれている。続発性のものは肝腫瘍などがある。

2 門脈圧亢進症の診断

 肝硬変による門脈圧亢進症を除き,一般的に肝機能は正常に保たれているが,Budd-Chiari症候群では重症度が進むにつれ肝障害も進行する。上部消化管内視鏡検査ではしばしば上部消化管の静脈瘤を認める。

 画像検査として,腹部超音波検査,CT,MRI検査が行われる。しばしば巨脾を認める。特発性門脈圧亢進症は超音波ドップラー検査で門脈血流・脾静脈血流の増加を認め,時に門脈内血栓を認める。上腸間膜動脈造影の門脈相で肝内末梢門脈枝の走行異常・分岐異常を認め,その造影は不良である。肝外門脈閉塞症では,肝門部を含めた肝外門脈が閉塞し,著明な求肝性側副血行路の発達を認める。上腸間膜動脈造影の門脈相でも同様の所見を認める。Budd-Chiari症候群では肝静脈主幹あるいは肝部下大静脈の閉塞や狭窄が認められる。超音波ドップラー検査では同部位に逆流や乱流がみられることがあり,肝静脈血流波形は平坦化する。下大静脈・肝静脈造影では肝静脈主幹あるいは肝部下大静脈の閉塞・狭窄を認め,同時に上行腰静脈,奇静脈,半奇静脈などの側副血行路が造影されることが多い。

 これらの疾患の最終診断は肝臓の病理検査も含め,画像診断,血液検査所見を参考に総合的に判断し確定する。

3 門脈圧亢進症の治療

 門脈圧亢進症の治療は原疾患の治療とそれに伴う消化管静脈瘤の治療・脾機能亢進症の治療となる。

 原疾患に対する治療としては,Budd-Chiari症候群における肝静脈主幹または肝部下大静脈の閉塞・狭窄に対してカテーテルによる開通術や拡張術,ステント留置あるいは閉塞・狭窄を直接解除する手術が行われることがある。

 食道静脈瘤破裂は予後を左右する重要な病態であるため,門脈圧亢進症の治療の中心となる。治療方法の詳細は紙面の都合上割愛するが,内視鏡的に治療を行う内視鏡的静脈瘤硬化療法(endoscopic injection sclerotherapy:EIS)と内視鏡的静脈瘤結紮術(endoscopic variceal ligation:EVL)がある。IVRによる治療方法として,下大静脈から胃静脈瘤の排血路である胃腎シャントに逆行性にアプローチし,胃静脈瘤を塞栓するバルーン下逆行性経静脈的塞栓術(baloon occluded retrograde transvenous obliteration:B-RTO)や頸静脈から肝静脈にアプローチして肝実質内を貫き門脈と肝静脈とのシャントを作り門脈圧を下げる方法がある。高度の技術を必要とするが,後者はいわゆるシャント術であるため肝性脳症や肝機能を悪化させる危険性がある。

 手術療法としては食道・胃静脈瘤の供給・排血路を完全に遮断する直達手術,静脈瘤の圧のみを下げるシャント術,肝移植術などがある。内

視鏡的な治療が進み，手術療法が必要とされる症例は少なくなってきているが，内視鏡治療抵抗性の胃静脈瘤症例に Hassab 手術が行われることがある。Hassab 手術は食道を離断しないため食道静脈瘤に対する効果はないが，胃上部の血管郭清と摘脾を行うことで比較的侵襲が少なく，胃静脈瘤には十分な効果を上げることができる。当院では腹腔鏡下に Hassab 手術を行い，同時に内視鏡で食道の内腔を圧迫し，郭清した血管より硬化剤を注入する術中硬化療法も行っている。

脾機能亢進症

脾機能亢進症は，種々の原因により脾臓が腫大し，1つまたは2つ以上の血球成分の減少，それに伴う骨髄の過形成を認め，脾臓摘出術により血球減少症状の改善が得られるものである。

脾機能亢進症を呈する疾患を**表 9-4** に示す。典型的なものは肝硬変症に伴うものであるが，慢性骨髄性白血病のように巨脾性血液疾患によるものもある。一般的に血球減少による出血症状などを呈する場合は少ないが，治療の適応となる場合は，巨脾による腹部症状が強い場合や，高度の血球減少(血小板5万以下，白血球 3,000 以下，赤血球 300 万以下のいずれか1項目)を伴い，出血傾向を認める場合である。治療としては脾臓摘出術かカテーテル的に脾臓部分塞栓術(partial splenic embolization：PSE)が行われる。

また最近，肝炎・肝硬変症のインターフェロン治療が適応となる症例で，血球減少のため施行できない場合は脾臓摘出術が行われることがある。

1　脾臓摘出術の適応疾患

脾臓摘出術の適応疾患を**表 9-5** に示した。これは当院で 1995 年より腹腔鏡下脾臓摘出術を行った 149 例の疾患分類である。最も多いものは特発性血小板減少性紫斑病(ITP)であった。しかし最近は *H. pylori* の除菌の効果により ITP の症例が減っている。最近当院では ABO 不適合腎移植症例の生着率を向上させる目的の脾臓摘出術が増加している。脾悪性リンパ腫も組織診断と治療を兼ねて脾臓摘出術の適応となることが多い。遺伝性球状赤血球症は赤血球の膜蛋白異常による溶血性貧血で，

表 9-4　脾機能亢進症を呈する疾患

門脈圧亢進症
　特発性
　続発性(肝硬変，肝外門脈閉塞症，Budd-Chiari 症候群など)
慢性骨髄性白血病
骨髄異形成症候群

表 9-5 国立病院機構大阪医療センターにおける脾臓摘出術の適応疾患(1995 年〜)

1)	特発性血小板減少性紫斑病(ITP)	77 例
2)	ABO 不適合腎移植前	22 例
3)	脾悪性リンパ腫	18 例
4)	脾機能亢進症	9 例
5)	脾腫瘍(転移性・囊胞など)	7 例
6)	遺伝性球状赤血球症	6 例
7)	溶血性貧血	4 例
8)	白血病(慢性骨髄性など)	3 例
9)	脾動脈瘤	2 例
10)	脾膿瘍	1 例

脾臓内で赤血球が捕捉・破壊され,その結果貧血・黄疸・脾腫が起こり,約 1/3 に胆石を合併するため胆囊摘出術と同時に行われることがある。脾臓を摘出することにより,貧血・黄疸が速やかに改善される。そのほか,自己免疫性溶血性貧血症例においてもステロイド治療抵抗性のものや継続不能症例では脾臓摘出術が適応となる。

2 脾臓摘出術

脾臓の手術はほとんどが脾臓摘出術であるが,脾囊胞に対する開窓術や囊胞部分切除術,小児症例での脾部分切除などがある。従来は開腹手術が行われていたが,最近は腹腔鏡手術の進歩がめざましく,当院でも 1995 年より腹腔鏡下脾臓摘出術を行っている。

3 腹腔鏡下脾臓摘出術

当院における術式を説明する。

- 体位は右半側臥位とし,肋骨弓下に図 9-1 のように 4 本トロッカーを挿入し手術を開始する。手術台を左下頭高位とし,脾門部周囲の大網を尾側へ移動させ脾門部の視野を確保する。脾臓被膜は脆弱で出血しやすいため,脾臓周囲の組織を剝離するときはできるだけ重力を利用して剝離組織の緊張をかけ,脾臓を圧排するときは脾臓の組織を直接把持したり,鉗子の先で圧排してはいけない。鉗子の柄を使うことで組織損傷を避けることができる(図 9-2)。

- 脾門部の視野が十分に確保されたら,やや尾側の大網を切開し網囊を開放する。網囊が確認しづらい症例もあり,その場合は胃寄りの組織を剝離するとよい。

- 網囊が確認できれば脾上極に向かって胃脾間膜を切離していく。われわれは超音波凝固装置を用いて切離していくが,LigaSure™ などの凝固切開装置を用いてもよい。脾上極の胃脾間膜部分は出血しやすく,

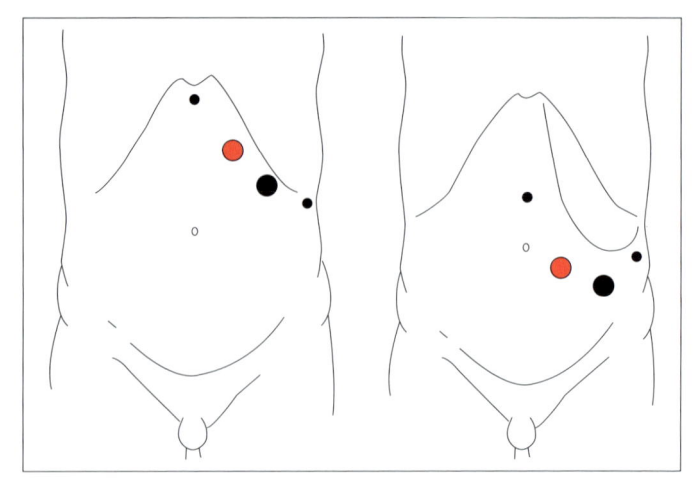

図 9-1　トロッカー挿入位置
🔴　カメラポート
脾腫のときはポート位置を尾側へ移動させる．

出血した場合視野確保・止血に難渋する場合があるので，少しでもその可能性があればそこで操作を止め，脾下極から脾背側の剝離を行う．
- 網嚢の切開ラインを尾側へ延長し，脾下極を回り脾背側の剝離を行う．脂肪の多い症例では脾下極の血管を損傷する可能性があるので丁寧な剝離・凝固切開が必要である．脾背側の剝離を行う場合は体位を右下とし，重力で脾背側の視野を確保しやすくした後，脾の被膜ぎりぎりの後腹膜を切開する．脾上極に向かうにつれ視野が悪くなる場合は，体位を左下とし，再度腹側からのアプローチを行い胃脾間膜を剝離するとよい．脾の背側の剝離が進むにしたがい，脾上極の視野が確保しやすくなる．
- 最後に脾の上極を術者の左手で腹側へ牽引し，脾上極の後腹膜からの授動を完全に行う（**図 9-3**）．この時点で脾上極ならびに脾門部が十分に授動され，ステープラーを挿入でき，firing できるか確認する．
- われわれは血管用ステープラー（fire 後のステープル 0.75 mm または 1 mm）で脾門部を切離している．fire 後脾門部より出血する可能性があり，できるだけ 1 回の fire での切離が望ましいが，2 回以上必要な時は fire 終了後に速やかに次のステープルを apply できる準備をすることと，出血した場合は出血する瞬間を決して見逃さず，どの部分からの出血をしているか確実に把握することである．多くは摘出する脾臓側やステープラーの先端からの出血であり，その場合は吸引を十分

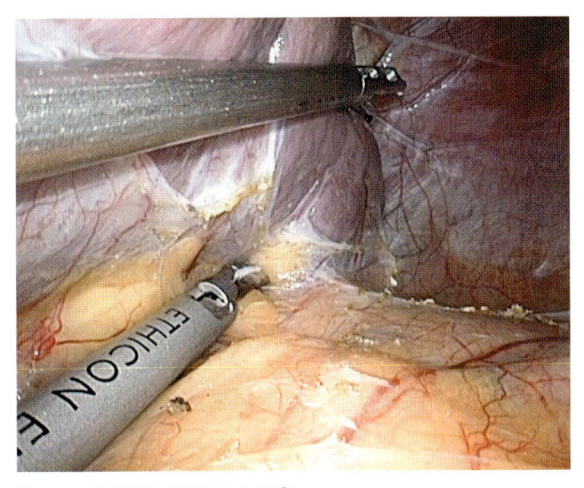

図9-2　腹腔鏡下脾臓摘出術①

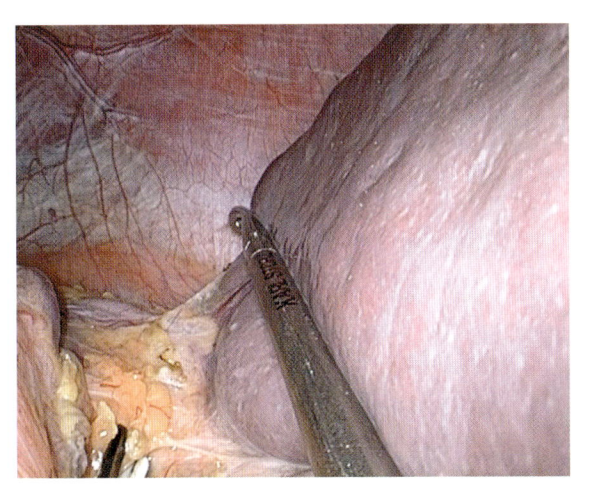

図9-3　腹腔鏡下脾臓摘出術②

に行い，速やかに2回目のステープルをかけることで対処できる。あわてて副損傷を起こさないことが肝要である。
- 脾臓が完全に切除されたら，それを採取用バッグに入れる。標本を摘出する必要がない場合は，細切してポート創より摘出する。
- 摘出後は膵尾部のステープルの断端の止血を中心に確実な止血を心がける。特にITP症例では術後出血予防のために重要である。左横隔

膜下にドレーンを挿入し手術を終了する。

最近はより整容性を求め臍部の 2.5〜3.0 cm の切開創のみで脾臓摘出手術を行う単孔式脾臓摘出術を当科で行っている。

4 脾臓摘出術後の合併症

一般的な合併症以外に,本術式特有のものとして,門脈・脾静脈血栓症,膵液瘻がある。術後出血にも十分に注意を払う必要がある。特に脾動脈の硬化の強い症例などでは術後出血を経験することがある。

門脈・脾静脈血栓症は摘脾熱の原因ともいわれている。脾静脈が盲端となりその部分に血栓が生じ,中枢側へ進展することにより上腸間膜静脈血栓症や肝内門脈塞栓症となることがある。脾静脈末梢の血栓まで含めると術後約半数の症例において発生している[1]。ほとんどの症例が自然に軽快するが,腸管のうっ血症例や肝機能障害を呈する症例もあり,初期対応が重要である。われわれは術後 1 週間以内に必ず造影 CT 検査を行い,血栓症の有無を確認している。血栓を認める症例には抗凝固療法(経口ワルファリン)を開始する。

膵液瘻は脾腫症例に起こりやすい。脾門部が奥まっているためにステープラーが十分に脾門部寄りにかからず,膵尾部で切離することになるためと考えている。脾腫の症例では前もって膵切離可能なステープラーを準備しておくとよい。発生した場合は絶食,場合によりオクトレオチド酢酸塩を使用する。

〔文献〕
1) Ikeda M, Sekimoto M, Takiguchi S, et al : High incidence of thrombosis of the portal venous system after laparoscopic splenectomy : a prospective study with contrast-enhanced CT scan. Ann Surg 241 : 208-216, 2005.

〔参考文献〕
1) 沖永功太:脾臓—基礎と臨床.へるす出版,2011
2) 厚生労働省特定疾患 門脈血行異常症調査研究班:門脈血行異常症の診断と治療のガイドライン(2007 年).2007

(池田正孝)

10 腹膜疾患

A 鼠径ヘルニア

鼠径部腹壁から腹膜(ヘルニア嚢)に包まれた状態で内臓が脱出する疾患である。小児では腹膜鞘状突起の開存, 成人では鼠径管周囲の筋肉や筋膜の機能不全および脆弱化が原因とされる。

疫学
- 乳幼児期と50歳以降に発生のピークを認める。
- 小児鼠径ヘルニアの発生率は約3%と考えられており, 生後3か月までに発生することが多い。男児に多く男女比は約8:1とされている。
- 一方, 成人鼠径ヘルニアの発生率の詳細は不明であるが, わが国での年間手術件数は約15万件と予想され, 最も多い手術疾患と考えられる。男性に多く男女比は5〜10:1と考えられている。

診断
- 立位および臥位の視触診が最も重要な診断法である。
- 視診による鼠径部の膨隆が鼠径ヘルニアを疑わせる所見であり, 臥位で膨隆が自然にあるいは用指的圧迫で消失することを確認することが診断の確定に重要である。
- 臥位による診察で消失しない膨隆は, 精索(精巣)水腫や腫瘍性病変を疑わせる。
- 画像診断:視触診の補助的手段であり, ヘルニア内容, 精索(精巣)水腫や腫瘍性病変の有無の確認が必要な場合に用いる。

☞ポイント

鼠径部の解剖:図10-1は前方より外腹斜筋を除いた右鼠径管内を示したもので, 図10-2は腹腔側より腹膜を除いて右鼠径部を見たもので

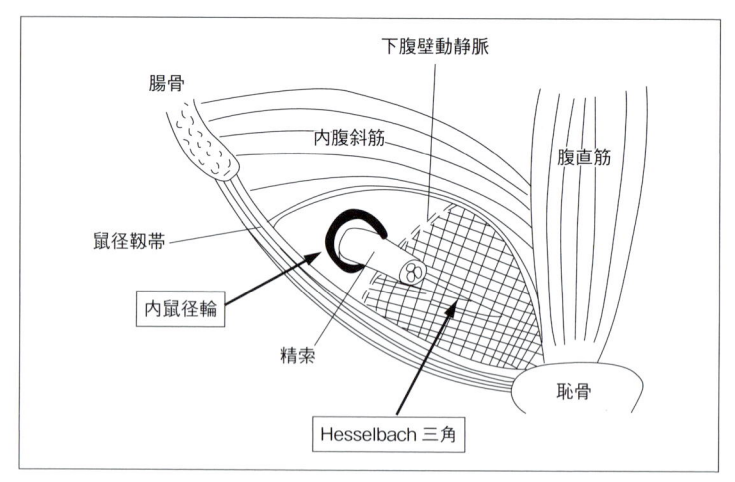

図10-1　前方より外腹斜筋を除いた鼠径管内のイラスト

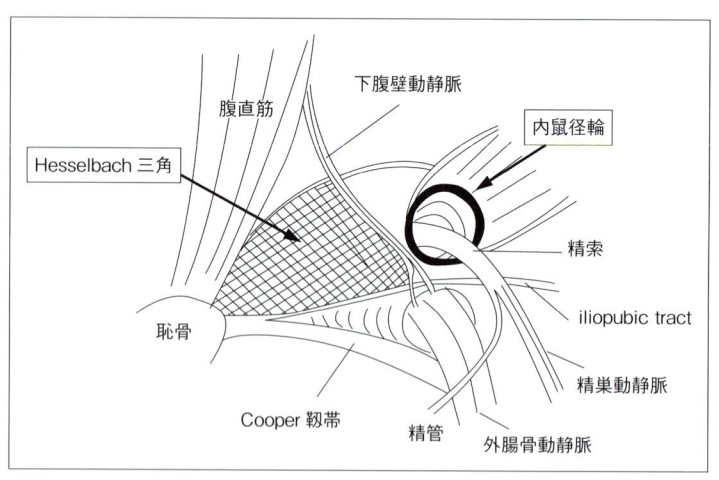

図10-2　腹腔側より腹膜を除いて右鼠径部を見たイラスト

ある。鼠径ヘルニアの脱出部(ヘルニア門)は内鼠径輪(黒太線)とHesselbach三角〔腹直筋内縁，内腹斜筋下縁，腸骨恥骨靱帯(iliopubic tract)で囲まれた範囲(網目)〕である。

分類

従来は，間接(外)鼠径ヘルニア＝内鼠径輪から脱出するヘルニア，直

表 10-1　日本ヘルニア学会分類(2009)

Ⅰ型：間接(外)鼠径ヘルニア	ヘルニア門
Ⅰ-1(軽度)	1 cm 未満
Ⅰ-2(中等度)	1 cm 以上，3 cm 未満
Ⅰ-3(高度)	3 cm 以上
Ⅱ型：直接(内)鼠径ヘルニア	
Ⅱ-1(限局内側型)	3 cm 未満，中心は鼠径管後壁を二分して内側に近い
Ⅱ-2(限局外側型)	3 cm 未満，中心は鼠径管後壁を二分して外側に近い
Ⅱ-3(びまん型)	3 cm 以上
Ⅲ型：大腿ヘルニア	
Ⅳ型：併存型	
Ⅴ型：特殊型	

接(内)鼠径ヘルニア＝鼠径管後壁の Hesselbach 三角から脱出するヘルニアとして分類されていたが，術式選択の基準や術後成績の客観的な比較に用いることを目的として，ヘルニア門の位置と大きさによって細分化された分類法が 2006 年に日本ヘルニア学会より提唱され，2009 年に改定された（**表 10-1**）。

臨床症状

鼠径部の違和感が最も多い臨床症状であり痛みを訴える例は比較的少ないが，女性では男性に比べ症状が強い傾向がある。ヘルニアサイズと症状の強さには関連性がないと思われる。

嵌頓鼠径ヘルニアについては別に記載する。

治療

違和感や疼痛などの自覚症状を取り除き QOL を改善することが治療の主目的であるが，絞扼性ヘルニアの予防も重要な目的であり，日常生活に支障のある場合や嵌頓の危険性がある場合が治療の対象となる。

また，特に小児では劣等感をもつことに対する心理的な問題の解決という側面もある。自然治癒はほとんど期待できないため手術が唯一の治療法である。

1　小児鼠径ヘルニア

生後 3 か月以後に手術が行われることが多い。主な原因が腹膜鞘状突起の遺残であるためヘルニア嚢の単純高位結紮法(Potts 法)が普及しており，安全性が高く，再発もきわめて少ない。一部の施設で鏡視下手術 (laparoscopic percutaneous extraperitoneal closure：LPEC；腹腔鏡で観察しながら経皮的に腹膜前腔に通した針で糸を通しヘルニア嚢を高位

結紮する方法)が行われている。

ポイント

　小児では外腹斜筋腱膜を切開後，男児では精索全周の剥離・テーピングは行わず，精索の前面から2本の鑷子で縦方向に削ぐように組織を剥がしてヘルニア嚢を確認し剥離を行う。長いヘルニア嚢を精索から剥離する場合はヘルニア嚢の途中で前壁を切開し，後壁は内腔から(時に液性剥離を併用して)切開してヘルニア嚢を離断した後，内鼠径輪に向かって丁寧に剥離を行う。このとき，精管および精巣動静脈の走行には特に注意を払い傷つけないことがポイントである。女児においては滑脱ヘルニア(多くは卵管のヘルニア嚢への癒着)の合併を念頭に卵管を傷つけないように慎重に高位結紮を行うことがポイントである。確実な高位結紮には円靱帯の離断はやむをえないと考えている。

2　成人の鼠径ヘルニア

　主な原因は内鼠径輪の開大や鼠径管後壁(Hesselbach三角)の脆弱化にあり，その修復が手術のポイントとなる。術式にはヘルニア門への到達方法から前方アプローチと後方アプローチがあり，ヘルニア嚢を処理してからヘルニア門の修復を行うのに自己組織(膜)を縫合する従来法と人工素材を用いるメッシュ法とがある。近年では早期の社会復帰と低再発率よりメッシュ法が選択されることが大半である。

　前方アプローチ(鼠径法とも呼ばれる)は鼠径管を開放して鼠径ヘルニア門にアプローチし，ヘルニア嚢を処理してから修復を行う方法(図10-3a)[1]であり，後方アプローチは鼠径管を開放せず腹膜前腔あるいは腹腔より鼠径ヘルニア門にアプローチし，ヘルニア嚢を処理してから修復を行う方法(図10-3b)[1]である。後方アプローチには直視下手術として鼠径管のすぐ頭側で腹壁筋腱膜を切開して腹膜前腔に達する腹膜前腔アプローチとも呼ばれる方法と，鏡視下手術として臍周囲より腹膜前腔に達する腹膜外腔アプローチによる修復術(totally extraperitoneal preperitoneal repair：TEPP)および腹腔に達する経腹アプローチによる修復術(transabdominal preperitoneal repair：TAPP)がある。

3　実際の修復法

1) 従来法

　術式を発表した人物の名前が付けられた術名が多いのが特徴である。代表的なものに① Marcy法(内鼠径輪を形成する横筋筋膜を縫縮する方法)，② Bassini法(内腹斜筋，腹横筋腱膜と鼠径靱帯を縫合する方法)，③ Shouldice法(横筋筋膜を重積し鼠径靱帯に縫合する方法)，④ iliopubic tract repair法(腹横筋腱膜，横筋筋膜とiliopubic tractを縫合する方法)，⑤ McVay法(腹横筋腱膜，横筋筋膜とCooper靱帯，ilio-

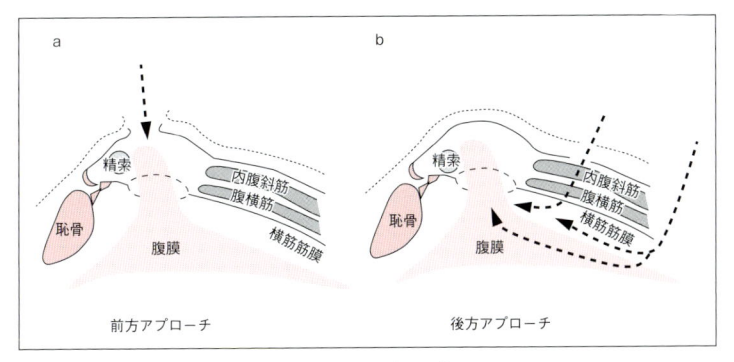

図 10-3 鼠径ヘルニアに対する前方,後方アプローチ
a:前方アプローチ,b:後方アプローチ
(上村佳央:鼠径ヘルニア手術―クーゲル法の手技と成績.外科治療 100:645-652,2009 より改変)

pubic tract を移行縫合する方法)などがある。いずれも前方アプローチによる術式である。

2) メッシュ法

メッシュの種類により複数の術式がある。前方アプローチの代表的なものには Lichtenstein 法(**図 10-4a**)[1]とメッシュプラグ法(**図 10-4b**)[1]がある。Lichtenstein 法は米国,英国で最も多く行われている手術方法で,精索の背側でヘルニア門の上に扁平メッシュ(Onlay mesh)を敷き固定補強する方法である。一方メッシュプラグ法はわが国で最も多く行われている手術方法で,円錐形に加工したメッシュ(Mesh Plug®)をヘルニア門に挿入固定したうえで,Lichtenstein 法同様の Onlay mesh を敷く方法である。

後方アプローチの代表的なものには Kugel 法がある。Kugel 法は腹腔鏡を用いることなく鼠径管背側の腹膜前腔からヘルニア門を形状記憶リングの付いた扁平メッシュ(Kugel patch®)で覆う修復法である。TAPP,TEPP 法はそれぞれ鏡視下に腹膜前腔あるいは腹腔からヘルニア門を扁平メッシュで覆う修復法(**図 10-4c**)[1]である。後方アプローチの利点としては①メッシュの留置部が体表より深部であり違和感が少ない,②鼠径部管内の神経系に手術操作が及ばないため神経因性疼痛の頻度が低い,③鼠径ヘルニア,大腿ヘルニアの治療が同じ手術法で行える,などがあげられる。また再発鼠径ヘルニアに対する術式として後方アプローチによるメッシュ法は再再発率が低く優れていると報告されている[2]。

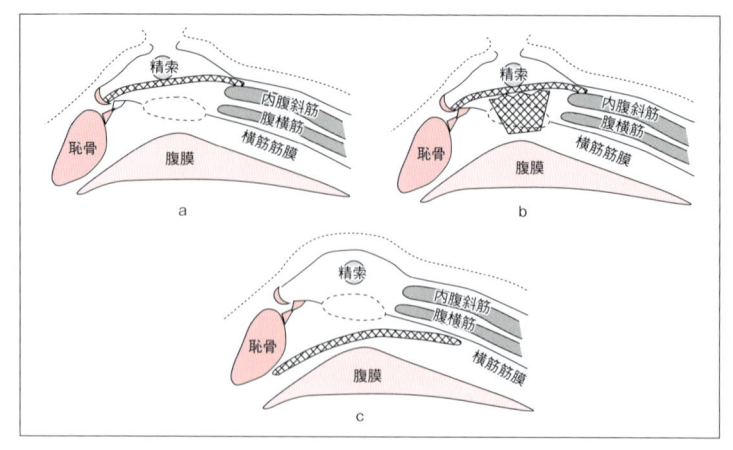

図 10-4 鼠径ヘルニア手術：メッシュ法
a：Lichtenstein 法，b：メッシュプラグ法，c：Kugel 法および鏡視下手術法
(上村佳央：鼠径ヘルニア手術—クーゲル法の手技と成績．外科治療 100：645-652，2009 より改変)

メッシュ法にはその他に，前方アプローチで腹膜前腔に到達しメッシュを置く術式として prolene hernia system (PHS) 法，direct Kugel 法などがある。

合併症とその予防

合併症には皮下出血 (時に血腫形成)，漿液腫 (ヘルニアが存在していた部位に漿液，時に血性漿液が貯留したもの)，神経因性疼痛 (慢性となり持続する場合がある)，感染などがあげられる。これらのうち最も問題となる神経因性慢性疼痛の発生率は比較的高く 10%と報告されている[3]。神経因性疼痛の予防は術者が鼠径部の解剖をよく理解し，神経の走行を確認しつつ損傷や巻き込みを防止することが重要である。

予後

再発率は，従来法では約 17%，メッシュ法では有意に低く 1%と報告されている[4]。

ポイント

現在では再発率の低さと早期の社会復帰が可能なことからメッシュ法が鼠径ヘルニアの標準術式となっているが，後述のように絞扼性嵌頓ヘルニアなどの修復時にはメッシュが使用できない症例もあるため，従来法についても習熟する必要がある。

〔文献〕
1) 上村佳央：鼠径ヘルニア手術―クーゲル法の手技と成績．外科治療 100：645-652, 2009
2) Sevonius D, Gunnarssonn U, Nordin P, et al：Recurrent groin hernia surgery. Br J Surg 98：1489-1494, 2011
3) Kehlet H, Jensen TS, Woolf CJ：Persistent postsurgical pain：risk factors and prevention. Lancet 367：1618-1625, 2006
4) Van Veen RN, Wijsmuller AR, Vrijland WW, et al：Long-term follow-up of randomized clinical trial of non-mesh versus mesh repair of primary inguinal hernia. Br J Surg 94：506-510, 2007

〈上村佳央〉

B 大腿ヘルニア

外腸骨動(静)脈が骨盤内から出て大腿動(静)脈となり大腿部に至る経路から腹膜(ヘルニア嚢)に包まれた状態で内臓が脱出する疾患である。鼠径ヘルニアに比べ頻度は低いが，嵌頓を起こしやすい特徴がある。

疫学
中年以降の女性に発症頻度が高く，嵌頓の状態で来院することが多い。

診断
- 鼠径ヘルニア同様，立位および臥位の視触診が最も重要な診断法である。
- 通常立位で膨隆を鼠径靱帯下方に確認し，臥位で自然にあるいは用指的圧迫で消失することができれば診断可能であるが，非還納性であることも多く，腫瘍性病変との鑑別を要する。
- 時に一部の嵌頓などの場合，鼠径靱帯頭側に膨隆が現れることがあるので注意が必要である。
- 視触診の補助的手段として画像診断(超音波検査，CT検査)があり，鼠径ヘルニアあるいは腫瘍性病変との鑑別に有用である。また，嵌頓時にヘルニア内容の虚血状態を知る重要な情報源となる。

☞ ポイント
大腿ヘルニアの解剖：図10-5は大腿部ヘルニアの脱出経路を示すイラストである。外腸骨動静脈が腸腰筋とともにCooper靱帯とiliopubic tractの間を下降して大腿動静脈となる。大腿ヘルニアの脱出部(ヘルニア門)は外腸骨静脈，Cooper靱帯，iliopubic tractと裂孔靱帯との隙間であり大腿輪と呼ばれる。脱出したヘルニアは大腿管を通り伏在裂孔(卵円窩)に達する。

臨床症状
嵌頓で初めて疾病に気づかれることも多く，鼠径ヘルニアに比べ痛みなどの症状が強いのが特徴である。
嵌頓鼠径・大腿ヘルニアについては別に記載する(pp437-440)。

治療
違和感や疼痛などの自覚症状を取り除きQOLを改善することが治療の目的であるが，嵌頓している場合は絞扼壊死を生じる可能性もあり，

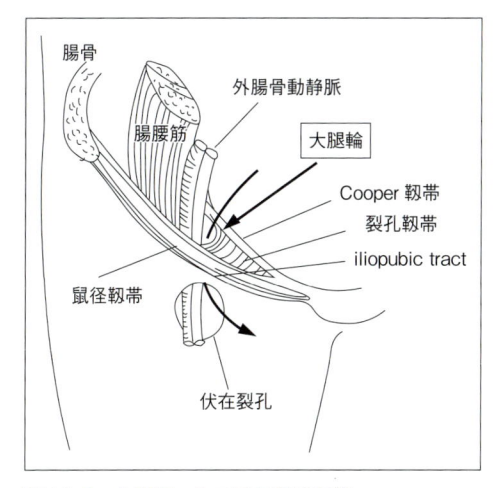

図10-5 大腿部ヘルニアの脱出経路

その解除が重要な目的である。自然治癒は期待できず,手術が唯一の治療法である。

大腿ヘルニアの原因は大腿輪の開大にあり,その修復が手術のポイントとなる。

鼠径ヘルニア同様,術式にはヘルニア門への到達方法から前方アプローチと後方アプローチがあり,ヘルニア嚢を処理してからヘルニア門の修復を行うのに自己組織(膜)を縫合する従来法と人工素材を用いるメッシュ法とがある。近年では早期の社会復帰と低再発率よりメッシュ方が選択されることが大半である。

前方アプローチ(鼠径法とも呼ばれる)は鼠径管後壁を開放して大腿ヘルニア門にアプローチし,ヘルニア嚢を処理してから修復を行う(図10-6a)方法であり,後方アプローチは鼠径管を開放せず腹膜前腔あるいは腹腔より大腿ヘルニア門にアプローチし,ヘルニア嚢を処理してから修復を行う方法(図10-6b)である。後方アプローチには直視下手術として鼠径管のすぐ頭側で腹壁筋腱膜を切開して腹膜前腔に達する腹膜前腔アプローチとも呼ばれる方法と,鏡視下手術として臍周囲より腹膜前腔に達する腹膜外腔アプローチによる修復術(totally extraperitoneal preperitoneal repair:TEPP)および腹腔に達する経腹アプローチによる修復術(transabdominal preperitoneal repair:TAPP)がある。

過去に行われていた鼠径靱帯下の伏在裂孔からアプローチする大腿法は確実なヘルニア門の閉鎖が不可能であり,最近は行われない。

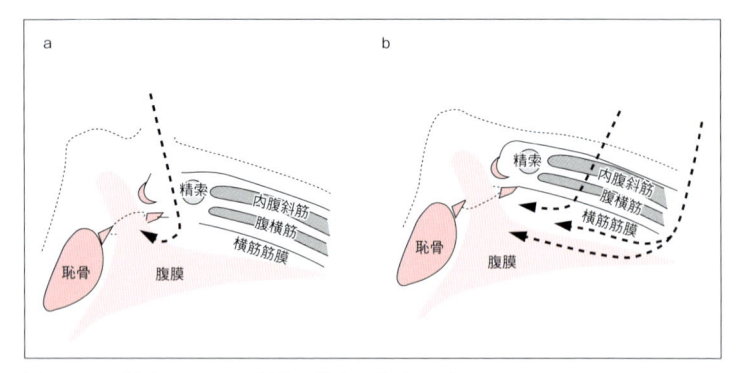

図 10-6 大腿ヘルニアに対する前方, 後方アプローチ
a：前方アプローチ, b：後方アプローチ

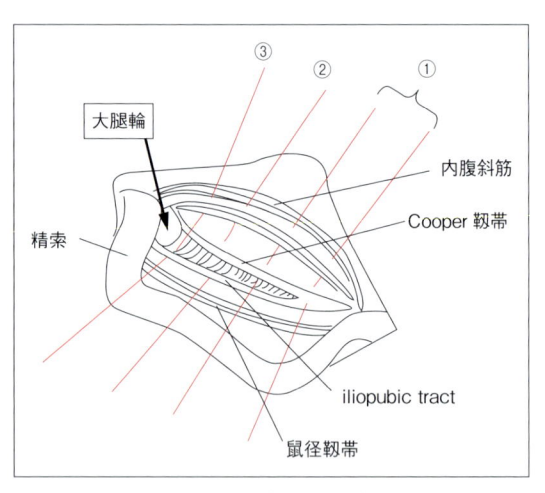

図 10-7 大腿ヘルニア手術（McVay 法）

1 従来法

　代表的なものは前方アプローチによる McVay 法である. 内側では腹横筋腱膜, 横筋筋膜と Cooper 靱帯を縫合（**図 10-7** ①）し, 外側では腹横筋腱膜, 横筋筋膜と Cooper 靱帯および iliopubic tract（**図 10-7** ②）さらにその内側の大腿輪近傍では腹横筋腱膜, 横筋筋膜と iliopubic tract（**図 10-7** ③）を縫合し, 鼠径管後壁形成と大腿輪の縫縮とを同時に行う術式である.

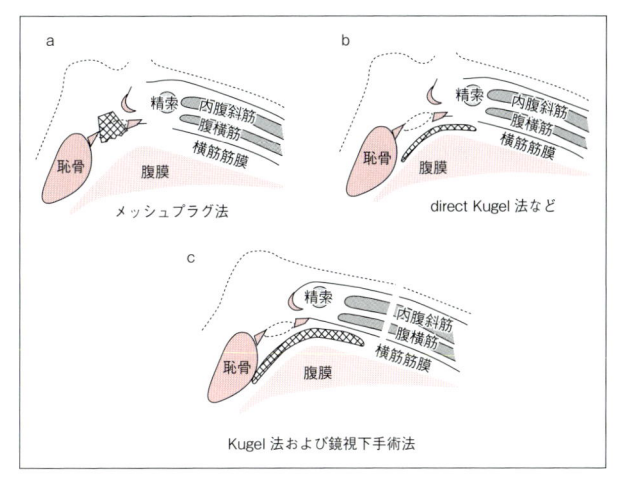

図 10-8 大腿ヘルニア手術：メッシュ法
a：メッシュプラグ法，b：direct Kugel 法など，c：Kugel 法および鏡視下手術法

2 メッシュ法

メッシュの種類により複数の術式がある。前方アプローチには、円錐形に加工したメッシュ(Mesh Plug®)をヘルニア門に挿入固定するメッシュプラグ法(図 10-8a)や扁平メッシュ(シート状メッシュや direct Kugel patch®など)でヘルニア門を覆う方法(図 10-8b)がある。

後方アプローチでは鼠径ヘルニア同様，鼠径管背側の腹膜前腔から通常扁平メッシュを用いてヘルニア門を覆い閉鎖する方法が行われる。鼠径ヘルニアの合併した場合などは形状記憶リングの付いた Kugel patch®を使用し鼠径，大腿ヘルニア門を閉鎖する Kugel 法がよい適応となる。TAPP あるいは TEPP 法は鏡視下に腹膜前腔あるいは腹腔から，ヘルニア門を扁平メッシュで覆う修復法である(図 10-8c)。

嵌頓鼠径・大腿ヘルニア

1 緊急度の判断

緊急度が高いのは絞扼性ヘルニアであり，この診断が重要である。

①身体所見の観察

患部の診察による重症度診断が最も重要である。鼠径・大腿ヘルニア嵌頓では患部に膨隆を認めるが，膨隆部の緊満感の観察が重要であり，緊満感が強く圧痛のあるもの，特に皮膚の発赤を伴っている場合はヘルニア内容の絞扼が考えられ緊急度が高い。

> 【サイドメモ：嵌頓ヘルニアの定義】
> ヘルニア内容が脱出したまま戻らなくなった状態のヘルニアに対する名称について，一般に使用されている定義を下記に示す。
> 1. 非還納性(irreducible)ヘルニア：脱出したヘルニア内容が腹腔内に戻らなくなった状態を指し，ヘルニア内容の血行障害を伴わないヘルニア。
> 2. 絞扼性(strangulated)ヘルニア：脱出したヘルニア内容がヘルニア門で強く圧迫され血行障害を伴うヘルニア。
> 3. 嵌頓(incarcerated)ヘルニア：非還納性(irreducible)ヘルニアと絞扼性(strangulated)ヘルニアが含まれる。

②画像検査

腹部単純X線検査：腸閉塞の有無および程度により嵌頓からの時間経過を判断することができる。

超音波検査：侵襲が少なく，ヘルニア嚢内の腸管の状態を把握するのに有用である。特にヘルニア嚢内の浸出液の存在，脱出腸管の壁肥厚などは絞扼性ヘルニアの診断に役立つ。

CT検査：ヘルニア嚢内の浸出液の存在，脱出腸管の壁肥厚などは絞扼性ヘルニアの診断に役立つ。また，鼠径ヘルニア嵌頓と大腿ヘルニア嵌頓の鑑別診断の手段としても有用である。

2 必要な処置

膨隆部の皮膚に発赤を伴っておらず，緊満感や圧痛が軽度な場合は徒手整復によるヘルニア内容の還納を試みることが薦められる。徒手整復の要点は患者を両膝屈曲の仰臥位とし，ヘルニア基部を片手の指で挟み，もう一方の手の指全体でヘルニア先進部にゆっくり圧をかける（図10-9）。これを数回繰り返しても還納できない場合は緊急手術を考慮する。初診時から嵌頓ヘルニアに著明な圧痛や皮膚の発赤を伴う場合は絞扼によるヘルニアが考えられ，徒手整復は禁忌であり，緊急手術の準備をする。

☞ ポイント

徒手整復によるヘルニア内容の還納が可能であった場合でも，入院のうえ経過観察を行うことが重要である。特に嵌頓してからの時間経過が長かった症例では注意が必要で，腹痛や発熱を生じる場合は腸管壊死などを疑い緊急手術を考慮する。また，入院後の経過が良好な症例でも再発の可能性がきわめて高いので早急に待機手術を計画する。

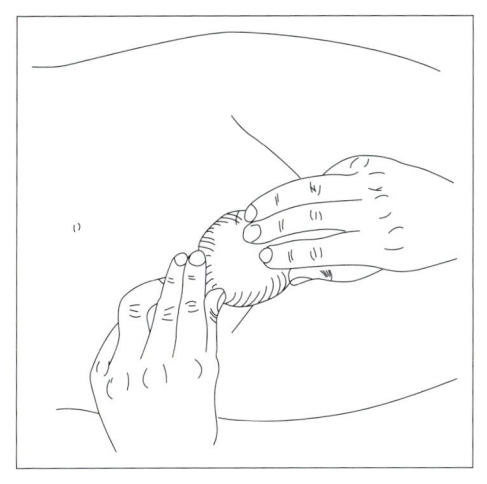

図10-9 嵌頓ヘルニア用手還納

3 緊急手術

　基本的には全身麻酔下で行う。絞扼性鼠径・大腿ヘルニア手術で採用される到達法は大きく分けて前方アプローチおよび下腹部正中切開がある。前方アプローチの利点はヘルニア嚢を直接切開して脱出腸管の状態を観察でき，従来法でのヘルニア門の閉鎖術が行えることである。欠点として壊死腸管を認めた場合ヘルニア門から腸管を十分引き出せず切除，吻合が困難な場合があることである。下腹部正中切開の利点は嵌頓腸管の観察が十分に行えることであるが，欠点は過大侵襲となることである。嵌頓ヘルニアが大きい場合，後方アプローチ（腹膜前腔アプローチや腹腔鏡による方法）は腹膜前腔あるいは腹腔内にヘルニア内容を引き出すのに難渋すること，メッシュが使用できない場合ヘルニア門の閉鎖が難しいことなどから推奨されない。

☞ポイント

　嵌頓ヘルニアの開放：嵌頓ヘルニアを開放する際，ヘルニア門の切開が必要となる場合が多く，切開時血管損傷に注意を要する。鼠径ヘルニア嵌頓の場合の内鼠径輪切開時は下腹壁動静脈，大腿ヘルニア嵌頓時の裂孔靱帯の切開時には下腹壁動静脈と閉鎖動脈との交通枝が発達していることがあるため損傷しないように注意する。

☞ ポイント

　嵌頓腸管の処置：腸管切除が必要かどうかの判断が重要である。ヘルニア嚢を切開したときにヘルニア内容の腸管を把持しておき，明らかな壊死状態でない場合は虚血腸管を温生食に浸したガーゼで暖め色調変化を観察する。蠕動があり赤色に変色している程度であれば腸切の必要はないと考える。

☞ ポイント

　嵌頓ヘルニアの修復：ヘルニア門の閉鎖にメッシュを使用するかどうかどうかの判断が重要となる。絞扼性ヘルニアの場合でも修復にメッシュが使用できるとの報告もあるが[1]，現時点ではメッシュ感染がいったん起こると非常に難治性であることから，メッシュの使用は控え従来法で修復した後，ヘルニアが再発した場合にメッシュ法で再手術をすることが勧められる。

〔文献〕

1) Kelly ME, Behrman SW : The safety and efficacy of prosthetic hernia repair in clean-contaminated and contaminated wounds. Am Surg 68 : 524-529, 2002

（上村佳央）

C 腹壁瘢痕ヘルニア

開腹手術後の合併症の1つで，開腹創における筋膜の離開によって腹腔内容が腹膜とともに脱出する疾患である。

疫学

- 発生頻度は開腹手術の約10〜15％と報告されており，比較的頻度の高い疾患である。特に術後創部感染を起こした症例での発生率が高い。
- 最近では腹腔鏡下手術の増加によりポートサイトヘルニアが増加傾向にある。

症状

腹部手術創近傍の膨隆による違和感を訴えることが多いが，痛みを伴うことは比較的少ない。

診断

- 立位および臥位の視触診が最も重要な診断法である。視診による腹部手術創近傍の膨隆が腹壁瘢痕ヘルニアを疑わせる所見であり，臥位でヘルニア門を確認することが診断の確定に重要である。
- 視触診の補助的手段として画像診断（超音波検査，CT検査）があり，ヘルニア内容の確認およびヘルニア門の正確な測定に有用である。また，嵌頓時などにヘルニア内容の虚血状態を知る重要な情報源となる。

治療

日常生活に支障のある場合や嵌頓の危険性がある場合が治療の対象となる。術式には離開した筋膜・腱膜を縫合閉鎖する自己組織による修復法と，メッシュを用いてヘルニア門を閉鎖するメッシュ法がある。

1 自己組織による修復法

利点は嵌頓などの汚染症例や感染症例にも適応可能なことである。欠点として再発率が高いこと，大きなヘルニア門に対する手術手技が煩雑なことなどがあげられる。主な術式を示す。

1）単純縫縮

一般にヘルニア門が3cm以下に適応があると考えられる。皮下を剥離してヘルニア嚢を露出し必要に応じてヘルニア嚢を切開して腹腔からの操作を併用しながらヘルニア嚢および瘢痕組織を切除して健常組織を確保して筋膜・腱膜を縫合する。

単純縫縮で治療できないヘルニア門の横径が約8cmまでの腹壁瘢痕

ヘルニアに対しては以下の方法がある。

2) component separation 法（図 10-10a）

皮下を剝離し外腹斜筋腱膜を腹直筋付着部で縦に切開した後，外腹斜筋と内腹斜筋の間を剝離し，腹直筋を正中へ移動させ直接縫合する方法である。ヘルニア門の横径が約 8 cm までの症例に適応がある。欠点は上腹部肋骨弓付近および下腹部では腹直筋を寄せにくいことや皮下剝離が広範なため皮膚壊死などの合併症があることである。

3) shoelace darn 法（図 10-10b）

両側の腹直筋前鞘を切開して内側に反転させ縫合してヘルニア門を閉鎖し，さらに残存した腹直筋前鞘外縁を水平マットレス縫合（shoelace 縫合）する方法である。利点はヘルニア囊を切開して腹腔側からの操作が必要ないことである。欠点は下腹部では腹直筋を寄せにくいことである。

4) その他

大腿筋膜パッチ法　大腿筋膜を採取してヘルニア門にパッチする方法であるが，欠点として手術時間が長くなることや 7〜8 cm を超えるヘ

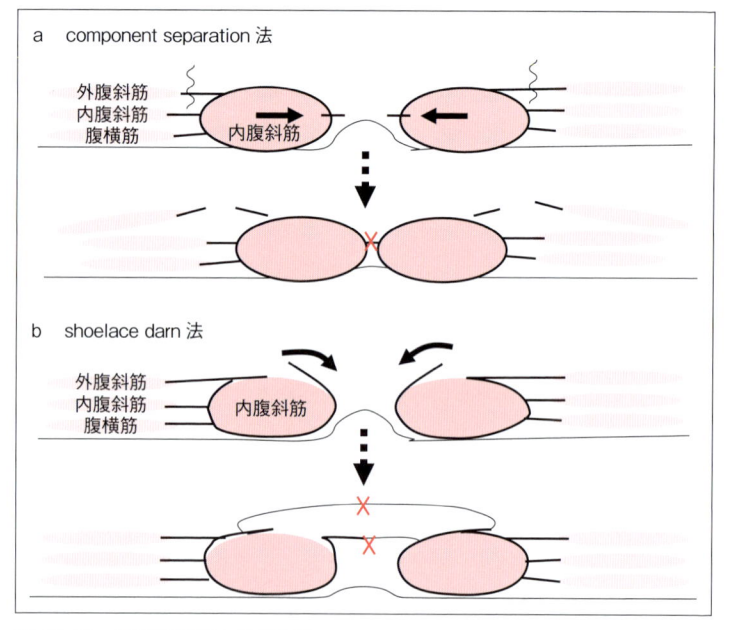

図 10-10　自己組織による修復法
a：component separation 法．b：shoelace darn 法

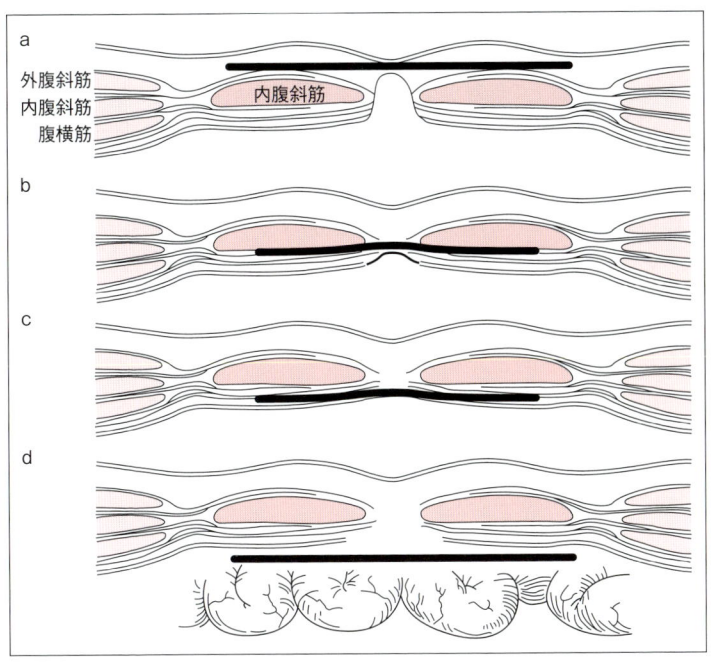

図 10-11 メッシュ法
a：腹直筋前留置法，b：腹直筋後（腹直筋後鞘前面）留置法
c：腹膜前留置法，d：腹腔内留置法

ルニア門に対しては左右の大腿筋膜の採取が必要となることがあげられる。

2 メッシュ法

利点は再発率の低さと早期の社会復帰が可能であることであるが，欠点として異物反応としての漿液腫の発生，腸管との癒着，瘢痕形成や感染時の治療に難渋することなどがあげられる。

アプローチの方法により前方アプローチと後方アプローチ（腹腔鏡下手術）があり，またメッシュを置く位置により腹直筋前留置法（図10-11a），腹直筋後（腹直筋後鞘前面）留置法（図10-11b），腹膜前留置法（図10-11c），腹腔内留置法（図10-11d）がある。このうち腹直筋前留置法は再発率が高く，現在ではほとんど行われていない。腹直筋後および腹膜前留置法は腹腔内臓器との癒着が起こりにくい利点があるが，広範な剝離を要することや出血性の合併症が危惧される。また閉鎖腔に大きなメッシュを留置した場合，漿液腫が高率に発生するためドレーン

の留置が必要となる。腹腔内留置法には開腹手術による方法と腹腔鏡を使用する方法がある。利点は漿液腫の発生が少なく，他の術式と比べ皮下あるいは筋膜下の剝離がないため手術操作が煩雑でないことがあげられるが，欠点として消化管の癒着あるいは迷入による内ヘルニアなどの合併症がある。腹腔鏡による腹壁瘢痕ヘルニアの治療法は，現状では通常手術と比べて大きな優位性はないと考えられる[1]。

腹壁瘢痕ヘルニアの修復に使用されるメッシュにはポリプロピレンメッシュの組織浸潤面と腸管との癒着防止面からなるePTFEメッシュを重ね合わせた複合メッシュ(Dualmesh®, Composix mesh®, Composix Kugel Patch®など)がある。最近ポリプロピレンの重量を軽減し(light weight)また網目のサイズを大きくした(large pore)メッシュが製品化され，異物反応である漿液腫の発生，瘢痕形成などの合併症を予防し，柔軟性のある修復が期待されている。また，腸管との癒着防止に重点をおいた脂肪酸混合物をコーティングしたメッシュ(C-QUR Edge®)の製品化もなされている。

予後

再発率は自己組織による単純修復法で約60％，メッシュ法でも約30％と報告されており再発率の高い疾患である[2]。

ポイント

鼠径ヘルニア修復術同様に，現在では再発率の低さと早期の社会復帰が可能なことからメッシュ法が標準術式となっているが，感染症例などの修復時にはメッシュが使用できない例もあるため，自己組織による修復法についても習熟する必要がある。

〔文献〕

1) Forbs SS, Eskicioglu C, McLeod RS, et al : Meta-analysis of randomized controlled trials comparing open and laparoscopic ventral and incisional hernia repair with mesh. Br J Surg 96 : 851-858, 2009
2) Burger JW, Luijendijk RW, Hop WCJ, et al : Long-term follow-up of a randomized controlled trial of suture versus mesh repair of incisional hernia. Ann Surg 240 : 578-583, 2004

（上村佳央）

和文索引

あ

アイソトープ治療　84
アミノ酸　22, 23
アルゴンプラズマ凝固療法　115
亜全胃管　129
悪性リンパ腫　183

い

イマチニブ　180
　──の有害事象　182
イマチニブ耐性GIST　183
イリノテカン　73, 89
イレウス　**186**, 206
　──, 手術　191
　──, 分類　186
インシデント　101
インスリノーマ　394, **399**
インスリン　21
インスリン様増殖因子　37
インフォームド・コンセント　96
インフォメーションドレーン　61
インフリキシマブ　216, 260
医療事故　100
胃潰瘍　169
　──, 分類　171
胃管　129
胃癌　149
　──, 化学療法　158
　──, 手術　153
　──, 分類　149
胃十二指腸側々吻合術　176
胃食道逆流症　132, 147
胃全摘術　165
胃粘膜下腫瘍　179
胃排泄遅延　361
胃リンパ腫　183
胃瘻　17

異形成　76
異型性　76
異所性胃粘膜　208
異所性膵組織　208
維持輸液　7
遺伝子多型　71, 73
遺伝子変異　71
遺伝性球状赤血球症　422
遺伝性非ポリポーシス大腸癌　220
一塩基多型　71
一次止血　40
一次治癒　37
院内感染予防　30

う

ウイルス感染　66
ウインドウ期間　14

え

エアーリーク　63
エノキサパリン　42
エベロリムス　396
エラープルーフ　103
壊死性膵炎　406
　──, 手術　406
壊疽性胆囊炎　337
壊疽性虫垂炎　266
壊疽性膿皮症　258
栄養アセスメント　16

お

オピオイド　94
小野寺の圧痛点　170
悪心, 化学療法の副作用　86
嘔吐, 化学療法の副作用　86
大井の法則　169

か

カタル性虫垂炎　266
カテーテル関連血流感染　26
ガストリノーマ　394，**397**
がん疼痛のマネージメント　91
下部消化管出血　198
下部消化管穿孔　280
化学放射線療法　83
化学療法
　——，胃癌　158
　——，食道癌　116
　——，膵癌　370
　——，膵内分泌腫瘍　396
　——，大腸癌　234
　——の副作用　85
化生　76
化膿性胆管炎　319
化膿性胆囊炎　337
家族性大腸腺腫症　220
過形成　76
回腸人工肛門造設術　263
回腸直腸吻合術　263
回腸囊肛門管吻合術　262
回腸囊肛門吻合術　262
回腸瘻　290
回盲部切除術　269
海綿状血管腫様変化　420
開始液　6
潰瘍性大腸炎　220，**255**
　——，手術　261
　——，診断基準　255
　——，分類　255
外痔核　293
外部照射　81
核酸増幅検査　14
活性化部分トロンボプラスチン時間　44
滑脱ヘルニア　430
完全直腸脱　298
肝移植　304
　——，肝門部胆管癌　356
肝外側区域切除術　320
肝外胆道　350
肝外門脈閉塞症　420
肝機能異常，TPNに伴う　25
肝吸虫症　313
肝硬変　300，420
肝細胞癌　300
　——，手術　305
　——，分類　301
肝細胞癌進行度分類　303
肝障害度分類　303
肝切除　305，320
肝切除合併膵頭十二指腸切除術　359
肝内結石（症）　313，318
肝内胆管癌　312
　——，手術　316
　——，分類　314
肝内転移　302
間質性肺炎　56
嵌頓痔核　294
嵌頓ヘルニア　438
感染性膵壊死　406
緩和ケア　91
癌ワクチン　68

き

器械吻合　286
機械的イレウス　186
機能的イレウス　187
機能的端々吻合　287
偽性アカラシア　145
逆流性食道炎　132
　——，手術　137
逆流防止手術　146
逆行性感染　62
急性悪心・嘔吐　87
急性上腸間膜動脈閉塞　202
急性膵炎　402
急性胆管炎　334
急性胆囊炎　337
　——，手術　339
急性虫垂炎　266
急性腸管虚血　202
急性閉塞性化膿性胆管炎　334
巨脾　422

虚血性腸炎　203, **276**
　──, 手術　278
胸腔ドレーン　62
胸水貯留　56
強度変調放射線　81
凝固カスケード　41
筋性防御　267

く

クローン病　210
　──, 手術　217
　──, 内科的治療　214
　──, 分類　210
クローン病治療指針　215
グルカゴノーマ　394, **399**
グルコース　21
くり抜き法　218
空腸瘻　17
腔内照射法　83

け

ケラチノサイト増殖因子　37
ゲムシタビン　316, 317, 354, 370
下痢, 化学療法の副作用　89
経会陰的S状結腸切除術　299
経口胆石溶解療法　330
経口胆道鏡下砕石術　319
経口的胆道内視鏡　351
経腸栄養剤　18, 20
経腸栄養法　17
経動脈的化学塞栓療法　395
経皮経肝胆管ドレナージ　336
経皮経肝胆道鏡, 結石除去　319
経皮経肝胆道鏡検査　351
経皮経肝胆道造影　351
経皮経肝胆嚢ドレナージ　339
経皮経肝の胆道ドレナージ　357
経皮経肝の門脈塞栓療法　317
経皮的酸素飽和度　54
経皮内視鏡的胃瘻造設術　17
経鼻チューブ　26
痙攣性イレウス　187
憩室炎　207, 272

憩室出血　273
血圧, 術後　59
血液型検査　10
血液製剤　10
血管新生　36
血管内皮細胞増殖因子　37
血漿　3
血漿交換　13
血小板由来増殖因子　37
血性排液　63
血栓性外痔核　294
血栓性素因　42
結紮切除術, 内痔核　296
結節性紅斑　214, 258
結節縫合　283
結腸右半切除術　240
結腸癌, 手術　231
結腸瘻　290
原発性硬化性胆管炎　313
原発性副甲状腺機能亢進症　401

こ

コラーゲン　36
コルクスクリュー食道　144
コレステロール胆石　328
呼吸機能検査　53
誤嚥性肺炎　26
交換輸血　12
交差適合試験　12
光線力学的治療　115
好中球減少性発熱　85
抗HLA抗体　13
抗TNFα受容体拮抗薬　216
抗血栓薬　45
抗原提示細胞　66
抗体　67
　──, 腫瘍抗原に対する　69
肛門括約筋切除術　232
肛門周囲膿瘍　295
後方アプローチ
　──, 鼠径ヘルニア　430
　──, 大腿ヘルニア　435
高インスリン血症　399
高血圧, 術後　59

高血糖　24
高浸透圧性非ケトン性昏睡　24
絞扼性イレウス　187, 189
　——,手術　192
絞扼性ヘルニア　438

さ

サードスペースへの体液喪失　58
サルベージ手術　117
嗄声　120
再発性大腸癌　234
細菌感染　66
細菌性腹膜炎　280
細胞外液　3
細胞外液補充液　5
細胞傷害性T細胞　66
細胞内液　3
細胞内修復液　7
崎田・三輪分類　171
三角吻合　288
三次治癒　38
酸素療法,術後　54

し

シートン法　218
シクロスポリン　260
シスプラチン　316, 355
ジアゾキサイド　399
ジャボレイ法　217
止血機構　40
止血機能評価　42
止血スクリーニングテスト　43
脂質代謝　25
脂肪乳剤　22, 23, 25
自己血輸血　12
自己免疫性溶血性貧血　423
自動縫合器　286
自由水　6
持続痛　93
痔核　293
痔瘻　295
手指消毒　31
手術標本　78

手術部位感染　30
腫瘍　76
腫瘍抗原　68
受動免疫法　70
樹状細胞　70
十二指腸温存膵頭切除術　416
十二指腸潰瘍　169
　——,分類　171
十二指腸乳頭部癌　350
縦走潰瘍　277
出血性小腸疾患　199
出血性シンチグラフィ　198
出血性素因　42
出血斑　42
術後回復液　7
術後感染症　33
術後出血　63
術後照射　83
術後発熱　33
術後補助療法,胃癌　159
術後輸液　9
術後リスク評価　49
術前照射　82
術中照射　83
術中迅速診断　78
術中胆管造影　342
術中輸液　9
除毛　30
小腸腫瘍　195
　——,手術　196
　——,分類　195
小腸出血　198
　——,手術　200
小児クローン病治療指針　215
小児鼠径ヘルニア　429
消化管間質腫瘍　179
消化管穿孔　280
消化吸収障害　413
消化性潰瘍診療ガイドライン　173
消化性潰瘍穿孔,手術　176
消化態栄養剤　18
漿液性囊胞腫瘍　389, **393**
漿膜接合型吻合　285
上腸間膜動脈閉塞　202
上皮化　36

上皮成長因子受容体　72
上皮増殖因子　37
上皮内癌　76
静脈血栓塞栓症　42
食道アカラシア　141
——, 手術　145
——, 分類　141
食道胃管吻合　130
食道運動異常　144
食道癌　108
——, 化学放射線療法　116
——, 化学療法　116
——, 手術　118
——, 診断　111
——, 内視鏡的治療　112
——, 病期分類　110
食道静脈瘤　421
食道切除再建　121
食道内圧検査　141
食道粘膜損傷　146
食道裂孔ヘルニア　132
——, 分類　133
心機能分類　47
心電図モニター, 術後　59
神経因性疼痛　432
神経内分泌癌　394
神経内分泌腫瘍　394
真性憩室　208
新鮮凍結血漿　10
人工肛門造設術　290
人工呼吸器関連肺炎　33
人工濃厚流動食　18
腎前性高窒素血症　24

す

ステロイド　215, 260
すりガラス様所見　56, 276
膵液漏　361
膵液瘻　375, 426
膵壊死　405
膵仮性囊胞　405, 417
膵管空腸側々吻合術　416
膵管減圧術　415
膵管内乳頭粘液性腫瘍　389, 390

膵癌　364
——, 化学療法　370
——, 手術　372
——, 分類　364
膵空腸吻合　381
膵・消化管神経内分泌腫瘍　394
膵石　414
膵切除術　416
膵全摘術　373
膵体尾部切除術　373, **384**
膵腸瘻　401
膵頭十二指腸切除術
　　　　　　358, 373, **376**, 416
膵島腫瘍　401
膵内分泌腫瘍　389, **394**
——, 分類　394
膵囊胞性腫瘍　389
——, 分類　389
膵囊胞性病変　389
膵膿瘍　406
隅越分類　295

せ

セツキシマブ　235
生検標本　78
生体肝移植　304
生理食塩水　4
成分栄養剤　19
成分輸血　10
赤血球 MAP　10
先天性胆道拡張症　313
洗浄赤血球　10
線維芽細胞増殖因子　37
線溶系のカスケード　42
選択的動脈内カルシウム注入法
　　　　　　　　395, 398, 399
全血液 CPD　10
全身状態分類　47
前方アプローチ
——, 鼠径ヘルニア　430
——, 大腿ヘルニア　435

そ

ソマトスタチノーマ 394, **399**
ソラフェニブ 303
組織間液 3
組織内照射法 83
鼠径ヘルニア 427
双孔式人工肛門 291
創傷治癒 35
総胆管結石 328
　――, 手術 332
総胆管結石手術 344
簇出 230
側方発育型腫瘍 230

た

タクロリムス 260
多段階発癌説 76, 221
多中心性発生 302
多発性内分泌腫瘍 400
体外衝撃波胆石破砕療法 330
体性痛 93
大腿ヘルニア 434
大腸癌 220
　――, 化学療法 234
　――, 手術 230, 239
　――, 病期分類 227
　――, 放射線療法 236
大腸癌イレウス, 手術 193
大腸癌合併, 潰瘍性大腸炎 264
大腸憩室症 272
　――, 手術 274
大腸穿孔 280
　――, 手術 281
大腸の区分 222
大彎側細径胃管 129
単孔式人工肛門 290
単孔式腹腔鏡下噴門形成術 139
単純性イレウス 186, 188
　――, 手術 193
胆管癌 350
胆管狭窄 417
胆管細胞癌 312
胆管閉塞 334
胆汁感染 334
胆汁漏 333, 361
胆石症 328
　――, 手術 332
胆道癌
　――, 化学療法 354
　――, 手術 357
　――, 分類 351
胆道ドレナージ 336, **346**, 360, 374
胆嚢癌 350
胆嚢結石 328
　――, 手術 333
蛋白代謝 24
短腸症候群 203
断端接合型吻合 283

ち

治療的ドレナージ 61
遅延縫合 38
遅発性悪心・嘔吐 88
遅発性溶血性反応 15
中心静脈栄養法 19
中心静脈カテーテル 19
中心静脈カテーテル関連血流感染
　　　　　　　　　　　　32
中心静脈輸液 2
中毒性巨大結腸症 258
中毒性結腸拡張症 261, 264
虫垂炎 266
　――, 手術 269
虫垂切除術 269
腸管虚血 202
腸管浮腫 277
腸管吻合術 282
腸間膜虚血症 276
腸間膜静脈閉塞 205
腸重積 207
腸閉塞 206, 278
直腸癌, 手術 232
直腸固定術 299
直腸脱 298
　――, 手術 298
鎮痛薬 93

て

手縫い吻合　283
低アルブミン血症　361
低血圧，術後　59
低張電解質輸液　6
定位照射　81
転移性大腸癌　234
電解質　3
電解質異常　23, 25
電解質輸液剤　4

と

トロトラスト　314
トロンビン　41
ドレーン管理　61
ドレッシング材　39
ドレナージ　61
島細胞腫　393
疼痛管理，術後　55
疼痛治療　91
等張電解質輸液剤　4
糖代謝　24
糖尿病　414
動脈血酸素分圧　54
特発性血小板減少性紫斑病　46, 422
特発性門脈圧亢進症　420
突出痛　93

な

内視鏡的逆行性胆管膵管造影　329
内視鏡的逆行性胆管造影　351
内視鏡的逆行性胆管ドレナージ法　356
内視鏡的経鼻胆管ドレナージ　357
内視鏡的結石除去　319
内視鏡的静脈瘤結紮術　421
内視鏡的静脈瘤硬化療法　421
内視鏡的胆管ドレナージ　336
内視鏡的粘膜下層剝離術　112, 229
内視鏡的粘膜切除術　112, 229
内痔核　293

内臓痛　93
内部照射　81
難治性腹水　361

に

二次止血　40
二次除菌　178
二次治癒　38
尿道カテーテル　33
尿路感染（症）　33, 238

ね

ネクロセクトミー　406
ネラトン型チューブドレーン　62
粘液性囊胞腫瘍　389, **392**
粘膜外筋層切開術　146
粘膜環状切除術，内痔核　297

の

脳死肝移植　304
濃厚血小板　10
濃厚赤血球　10

は

ハイネケ・ミクリッツ法　217
ハインリッヒの法則　101
バイオマーカー　72
バルーン下逆行性経静脈的塞栓術　421
バルーン拡張療法　142
パニツマブ　235
肺炎　55
──，食道切除術後　120
肺水腫　64
肺胞性肺炎　55
排液　63
排泄性尿路造影　226
排痰，術後　54
排尿障害　238
敗血症　187
白血球除去赤血球　10

発熱性好中球減少　85
反回神経麻痺,食道切除術後　120
反跳痛　267
半消化態栄養剤　18
汎発性腹膜炎　278

ひ

ヒヤリ・ハット事例　101
ビタミン B_1 欠乏症　25
びまん性食道痙攣症　144
びまん性大細胞 B 細胞リンパ腫
　　　　　　　　　　　　　183
びらん性 GERD　132
皮下気腫　63
皮膚消毒　31
非還納性ヘルニア　438
非機能性膵内分泌腫瘍　400
非機能性島細胞腫瘍　393
非閉塞性腸管虚血　204
非溶血性発熱反応　13
脾機能亢進症　422
脾臓摘出術　422
脾臓部分塞栓術　422
尾側膵切除術　385, 416
微量元素製剤　25
必須脂肪酸欠乏症　25
病期分類　79

ふ

フィニイ法　217
フィブリノーゲン　40
フィブリン　40
フィブリンモノマー　40
フェイルセーフ　103
フォンダパリヌクス　43
フルオロウラシル　316
ブルンベルグ徴候　267
プラスミノーゲン　41
プラスミン　41
プロトロンビン　41
プロトロンビン時間　45
プロトンポンプ阻害剤　135
不規則抗体　12

不顕性直腸脱　298
不整脈,術後　59
浮腫性胆嚢炎　337
副甲状腺過形成　401
腹腔ドレーン　64
腹腔鏡下胆嚢摘出術　339
腹腔鏡下虫垂切除術　270
腹腔鏡下脾臓摘出術　423
腹腔内洗浄ドレナージ　178
腹壁瘢痕ヘルニア　441
複合低張電解質輸液　6
分化度　77
分子標的薬　72

へ

ヘマトキシリン・エオジン染色　77
ベバシズマブ　235
ペンローズドレーン　62
閉塞　417
閉塞性黄疸　360
便潜血検査　224

ほ

ボツリヌス毒素局注治療　144
拇指圧痕像　277
放射線療法　81
　──,大腸癌　236
蜂窩織炎性虫垂炎　266
縫合糸　283
縫合不全,食道切除術　120
乏尿　59

ま

マクロファージ　35, 67
麻痺性イレウス　187, 189
　──,手術　193
末梢静脈栄養法　23
慢性膵炎　410
　──,手術　415

み

ミラノ基準　304

む

無気肺　55
無菌操作　31

め

メタリックステント　357
メッケル憩室　206
　——, 手術　208
メッシュ法　431, 435, 437, 443
メッシュプラグ法　431
免疫応答　66
免疫回避機構　69
免疫療法　68

も

盲腸切除　269
網嚢切除　157
門脈圧亢進症　419
門脈・脾静脈血栓症　426

ゆ

輸液　2
　——, 術後　59
輸液管理, 術後　55
輸液製剤　4, 5
輸血　10
輸血後 GVHD　15
輸血後感染症　14
幽門側胃切除術　160, 177
幽門輪温存膵頭十二指腸切除術　359

よ

予後栄養指数　49
予測性悪心・嘔吐　88
予防的抗菌薬　31
予防的胆管切除　359
予防的ドレナージ　61
溶血性輸血反応　13
養子免疫法　70

ら

ラジオ波焼灼術　305
卵黄腸管遺残　207

り

リスクマネジメント　100
リンパ節郭清範囲, 胃癌　155

れ

レイ・オープン法　218
連続縫合　283

ろ

ローゼンシュタイン徴候　267
瘻管開放術　295

欧文索引

γグロブリン大量療法　46
1号液　6
2号液　7
3号液　7
4号液　7
5-ASA　216, 260
5-FU　**73**, 89
6-MP　216

A

ABO式血液型　10
ACTH産生腫瘍　394, 400
adenoma-carcinoma sequence　221
AFP　301
AFP-L3分画　301
Albert-Lembert縫合法　285
Altemeier法　299
anastomotic techniques for gastrointestinal tract　282
AOSC（acute obstructive suppurative cholangitis）　334
APACHE Ⅱ Score　49
APC　115
APC（adenomatous polyposis coli）遺伝子　221
APTT　45
ASA-PS　47
ASVS　395, 398, 399
atypia　76
autotransfusion　12
AZA　216

B

B-RTO（baloon occluded retrograde transvenous obliteration）　421
bacterial translocation　187
Bassini法　430
bird beak sign　141
Bismuth-Corlette分類　352
blood transfusion　10
blood type　10
Blumberg's sign　267
Boas圧痛点　170
BRAF　72
Budd-Chiari症候群　420
budding　230

C

CA19-9　226, 238, 315, 317, 390
Calot三角　340
carcinoma *in situ*　76
cavernomatous formation　420
CEA　226, 238, 315, 317, 390
Charcot 3徴　319, 330, 334
chemoradiotherapy　83
Child-Pugh分類　303
cholangiocellular carcinoma, cholangioma　312
CLIPスコア　305
Clonorchis sinensis　313
CMV　14
colitic cancer　222, 264
colostomy　290
component separation法　442
component transfusion　10
concealed prolapse　298
CPT-11　**73**, 235
CRBSI（catheter related blood stream infection）　26
CRC　10
cross-match test　12
CTL　66
CTL養子移入　70
Cullen徴候　402

CVC(central venous catheter)　2, 19
cystic lesion of the pancreas　389
cytapheresis　13

D

D-dimer　42
Derolme 法　299
DES(diffuse esophageal spasm)　144
desmoplastic reaction　226
diazoxide　399
DIC　280
DIC-CT　329
differentiation　77
DIP　226
DLBCL　183
Dor 噴門形成術　145
driver 変異　71
DST(double-stapling technique)　232
dysplasia　76

E

ECF(extracellular fluid)　3
ED(elemental diet)　19
edematous cholecystitis　337
EGF　37
EGFR(epidermal growth factor receptor)　72
EIS(endoscopic injection sclerotherapy)　421
EMR(endoscopic mucosal resection)　112, 158, 229
EN(enteral nutrition)　17
ENBD　357, 360
endocrine tumor　393
EOB-MRI　309
ERBD(endoscopic retrograde biliary drainage)　336, 356, 360
ERC　351
ERCP　329, 368
ESD(endoscopic submucosal dissection)　112, 158, 229
esophageal achalasia　141
ESWL　330
exchange transfusion　12
EVL(endoscopic variceal ligation)　421

F

FAP(familial adenomatous polyposis coli)　220
FDP　41
FEEA(functional end to endanastomosis)　**287**, 231
FFP　10
FGF　37
Fletcher 分類　180
fluid level　189
FNH(febrile nonhemolytic transfusion reactions)　13
FOBT(fecal occult blood testing)　224
FOLFIRINOX　371
Forrest 分類　172
Fox 徴候　402
Frey 手術　416

G

Gambee 縫合法　283
gas bloat syndrome　139
Gd-EOB-DTPA 造影剤　309
GEMOX 療法　355
GERD(gastroesophageal reflux disease)　132
GIST(gastrointestinal tumor)　**179**, 195
Goligher 分類　294
Goodsall の法則　295
Grey-Turner 徴候　402
GRF(growth-hormone-releasing factor)腫瘍　394, 400
ground-glass appearance　276
GVHD　15

H

Hartmann 手術　263
Hassab 手術　422
HBV　14
HCC（hepatocellular carcinoma）　300
HCV　14
head invasion　230
Helicobacter pylori　169
H. pylori 除菌療法　178
Heller 筋層切開術　145
hemosuccus pancreaticus　417
HE 染色　77
HIV　14
HNPCC（hereditary non-polyposis colorectal cancer）　220, **221**
HPD　359
HTR（hemolitic transfusion reaction）　13
Hugh-Jones の分類　48, 53
hyperplasia　76
hypertensive LES（hypertensive lower esophageal sphincter）　144

I

IAA（ileoanal anastomosis）　262
IACA（ileoanal canal anastomosis）　262
ICC（intrahepatic cholangiocarcinoma）　312
ICF（intracellular fluid）　3
IgG　12
ileostomy　290
ileus　186
iliopubic tract repair 法　430
IMRT（intensity modulated radiation therapy）　81
indeterminate colitis　255
infection after transfusion　14
internal pancreatic fistula　417
interstitial brachytherapy　83
intracavitary brachytherapy　83
intraepithelial carcinoma　76
intraepithelial neoplasm　76
intrahepatic metastasis　302
IORT（intraoperative radiation therapy）　83
IPF　417
IPMN（intraductal papillary mucinous neoplasm of the pancreas）　390
ISF（interstitial flued）　3
ISR（intersphincteric resection）　232
ITP　422

K

KRAS　72
Kugel 法　431, 437

L

Lanz 点　267
Lichtenstein 法　431
LiLittre hernia　207
Los Angeles 分類　132
LPEC（laparoscopic percutaneous extraperitoneal closure）　429
LPRC　10
LST（laterally spreading tumor）　230

M

MALT リンパ腫　183
Marcy 法　430
McBurney 点　267
MCN（mucinous cystic neoplasm）　389, **392**
McVay 法　430, 436
MEN type 1　400
metaplasia　76
Miettinen 分類　180
Milligan-Morgan 手術　294
Mirizzi 症候群　330

MITAS (minimally invasive transanal surgery) 233
MOF 187, 280
MR cholangiopancreatography (MRCP) 329
MRCP 368
MRSA スクリーニング 30
multicentric occurrence 302
multiple endocrine neoplasia 400

N

NAT (nucleic acid amplification test) 14
NEC (neuroendocrine carcinoma) 394
necrotizing cholecystitis 337
NEN (neuroendocrine neoplasm) 394
neuroendocrine tumor 394
Nissen 噴門形成術 137
niveau 189
NK 細胞 67
NKT 細胞 67
no touch isolation technique 246
NOMI (non-occlusive mesenteric ischemia) 204
nonfunctional pancreatic endocrine tumor 400
NSAIDs (non-steroidal anti-inflammatory drugs) 170
nutcracker esophagus 144
NYHA の心機能分類 48

O

obstruction 186
ODA (objective data assessment) 16
OGIB (obscure gastrointestinal bleeding) 198
Okuda 分類 305
Opisthorchis sinensis 313
Opisthorchis viverrini 313

P

Partington 手術 416
passenger 変異 71
PC 10
PD (pancreaticoduodenectomy) 376
PDGF 37
PDT 115
PEG (percutaneous endoscopic gastrostomy) 17, 26
PEJ (percutaneous endoscopic jejunostomy) 17
pH モニタリング 132
PICC 2, 3
PIVKA-II 301
plasma 3
plasma exchange 13
plasmapheresis 13
PNI (prognostic nutritional index) 49
POCS 351
POCSL (peroral cholangioscopic lithotripsy) 319
POSSUM score 49
postoperative radiation therapy 83
Potts 法 429
PPH 297
PPI 135
PPN (peripheral parenteral nutrition) 23
PRC (pouch-related complication) 265
preoperative radiation therapy 82
PSC (primary sclerosing cholangitis) 313
PSE (partial splenic embolization) 422
PT 45
PTBD (percutaneous transhepatic biliary drainage) 336
PTC 351
PTCD 357, 360

PTCS 351
PTCSL(percutaneous transhepatic cholangioscopic lithotripsy) 319
PTGBD(percutaneous transhepatic gallbladder drainage) 339
PT-GVHD(post-transfusion graft-versus-host disease) 15
PTPE 317, 355, 360
pulmonary re-expansion syndrome 64

R

radical antegrade modular pancreatosplenectomy 384
RAMPS法 384
RC-MAP 10
Ready-to-Hang(RTH)製剤 19
rebound tenderness 267
RECIST(response evaluation criteria in solid tumors) 182
refeeding syndrome 23
Reynolds 5徴 334
Rh式血液型 11
Rosenstein's sign 267
Rouviere溝 340
Roux-en-Y再建 166
rubber band ligation 294

S

S状結腸切除術, 直腸切除術 246
S状結腸粘液瘻 263
S-1 316, 317, 354, 371
SCN(serous cystic neoplasm) 389, **393**
septic shock 280
seton法 296
SGA(subjective global assessment) 16
shoelace darn法 442
Shouldice法 430
SIRS 187
SNPs(single nucleotide polymorphisms) 71

sonographic Murphy sign 338
SPIO-MRI 309
SpO_2 54
SPT(solid-pseudopapillary tumor) 389, 393
SSI(surgical cite infection) 30
stepladder appearance 189
suppurative cholecystitis 337
surviving sepsis campaign ガイドライン(SSCG) 34

T

T細胞 68
TACE 395
TAPP(transabdominal preperitoneal repair) 430, 435, 437
TEM(transanal endoscopic microsurgery) 233
TEPP(totally extraperitoneal preperitoneal repair) 430, 435, 437
tertiary contractions 144
TGF-α 37
TGF-β 37
thumb printing sign 277
TME(total mesorectal excision) 232
TNM分類 78
　──, 膵癌 395
　──, 膵内分泌腫瘍 395
Toupet噴門形成術 137
TPN(total parenteral nutrition) 19
　── の適応 21
TSME(tumor-specific mesorectal excision) 232
Tuttle分類 298

U

UC(ulcerative colitis) 255
UCSF基準 304
UGT1A1遺伝子多型 75, **235**

unexpected antibody 12
upside-down stomach 像 134

V

VATS 122
Verner-Morrison 症候群 394, 400
VGEF 37
VIP 腫瘍（オーマ） 394, 400
von Willebrand 病 46
VTE 42

W

WB 10
WDHA（watery diarrhea, hypokalemia, achlorhydria） 400
Wermer 症候群 400
WRC 10

Z

Zollinger-Ellison 症候群 394, 397